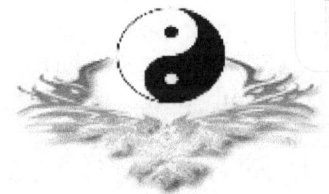

EL CÁNCER Y SU CURA HOLÍSTICA

COMPENDIO Y NOTAS RELACIONADAS CON LA PREVENCIÓN Y CURA DEL CÁNCER A TRAVÉS DE LA MEDICINA TRADICIONAL CHINA

Autor:
Lic. Hazel González Brito.
Cuba.

Realización y diseño: Lic. Hazel González Brito. ©. ®. 2016.
hazel@cubabooks.net.

Diseño de cubierta: Lic. Hazel González Brito. ©. ®. 2016.

Compilación: Dennis Winegarner.
dennis@cubabooks.net.

Centro Nacional de Derechos de Autor (CENDA)
http://www.cenda.cu.
Número de Registro: #2541-09-2016.
La Habana.
Cuba.

Primera edición:

ISBN-13: 978-1539364856
ISBN-10: 1539364852

Editorial:

AGRADECIMIENTOS

Agradezco a:

- Mi familia por el apoyo brindado.
- Mis alumnos por compartir sus anécdotas y experiencias.
- A todos aquellos especialistas, médicos y profesionales que, de una forma u otra, han aportado información vital para la conformación de este libro.
- A los ancestros, maestros chinos, en el arte de la Medicina Tradicional China.
- A Antolín Horta Ruiz, fiel defensor de la Trofología Médica y mi amigo.
- A Luís Rodríguez Abreu, mi profesor.
- A Dennis Winegarner por patrocinar la edición del presente trabajo.
- A la Editorial por hacer realidad mi sueño.

INSPIRACIÓN Y DESTINO

Inspirado en el excelente trabajo del Dr. Alberto Martí Bosch.
Especialista en Oncología Pediátrica.
(World Association for Cancer Research – WACR).

    Este libro está dirigido fundamentalmente, para todas aquellas personas que presentan una patología tumoral, pero sería muy beneficioso que todos lo leyeran como vía preventiva, pues les servirá para combatir numerosas afecciones y, no sólo, el Cáncer. El autor, se acredita exclusivamente la organización temática lógica, extraída de una amplia bibliografía, que nos permita comprender ¿qué es el Cáncer?, ¿cómo mutan las células que ayer eran buenas y hoy son malas?, ¿cuáles son los factores de riesgo que producen estas modificaciones?, ¿qué herramientas podemos utilizar para combatirlo?, ya que en otros trabajos se aborda el tema de forma parcial omitiendo algunos conceptos y consideraciones importantes para llegar al convencimiento. Espero les sea útil y contribuya a la prevención y cura de este mal.

    El autor es Instructor de Tai Ji Quan, Estilo Yang, (2000), Licenciado en Educación Informática, (2013). Ha pasado cursos de: Bioenergía "El Aura Humana", (2010); Feng Shui y Calidad de Vida, (2010); Masajes Chinos: An Mo Qi, An Mo Zhua Long, An Mo Dian Xue, Tuiná, (2012); Panorama de la Cultura China, (2012); La Coherencia y el Descubrimiento de los Ciclos para la Curación del Estrés, (2012). Fundador de la Escuela "Da Jia" de las Artes y Tradiciones Chinas, (2012).

Obras publicadas:

    _____ (2016): "El Cáncer y su Cura Holística". Primera edición publicada en USA.
    _____ (2016): "Grupo Espeleológico "Che Guevara". A sus 38 años de fundado". Primera edición publicada en USA.

PROLOGO

Muchos años hace que vengo escuchando que el Cáncer es una enfermedad terrible e incurable en la mayoría de los casos (patologías malignas); que las personas que lo padecen y alcanzan un estado agudo, sufren amargamente para al final morir irremediablemente; que las terapias convencionales, para el caso de las patologías benignas, surten efecto, pero para las patologías malignas en su fase más grave sólo se limitan a prolongar lo inevitable.

Desde 1999, estudio las Artes Marciales Chinas y, en especial, el Tai Ji Quan; me he vinculado también, empíricamente, a la Medicina Tradicional China para redescubrir, como dirían otros, una cura o al menos un mecanismo de prevención eficiente contra esta enfermedad.

A mis alumnos les he preguntado: *¿qué creen acerca del Cáncer?, ¿tiene cura?, ¿todos tenemos Cáncer?*

Al final de este libro, ustedes deberán hallar una respuesta para cada pregunta. Si se limitan a las costumbres cotidianas de sus vidas o a los condicionamientos que la sociedad en donde viven les impone, entonces este libro no tendrá la connotación esperada y no será más que una lectura de entretenimiento. Sin embargo, si están dispuestos a cambiar su estilo de vida y, al menos, adoptar una postura razonable acorde con las sugerencias que, desde tiempos remotos, muchísimos autores han propuesto para combatir esta enfermedad; puede ser que este humilde libro les salve la vida.

La cuestión no es que al final, ya cuando padezcamos de una patología tumoral, se adopten estas medidas o planteamientos, sino que, nos acojamos a ellos como vía de prevención.

"Si todo el mundo adoptase esto, la enfermedad, en su propio concepto, estaría obligada a cambiar".
[1]

---

[1] Donde quiera que aparezca este signo, indica un comentario del autor. Válido para todas las páginas.

La decisión es solamente suya, la vida continúa su rumbo y a la ciencia le queda mucho por descubrir; pero vale la pena intentarlo pues, lo preciado, no se puede perder simplemente por no escuchar el silencio, por no observar la oscuridad, por no sentir el vacío, ya que sin estas cosas no existiría la vida.

En muchas ocasiones he escuchado decir: *"si no se fuma, si no se ingieren bebidas alcohólicas, si no se come carne, si no se tienen relaciones sexuales, entonces... ¿para qué se vive?"*. *"Yo conozco a fulano que tiene 100 años y fuma desde los 14"*. *"Yo conozco a mengano que es un borracho empedernido y tiene 80 años"*. *"Yo conozco a siclana que tiene 15 años y ni fuma ni toma y tiene Cáncer"*. *"Yo conozco a esperansejo que es un niño de 1 año y tiene Cáncer"*. *"Toda la vida se ha comido de esta manera o de otra y nunca nadie ha dicho que hace daño"*.

Estos planteamientos son todos erróneos, el cuerpo humano es una maquinaria, todos los organismos son diferentes y reaccionan también diferentemente ante determinadas situaciones. Existe un nivel de tolerancia (Coeficiente de Resistencia – CR) de cada organismo para cada sustancia por ejemplo:

Una persona puede tocar la corriente eléctrica (110 V), descalza, y no pasarle nada; puede incluso tocar una superior (220 ó 440 V) y quizás sólo recibir algunas quemaduras superficiales; y mucho más, puede recibir el impacto directo de una descarga eléctrica (rayo) y sobrevivir para hacer el cuento. Sin embargo, otra persona toca los 110 V con zapatos y le puede provocar una parada cardiaca y por consiguiente la muerte o sufrir quemaduras internas graves.

Una persona puede realizarse 25 Radiografías en un (x) periodo de tiempo y nunca padecer de una patología cancerígena. Otra persona se realiza 2 Radiografías y desarrolla una patología cancerígena.

Unas personas se exponen excesivamente a las radiaciones solares (UV) sin presentar Cáncer de Piel; otras cuidándose minuciosamente de ellas se enferman.

Unas comen carne roja toda su vida combinada con Carbohidratos y otras proteínas, ingieren alimentos fritos y comen muchos dulces, lácteos y postres y no presentan Cáncer. Otros lo presentan.

Una persona fuma durante toda su vida y nunca presenta Cáncer de Pulmón; otra persona (fumador pasivo) lo presenta.

Todo ello se explica con el CR, Usted lamentablemente no sabe a qué sustancia es vulnerable, por lo tanto aferrarse a estos criterios es un error gravísimo que irremediablemente lo puede conducir a la muerte. Unos tienen un alto CR a las grasas, otros no; unos tienen un alto CR a la Nicotina, otros no; unos tienen un alto CR ante las Nitrosaminas, otros no; unos tienen un alto CR ante la contaminación ambiental, otros no; etc...

Cuando el organismo le da una muestra de enfermedad (señal de alarma), puede ser una erupción cutánea, puede ser una alergia, puede ser una úlcera, puede ser una Gastritis, puede ser una Catarata, puede ser un Hipertiroidismo, puede ser una Diabetes, puede ser una Hipertensión Arterial, puede ser una Artrosis o un simple dolor de cabeza; le indica que algo anda mal y que está siendo vulnerable a algo. Descubrir cuál es ese algo será su tarea más grande.

No se de por vencido tan fácilmente, luche por su vida que bien vale la pena, pues es única e irrepetible.

Lic. Hazel González Brito.
La Habana.
2016.

ÍNDICE

CONCEPTOS FUNDAMENTALES 10
1·· Tumor 10
1··1 Tumores Benignos 10
1··2 Tumores Malignos 28
2·· Cáncer 38
2··1 Métodos de Diagnostico 47
3·· Histología Celular 53
3··1 Célula 54
3··1··1 Características Estructurales 57
3··1··2 Características Funcionales 58
3··1··3 Tamaño, Forma y Función 60
3··1··4 Células Eucariotas 62
3 1 4ª Compartimentos 63
3··1··5 Membrana Plasmática y Superficie Celular 74
3··1··6 Estructura y Expresión Génica 77
3··1··7 Ciclo Celular 78
FUNDAMENTO MÉDICO PARA LA CURA HOLÍSTICA 85
4··1 Acidosis (Acidemia) 85
4··2 Alcalosis (Alcalemia) 91
4··3 Surgimiento de la Enfermedad 93
4··4 Sistema Básico de Pischinger 97
4··5 Tratamiento Occidental 120
4··5··1 Cirugía (Cortarle la Cabeza al Tumor) 121
4··5··2 Quimioterapia (Envenenar al Tumor) 122
4··5··3 Radioterapia (Quemar al Tumor) 133
TRATAMIENTO HOLÍSTICO 139
5··1 Campo Bioeléctrico de Radiación Luminosa Multicolor (Aura) 140
5··2 Teoría de los Órganos Zang Fú 147
5··3 Trofología Médica 163
5··3··1 El Proceso de la Digestión Humana 168
5··3··2 Alimentos, formas de consumirlos 196
5 3 2ª Rueda Alimentaria. ¿Polémicas? 229
5··3··3 Formula Mágica (Asedio del Tumor + Apoptosis Tumoral) . 244
5··3··4 Alcalinización del Paciente 245
5··3··4··1 Carnes. ¿Riesgo o Beneficio? 246
5··3··4··2 Vegetales, Hortalizas y Frutas. (¡Siempre Beneficios!) 286
5··3··4··3 Legumbres 296

5··3··4··4 Cereales.. 302
5··3··4··5 Las vitaminas y su importancia 304
5··3··4··6 Otros factores importantes a tener en cuenta en la nutrición diaria 337
5··3··4··7 Factores que contribuyen a la aparición de Células Cancerígenas en nuestro organismo 347
5··3··4··8 Factores beneficiosos para la prevención del Cáncer y para su tratamiento (Alcalinización).. 375
5 3 4 8ª ¿Cómo va a comer el paciente oncológico entonces?........446
5··4 Ayunos e Irrigaciones Colónicas 454
5··4··1 Ayuno 457
5··4··2 Irrigaciones Colónicas.. 460
OTRAS TERAPIAS NECESARIAS Y COMPLEMENTARIAS 472
6··1 Oligoterapia... 472
6··2 Hidroterapia 510
6··2··1 Indicaciones de las Aguas Minerales 520
6··3 Ozonoterapia 528
6··4 Herbología Médica (Fitoterapia)... 539
RECOMENDACIONES FINALES 564
ANEXOS 567
Vitaminas.. 567
Minerales 570
REFERENCIA BIBLIOGRÁFICA 572

CONCEPTOS FUNDAMENTALES

1·· Tumor

"...

Un tumor es cualquier alteración de los tejidos que produzca un aumento de volumen. Es un agrandamiento anormal de una parte del cuerpo que aparece, por tanto hinchada o distendida. En sentido restringido, un tumor es cualquier bulto que se deba a un aumento en el número de células que lo componen, independientemente de que sean de carácter benigno o maligno. Cuando un tumor es maligno, tiene capacidad de invasión o infiltración y de Metástasis a lugares distantes del tumor primario, siendo un Cáncer Metastásico.

El tumor, junto con el rubor, el dolor y el calor forman la tétrada clásica de los síntomas y signos de la inflamación.

1··1 Tumores Benignos

Un tumor benigno es una neoplasia que no posee la malignidad de los tumores cancerosos. Esto implica que este tipo de tumor no crece en forma desproporcionada ni agresiva, no invade tejidos adyacentes, y no hace Metástasis a tejidos u órganos distantes. Las células de tumores benignos permanecen juntas y a menudo son rodeadas por una membrana de contención o cápsula. Los tumores benignos no constituyen una amenaza para la vida. Generalmente pueden retirarse o extirparse y, en la mayoría de los casos, no reaparecen. Para denominar estos tumores se usa como prefijo el nombre del tejido que lo origina acompañado del sufijo (*oma*) tumor.

- **Adenoma (Tejido Glandular):** Tumor que crece en las glándulas y en torno a las mismas. Un Adenoma es un tumor epitelial benigno cuya estructura interna es semejante a la de una glándula. Existen muchas variedades de clases diferentes de Adenomas según la localización como:
..." [2]

---

[2] **Ref. Bibliográfica #:** 32, 44, 55.

"..."

> **Adenoma Tiroideo:** Aparece en la Glándula Tiroides. También se llama Nódulo Tiroideo. Puede ser Folicular o Papilar, Funcionante o No Funcionante. Cuando es un Adenoma Hiperfuncionante (Adenoma de Plummer) se llama Adenoma Tóximo y produce Hipertiroidismo.

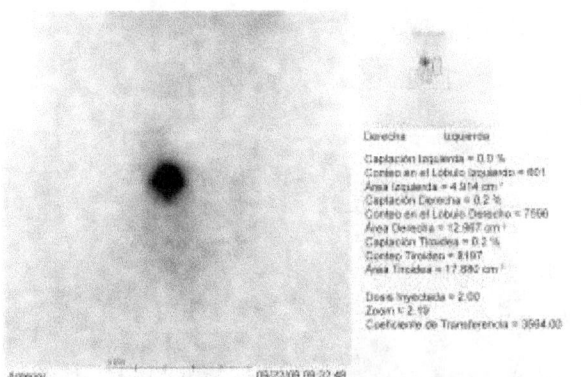

Adenoma Tiroideo.

> **Adenoma Suprarrenal:** Aparece en la Glándula Suprarrenal. También se llama Adenoma Adrenal. La mayoría son No Funcionantes o Incidentalomas puesto que se descubren en un TAC realizado por otro motivo. Cuando son Funcionantes pueden producir Cortisol, Aldosterona (Síndrome de Conn), Andrógenos o Catecolaminas (Feocromocitoma).

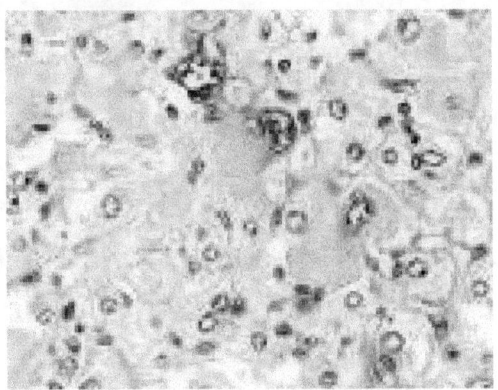

Adrenal Feocromocitoma.

"..."[3]

---

[3] **Ref. Bibliográfica #:** 32, 44, 55.

"...

- ➤ **Adenoma Bronquial:** Aparece en los Bronquios. También se llama Adenoma de Jackson. Muchos son tumores carcinoides.

- ➤ **Adenoma de Colon:** Aparece en el Colon. Adquieren en la mayoría de los casos la morfología de Pólipo de Colon.

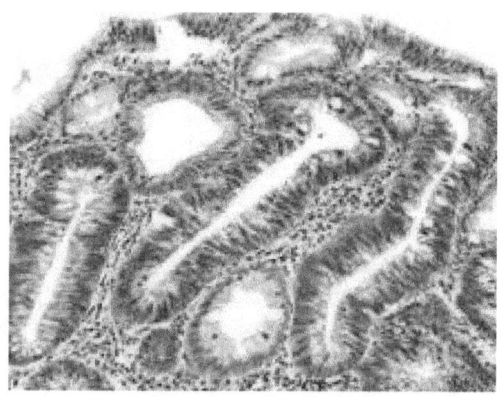

Adenoma de Colon.

- ➤ **Adenoma de Próstata:** Aparece en la Próstata. También se llama Hipertrofia Benigna de Próstata.

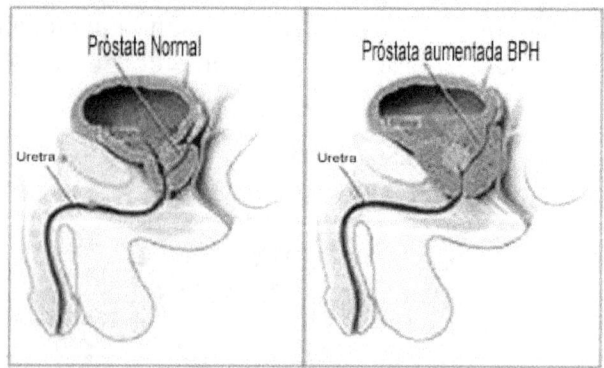

A la izquierda se encuentra la Próstata normal y a la derecha una Hiperplasia Benigna de Próstata.

..."[4]

---

[4] **Ref. Bibliográfica #:** 32, 44, 55.

"...
➤ **Adenoma Pleomórfico:** Aparece frecuentemente en las Glándulas Salivares.

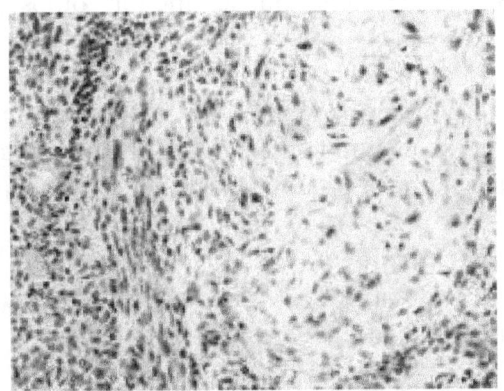

Adenoma Pleomórfico.

➤ **Adenoma Hepático:** Aparece en el Hígado.

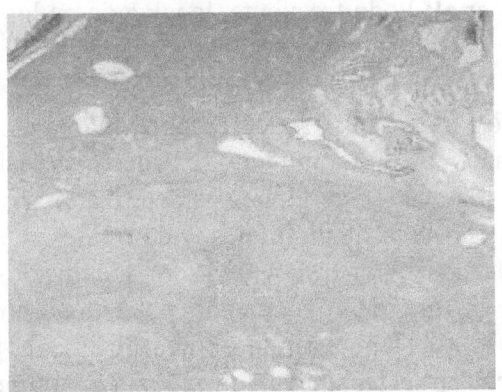

Adenoma Hepático.

➤ **Adenoma Hipofisario:** Aparece en la Hipófisis. La mayoría no son Funcionantes. Si producen Prolactina se llaman Prolactinoma. Si sintetizan hormonas del crecimiento provocan la Acromegalia. Si producen la Hormona Adrenocorticotropa, Corticotropina, Corticotrofina (ACTH) se desarrolla un Síndrome de Cushing.
..." [5]

---

[5] **Ref. Bibliográfica #:** 32, 44, 55.

"...
- **Adenoma de Mama:** Se llaman Fibroadenomas. Son con frecuencia muy pequeños, y difíciles de detectar. Suelen no dar síntomas. El tratamiento puede incluir biopsia por aguja, o remoción.

- **Adenoma de Páncreas:** Puede ser cualquier tumor benigno de Páncreas. Cuando es Funcional se llama Insulinoma porque produce Insulina, Gastrinoma si produce Gastrina y Vipoma si produce VIP.

- **Adenoma Paratiroideo:** Está localizado en las Glándulas Paratiroides. Es la causa más frecuente de Hiperparatiroidismo por exceso de producción de Hormona Paratifoidea.

- **Adenoma Testicular o Adenoma de Pick:** Localizado en los Testículos, en las Células de Sertoli.

- **Adenoma Renal:** Poco frecuente, localizado en los Riñones.

- **Angioma:** Tumor compuesto generalmente de pequeños vasos sanguíneos o linfáticos (por ejemplo, una marca de nacimiento). Un Hemangioma (Vasos Sanguíneos) es una neoplasia, generalmente benigna, de los vasos sanguíneos caracterizados por la aparición de un gran número de vasos normales y anormales sobre la piel u otros órganos internos. Generalmente son localizados, pero pueden extenderse a grandes segmentos del cuerpo, denominados Angiomatosis. El Hemangioma es una de las neoplasias benignas más frecuente en la lactancia y la niñez, constituyendo un 7 % de todos los tumores benignos. Ataca principalmente en la piel de la cara y el cuero cabelludo y afecta a las niñas 3 veces más que los varones. Son tumores que pueden ser planos o elevados, con bordes irregulares de color rojo vino. Los Hemangiomas casi nunca se marginan a nivel de la piel, cuando se marginan, casi siempre es a nivel de las vísceras. A veces se relaciona con la enfermedad hereditaria llamada de Von Hippet – Lindau.
..." [6]

---

[6] Ref. Bibliográfica #: 32, 44, 55.

"...
- **Hemangioma Capilar:** Denominado también Nevus o Marca de Fresa por su aspecto similar a este fruto. Es de tipo benigno y está compuesto de capilares, siendo de aparición típica durante la infancia (en los primeros meses de vida). Crece durante el primer año de vida hasta estabilizarse y, en muchos casos, involucionar. Hacia los nueve años de edad el 90 % han sufrido una involución completa, desapareciendo.

- **Hemangioma Cavernoso:** Aparece durante la infancia, pero a diferencia del anterior tiende a persistir. Infiltra capas más profundas y es más abigarrado, con más componente sanguíneo y un aspecto nodular, aunque también es de naturaleza benigna. Es difícil realizar una biopsia dado su gran componente sanguíneo.

- **Condroma (Tejido Cartilaginoso):** Se destaca fundamentalmente la Condromalacia Patelar y los Meningiomas (Meninges):

- **Condromalacia Rotuliana, Condromalacia Patelar:** Es una enfermedad caracterizada por la degeneración de la superficie del cartílago que constituye la cápsula posterior de la rótula. Produce malestar o dolor sordo alrededor o detrás de la rótula, y es un padecimiento bastante común entre adultos jóvenes, especialmente jugadores de baloncesto, fútbol, ciclistas, karatekas, tenistas, remeros, bailarines de ballet y corredores. Los jugadores de rugby son también proclives a esta enfermedad, especialmente quienes juegan en posiciones en las que las rodillas realizan esfuerzos importantes. Asimismo los alpinistas también son propensos al soportar un gran peso por sus mochilas y sobre todo en nieve. Puede generarse a partir de una lesión aguda de la rótula o mediante la fricción crónica entre la rótula y la Articulación del Fémur al mover la rodilla. El diagnóstico de Condromalacia corresponde a una rodilla cuya estructura ha sido dañada, mientras que la descripción más genérica de Síndrome Patelo – Femoral se refiere a los estadios iniciales de la enfermedad, en los que los síntomas pueden ser totalmente reversibles.
..." [7]

---

[7] **Ref. Bibliográfica #:** 32, 44, 55.

"...

- **Fibroma (Tejido Conjuntivo Fibroso):** Los más comunes son los localizados en los Cordones Sexuales, se refiere a uno de un grupo de varios tumores derivados de tejidos provenientes de los Cordones Sexuales del Ovario o de los Testículos. Incluyen un 8 % de los Cánceres de Ovario y una minoría de los Cánceres de Testículos. Por lo general su presencia se descubre a raíz de irregularidades en el ciclo menstrual de una mujer o durante el examen físico de un niño varón. Estos son tumores que tienden a ser Funcionales, es decir, son productoras de Estrógenos (constituyen el 90 % de las neoplasias Funcionales del Ovario) o Andrógenos. Pueden tener presentaciones clínicas dramáticas, aunque la mayoría de ellos tienen bajo potencial maligno y casi siempre son unilaterales.

- **Linfomas (Vasos Linfáticos):** Los Linfomas son un conjunto de enfermedades neoplásicas que se desarrollan en el Sistema Linfático, que también forman parte del Sistema Inmunitario del cuerpo humano. A los Linfomas también se les llama Tumores Sólidos Hematológicos para diferenciarlos de las Leucemias. La principal clasificación de los Linfomas se divide en dos tipos según su origen celular, evolución, tratamiento y pronóstico que son:

  ➢ **Linfoma de Hodgkin:** Debe este nombre al médico que lo descubrió, Thomas Hodgkin en 1832. A partir de la década de 1990, la incidencia de la Enfermedad de Hodgkin ha ido descendiendo.

  ➢ **Linfomas No Hodgkins:** Son un conjunto de Linfomas diferentes al Linfoma de Hodgkin del que existen múltiples clasificaciones. El Linfoma No Hodgkin lo forman más de 30 Linfomas diferentes. Al contrario que la Enfermedad de Hodgkin, la incidencia va en aumento a partir de 1990.

La modificación de la clasificación real por la OMS reconoce 3 categorías principales de neoplasias linfoides basándose en la morfología y el linaje celular: Neoplasias de Células B, Neoplasias de Células T y Células NK, y Linfoma de Hodgkin.
..."[8]

---

[8] **Ref. Bibliográfica #:** 32, 44, 55.

"...
Tanto los Linfomas como las Leucemias Linfoides caen bajo esta clasificación porque tanto las fases sólidas como las circulantes se encuentran en muchas neoplasias linfoides y la distinción entre ambos es artificial. Por ejemplo, la Leucemia Linfocítica Crónica de Células B y el Linfoma Linfocítico Pequeño de Células B no son más que diferentes manifestaciones de la misma neoplasia como lo son los Linfomas Linfoblásticos y las Leucemias Linfocíticas Agudas. Dentro de las categorías de Células B y Células T, se reconocen 2 subdivisiones: Neoplasias Precursores, que corresponden a los estadios más tempranos de diferenciación y Neoplasias Maduros Diferenciados. Por tanto se distinguen:

> **Linfomas de Células B:** Linfomas Precursores de Células B; Leucemia Linfoblástica Precursora Aguda de Células B (LLA-B), y Linfoma Linfoblástico Precursor de Células B (LBL).

> **Linfomas Periféricos de Células B:** Leucemia Linfocítica Crónica de Células B y Linfoma Linfocítico Pequeño de Células B. Leucemia Prolinfocítica de Células B. Linfoma / Inmunocitoma Linfoplasmacítico. Linfoma de Células de Manto. Linfoma Folicular. Linfoma Extranodal de Zona Marginal de Células B de Tipo MALT. Linfoma Nodal de Zona Marginal de Células B (de Células B ± Monocitoide). Linfoma Esplénico de Zona Marginal (Linfocitos ± Vellosos). Leucemia de Células Pilosas. Plasmacitoma y Mieloma de Células Plasmáticas. Linfoma de Células B Grandes Difuso. Linfoma de Burkitt.

> **Linfomas de Células T y Células NK:** Linfomas Precursores de Células T; Leucemia Linfoblástica Precursora Aguda de Células T (LLA-T) y Linfoma Linfoblástico Precursor de Células T (LBL).
..."[9]

---

[9] **Ref. Bibliográfica #:** 32, 44, 55.

"...

> **Linfomas de Células NK y Células T Periféricas:** Leucemia Linfocítica y Leucemia Prolinfocítica Crónicas de Células T. Leucemia Linfocítica Granular de Células T. Micosis Fungoide y el Síndrome de Sézary. Linfoma Periférico de Célula T, sin alguna otra caracterización. Linfoma Hepatoesplénico de Células T Gamma y Delta. Linfoma de Apariencia Paniculítica Subcutáneo de Células T. Linfoma Angioinmunoblástico de Células T. Linfoma Extranodal de Células T y de Células NK, tipo Nasal. Linfoma Intestinal de Células T, de tipo Enteropático. Linfoma y Leucemia de Células T en adultos (HTLV 1+). Linfoma Anaplásico de Células Grandes, tipo Sistémica Primario. Linfoma Anaplásico de Células Grandes, tipo Cutáneo Primario. Leucemia Agresiva de Células NK.

> **Linfoma de Hodgkin (Enfermedad de Hodgkin):** Linfoma de Hodgkin Nodular Abundante en Linfocitos.

> **Linfoma de Hodgkin Clásico:** Linfoma de Hodgkin con Esclerosis Nodular. Linfoma de Hodgkin Clásico rico en Linfocitos. Linfoma de Hodgkin de Celularidad Mixta. Linfoma de Hodgkin con depleción de Linfocitos.

Estadios clínicos:

✓ **Estadio I:** Afectación de una sola región ganglionar, afectación localizada de un solo órgano o localización extralinfática.

✓ **Estadio II:** Afectación de dos o más regiones ganglionares del mismo lado del Diafragma, afectación localizada de un solo órgano o localización extralinfática (E) y su ganglio o ganglios regionales con o sin afectación de otras regiones ganglionares en el mismo lado del Diafragma.
..." [10]

---

[10] Ref. Bibliográfica #: 32, 44, 55.

"...
- ✓ **Estadio III:** Afectación de regiones ganglionares a ambos lados del Diafragma, que puede acompañarse también de afectación localizada de un órgano o localización extralinfática (E) asociada, o de afectación de Bazo (S) o ambas (E+S).

- ✓ **Estadio IV:** Afectación diseminada de uno o más órganos extralinfáticos, con o sin afectación ganglionar asociada, afectación extralinfática aislada con afectación ganglionar a distancia. La afectación de Médula Ósea implica un estadio IV.

Regiones Linfáticas y Órganos Extralinfáticos:

- ✓ **Regiones Linfáticas:** Corresponden a localizaciones de Ganglios Linfáticos inaccesibles a la exploración física (palpación e inspección) como Región Cervicosupraclavicular, Región Axilar y Región Inguinal. Las Regiones Linfáticas sólo visualizadas por técnicas de imagen como el TAC, son el Mediastino, Retroperitoneo y Regiones Mesentéricas. Existen estructuras linfáticas que también son consideradas como Regiones Linfáticas como el Anillo de Waldeyer, Bazo, Apéndice, Timo y Placas de Peyer. Cuando se afecta al Bazo se añade al estadio la letra S (Spleen) y basta que esté aumentado de tamaño en la palpación o por técnicas de imagen, no siendo necesaria la biopsia esplénica.

- ✓ **Órganos Extralinfáticos:** Son los Pulmones, hueso, Hígado, Cerebro, Médula Ósea, Pleura, Peritoneo, Glándulas Suprarrenales, piel y otros. La afectación hepática, aunque sea localizada, siempre se considera una afectación difusa.
..." [11]

---

[11] **Ref. Bibliográfica #:** 32, 44, 55.

"...

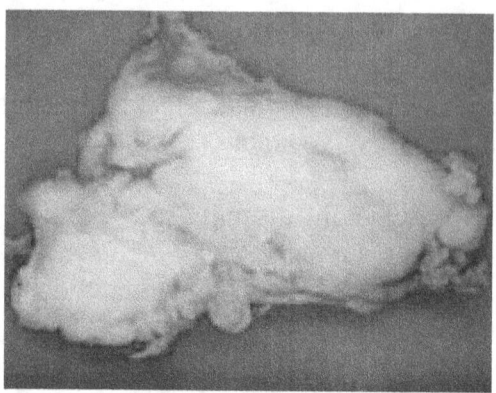

Linfoma Folicular.

- **Lipoma (Tejido Adiposo):** Los Lipomas son tumores benignos constituidos por la proliferación de tejido celular subcutáneo. Derivan del Tejido Conectivo y se observan con frecuencia en adultos, pero son raros en los niños. Constituyen el 6 % de la totalidad de los tumores de partes blandas en Pediatría. Pueden ser Únicos o Múltiples (Lipomatosis), y su localización predominante es en el dorso del tórax, en las extremidades, en las zonas frontales del cuerpo y en la zona occipital. Son suaves al tacto, suelen ser fáciles de extraer, y por lo general no provocan dolor. Muchos Lipomas son pequeños (de menos de un centímetro de diámetro), pero pueden agrandarse hasta alcanzar más de 6 centímetros. Suelen observarse en adultos de entre 40 y 60 años de edad, pero también pueden aparecer en la infancia. Aproximadamente un 1 % de la población general tienen un Lipoma. Su transformación en tumores malignos es muy rara. La Lipomatosis (ICD E88.2) es un padecimiento hereditario en el que múltiples Lipomas se presentan en el organismo.
..."[12]

---

[12] **Ref. Bibliográfica #:** 32, 44, 55.

"...

- **Mioma (Tejido Muscular):** Un Mioma es un tumor benigno y no canceroso que crece en el tejido muscular del Útero o Miometrio en las mujeres. Sólo un 0.5 % de los Miomas se convierten en tumores malignos (Sarcomas) en las mujeres. Se estima que aproximadamente una de cada cuatro a cinco mujeres de más de 35 años de edad padecen de este tipo de tumor. Se clasifican generalmente en función de su localización: Submucosos (en el Endometrio); Intramurales (en el Miometrio); Subserosos (fuera de Miometrio, hacia el exterior uterino). La aparición y crecimiento del Mioma se ve favorecido por los Estrógenos por lo que su presentación se produce en la edad fértil de la mujer; resultando muy infrecuente que lo haga antes de la primera menstruación (Menarquia) o después de la Menopausia. La mayoría de los Miomas no presentan síntomas. Por otra parte, a veces incluso pequeños Miomas situados en el Endometrio pueden causar Metrorragias importantes y/o Hipermenorreas y así, en ocasiones incluso provocar una Anemia.

- **Mixoma (Tejido Conjuntivo Laxo):** El Mixoma es una neoplasia benigna derivada de Tejido Conjuntivo consistente principalmente en Células Poliédricas y Estrelladas (en un Estoma Laxo o Mixoide) enclavadas en forma poco compacta en una Matriz blanda mucoidal por lo que parece Tejido Mesenquimático primitivo, se presenta con frecuencia en forma intramuscular (donde suele ser confundido con un Sarcoma), también en los huesos maxilares y enquistado en la piel (Musinosis Focal y Ganglion Dorsal de la Muñeca).

  - **Mixoma de Tejidos Blandos:** Mixoma Intramuscular; Mixoma Yuxta – Articular; Mixoma Cutáneo; Angiomixoma Agresivo; Mixoma de la Vaina Nerviosa.

  - **Mixoma Viscerales:** Mixoma Cardiaco y sus variantes; Mixoma Renal y Ovárico, entre otros.
," [13]
..."

---

[13] **Ref. Bibliográfica #:** 32, 44, 55.

"...
- ➢ **Mixoma de la Cavidad Oral:** Mixoma Odontológico; Mixoma Mucoso (Periférico).

- ➢ **Tumores Mixoides Benignos de Tejidos Blandos:** Neurofibroma Mixoide; Schwannoma Mixoide; Perineuroma Mixoide; Lipoma Mixoide; entre otros.

- ➢ **Tumores Mixoides Malignos de Tejidos Blandos:** Mixofibrosarcoma (Histiocina Fibroso Maligno Mixoide); Sarcoma Fibromixoide de Bajo Grado; Condro Sarcoma Extraesqueletico; Rabdomiosarcoma Embrionario Botrioide; Liposarcoma Mixoide; entre otros.

- **Nevus (Melanocitos):** Pequeño tumor cutáneo de una variedad de tejidos. La palabra Nevus o Nevo (Lunar) alude a una proliferación de distintos tipos de células en la piel. Así, puede haber Nevus Sebáceos, Apocrinos (de las Glándulas Apócrinas de la piel), etc. Los más característicos son los Nevus Melanocíticos, que son proliferaciones de células pigmentadas llamadas Células Névicas. No se sabe con certeza de dónde proviene la Célula Névica; muchos suponen que tiene parentesco con el Melanocito, célula responsable de fabricar la Melanina, el pigmento que da el color moreno a la piel. La variedad más común de Nevus Melanocítico es el Nevus Melanocítico Común Adquirido. Prácticamente todas las personas de tez clara tienen este tipo de Nevus. El número va cambiando con la edad, ya que el Nevus es una lesión dinámica. Primero aparece en la unión entre la Dermis y la Epidermis, luego migra hacia la Dermis a la vez que va haciéndose más abultado. Por tanto, la protrusión de un Nevus no quiere decir que este se esté transformando en un Cáncer tipo Melanoma, sino sólo que está maduro. Progresivamente van desapareciendo a la vez que aparecen otros.
..." [14]

---

[14] **Ref. Bibliográfica #:** 32, 44, 55.

"...

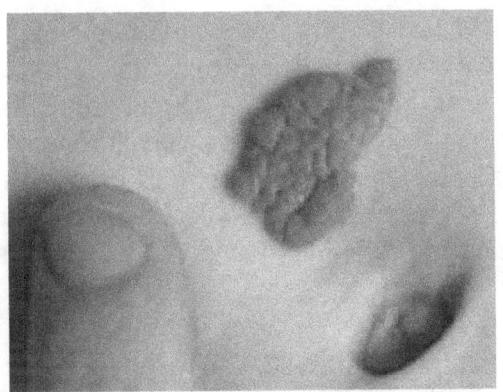

Hemangioma Capilar.

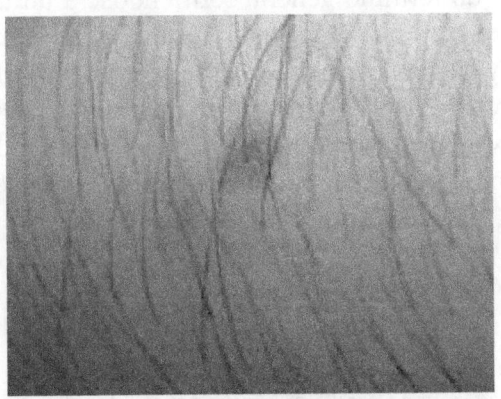

Nevus o Lunar.

Se localizan sobre todo en las áreas expuestas al Sol, fundamentalmente por encima de la cintura. Hay muchos factores que pueden hacer que un Nevus cambie de aspecto, por ejemplo traumatismos, infecciones, factores hormonales, etc. Sin embargo, la transformación a Melanoma se considera rara, y sólo ocurre en los Nevus en estados iniciales. Los Nevus maduros o Intradérmicos prácticamente nunca degeneran.

- **Osteoma (Tejido Óseo):** Es un tumor benigno, derivado del Tejido Óseo, el cual se puede producir en cualquier hueso aunque con mayor incidencia en huesos faciales y cráneo.
..."[15]

---

[15] **Ref. Bibliográfica #:** 32, 44, 55.

"...
No produce Metástasis y su expresión clínica consiste en dolor y deformidad ósea. Se da más a menudo en adolescentes y adultos, y tiene preferencia por el sexo masculino. Clasificados por la medicina en: Clásico o Convencional (huesos de osificación membranosa); Parosteal (Exostosis o Hiperostosis Postraumática); Medular (Islas Óseas); Síndrome de Gardner (Osteomas, Poliposis Colónica, tumores de tejidos blandos; de Transmisión Autosómica Dominante).

- **Papiloma (Tejido Epitelial formando Papilas):** Masa más protuberante en la piel (por ejemplo, un quiste). En medicina, un Papiloma es un término general refiriéndose a un tumor benigno de Células Epiteliales que crece con proyección externa a semejanza de frondas muy pequeñas. En ese contexto, una papila se refiere a la proyección creada por el tumor y no a un tumor creciendo sobre una papila preexistente, como el Pezón. Por lo general nacen y crecen desde la piel, conjuntiva, membranas, mucosas o conductos glandulares. Algunos tipos comunes de Papilomas incluyen:

  - **Papiloma Fibroepitelial:** Mayormente de tejido fibroso.

  - **Papiloma Intercanalicular**: Un tumor de los conductos galactóforos de la Glándula Mamaria o los conductos próximos al Pezón. Se caracterizan por una secreción serosa o sanguinolenta del Pezón y, por lo general, no produce retracción del Pezón.

  - **Papiloma Invertido**: Característico de células que crecen hacia el estroma subyacente en vez del exterior.

  - **Papiloma Cutáneo**: El más frecuente, pequeña y de color marrón o carne, que generalmente se observa en el cuello de ancianos.
 "[16]
..."

---

[16] **Ref. Bibliográfica #:** 32, 44, 55.

"...
- **Papiloma Escamoso**: Aparece en la mucosa oral, benigna y por lo general asociado al Virus del Papiloma Humano (VPH o HPV) que son un grupo diverso de virus ADN perteneciente a la familia de los Papillomaviridae y representan una de las Enfermedades de Transmisión Sexual más común, conociéndose más de 100 tipos virales que, en relación a su patogenia oncológica, se clasifican en tipos de Alto y de Bajo Riesgo Oncológico.

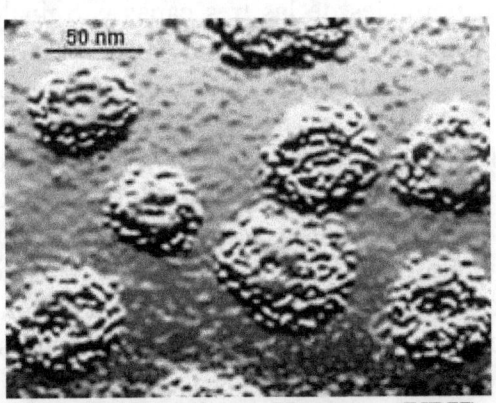

Virus del Papiloma Humano (VPH).

La Agencia Internacional de Investigación del Cáncer (IARC) considera que los tipos de VPH 16, 18, 31, 33, 35, 39, 45, 51, 52, 56, 58, 59 y 66 son carcinógenos para los humanos, tipos de Alto Riesgo Oncológico, y que otros tipos, incluidos el VPH 6 y el VPH 11, son posibles carcinógenos para los humanos, tipos de Bajo Riesgo Oncológico. Como todos los virus de esta familia, los VPH sólo establecen infecciones productivas en el epitelio estratificado de la piel y mucosas de humanos, así como, de una variedad de animales. La mayoría de los VPH descritos no causan ningún síntoma en la mayor parte de la gente. Algunos tipos de VPH pueden causar Verrugas o Condilomas, mientras otros pueden generar infecciones subclínicas, que pueden, en una minoría de casos, dar lugar a Cáncer Cervical; Cáncer de Vulva, Vagina y Ano en mujeres, o Cáncer de Ano y Pene en Hombres. La mayor parte de la gente infectada por VPH desconoce que lo está. Todos los VPH se transmiten por contacto piel a piel.
..." 17

---

[17] **Ref. Bibliográfica #:** 32, 44, 55.

"...
El tipo de tratamiento depende de la gravedad del Papiloma y de la zona donde se genere. Los posibles tratamientos incluyen la cauterización (por calor, por frío o química) y la extracción quirúrgica.

- **Teratoma (Células Totipotenciales):** Un Teratoma es un tumor encapsulado con componentes de tejidos u órganos que recuerdan los derivados normales de las tres capas germinales. Son raras las ocasiones en las que no se pueden identificar las tres capas a la vez. Los tejidos del Teratoma, aunque son normales en sí mismos, pueden ser muy distintos de los tejidos que los rodean. Se ha informado de Teratomas que contienen pelo, dientes, hueso, y muy raramente órganos más complejos como ojos, torso, manos, pies, y otros miembros. Normalmente, no obstante, un Teratoma no contendrá órganos, sino uno o más tejidos que se encuentran en el Cerebro, la Tiroides, el Hígado y los Pulmones. A veces el Teratoma contiene en su cápsula uno o más quistes llenos de fluido y cuando se produce un quiste de gran tamaño el Teratoma puede potencialmente producir una estructura que recuerda a un feto. Puesto que están encapsulados, los Teratomas son habitualmente benignos, aunque se conocen algunas formas de Teratoma maligno. Un Teratoma maduro es típicamente benigno y se encuentra más habitualmente en mujeres, mientras que un Teratoma inmaduro es típicamente maligno y se encuentra más a menudo en varones.

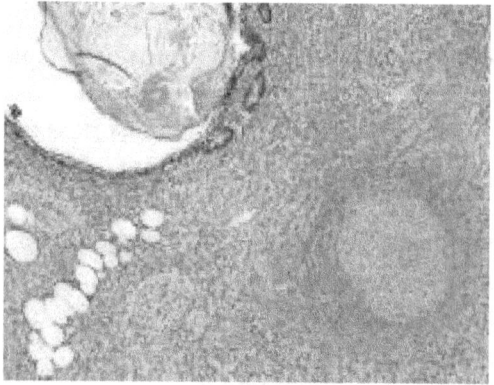

Teratoma.

..." [18]

---
[18] **Ref. Bibliográfica #:** 32, 44, 55.

"...
Se piensa que los Teratomas ya están presentes en el nacimiento (congénitos), pero los de pequeño tamaño no son descubiertos hasta mucho más tarde en la vida del individuo.

- **Tumor de Warthin**: Hiperplasia quística especialmente de la Glándula Parótida. El Tumor de Warthin, también conocido como Cistadenoma Papilar Linfomatoso Benigno, es un tipo de tumor benigno de las Glándulas Salivales. La causa de aparición es aún desconocida, aunque se ha demostrado una fuerte asociación con los pacientes que fuman cigarro, pues una persona fumadora tiene 8 veces más riesgo de desarrollar un Tumor de Warthin que el resto de la población general. Aunque es menos frecuente que los Adenomas Pleomórficos, el Tumor de Warthin es la segunda forma más común de tumor benigno de la Parótida. Es mucho más común en adultos entre los 60 y 70 años de edad y se está empezando a ver una leve predilección femenina en los estudios más recientes, aunque en el pasado se ha asociado con una mayor incidencia entre hombres que mujeres. Este cambio puede que se deba a una mayor frecuencia de Tabaquismo en mujeres. Entre un 5 – 14 % de los casos, el Tumor de Warthin es bilateral, pero las dos masas usualmente aparecen en diferentes momentos. Se ha demostrado la existencia de factores ambientales y genéticos que contribuyen a una mayor probabilidad de aparición de los Tumores Benignos de Warthin, aunque el proceso de aparición no está aún claro. Algunos especulan que el Tabaco y el Virus del Papiloma Humano desencadenan su formación. El estar expuesto a la Radiación, por ejemplo, está enlazado con la aparición de estos tumores.
..." [19]

---

[19] **Ref. Bibliográfica #:** 32, 44, 55.

"...

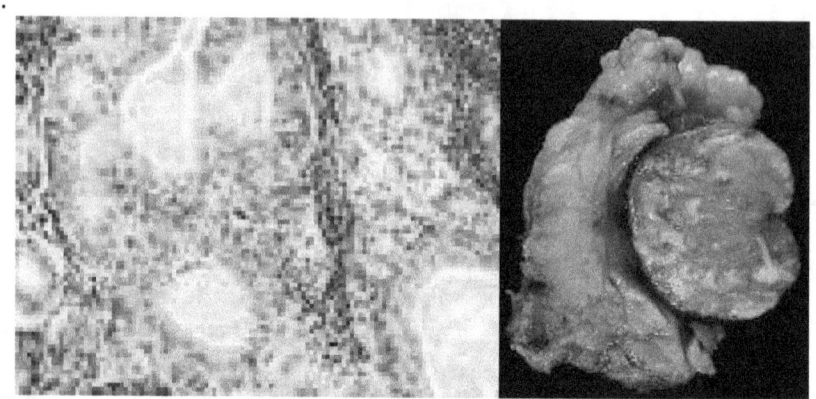

Histopatología del Tumor de Warthin en la Glándula Parótida.

1··2 Tumores Malignos

Los tumores malignos son cancerosos. Las células cancerosas pueden invadir y dañar tejidos y órganos cercanos al tumor. Las células cancerosas pueden separarse del tumor maligno y entrar al Sistema Linfático o al flujo sanguíneo, que es la manera en que el Cáncer alcanza otras partes del cuerpo. El aspecto característico del Cáncer es la capacidad de la célula de crecer rápidamente, de manera descontrolada e independiente del tejido donde comenzó. La propagación del Cáncer a otros sitios u órganos en el cuerpo mediante el flujo sanguíneo o el Sistema Linfático, esto se denomina Metástasis. Los tumores malignos generalmente se pueden clasificar en tres categorías:

- **Carcinomas:** Estos cánceres se originan en el epitelio que es el recubrimiento de las células de un órgano. Los Carcinomas constituyen el tipo más común de Cáncer. Lugares comunes de Carcinomas son la piel, la boca, el Pulmón, los Senos, el Estómago, el Cáncer de Colon y el Útero. Los dos grandes grupos de Carcinomas son:

..." [20]

---

[20] **Ref. Bibliográfica #:** 32, 44, 55.

"...
➢ **Carcinomas Epidermoides:** Son las formas más comunes de Cáncer de Piel. Son un 50 % más común en hombres que en mujeres. Conocidos como Cáncer de Piel no Melanoma. Hay dos formas: Carcinoma de Células Basales o Basocelular: abarca alrededor del 78 % de todos los Cánceres Cutáneos. Se originan en Células del Estrato Basal de la Epidermis y raramente hacen Metástasis. Carcinoma de Células Escamosas o Espinocelular: responsable del 20 % de los Cánceres de Piel. Se origina a partir de Células Espinosas de la Epidermis; tiene una tendencia variable a hacer Metástasis.

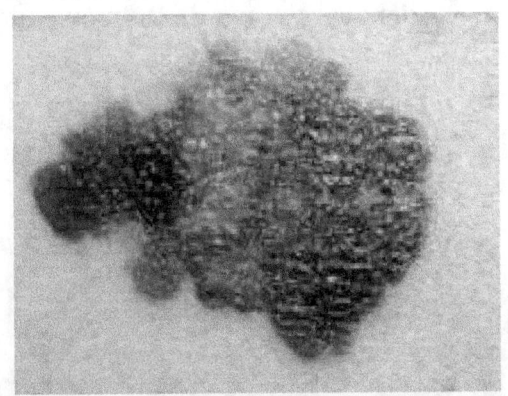

Carcinomas Epidermoides. (Melanoma).

➢ **Adenocarcinoma (ADC):** Es un Carcinoma que tiene su origen en células que constituyen el revestimiento interno de las glándulas de secreción externa. Estas células son las encargadas de sintetizar y de verter los productos que generan en la luz glandular. Los Adenocarcinomas son un conjunto de Cánceres muy frecuentes puesto que se originan en un tipo de células que se encuentran en continúa división celular y que presentan mayor riesgo de mutaciones. Pueden presentarse inicialmente en forma de Adenoma.
..." [21]

---

[21] **Ref. Bibliográfica #:** 32, 44, 55.

"...

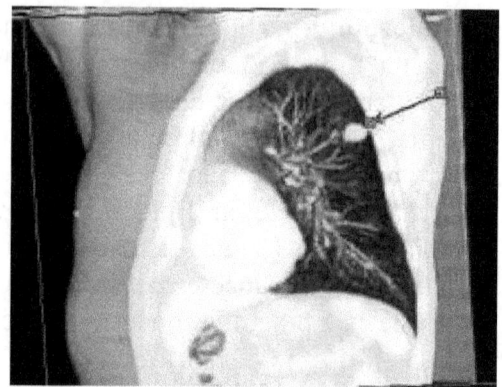
Adenocarcinoma de Pulmón.

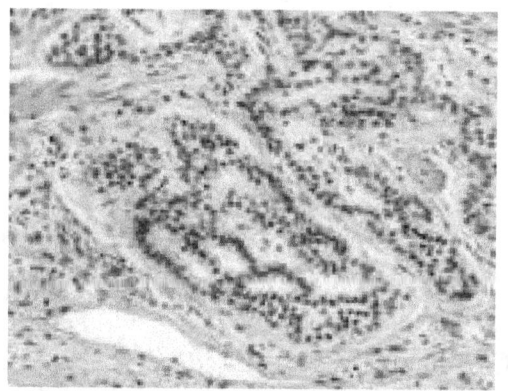
Adenocarcinoma de Colon.

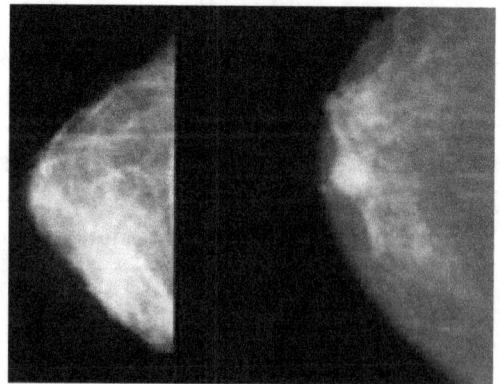
Adenocarcinoma de Mama.

..."[22]

---

[22] Ref. Bibliográfica #: 32, 44, 55.

"...

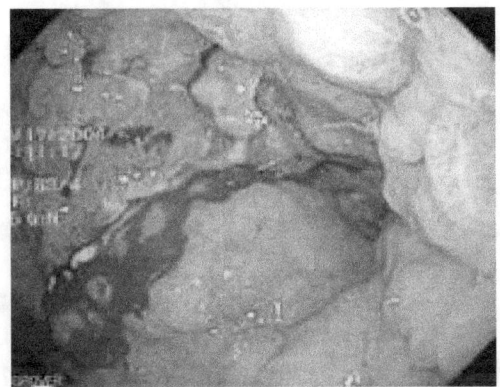

Linitis Plástica (Cáncer de Estómago).

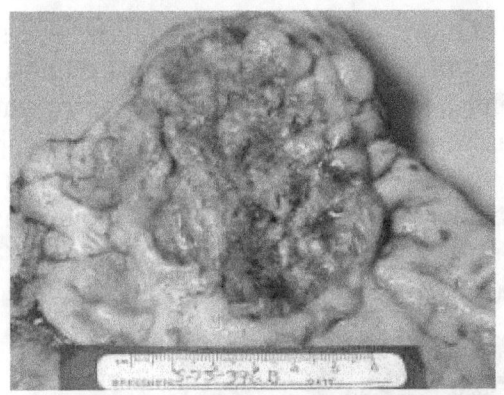

Adenocarcinoma Gástrico.

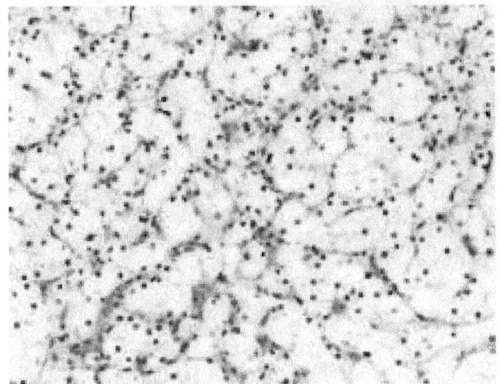

Carcinoma de Células Renales.

..." [23]

---

[23] **Ref. Bibliográfica #:** 32, 44, 55.

"...

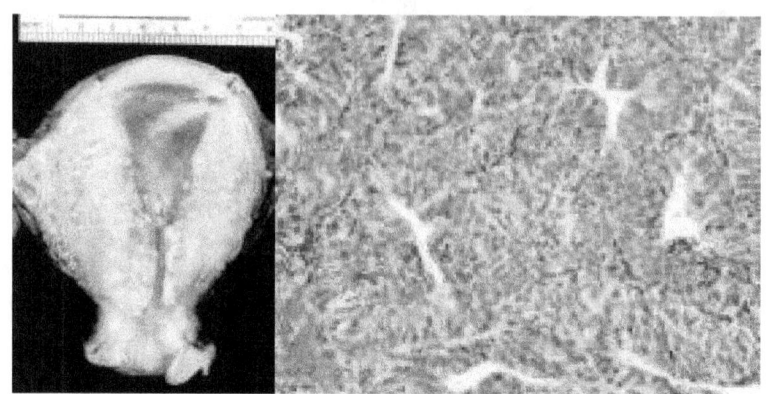

Adenocarcinoma Endometrial.

- **Gliomas:** El Glioma es un tipo de neoplasia que se produce en el Cerebro o en la Médula Espinal. Se llama Glioma, ya que surge a partir de Células Gliales. Su ubicación más frecuente es el Cerebro. Los Gliomas son nombrados de acuerdo con el tipo específico de células que más se asemejan. Los principales tipos de Gliomas son los siguientes: Ependimomas (Células Ependimarias); Astrocitomas – Astrocitos – Glioblastoma Multiforme (es el más común de Astrocitoma), Oligodendrogliomas (Oligodendrocitos).

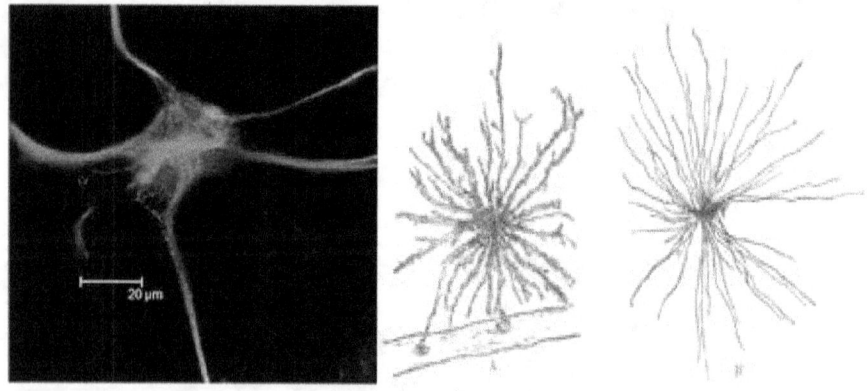

Astrocitos.

,, 24
..."
---
[24] Ref. Bibliográfica #: 32, 44, 55.

"...

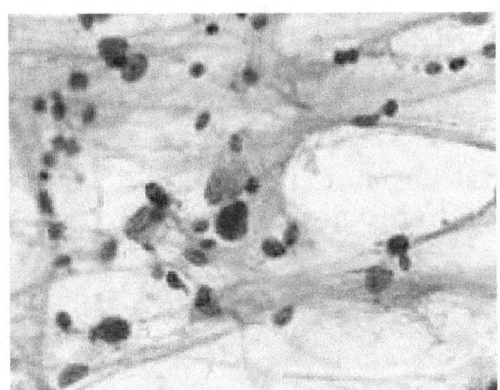

Astrocitoma Pilocítico.

Los Gliomas son clasificados de acuerdo a su grado, que viene determinado por la evaluación patológica del tumor.

✓ **De Bajo Grado:** Son Gliomas bien diferenciados (no Anaplásico); estos son benignos y auguran un mejor pronóstico para el paciente.

✓ **De Alto Grado:** Son Gliomas indiferenciados o Anaplásicos; estos son malignos y tienen un peor pronóstico.

De numerosos sistemas de clasificación, el más común es el Sistema de Clasificación de Astrocitoma de la Organización Mundial de la Salud (OMS). El sistema de la OMS asigna una calificación de 1 a 4, siendo 1 el menos agresivo y 4 es el más agresivo.

✓ **OMS Grado 1:** (Astrocitoma Pilocítico).
✓ **OMS Grado 2:** (Difuso o de Bajo Grado Astrocitoma).
✓ **OMS Grado 3:** (Anaplásico, maligno, Astrocitoma).
✓ **OMS Grado 4:** (Glioblastoma Multiforme, el Glioma más común en adultos).

El peor pronóstico corresponde a los Gliomas de grado 4, con un promedio de tiempo de supervivencia de 12 meses. En general, pocos pacientes sobreviven más allá de 3 años.
..."[25]

---

[25] **Ref. Bibliográfica #:** 32, 44, 55.

"...
Los Gliomas se pueden clasificar en función de si están por encima o por debajo de una estructura meníngea llamada Tentorio que delimita dos partes dentro de la cavidad craneana:

✓ **Supratentoriales o Sobre el Tentorio**: 70 % se da en adultos.
✓ **Infratentoriales o Debajo del Tentorio**: 70 % se da en niños.

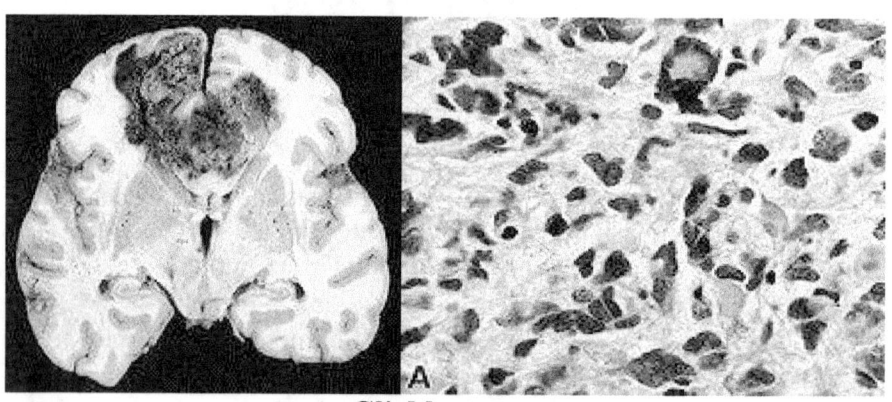

Glioblastoma.

Los síntomas de Gliomas dependen de que parte del Sistema Nervioso Central se vea afectado. Un Glioma Cerebral puede causar dolores de cabeza, náuseas y vómitos, convulsiones y trastornos como consecuencia del aumento de la presión intracraneal. Un Glioma del Nervio Óptico puede causar la pérdida visual. Un Glioma en la Médula Espinal puede causar dolor, debilidad o entumecimiento en las extremidades. Los Gliomas no metastatizan por el torrente sanguíneo, pero puede propagarse a través del Líquido Cefalorraquídeo incluso hasta la Médula Espinal. Los Gliomas rara vez se pueden curar. El pronóstico para los pacientes con alto grado de Gliomas es por lo general malo. De 10 000 diagnosticados cada año con Gliomas malignos, aproximadamente la mitad continúan vivos 1 año después del diagnóstico, y el 25 % después de dos años. Aquellos que tienen Astrocitoma Anaplásico tienen una supervivencia media de unos tres años.
..."[26]

---

[26] **Ref. Bibliográfica #:** 32, 44, 55.

"...

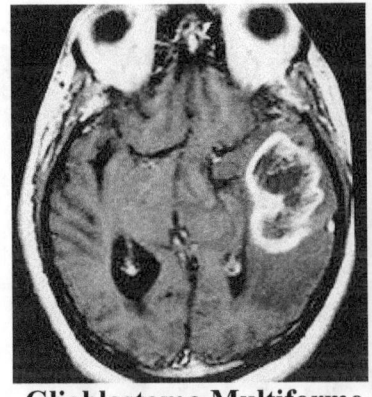 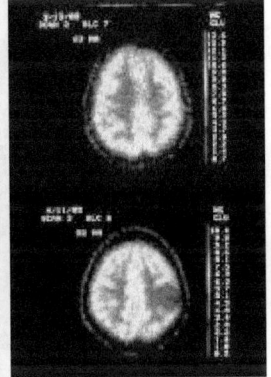

Glioblastoma Multiforme.   **Astrocitoma.**

- **Sarcomas:** Los Sarcomas son cánceres del Tejido Conectivo y de sostén (como pueden ser hueso, cartílago, grasa, músculo, vasos sanguíneos, u otros) de todos los tipos. Los Sarcomas se encuentran en cualquier parte del cuerpo y frecuentemente forman crecimientos secundarios en los Pulmones. Sus características biológicas y clínicas son distintas a las de los Carcinomas, ya que, al contrario de éstos, no derivan de células de origen epitelial, sino de aquellas células que durante la fase embrionaria forman el Mesodermo. Se originan del Tejido Mesenquimal, poseen poco Tejido Conectivo y son de aspecto carnoso (Fibrosarcoma, Liposarcoma, Miosarcoma). Se clasifican del siguiente modo:

  - **Sarcoma de Partes Blandas**: Fibrosarcoma; Histiocitoma Fibroso Maligno; Dermatofibrosarcoma; Liposarcoma; Rabdomiosarcoma; Leiomiosarcoma; Sarcoma Fusocelular; Hemangiosarcoma; Sarcoma de Kaposi; Linfangiosarcoma; Sarcoma Sinovial; Neurofibrosarcoma; Condrosarcoma Extraesquelético.

  - **Osteosarcoma de Partes Blandas**: Osteosarcoma.

" [27]
...

---

[27] **Ref. Bibliográfica #:** 32, 44, 55.

"...

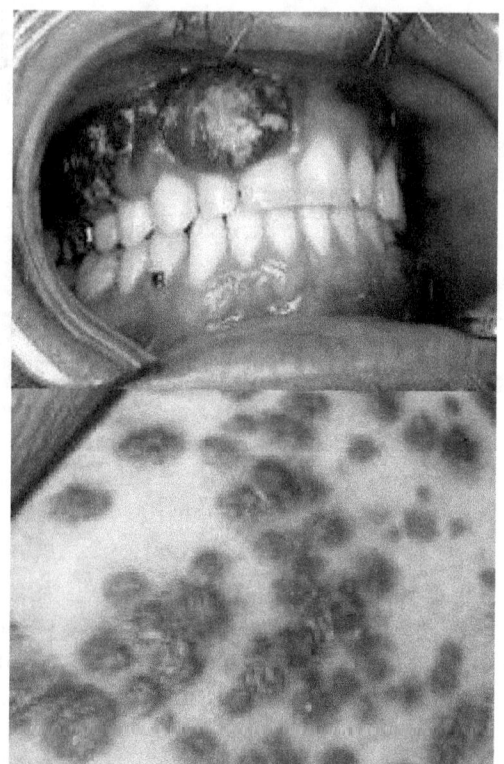

Sarcoma de Kaposi.

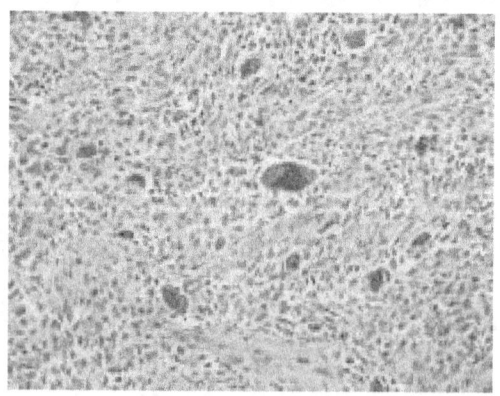

Osteosarcoma.

..." 28

---

[28] Ref. Bibliográfica #: 32, 44, 55.

"...

Resumen de las características de los Tumores Benignos y Malignos		
Características	Benignos	Malignos
Diferenciación.	Las células tumorales se asemejan a las células maduras originales.	Las células tumorales tal vez no se asemejan a las células maduras originales.
Tasa de crecimiento.	Lenta; puede interrumpirse o retroceder.	Rápida, autónoma; generalmente no interrumpe o retrocede.
Tipo de crecimiento.	Se expande y desplaza.	Invade, destruye y reemplaza.
Metástasis.	No.	Si.
Efecto en la salud.	Generalmente no ocasiona la muerte.	Puede ocasionar la muerte si no se diagnostica y suministra tratamiento.

..."[29]

---

[29] Ref. Bibliográfica #: 32, 44, 55.

2.- Cáncer

"...

El Cáncer es un conjunto de enfermedades en las cuales el organismo produce un exceso de células malignas (conocidas como cancerígenas o cancerosas), con crecimiento y división más allá de los límites normales, (invasión del tejido circundante y, a veces, Metástasis). La Metástasis es la propagación a distancia, por vía fundamentalmente linfática o sanguínea, de las células originarias del Cáncer, y el crecimiento de nuevos tumores en los lugares de destino de dicha Metástasis. Estas propiedades diferencian a los tumores malignos de los benignos, que son limitados y no invaden ni producen Metástasis. Las células normales al sentir el contacto con las células vecinas inhiben la reproducción, pero las células malignas no tienen este freno. La mayoría de los cánceres forman tumores pero algunos no (como la Leucemia).

El Cáncer puede afectar a todas las edades, incluso a fetos, pero el riesgo de sufrir, los más comunes, se incrementa con la edad. El Cáncer causa cerca del 13 % de todas las muertes. El Cáncer es causado por anormalidades en el material genético de las células. Estas anormalidades pueden ser provocadas por agentes carcinógenos, como la Radiación (Ionizante, Ultravioleta, etc.), los productos químicos (procedentes de la industria, el humo del Tabaco y de la contaminación en general, etc.) o de agentes infecciosos. Otras anormalidades genéticas cancerígenas son adquiridas durante la replicación normal del ADN, al no corregirse los errores que se producen durante la misma, o bien son heredadas y, por consiguiente, se presentan en todas las células desde el nacimiento (causando una mayor probabilidad de desencadenar la enfermedad). Existen complejas interacciones entre el material genético y los carcinógenos, un motivo por el que algunos individuos desarrollan Cáncer después de la exposición a carcinógenos y otros no (CR). Nuevos aspectos de la genética del Cáncer, como la Metilación del ADN y los MicroARNs, están siendo estudiados como importantes factores a tener en cuenta por su implicación.
" [30]
...

---

[30] Ref. Bibliográfica #: 32, 44, 55.

"...
　　　Las anormalidades genéticas (Primer Factor de Riesgo – Factor Genético) encontradas en las células cancerosas pueden ser de tipo Mutación Puntual, Translocación, Amplificación, Deleción, y Ganancia / Pérdida de todo un Cromosoma. Existen genes que son más susceptibles a sufrir mutaciones que desencadenen Cáncer. Esos genes, cuando están en su estado normal, se llaman Protooncogenes, y cuando están mutados se llaman Oncogenes. Lo que esos genes codifican suelen ser receptores de factores de crecimiento, de manera que la mutación genética hace que los receptores producidos estén permanentemente activados, o bien codifican los factores de crecimiento en sí, y la mutación puede hacer que se produzcan factores de crecimiento en exceso y sin control.

　　　El Cáncer es generalmente clasificado según el tejido a partir del cual las células cancerosas se originan. Un diagnóstico definitivo requiere un examen histológico, aunque las primeras indicaciones de Cáncer pueden ser dadas a partir de síntomas o radiografías. Muchos cánceres pueden ser tratados y algunos curados, dependiendo del tipo, la localización y la etapa o estado en el que se encuentre. Una vez detectado, se trata con la combinación apropiada de Cirugía, Quimioterapia y Radioterapia. Según investigaciones, los tratamientos se especifican según el tipo de Cáncer y, recientemente, también del propio paciente. Ha habido además un significativo progreso en el desarrollo de medicamentos que actúan específicamente en anormalidades moleculares de ciertos tumores y minimizan el daño a las células normales.

　　　El diagnóstico de Cáncer en pacientes está, en gran medida, influenciado por el tipo de Cáncer, así como, por la etapa o la extensión de la enfermedad (frecuentemente en estados iniciales suele ser confundido con otras patologías sino se realizan los diagnósticos diferenciales adecuados). La clasificación histológica y la presencia de marcadores moleculares específicos pueden ser también útiles en el diagnóstico, así como, para determinar tratamientos individuales."[31]
..."

---

[31] **Ref. Bibliográfica #:** 32, 44, 55.

"...

Todos los tumores, benignos y malignos, tienen dos componentes básicos en su estructura: las Células Neoplásicas Proliferantes, es decir, las células que forman el tumor propiamente dicho, que constituyen el Parénquima. Su estroma de sostén, constituido por Tejido Conectivo y vasos sanguíneos. Se trata de tejidos no tumorales cuya formación ha sido inducida por el propio tumor.

La nomenclatura oncológica se basa en el componente parenquimatoso. Se usan dos criterios de clasificación: en primer lugar su carácter benigno o maligno, y en segundo lugar el tejido en el que se forman. Según el comportamiento de los tumores:

➤ **Tumores Benignos:** Además de los ya analizados anteriormente, existen otros como: Tumor Glómico (Tejido Nervioso de Sostén); Leiomioma (Tejido Muscular Liso); Rabdomioma (Tejido Muscular Estriado).

➤ **Tumores Malignos o Cáncer:** Además de los ya analizados, podemos encontrar: Fibrosarcoma, Mixosarcoma, Liposarcoma, Condrosarcoma, Osteosarcoma, Angiosarcoma, Lifangiosarcoma, Sinoviosarcoma, Leiomiosarcoma, Rabdomiosarcoma. Carcinoma Basocelular, Coriocarcinoma, Carcinoma de Pene. Hepatoma, Seminoma. Mesoteliomas, que se originan en las Membranas Serosas (Pleura, Pericardio, Peritoneo), y que pueden tener componente Epitelial o Mesenquimatoso.

No se sabe de una causa única y específica, pero se conocen muchos factores de riesgo que precipitan su aparición o predisponen a ella.

El Tabaquismo es el Segundo Factor de Riesgo, y los siguientes son: la dieta, el sedentarismo, la exposición solar, estilos de vida y otro Factor de Riesgo es la edad o el envejecimiento, ya que dos terceras partes de todos los casos de Cáncer ocurren a cualquier edad. Sea como fuera, no es posible pensar en el Cáncer como una enfermedad de causa única, sino más bien como el resultado final de una interacción de múltiples factores, entre los cuales se incluyen el medio ambiente, los hábitos alimenticios, la herencia genética, etc.
..." [32]

---

[32] Ref. Bibliográfica #: 26, 32, 44, 55.

"...

En la actualidad se realizan infinidad de estudios epidemiológicos que tratan de buscar asociaciones de toda índole con el Cáncer. Así, por ejemplo, para discernir entre genética y ambiente, existen estudios que comparan la incidencia de distintos tipos de Cáncer en una población de origen con la incidencia de los mismos en una población emigrante en otro ambiente (Cáncer de Estómago en Japón con Cáncer de Estómago en sucesivas poblaciones de emigrantes Japoneses en Estados Unidos, por dar un ejemplo).

Las células tumorales tienen una morfología alterada que depende de la diferenciación y de la Anaplasia:

- ✓ **Diferenciación Celular:** Es el grado en el que las células cancerosas se asemejan a las células no cancerosas de las que proceden, tanto morfológica como funcionalmente. Las células sanas que constituyen el organismo están muy diferenciadas, lo que les permite realizar funciones específicas. Generalmente, los tumores benignos son bien diferenciados y los tipos de Cáncer varían desde los muy diferenciados hasta los indiferenciados. Un grado de diferenciación bajo indica que las células tumorales son muy diferentes a lo que deberían ser para desarrollar las funciones habituales en el organismo.

- ✓ **Anaplasia:** Es la ausencia de diferenciación que conlleva a una falta de especialización o de función celular y, generalmente, cuanto más indiferenciado sea un Cáncer, más alta es su velocidad de crecimiento. En general, lo que diferencia un Cáncer maligno de otro benigno, es la capacidad que poseen sus células de lograr una trasvasación exitosa (o metástatizar), que se define como la capacidad que posee una célula tumoral de infiltrarse al torrente sanguíneo (o linfático), mediante la ruptura de moléculas de adhesión celular que sujetan a las células a la Membrana Basal, con posterior destrucción de esta última.

..."[33]

---

[33] **Ref. Bibliográfica #:** 32, 44, 55.

"...

Esta característica que se adquiere luego de sucesivas alteraciones en el material genético celular, donde es común observar cromosomas fragmentados, pérdida de Genes Supresores de Tumores (como el p53 o el bcl3), Receptores de Señales Mutados Autoinductivos (etapa avanzada de diferenciación), es la que origina el proceso de Metástasis; es decir, la invasión y destrucción de tejidos. Dicho proceso de trasvasación posee una escasa eficiencia, que es del orden de 1 en 10 000 casos. La baja eficiencia se debe principalmente a la actividad del Sistema Inmunitario.

Por otro lado, cabe destacar que la característica que hace mortales a los cánceres malignos, comparativamente con los benignos (no mortales), es la mencionada capacidad de invasión de tejidos, en donde las células tumorales, generalmente cuando se alojan en el Parénquima (glándulas, tejidos, líquidos) de un órgano, destruyen la arquitectura del mismo, siendo, a su vez, sus residuos metabólicos tóxicos para las células sanas adyacentes, causando la eliminación de este tipo celular. Una capacidad interesante propia de células cancerosas invasivas es la producción de vasos sanguíneos (Angiogénesis) para nutrirse, los cuales son los responsables de la densa red vascular que poseen los tumores (los tumores secretan hormonas responsables de la formación de extensas redes de capilares y vasos sanguíneos nuevos). Esta característica le permite al Parénquima tumoral tener un gran aporte de nutrientes, lo cual favorecerá su crecimiento y proliferación a mayor velocidad y distancia. Esta capacidad se encuentra generalmente ausente en neoplasias benignas, no generando típicamente estos factores angiogénicos y en las que además sus células no poseen la capacidad de trasvasarse, por lo cual es de esperar que crezcan hasta un determinado tamaño compatible con la cantidad de nutrientes de que disponen."[34]
...

---

[34] **Ref. Bibliográfica #:** 32, 44, 55.

"...
En conclusión, según recientes trabajos de investigación, en general, una única mutación en el material genético celular no es la responsable de transformar a una célula sana en cancerosa; por el contrario, se requieren múltiples mutaciones (que a la postre suelen degenerar en aberraciones cromosómicas), las cuales son generadas ya sea por sucesivos ciclos replicativos o por factores externos inductores de la Carcinogénesis (químicos, físicos y/o biológicos); en donde exista algún daño específicamente en la secuencia de exones de protooncogenes y de Genes Supresores de Tumores, que son los encargados de regular el Ciclo Celular y la Muerte Celular Programada (Apoptosis) respectivamente, [en un lenguaje menos académico la Apoptosis es comparable a un suicidio, con el fin de preservar la integridad celular del tejido conservando en el mismo solo células sanas].

Cualquier otra mutación desencadenará en la transcripción de genes P53, P21 y P16 responsables, entre otros, de la Apoptosis. De esta manera, es posible entonces establecer una relación entre envejecimiento y Cáncer por las causas mencionadas, dado a que la mayor parte de los pacientes que padecen Cáncer tienen edades avanzadas, aunque existen patologías cancerosas típicamente puerperiles, juveniles o del adulto joven. En etapas tempranas, donde existe una bajo nivel de diferenciación de estas células, se observa que la frecuencia de replicación es ligeramente mayor a la esperada; pero, aún en estas condiciones, las células siguen cumpliendo con las funciones normales propias del tejido.

Luego, en estados más avanzados, es posible detectar cambios en la bioquímica celular, donde aparecen enzimas y proteínas que no son propias del tipo celular, como nuevas proteínas canal (usualmente son las responsables de evacuar selectivamente altas concentraciones de quimioterápicos, y por ende de generar resistencia a los mismos), presencia de Telomerasa, gradiente continúo (patológico) de segundos mensajeros intracelulares que participan en la transducción de señales, secuencias promotoras del ADN dañadas, etc.
..."[35]

---

[35] Ref. Bibliográfica #: 32, 44, 55.

"...
El crecimiento tumoral tiene las siguientes características:

- ✓ Acelerado por un aumento de la división celular que hace que las células tumorales se encuentran en continúo Ciclo Celular con un exceso de proliferación celular.

- ✓ Descontrolado, debido a que no se deja influir por los factores de crecimiento ni otros estímulos externos.

Un estudio español (Antonio Brú) sugiere que el crecimiento tumoral se puede controlar con factores externos.

La invasión es la capacidad que tienen las células tumorales de infiltrar o penetrar en los tejidos normales y en los vasos sanguíneos, y de ahí empezar la Metástasis. La invasión es debida a:

- ✓ **Angiogénesis o Neovascularización:** Es la capacidad de formar nuevos vasos sanguíneos por medio de la secreción de factores de crecimiento, como el Factor de Crecimiento del Endotelio Vascular (VEGF). Los nuevos vasos son indispensables para la nutrición de las células tumorales y de las Metástasis.

- ✓ **Adherencia Celular:** Es el anclaje de la célula tumoral por medio de la adquisición de receptores específicos a la Membrana Basal y a la Matriz Extracelular. Estos receptores son para Integrinas, MAC y Caderinas.

- ✓ **Proteolisis:** Es la destrucción de la Membrana Basal y de la Matriz Celular mediante la secreción de enzimas, como las Colagenasas, que destruyen el Colágeno, y así poder abrirse camino entre estas estructuras.
..."[36]

---

[36] **Ref. Bibliográfica #:** 32, 44, 55.

"...
- ✓ **Movilidad:** Es la migración o locomoción de las células malignas a través de la Matriz Celular para llegar a un Vaso Sanguíneo o Linfático, intravasarse, ser transportadas por la corriente sanguínea hasta lechos capilares distantes, extravasarse, y migrar una cierta distancia para iniciar la formación de una nueva colonia (Metástasis, es decir, implantes tumorales malignos con las mismas características).

La transformación maligna de las células normales consiste en la adquisición progresiva de una serie de cambios genéticos específicos que actúan desobedeciendo los fuertes Mecanismos Antitumorales que existen en todas las células normales. Estos mecanismos incluyen:

- ✓ La regulación de la transducción de señales.
- ✓ La diferenciación celular.
- ✓ La Apoptosis.
- ✓ La reparación del ADN.
- ✓ La progresión del Ciclo Celular.
- ✓ La Angiogénesis.
- ✓ La adhesión celular.

La carcinogénesis es la formación del Cáncer por medio de los carcinógenos o de enfermedades genéticas. El Cáncer es una enfermedad genética producida por la mutación de determinados genes en una célula determinada, que adquiere las características del Cáncer. Estos genes son de tres tipos:

- ✓ **Oncogenes:** Son genes mutados que promueven la división celular, procedentes de otros llamados Protooncogenes (los cuales tienen una función normal), encargados de la regulación del crecimiento celular. Su herencia sigue un patrón autosómico dominante. Suelen ser receptores de membrana (hormonas y otros factores). Hay más de 100 Oncogenes descritos.
"[37]
...

---

[37] **Ref. Bibliográfica #:** 32, 44, 55.

"...
- ✓ **Genes Supresores Tumorales:** Son los encargados de detener la división celular y de provocar la Apoptosis (muerte celular). Cuando se mutan estos genes la célula se divide sin control. Suelen ser Factores de Control Transcripcional y Traduccional. Cuando pierden su función normal (por deleción, translocación, mutación puntual) se originan tumores.

- ✓ **Genes de Reparación del ADN:** Cuando el sistema de reparación es defectuoso como resultado de una mutación adquirida o heredada, la tasa de acumulación de mutaciones en el Genoma se eleva a medida que se producen divisiones celulares. Según el grado en que estas mutaciones afecten a Oncogenes y Genes Supresores Tumorales, aumentará la probabilidad de padecer neoplasias malignas.

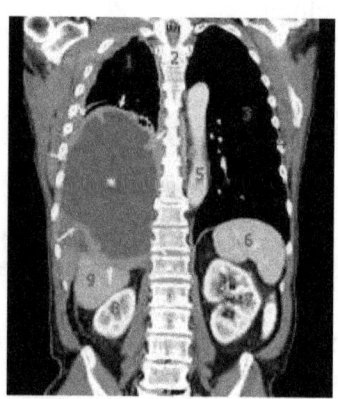

Cáncer en la Cavidad Pulmonar.

Los Cánceres se originan a partir de una célula única, tras la suma de múltiples mutaciones (de cinco a diez) en el genotipo para que se transforme en un fenotipo maligno en el transcurso de varios años, dando lugar a un clon de células, que es el tumor.
..." 38

---

[38] Ref. Bibliográfica #: 32, 44, 55.

"...
Actualmente se acepta la Teoría de Sell y Pierce, que promueve que la mutación, iniciación y la transformación maligna ocurre en la célula progenitora (Stem Cell), debido a un bloqueo de su maduración. Las mutaciones en Células Somáticas no resultarían en Cáncer, ya que son células maduras con vida corta y que normalmente van a la Apoptosis antes que nuevas mutaciones puedan desdiferenciarlas.

La agresividad y poder metastásico del tumor va a depender de la etapa de maduración celular en que se produce la mutación. Los tumores derivados de una célula madre en maduración precoz metastizarán rápidamente y tendrán un fenotipo más heterogéneo. Aquellos derivados de una célula madre en etapa más tardía serán menos metastizantes y de fenotipo más homogéneo.

2··1 Métodos de Diagnostico

- **Biopsia:** El diagnóstico del Cáncer se basa en la biopsia del tumor para un estudio histológico, con grado de diferenciación y de invasión, y para un estudio molecular que determine sus marcadores biológicos y genéticos.

- **Test Molecular de Marcadores Específicos de Tejido:** Se analizan las características moleculares del tejido originario del tumor. Aunque su detección no implica necesariamente la presencia de un Cáncer, se ha encontrado relación entre ciertos tipos de Cáncer y la localización anormal de determinadas moléculas en el tejido estudiado, como por ejemplo: Citoqueratinas en Cáncer de Estómago; Antígeno Carcinoembrionario en Cáncer de Mama; Reorganizaciones de Inmunoglobulinas o Receptores de Células T.

- **Test Molecular de Marcadores Específicos de Tumor:** Consiste en el estudio de marcadores que no se expresan habitualmente en una célula normal. Se pueden estudiar marcadores genómicos, cromosómicos o anomalías génicas en Oncogenes o Genes Supresores de Tumores.
" [39]
...

---

[39] **Ref. Bibliográfica #:** 32, 44, 55.

"...
Son pruebas más definitivas que las anteriores, pues en todos los tipos de tumores se encuentran mutaciones y translocaciones. Algunos de los marcadores más estudiados son:

- ✓ **HER2:** Receptor 2 del Factor de Crecimiento Epidérmico Humanos, perteneciente a las familias de las Tirosinas Kinasas. Es un Oncogén localizado en el brazo largo del Cromosoma 17 (17q21.1). Es esencial para el crecimiento y división de las células normales, pero se ha relacionado el Cáncer de Mama con una sobreexpresión del 25 – 30 % del Gen HER2/neu/ERBB2. Se puede analizar mediante estudios de Inmunohistoquímica, para detectar la cantidad de proteína; Estudios de Hibridación: Western Blot, Northern Blot y Souther Blot. De esta forma se correlaciona la sobreexpresión del gen con su amplificación; FISH para detectar el número de copias del gen. Se puede usar también un CISH como alternativa más económica, aunque de mucha menor calidad.

- ✓ **EGFR:** Receptor 1 del Factor de Crecimiento Epidérmico en Humanos, también llamado HER1. Se encuentra en el brazo pequeño del Cromosoma 7 (7p12) y también pertenece a la familia de las Tirosinas Kinasas. Algunos de los tratamientos contra el Cáncer (Herceptin, Cetuximab) que usan anticuerpos contra estas proteínas sobreexpresadas. Otros tratamientos (Erlotinib) son Inhibidores de la Actividad Tirosina Kinasa específica.

- ✓ **Genes Ras:** Codifican para proteínas que forman parte de la cascada de fosforilación desde la Tirosina Kinasa hasta la Kinasa Mitogénica. Las mutaciones en K – Ras (12p12) son las más comunes en los cánceres humanos. Se encuentran en los codones 12, 13, 22 y 61 del gen y codifican la región que se une a GTP, dejando la proteína activa permanentemente (se activan con la unión de GTP). Dichas mutaciones se pueden analizar mediante SSCP, secuenciación directa, pirosecuenciación, biochips.
" [40]
...

"...
- ✓ **Fusión EWS/FLI:** Presente en el 85 % de los casos de Sarcoma de Ewing. Es un Cáncer agresivo principalmente de hueso causado por la traslocación entre los Cromosomas 11 y 22, el cual fusiona el Gen EWS del Cromosoma 22 con el Gen FLI1 del Cromosoma 11. La proteína de fusión resultante se puede detectar por inmunohistoquímica. También se puede estudiar la mutación mediante RT – PCR usando un cebador para el Gen EWS y otro para el gen a estudiar (FLI en esta fusión), detectándose un producto de mayor tamaño en caso de que se haya producido la fusión, pues se amplifica una región de mayor tamaño. Otra forma de detección de la fusión sería haciendo un FISH, usando dos sondas que hibriden en el Gen EWS que se observarán separadas en caso de translocación.

- ✓ **TP53 (17p13):** Se encuentra en todos los tipos de Cáncer y la mitad de los tumores presentan mutaciones en p53. Se trata de una proteína de unión a ADN reguladora, que participa en la detención del Ciclo Celular cuando se encuentran daños en el ADN. Puede llegar a inducir Apoptosis si los daños son excesivos. Puede ser degradado por MDM2. Los mutantes p53 acumulan mutaciones, pues no funciona su mecanismo de control del Ciclo Celular, que pueden desembocar en Cáncer. Por lo tanto, dichas mutaciones son de mal pronóstico. Para detectar las mutaciones se usan técnicas de inmunohistoquímica, SSCP y secuenciación.

- ✓ **Gen ATM (11q22):** Codifica para una Fosfatidil Inositol Quinasa implicada en la reparación de daños en el ADN y control del Ciclo Celular. Mutaciones en este gen causan la Ataxia – Telangiectasia y predisponen a sufrir Cáncer. También provoca inmunodeficiencias: Leucemias y Linfomas. Las mutaciones se pueden detectar mediante secuenciación completa del gen, SSCP o mediante un Test Funcional (se irradia un cultivo celular, se añade Colchicina y se analizan los cariotipos para calcular las anomalías por célula).
..."[41]

---

[41] **Ref. Bibliográfica #:** 32, 44, 55.

"...
- ✓ **Pérdida de Heterocigosidad (LOH):** Pérdida en el tumor de la copia correcta del gen. Se estudia mediante la amplificación de marcadores ligados a los hálelos de interés.

Determinar la extensión de la enfermedad basada en que el Cáncer se extiende en tres niveles que son el local, regional y a distancia. Existen dos tipos de Estadificción:

- ✓ **Estadificación Clínica:** Basada en la exploración física, las Radiografías, el TAC, la RMN, la Gammagrafía y otras técnicas de imagen.

- ✓ **Estadificación Anatomopatológica o Quirúrgica:** Que consiste en el análisis histológico de todos los tejidos extirpados durante la cirugía, durante la extirpación definitiva del tumor primitivo, o como un procedimiento aparte de estadiaje.

La gradación se usa para clasificar las células cancerosas en cuanto a su diferencia de las células normales cuando se ven al microscopio y a la rapidez probable de diseminación del tumor. El Grado Histológico, también llamado Diferenciación, se refiere a la semejanza que tengan las células del tumor con las células normales del mismo tipo de tejido.

- **Grado:**

- ✓ **GX:** No es posible asignar un grado (Grado Indeterminado).
- ✓ **G1:** Bien diferenciado (Grado Bajo).
- ✓ **G2:** Moderadamente diferenciado (Grado Intermedio).
- ✓ **G3:** Mal diferenciado (Grado Alto).
- ✓ **G4:** Indiferenciado (Grado Alto).

..." [42]

---

[42] Ref. Bibliográfica #: 32, 44, 55.

"...
El sistema de estadiaje más empleado es el TNM [Tumor, Node (nódulo, ganglio) y Metástasis] que valora la enfermedad local (tamaño tumoral), regional (número de ganglios afectados) y diseminación a distancia (presencia de Metástasis). El TNM fue codificado por la Unión Internacional Contra el Cáncer.

- **Tamaño del Tumor:**

✓ **TX:** El tumor primario no puede ser evaluado.
✓ **T0:** No hay evidencia de tumor primario.
✓ **Tis (Carcinoma in situ):** Cáncer inicial que no se ha diseminado a tejidos vecinos.
✓ **T1, T2, T3, T4:** Tamaño y/o extensión del tumor primario.

- **Ganglios Linfáticos Regionales:**

✓ **NX:** No es posible evaluar los Ganglios Linfáticos Regionales.
✓ **N0:** No existe complicación de Ganglios Linfáticos Regionales (no se encontró Cáncer en los Ganglios Linfáticos).
✓ **N1, N2, N3:** Complicación de Ganglios Linfáticos Regionales (número y/o extensión de diseminación).

- **Metástasis Diseminante:**

✓ **MX:** No es posible evaluar una Metástasis distante.
✓ **M0:** No existe Metástasis distante (el Cáncer no se ha diseminado a otras partes del cuerpo).
✓ **M1:** Metástasis distante (el Cáncer se ha diseminado a partes distantes del cuerpo).

- **Elementos comunes de los Sistemas de Estadificación:**

✓ Sitio del tumor primario.
✓ Tamaño y número de tumores.
✓ Complicación de Ganglios Linfáticos (diseminación del Cáncer a los Ganglios Linfáticos).
..." [43]

---

[43] **Ref. Bibliográfica #:** 32, 44, 55.

"...
- ✓ Tipo de célula y grado del tumor (qué tanto se parecen las células cancerosas al tejido normal).
- ✓ Presencia o ausencia de Metástasis.

..." [44]

---

[44] Ref. Bibliográfica #: 32, 44, 55.

3·· Histología Celular

"...

La Histología es la ciencia que estudia todo lo referente a los tejidos orgánicos: su estructura microscópica, su desarrollo y sus funciones. La Histología se identifica a veces con lo que se ha llamado Anatomía Microscópica, pues su estudio no se detiene en los tejidos, sino que va más allá, observando también las células interiormente y otros corpúsculos, relacionándose con la Bioquímica y la Citología.

Las primeras investigaciones histológicas fueron posibles a partir del año 1600, cuando se incorporó el microscopio a los estudios anatómicos. Marcello Malpighi es el fundador de la Histología y su nombre aún está ligado a varias estructuras histológicas. En 1665, se descubre la existencia de unidades pequeñas dentro de los tejidos y reciben la denominación de Células. En 1830, acompañando a las mejoras que se introducen en la Microscopía Óptica, se logra distinguir el Núcleo Celular. En 1838, se introduce el concepto de la Teoría Celular.

En los años siguientes, Virchow introduce el concepto de que toda célula se origina de otra célula *"omnis cellula ex cellula"*.

El desarrollo tecnológico moderno de las herramientas de investigación permitió un enorme avance en el conocimiento histológico. Entre ellos podemos citar a la Microscopía Electrónica, la Inmunohistoquímica, la Técnica de Hibridación in situ. Las técnicas recientes sumadas a las nuevas investigaciones dieron paso al surgimiento de la Biología Celular.

Los Histólogos prestan cada día mayor atención a los problemas químicos. Así por ejemplo, cunde entre ellos la aspiración a determinar con exactitud la composición química de determinadas estructuras de la masa viva, al estudiar las enzimas, iones, proteínas, Hidratos de Carbono, grasas y lipoides, fermentos, etc. en las células y en los tejidos con el auxilio del microscopio.
..."[45]

---

[45] **Ref. Bibliográfica #:** 32, 44, 55.

3··1 Célula

"...

Una célula es la unidad morfológica y funcional de todo ser vivo. De hecho, la célula es el elemento de menor tamaño que puede considerarse vivo. De este modo, puede clasificarse a los organismos vivos según el número de células que posean: si sólo tienen una, se les denomina Unicelulares (como pueden ser los Protozoos o las bacterias, organismos microscópicos); si poseen más, se les llama Pluricelulares. En estos últimos el número de células es variable: de unos pocos cientos, como en algunos Nematodos, a cientos de billones (10^{14}), como en el caso del ser humano. Las células suelen poseer un tamaño de 10 μm (Micrómetros) y una masa de 1 ng (Nanogramo), si bien existen células mucho mayores.

La Teoría Celular, propuesta en 1839 por Matthias Jakob Schleiden y Theodor Schwann, postula que todos los organismos están compuestos por células, y que todas las células derivan de otras precedentes. De este modo, todas las funciones vitales emanan de la maquinaria celular y de la interacción entre células adyacentes; además, la tenencia de la información genética, base de la herencia, en su ADN permite la transmisión de aquella de generación en generación.

La aparición del primer organismo vivo sobre la Tierra suele asociarse al nacimiento de la primera célula. Si bien existen muchas hipótesis que especulan cómo ocurrió, usualmente se describe que el proceso se inició gracias a la transformación de moléculas inorgánicas en orgánicas bajo unas condiciones ambientales adecuadas; tras esto, dichas biomoléculas se asociaron dando lugar a entes complejos capaces de auto replicarse. Existen posibles evidencias fósiles de estructuras celulares en rocas datadas en torno a 4 o 3.5 miles de millones de años (Ga). Se han encontrado evidencias muy fuertes de formas de vida Unicelulares fosilizadas en micro estructuras en rocas de la formación Strelley Pool, en Australia Occidental, con una antigüedad de 3.4 Ga. Se trataría de los fósiles de células más antiguos encontrados hasta la fecha.
" [46]
...

---

[46] **Ref. Bibliográfica #:** 32, 44, 55.

"...
    Evidencias adicionales muestran que su metabolismo sería Anaerobio y basado en el Sulfuro.

Existen dos grandes tipos celulares: las Procariotas (que comprenden las células de Arqueas y Bacterias) y las Eucariotas (divididas tradicionalmente en animales y vegetales, si bien se incluyen además hongos y Protistas, que también tienen células con propiedades características).

El concepto de célula como unidad anatómica y funcional de los organismos surgió entre los años 1830 y 1880, aunque fue en el siglo XVII cuando Robert Hooke describió por vez primera la existencia de las mismas, al observar en una preparación vegetal la presencia de una estructura organizada que derivaba de la arquitectura de las paredes celulares vegetales. En 1830, se disponía ya de microscopios con una óptica más avanzada, lo que permitió a investigadores como Theodor Schwann y Matthias Schleiden definir los postulados de la Teoría Celular, la cual afirma, entre otras cosas:

- ✓ Que la célula es una unidad morfológica de todo ser vivo. Es decir, que en los seres vivos todo está formado por células o por sus productos de secreción.

- ✓ Este primer postulado sería completado por Rudolf Virchow con la afirmación de que toda célula deriva de una célula precedente (biogénesis). En otras palabras, este postulado constituye la refutación de la Teoría de Generación Espontánea o Ex Novo, que hipotetizaba la posibilidad de que se generaría vida a partir de elementos inanimados.

- ✓ Un tercer postulado de la Teoría Celular indica que las funciones vitales de los organismos ocurren dentro de las células, o en su entorno inmediato, y son controladas por sustancias que ellas secretan. Cada célula es un sistema abierto, que intercambia materia y energía con su medio. En una célula ocurren todas las funciones vitales, de manera que basta una sola de ellas para tener un ser vivo (que será un ser vivo Unicelular). Así pues, la célula es la unidad fisiológica de la vida.

..." [47]

---

[47] **Ref. Bibliográfica #:** 32, 44, 55.

"...
✓ Finalmente, el cuarto postulado de la Teoría Celular expresa que cada célula contiene toda la información hereditaria necesaria para el control de su propio ciclo de desarrollo y el funcionamiento de un organismo de su especie, así como, para la transmisión de esa información a la siguiente generación celular.

Como tal, posee una membrana de Fosfolípidos con permeabilidad selectiva que mantiene un medio interno altamente ordenado y diferenciado del medio externo en cuanto a su composición, sujeta a control homeostático, la cual consiste en biomoléculas y algunos metales y electrolitos. La estructura se automantiene activamente mediante el metabolismo, asegurándose la coordinación de todos los elementos celulares y su perpetuación por replicación a través de un Genoma codificado por Ácidos Nucleicos. La parte de la Biología que se ocupa de ella es la Citología.

Las células, como sistemas termodinámicos complejos, poseen una serie de elementos estructurales y funcionales comunes que posibilitan su supervivencia; no obstante, los distintos tipos celulares presentan modificaciones de estas características comunes que permiten su especialización funcional y, por ello, la ganancia de complejidad. De este modo, las células permanecen altamente organizadas a costa de incrementar la entropía del entorno, uno de los requisitos de la vida.

..." [48]

---

[48] Ref. Bibliográfica #: 32, 44, 55.

3··1··1 Características Estructurales

"...

- ✓ **Individualidad:** Todas las células están rodeadas de una envoltura (que puede ser una bicapa lipídica desnuda, en células animales); una pared de polisacárido, en hongos y vegetales; una Membrana Externa y otros elementos que definen una pared compleja, en bacterias Gram Negativas; una pared de Peptidoglicano, en bacterias Gram Positivas; o una pared de variada composición, en Arqueas) que las separa y comunica con el exterior, que controla los movimientos celulares y que mantiene el potencial de membrana.

- ✓ **Contienen un Medio Interno Acuoso:** El Citosol, que forma la mayor parte del volumen celular y en el que están inmersos los orgánulos celulares.

- ✓ **Poseen material genético en forma de ADN:** El material hereditario de los genes y que contiene las instrucciones para el funcionamiento celular, así como ARN, a fin de que el primero se exprese.

- ✓ **Tienen enzimas y otras proteínas:** Que sustentan, junto con otras biomoléculas, un metabolismo activo.

..." [49]

---

[49] **Ref. Bibliográfica #:** 32, 44, 55.

3··1··2 Características Funcionales

"...
Las células vivas son un sistema bioquímico complejo. Las características que permiten diferenciar las células de los sistemas químicos no vivos son:

- ✓ **Nutrición:** Las células toman sustancias del medio, las transforman de una forma a otra, liberan energía y eliminan productos de desecho, mediante el metabolismo.

- ✓ **Crecimiento y multiplicación:** Las células son capaces de dirigir su propia síntesis. A consecuencia de los procesos nutricionales, una célula crece y se divide, formando dos células, en una célula idéntica a la célula original, mediante la división celular.

- ✓ **Diferenciación:** Muchas células pueden sufrir cambios de forma o función en un proceso llamado Diferenciación Celular. Cuando una célula se diferencia, se forman algunas sustancias o estructuras que no estaban previamente formadas y otras que lo estaban dejan de formarse. La diferenciación es a menudo parte del Ciclo Celular en que las células forman estructuras especializadas relacionadas con la reproducción, la dispersión o la supervivencia.

- ✓ **Señalización:** Las células responden a estímulos químicos y físicos tanto del medio externo como de su interior y, en el caso de células móviles, hacia determinados estímulos ambientales o en dirección opuesta mediante un proceso que se denomina Quimiotaxis. Además, frecuentemente las células pueden interaccionar o comunicar con otras células, generalmente por medio de señales o mensajeros químicos, como hormonas, neurotransmisores, factores de crecimiento... en seres Pluricelulares en complicados procesos de comunicación celular y transducción de señales.

..." [50]

---

[50] Ref. Bibliográfica #: 32, 44, 55.

"...
- ✓ **Evolución:** A diferencia de las estructuras inanimadas, los organismos Unicelulares y Pluricelulares evolucionan. Esto significa que hay cambios hereditarios (que ocurren a baja frecuencia en todas las células de modo regular) que pueden influir en la adaptación global de la célula o del organismo superior de modo positivo o negativo. El resultado de la evolución es la selección de aquellos organismos mejor adaptados a vivir en un medio particular.

Las propiedades celulares no tienen porque ser constantes a lo largo del desarrollo de un organismo: evidentemente, el patrón de expresión de los genes varía en respuesta a estímulos externos, además de factores endógenos. Un aspecto importante a controlar es la pluripotencialidad, característica de algunas células que les permite dirigir su desarrollo hacia un abanico de posibles tipos celulares.

En Metazoos, la genética subyacente a la determinación del destino de una célula consiste en la expresión de determinados factores de transcripción específicos del linaje celular al cual va a pertenecer, así como a modificaciones epigenéticas. Además, la introducción de otro tipo de factores de transcripción mediante ingeniería genética en células somáticas basta para inducir la mencionada pluripotencialidad, luego este es uno de sus fundamentos moleculares.

..." [51]

---

[51] **Ref. Bibliográfica #:** 32, 44, 55.

3··1··3 Tamaño, Forma y Función

"...

El tamaño y la forma de las células depende de sus elementos más periféricos (por ejemplo, la pared, si la hubiere) y de su andamiaje interno (es decir, el Citoesqueleto). Además, la competencia por el espacio tisular provoca una morfología característica: por ejemplo, las Células Vegetales, poliédricas in vivo, tienden a ser esféricas in vitro. Incluso pueden existir parámetros químicos sencillos, como los gradientes de concentración de una sal, que determinen la aparición de una forma compleja.

En cuanto al tamaño, la mayoría de las células son microscópicas, es decir, no son observables a simple vista. A pesar de ser muy pequeñas (un milímetro cúbico de sangre puede contener unos cinco millones de células), el tamaño de las células es extremadamente variable. La célula más pequeña observada, en condiciones normales, corresponde a Mycoplasma Genitalium, de 0.2 μm, encontrándose cerca del límite teórico de 0.17 μm. Existen bacterias con 1 y 2 μm de longitud. Las células humanas son muy variables: Hematíes de 7 micras, Hepatocitos con 20 micras, Espermatozoides de 53 μm, Óvulos de 150 μm e, incluso, algunas Neuronas.

Para la viabilidad de la célula y su correcto funcionamiento siempre se debe tener en cuenta la relación superficie – volumen. Puede aumentar considerablemente el volumen de la célula y no así su superficie de intercambio de membrana lo que dificultaría el nivel y regulación de los intercambios de sustancias vitales para la célula.

Respecto a su forma, las células presentan una gran variabilidad, e incluso, algunas no la poseen bien definida o permanente. Pueden ser: fusiformes (forma de huso), estrelladas, prismáticas, aplanadas, elípticas, globosas o redondeadas, etc. Algunas tienen una pared rígida y otras no, lo que les permite deformar la membrana y emitir prolongaciones citoplasmáticas (Pseudópodos) para desplazarse o conseguir alimento. Hay células libres que no muestran esas estructuras de desplazamiento pero poseen Cilios o Flagelos, que son estructuras derivadas de un orgánulo celular (el Centrosoma) que dota a estas células de movimiento.
"[52]
...

---

[52] Ref. Bibliográfica #: 32, 44, 55.

"...
De este modo, existen multitud de tipos celulares, relacionados con la función que desempeñan; por ejemplo:

✓ Células contráctiles que suelen ser alargadas, como las Fibras Musculares.

✓ Células con finas prolongaciones, como las Neuronas que transmiten el impulso nervioso.

✓ Células con microvellosidades o con pliegues, como las del Intestino para ampliar la superficie de contacto y de intercambio de sustancias.

✓ Células cúbicas, prismáticas o aplanadas como las Epiteliales que recubren superficies como las losas de un pavimento.

..."[53]

---

[53] **Ref. Bibliográfica #:** 32, 44, 55.

3··1··4 Células Eucariotas

"...

Las Células Eucariotas son el exponente de la complejidad celular actual (Reino Animal). Presentan una estructura básica relativamente estable caracterizada por la presencia de distintos tipos de orgánulos intracitoplasmáticos especializados, entre los cuales destaca el Núcleo, que alberga el material genético. Especialmente en los organismos Pluricelulares, las células pueden alcanzar un alto grado de especialización. Dicha especialización o diferenciación es tal que, en algunos casos, compromete la propia viabilidad del tipo celular en aislamiento. Así, por ejemplo, las Neuronas dependen para su supervivencia de las Células Gliales. Por otro lado, la estructura de la célula varía dependiendo de la situación taxonómica del ser vivo: de este modo, las Células Vegetales difieren de las Animales, así como de las de los hongos.

Por ejemplo, las Células Animales carecen de pared celular, son muy variables, no tiene Plastos, puede tener Vacuolas pero no son muy grandes y presentan Centríolos (que son agregados de microtúbulos cilíndricos que contribuyen a la formación de los Cilios y los Flagelos y facilitan la división celular). Las Células Vegetales (Células Procariotas), por su lado, presentan una pared celular compuesta principalmente de Celulosa, disponen de Plastos como Cloroplastos (orgánulo capaz de realizar la Fotosíntesis), Cromoplastos (orgánulos que acumulan pigmentos) o Leucoplastos (orgánulos que acumulan el almidón fabricado en la Fotosíntesis), poseen Vacuolas de gran tamaño que acumulan sustancias de reserva o de desecho producidas por la célula y finalmente cuentan también con Plasmodesmos, que son conexiones citoplasmáticas que permiten la circulación directa de las sustancias del Citoplasma de una célula a otra, con continuidad de sus Membranas Plasmáticas.

..." [54]

---

[54] Ref. Bibliográfica #: 32, 44, 55.

- **Compartimentos**

"...

Las células son entes dinámicos, con un metabolismo celular interno de gran actividad cuya estructura es un flujo entre rutas anastomosadas. Un fenómeno observado en todos los tipos celulares es la compartimentalización, que consiste en una heterogeneidad que da lugar a entornos más o menos definidos (rodeados o no mediante membranas biológicas) en las cuales existe un microentorno que aglutina a los elementos implicados en una ruta biológica.

Esta compartimentalización alcanza su máximo exponente en las Células Eucariotas, las cuales están formadas por diferentes estructuras y orgánulos que desarrollan funciones específicas, lo que supone un método de especialización espacial y temporal.

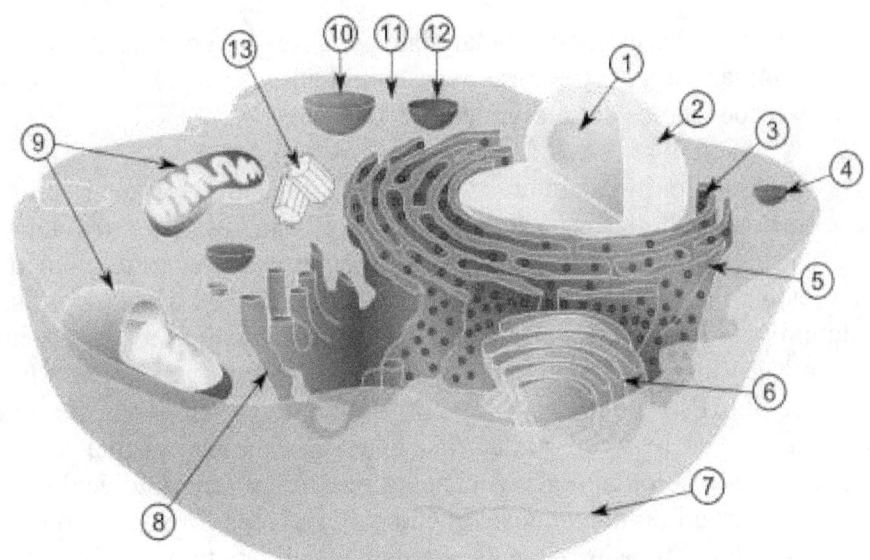

Célula Eucariota (Animal):
1- Nucléolo; 2- Núcleo; 3- Ribosoma; 4- Vesícula; 5- Retículo Endoplasmático Rugoso (RER); 6- Aparato de Golgi; 7- Citoesqueleto (Microtúbulos); 8- Retículo Endoplasmático Liso (REL); 9- Mitocondria; 10- Vacuola; 11- Citoplasma; 12- Lisosoma; 13- Centríolos.

..." [55]

---

[55] Ref. Bibliográfica #: 32, 44, 55.

"...
En el Citoplasma existe una red de filamentos proteicos, que le confieren forma y organización interna a la célula y permiten su movimiento. A estos filamentos se le denomina Citoesqueleto. Existen varios tipos de filamentos:

- ✓ Microfilamento o Filamentos de Actina, típicos de las Células Musculares.

- ✓ Microtúbulo, que aparecen dispersos en el Hialoplasma o forman estructuras más complejas, como el Huso Acromático.

- ✓ Filamentos intermedios como los filamentos de Queratina típicos de las Células Epidérmicas.

- ✓ A su vez, estas estructuras mantienen una relación con las proteínas, y originan otras estructuras más complejas y estables. Asimismo, son responsables del movimiento citológico.

El medio intracelular está formado por una solución líquida denominada Hialoplasma o Citosol. Los orgánulos están contenidos en una matriz citoplasmática. Es un material acuoso que es una solución o suspensión de biomoléculas vitales celulares. Muchos procesos bioquímicos, incluyendo la Glucólisis, ocurren en el Citosol. En una Célula Eucariota, puede ocupar entre un 50 % a un 80 % del volumen de la célula. Está compuesto aproximadamente de un 70 % de agua mientras que el resto de sus componentes son moléculas que forman una disolución coloidal. Estas moléculas suelen ser macromoléculas.

Al ser un líquido acuoso, el Citosol carece de forma o estructura estables, si bien, transitoriamente, puede adquirir dos tipos de formas:

- ✓ Una forma con consistencia de gel.
- ✓ El estado sólido, de consistencia fluida.

Los cambios en la forma del Citosol se deben a las necesidades temporales de la célula con respecto al metabolismo, y juega un importante papel en la locomoción celular.
" [56]
...

---

[56] Ref. Bibliográfica #: 32, 44, 55.

"...
El Citoplasma se compone de orgánulos con distintas funciones. Entre los orgánulos más importantes se encuentran los Ribosomas, las Vacuolas y Mitocondrias. Cada orgánulo tiene una función específica en la célula y en el Citoplasma. El Citoplasma posee una parte del Genoma del organismo. A pesar de que la mayor parte se encuentre en el Núcleo, algunos orgánulos, entre ellos las Mitocondrias o los Cloroplastos, poseen una cierta cantidad de ADN.

Los Ribosomas son gránulos citoplasmáticos encontrados en todas las células, y miden alrededor de 20 nm. Son portadores, además, de ARN ribosómico. La Síntesis de Proteínas tiene lugar en los Ribosomas del Citoplasma. Los ARN mensajeros (ARNm) y los ARN de transferencia (ARNt) se sintetizan en el Núcleo, y luego se transmiten al Citoplasma como moléculas independientes. El ARN ribosómico (ARNr) entra en el Citoplasma en forma de una subunidad ribosomal. Dado que existen dos tipos de subunidades, en el Citoplasma se unen las dos subunidades con moléculas ARNm para formar Ribosomas completos activos.

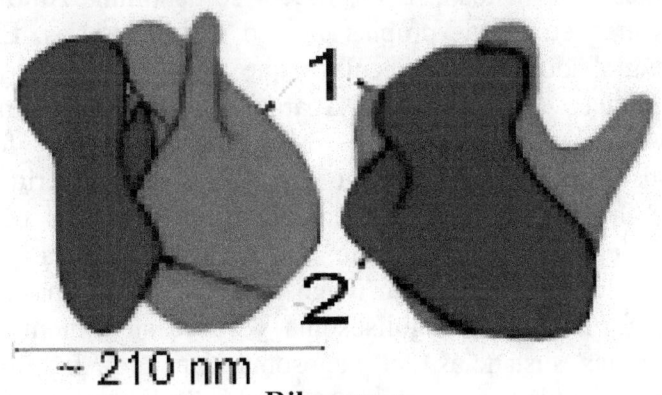

Ribosoma:
1- Subunidad Mayor; 2- Subunidad Menor.

Los Ribosomas activos pueden estar suspendidos en el Citoplasma o unidos al Retículo Endoplasmático Rugoso (RER). Los Ribosomas suspendidos en el Citoplasma tienen la función principal de sintetizar las siguientes proteínas:
..." [57]

---

[57] Ref. Bibliográfica #: 32, 44, 55.

"...
- ✓ Proteínas que formarán parte del Citosol.
- ✓ Proteínas que construirán los elementos estructurales.
- ✓ Proteínas que componen elementos móviles en el Citoplasma.

El Ribosoma consta de dos partes, una subunidad mayor y otra menor; estas salen del Núcleo celular por separado. Por experimentación se puede inducir que se mantienen unidas por cargas, ya que al bajarse la concentración de Mg+2, las subunidades tienden a separarse.

Los Lisosomas son vesículas esféricas, de entre 0.1 y 1 μm de diámetro. Contienen alrededor de 50 enzimas, generalmente hidrolíticas, en solución ácida; las enzimas necesitan esta solución ácida para un funcionamiento óptimo. Los Lisosomas mantienen separadas a estas enzimas del resto de la célula, y así previenen que reaccionen químicamente con elementos y orgánulos de la célula.

Los Lisosomas utilizan sus enzimas para reciclar los diferentes orgánulos de la célula, englobándolas, digiriéndolas y liberando sus componentes en el Citosol. Este proceso se denomina Autofagia, y la célula digiere estructuras propias que no son necesarias. El material queda englobado por vesículas que provienen del Retículo Endoplasmático (RE) y del Aparato de Golgi formando un Autofagosoma. Al unirse al Lisosoma primario forma un Autofagolisosoma y sigue el mismo proceso que en el anterior caso.

En la Endocitosis, los materiales son recogidos del exterior celular y englobados mediante Endocitosis por la Membrana Plasmática, lo que forma un Fagosoma. El Lisosoma se une al Fagosoma formando un Fagolisosoma y vierte su contenido en este, degradando las sustancias del Fagosoma. Una vez hidrolizadas las moléculas utilizables pasan al interior de la célula para entrar en rutas metabólicas y lo que no es necesario para la célula se desecha fuera de esta por Exocitosis.

Los Lisosomas también vierten sus enzimas hacia afuera de la célula (Exocitosis) para degradar, además, otros materiales. En vista de sus funciones, su presencia es elevada en Glóbulos Blancos, debido a que estos tienen la función de degradar cuerpos invasores.
..." [58]

---

[58] **Ref. Bibliográfica #:** 32, 44, 55.

"...

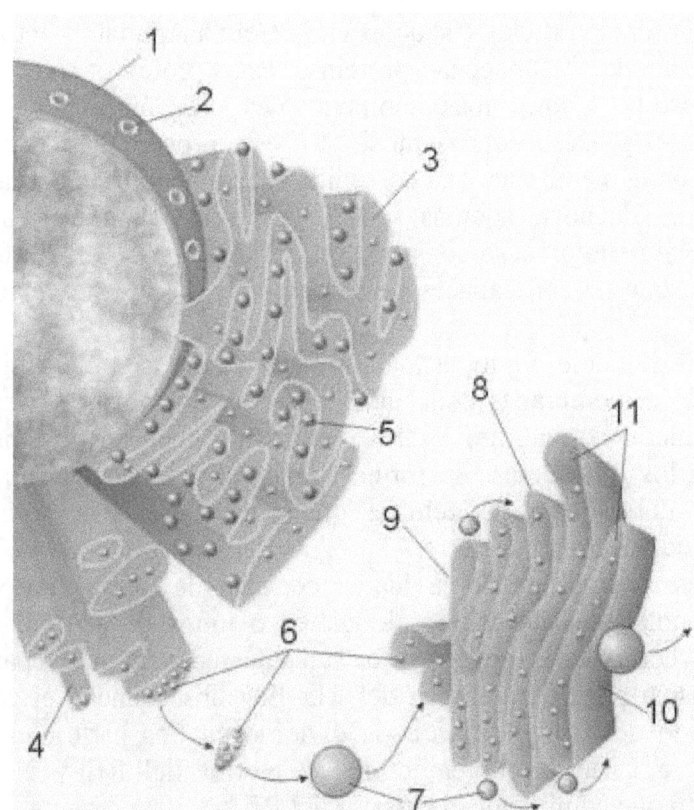

**Núcleo, Retículo Endoplasmático y Aparato de Golgi:
1- Núcleo; 2- Poro Nuclear; 3- Retículo Endoplasmático Rugoso (RER); 4- Retículo Endoplasmático Liso (REL); 5- Ribosoma en el RER; 6- Proteína siendo transportada; 7- Vesícula (transporte); 8- Aparato de Golgi; 9- Lado Cis del Aparato de Golgi; 10- Lado Trans del Aparato de Golgi; 11- Cisternas del Aparato de Golgi.**

La Vacuola es un saco de fluidos rodeado de una membrana. En la Célula Animal, las Vacuolas son varias y de tamaño reducido. La membrana que la rodea se denomina Tonoplasto.
..." [59]

---

[59] **Ref. Bibliográfica #:** 32, 44, 55.

"...

La función de las Vacuolas en la Célula Animal es actuar como un lugar donde se almacenan proteínas; estas proteínas son guardadas para su uso posterior, o más bien para su exportación fuera de la célula mediante el proceso de Exocitosis. En este proceso, las Vacuolas se funden con la membrana y su contenido es trasladado hacia afuera de la célula. La Vacuola, además, puede ser usada para el proceso de Endocitosis; este proceso consiste en transportar materiales externos de la célula, que no son capaces de pasar por la membrana, dentro de la célula.

El Retículo Endoplasmático (RE) es un complejo sistema y conjunto de membranas conectadas entre sí, que forma un esqueleto citoplásmico. Forman un extenso sistema de canales y mantienen unidos a los Ribosomas. Su forma puede variar, ya que su naturaleza depende del arreglo de células, que pueden estar comprimidas u organizadas de forma suelta.

Es un conjunto de cavidades cerradas de forma muy variable: láminas aplanadas, vesículas globulares o tubos de aspecto sinuoso. Estos se comunican entre sí y forman una red continua separada del Hialoplasma por la membrana del RE. En consecuencia, el contenido del líquido del Citoplasma queda dividido en dos partes: el Espacio Luminar o Cisterna contenido en el interior del RE y el Espacio Citosólico que comprende el exterior del RE.

Sus principales funciones incluyen:

✓ Circulación de sustancias que no se liberan al Citoplasma.
✓ Servir como área para reacciones químicas.
✓ Síntesis y transporte de proteínas producidas por los Ribosomas adosados a sus membranas (RER únicamente).
✓ Glicosilación de proteínas (RER únicamente).
✓ Producción de Lípidos y Esteroides (REL únicamente).
✓ Proveer como un esqueleto estructural para mantener la forma celular.
" [60]
...

---

[60] **Ref. Bibliográfica #:** 32, 44, 55.

"...

Cuando la membrana está rodeada de Ribosomas, se le denomina Retículo Endoplasmático Rugoso (RER). El RER tiene como función principal la Síntesis de Proteínas, y es precisamente por esa razón que se da más en células en crecimiento o que segregan enzimas. Del mismo modo, un daño a la célula puede hacer que haya un incremento en la Síntesis de Proteínas, y que el RER tenga formación, previsto que se necesitan proteínas para reparar el daño.

Las proteínas se transforman y desplazan a una región del RER, el Aparato de Golgi. En estos cuerpos se sintetizan, además, macromoléculas que no incluyen proteínas.

A la ausencia de Ribosomas, se le denomina Retículo Endoplasmático Liso (REL). Su función principal es la de producir los Lípidos de la célula, concretamente Fosfolípidos y Colesterol, que luego pasan a formar parte de las Membranas Celulares. El resto de Lípidos celulares (Ácidos Grasos y Triglicéridos) se sintetizan en el seno del Citosol; es por esa misma razón que es más abundante en células que tengan secreciones relacionadas, como, por ejemplo, una Glándula Sebácea. Es escaso, sin embargo, en la mayoría de las células.

El Aparato de Golgi, nombrado por quien lo descubrió, Camillo Golgi, tiene una estructura similar al RE; pero es más compacto. Está compuesto de sacos de membrana de forma discoidal y está localizado cerca del Núcleo celular.

Un Dictiosoma, es el nombre al que se le da a cada pila de sacos. Miden alrededor de 1 µm de diámetro y agrupa unas 6 cisternas, aunque en las Eucariotas inferiores su número puede llegar a 30. En las Células Eucarióticas, el Aparato de Golgi se encuentra más o menos desarrollado, según la función que desempeñen. En cada caso el número de Dictiosomas varía desde unos pocos hasta numerosos.

El Aparato de Golgi está formado por una o más series de Cisternas ligeramente curvas y aplanadas limitadas por membranas, y a este conjunto se conoce como Apilamiento de Golgi o Dictiosoma. Los extremos de cada Cisterna están dilatados y rodeados de vesículas que o se fusionan con este comportamiento, o se separan del mismo mediante gemación.
" [61]
...

---

[61] **Ref. Bibliográfica #:** 32, 44, 55.

"...

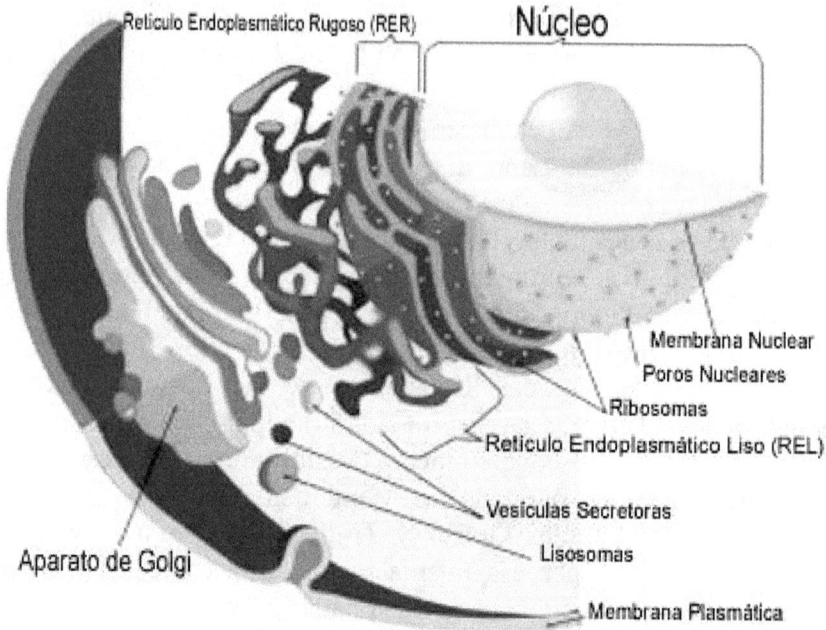

Sistema Endomembranoso de una Célula Eucariota.

El Aparato de Golgi está estructuralmente y bioquímicamente polarizado. Tiene dos caras distintas: la Cara Cis (formación), y la Cara Trans (maduración). La Cara Cis se localiza cerca de las membranas del RE. Sus membranas son finas y su composición es similar a la de las membranas del retículo. Alrededor de ella se sitúan las Vesículas de Golgi, denominadas también Vesículas de Transición, que derivan del RE. La Cara Trans suele estar cerca de la Membrana Plasmática. Sus membranas son más gruesas y se asemejan a la Membrana Plasmática. En esta cara se localizan unas vesículas más grandes, las Vesículas Secretoras.
..." [62]

---

[62] Ref. Bibliográfica #: 32, 44, 55.

"...
Sus funciones son variadas:

✓ **Modificación de Sustancias Sintetizadas en el RER:** En el Aparato de Golgi se transforman las sustancias procedentes del RER. Estas transformaciones pueden ser agregaciones de restos de Carbohidratos para conseguir la estructura definitiva o para ser proteolizados y así adquirir su conformación activa. Por ejemplo, en el RER de las Células Acinosas del Páncreas se sintetiza la Proinsulina que debido a las transformaciones que sufre en el Aparato de Golgi, adquirirá la forma o conformación definitiva de la Insulina. Las enzimas que se encuentran en el interior de los Dictiosomas son capaces de modificar las macromoléculas mediante Glicosilación (adición de Carbohidratos) y Fosforilación (adición de Fosfatos). Para ello, el Aparato de Golgi transporta ciertas sustancias como Nucleótidos y azúcares al interior del orgánulo desde el Citoplasma. Las proteínas también son marcadas con secuencias, señal que determina su destino final, como por ejemplo, la Manosa – 6 – Fosfato que se añade a las proteínas destinadas a los Lisosomas.

✓ **Producir Glicoproteínas:** Requeridas en la secreción al añadir un Carbohidrato a la proteína.

✓ **Producir enzimas secretoras, como Enzimas Digestivas del Páncreas:** Las sustancias atraviesan todos los sáculos del Aparato de Golgi y cuando llegan a la Cara Trans del Dictiosoma, en forma de Vesículas de Secreción, son transportadas a su destino fuera de la célula, atravesando la Membrana Citoplasmática por Exocitosis. Un ejemplo de esto son los Proteoglicanos que conforman la matriz extracelular de los animales. El Aparato de Golgi es el orgánulo de mayor síntesis de Carbohidratos. De esto se encargarán las Enzimas del Golgi por medio de un residuo de Xilosa.
..." [63]

---

[63] **Ref. Bibliográfica #:** 32, 44, 55.

"...
Otra forma de marcar una proteína puede ser por medio de la sulfatación de una Sulfotransferasa, que gana una molécula de Azufre de un donador denominado PAPs. Este proceso tiene lugar en los GAGs de los Proteoglicanos así como en los núcleos de las proteínas. Este nivel de sulfatación es muy importante para los Proteoglicanos etiquetando funciones y dando una carga neta negativa al Proteoglicano.

✓ **Segregar Carbohidratos:** Como los usados para restaurar la pared celular.

✓ **Transportar y almacenar Lípidos.**
✓ **Formar Lisosomas primarios.**

La Mitocondria es un orgánulo que puede ser hallado en todas las Células Eucariotas, aunque en células muy especializadas pueden estar ausentes. El número de Mitocondrias varia según el tipo celular, y su tamaño es generalmente de entre 5 μm de largo y 0.2 μm de ancho.

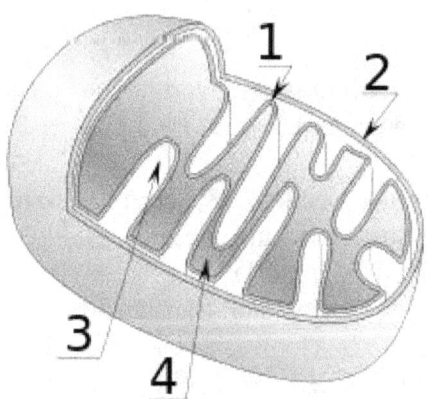

Mitocondria:
1- Membrana Interna; 2- Membrana Externa; 3- Espacio entre membranas; 4- Matriz.
..." [64]

---

[64] Ref. Bibliográfica #: 32, 44, 55.

"...

Están rodeadas de una membrana doble. La más externa es la que controla la entrada y salida de sustancias dentro y fuera de la célula y separa el orgánulo del Hialoplasma. La membrana externa contiene proteínas de transporte especializadas que permiten el paso de moléculas desde el Citosol hacia el interior del Espacio Intermembranoso.

Las membranas de la Mitocondria se constituyen de Fosfolípidos y proteínas. Ambos materiales se unen formando un Retículo Lípido Proteico. Las Mitocondrias tienen distintas funciones:

- ✓ **Oxidación del Piruvato a CO_2m:** Acoplada a la reducción de los portadores electrónicos nad^+ y fad (a nadh y fadh2).

- ✓ **Transferencia de electrones desde el nadh y fadh2 al O_2:** Acoplada a la generación de fuerza protón – motriz.

- ✓ **Síntesis de ATP:** Utilización de la energía almacenada en el gradiente electroquímico de protones para la síntesis de ATP por el complejo f1 f0.

La membrana interna está plegada hacia el centro, dando lugar a extensiones denominadas Cristas, algunas de las cuales se extienden a todo lo largo del orgánulos. Su función es ser principalmente el área donde los procesos respiratorios tienen lugar. La superficie de esas Cristas tienen gránulos en su longitud.

El espacio entre ambas membranas es el Espacio Intermembranoso. El resto de la Mitocondria es la Matriz. Es un material semirígido que contiene proteínas, Lípidos y escaso ADN.
..." [65]

---

[65] Ref. Bibliográfica #: 32, 44, 55.

3··1··5 Membrana Plasmática y Superficie Celular

"...

La composición de la Membrana Plasmática varía entre células dependiendo de la función o del tejido en la que se encuentre, pero posee elementos comunes. Está compuesta por una doble capa de Fosfolípidos, por proteínas unidas no covalentemente a esa bicapa, y por Glúcidos unidos covalentemente a Lípidos o proteínas. Generalmente, las moléculas más numerosas son las de Lípidos; sin embargo, la proteínas, debido a su mayor masa molecular, representan aproximadamente el 50 % de la masa de la membrana.

Un modelo que explica el funcionamiento de la Membrana Plasmática es el Modelo del Mosaico Fluido, de J. S. Singer y Garth Nicolson (1972), que desarrolla un concepto de unidad termodinámica basada en las interacciones hidrófobas entre moléculas y otro tipo de enlaces no covalentes.

En la Membrana Plasmática, los Lípidos se disponen formando una bicapa. Las proteínas se intercalan en esa bicapa de Lípidos dependiendo de las interacciones con las regiones de la Zona Lipídica. Existen tres tipos de proteínas según su disposición en la bicapa:

- ✓ **Proteínas Integrales o Intrínsecas:** Embebidas en la bicapa Lipídica, atraviesan la membrana una o varias veces, asomando por una o las dos caras (Proteínas Transmembrana); o bien mediante enlaces covalentes con un Lípido o a un Glúcido de la membrana. El aislamiento de ella requiere la ruptura de la bicapa.

- ✓ **Glucoproteínas:** Se encuentran atravesando toda la capa de la membrana celular, su nombre es debido a que contiene Glúcidos.

- ✓ **Proteínas Periféricas o Extrínsecas:** A un lado u otro de la bicapa Lipídica, pueden estar unidas débilmente por enlaces no covalentes. Fácilmente separables de la bicapa mediante soluciones salinas, sin provocar su ruptura. Aparecen en la membrana interna y carecen de Proteínas Transmembranas.
..."[66]

---

[66] Ref. Bibliográfica #: 32, 44, 55.

"...
Este modelo fue desarrollado para demostrar la asimetría entre ambas capas, lo que explicaría porque no entran los mismos nutrientes que los que salen.

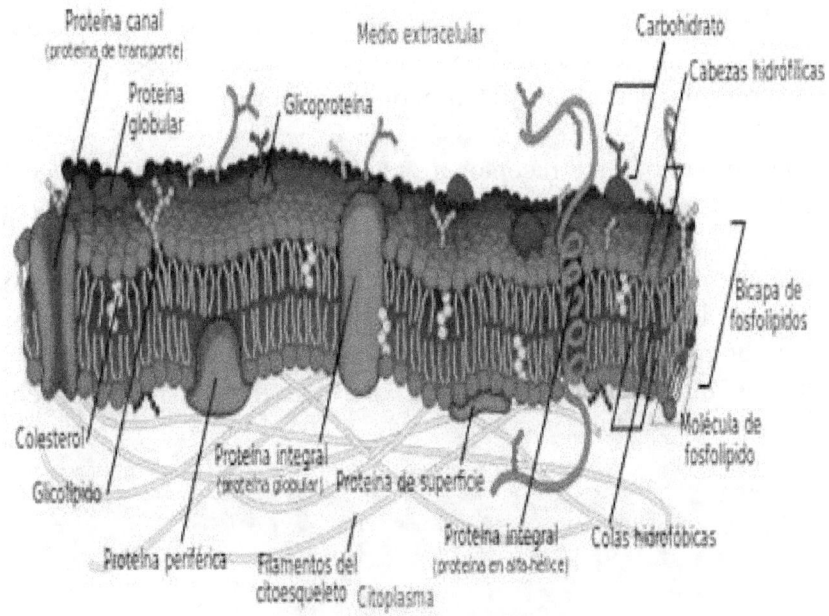

Modelo del Mosaico Fluido.

Existe una comunicación entre ambos lados de la membrana, por medio de los siguientes elementos:

✓ **Canales:** Es la forma habitual de transporte de iones a través de la membrana. Normalmente cada canal transporta de forma específica un ion característico de ése canal. Pueden tener una abertura regulable. Son de vital importancia, por ejemplo, los Canales de Sodio y Potasio para la existencia del potencial de acción transmembrana, el impulso eléctrico que las neuronas emplean para realizar su función a lo largo de todo su Axón.
..." [67]

---

[67] **Ref. Bibliográfica #:** 32, 44, 55.

"...
- ✓ **Transportadores:** Los transportadores son proteínas que se unen específicamente a la molécula transportada (uniporte). El cambio de forma permite a ésta ser transportada a través de la membrana. Presentan una cinética saturante, cuando no están acoplados a una ATPasa. A veces el transporte de una molécula depende de la coexistencia de un cotransporte para entrar ambos a la vez (simporte) o entrar uno y salir el otro (antiporte).

- ✓ **Receptores**: Los receptores también se unen a moléculas específicas, pero en contra del transportador, dicha molécula provoca un cambio conformacional del receptor y activa la emisión de enzimas intracelulares, la molécula señalizadora. También puede activar la emisión de una Micela conformada por la propia membrana. La finalidad del receptor es que la señal externa induzca una señal interna de síntesis de una determinada molécula en el interior de la célula.

..," [68]

---

[68] Ref. Bibliográfica #: 32, 44, 55.

3··1··6 Estructura y Expresión Génica

" ...

Las Células Eucariotas poseen su material genético en, generalmente, un sólo Núcleo celular, delimitado por una envoltura consistente en dos bicapas Lipídicas atravesadas por numerosos poros nucleares y en continuidad con el RE.

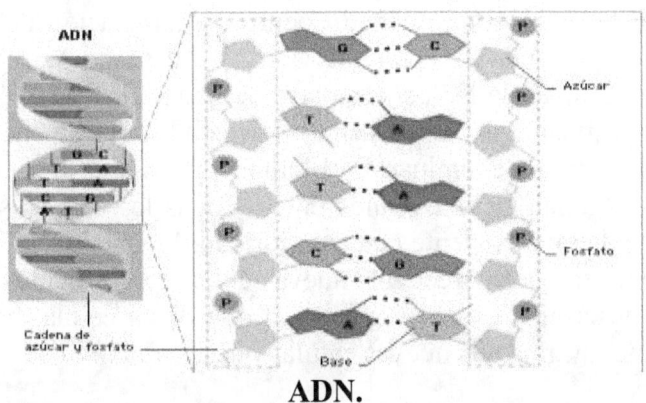

ADN.

En su interior, se encuentra el material genético, el ADN, observable, en las células en interfase, como Cromatina de distribución heterogénea. A esta Cromatina se encuentran asociadas multitud de proteínas, entre las cuales destacan las Histonas, así como ARN, otro Ácido Nucleico.

Dicho material genético se encuentra inmerso en una actividad continua de regulación de la expresión génica; las ARN Polimerasas transcriben ARN mensajero continuamente, que, exportado al Citosol, es traducido a proteína, de acuerdo a las necesidades fisiológicas. Asimismo, dependiendo del momento del Ciclo Celular, dicho ADN puede entrar en replicación, como paso previo a la Mitosis. No obstante, las Células Eucarióticas poseen material genético extranuclear: concretamente, en Mitocondrias y Plastos, si los hubiere; estos orgánulos conservan una independencia genética parcial del Genoma nuclear.

" [69]
...

---

[69] Ref. Bibliográfica #: 32, 44, 55.

3··1··7 Ciclo Celular

"...

El Ciclo Celular es un conjunto ordenado de sucesos que conducen al crecimiento de la célula y la división en dos células hijas. Las células que no están en división no se considera que estén en el Ciclo Celular. Las etapas, mostradas a la derecha, son G1-S-G2 y M. El estado G1 quiere decir GAP 1(Intervalo 1). El estado S representa Síntesis. Este es el estado cuando ocurre la replicación del ADN. El estado G2 representa GAP 2 (Intervalo 2). El estado M representa la Fase M, y agrupa a la Mitosis (reparto de material genético nuclear) y Citocinesis (división del Citoplasma). Las células que se encuentran en el Ciclo Celular se denominan Proliferantes y las que se encuentran en Fase G0 se llaman Células Quiescentes. Todas las células se originan únicamente de otra existente con anterioridad. El Ciclo Celular se inicia en el instante en que aparece una nueva célula, descendiente de otra que se divide, y termina en el momento en que dicha célula, por división subsiguiente, origina dos nuevas células hijas.

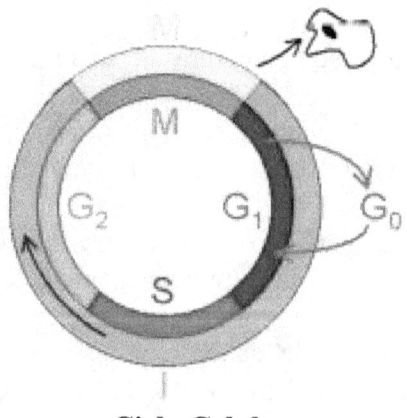

Ciclo Celular.

..." [70]

---

[70] **Ref. Bibliográfica #:** 32, 44, 55.

"...
La célula puede encontrarse en dos estados claramente diferenciados:

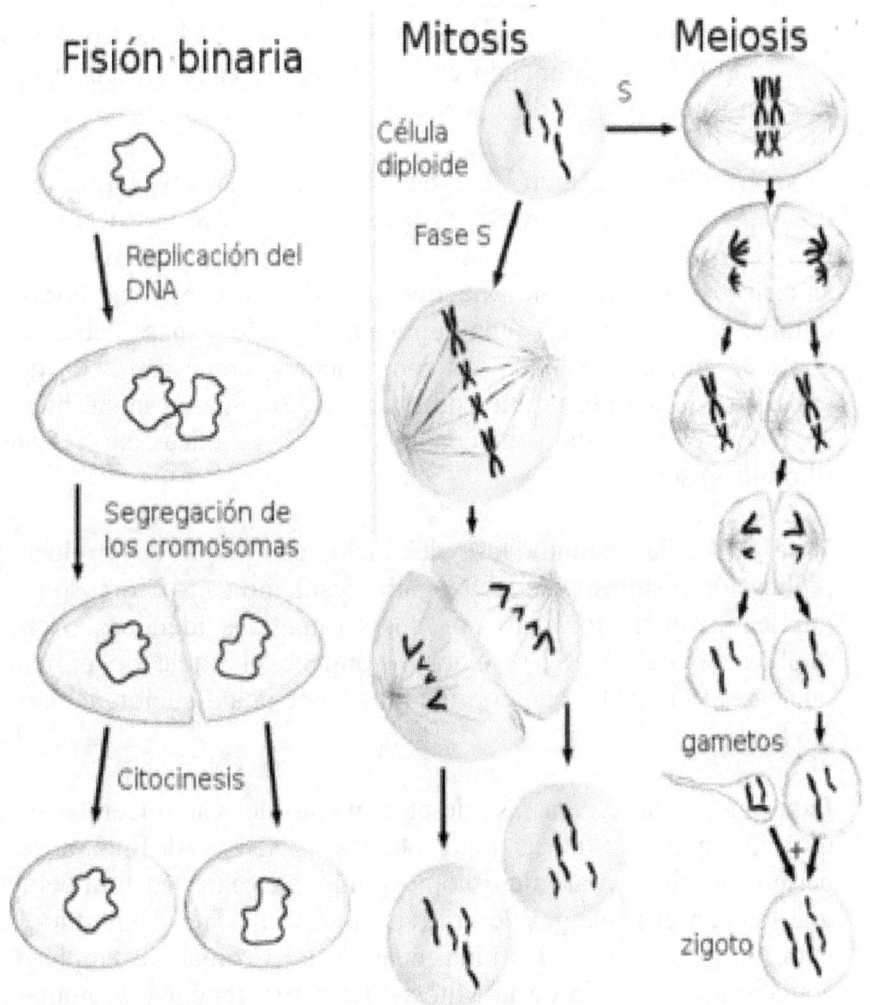

Comparación entre la fisión binaria, Mitosis y Meiosis, tres tipos de división celular.

..." [71]

---

[71] **Ref. Bibliográfica #:** 32, 44, 55.

"...
- **El Estado de No División o Interfase:** La célula realiza sus funciones específicas y, si está destinada a avanzar a la división celular, comienza por realizar la duplicación de su ADN. Es el período comprendido entre divisiones celulares. Es la fase más larga del Ciclo Celular, ocupando casi el 90 % del ciclo, trascurre entre dos Mitosis y comprende tres etapas:

  ➢ **Fase G1:** Es la primera fase del Ciclo Celular, en la que existe crecimiento celular con Síntesis de Proteínas y de ARN. Es el período que trascurre entre el fin de una Mitosis y el inicio de la síntesis de ADN. Tiene una duración de entre 6 y 12 horas, y durante este tiempo la célula duplica su tamaño y masa debido a la continua síntesis de todos sus componentes, como resultado de la expresión de los genes que codifican las proteínas responsables de su fenotipo particular. En cuanto a carga genética, en humanos (diploides) son 2n 2c.

  ➢ **Fase S:** Es la segunda fase del ciclo, en la que se produce la replicación o síntesis del ADN, como resultado cada Cromosoma se duplica y queda formado por dos Cromátidas idénticas. Con la duplicación del ADN, el Núcleo contiene el doble de proteínas nucleares y de ADN que al principio. Tiene una duración de unos 6 – 8 horas.

  ➢ **Fase G2:** Es la tercera fase de crecimiento del Ciclo Celular en la que continúa la Síntesis de Proteínas y ARN. Al final de este período se observa al microscopio cambios en la estructura celular, que indican el principio de la división celular. Tiene una duración entre 3 y 4 horas. Termina cuando la Cromatina empieza a condensarse al inicio de la Mitosis. La carga genética de humanos es 2n 4c, ya que se han duplicado el material genético, teniendo ahora dos Cromátidas cada uno.
..." [72]

---

[72] **Ref. Bibliográfica #:** 32, 44, 55.

"...
- **El Estado de División, llamado Fase M (Mitosis y Citocinesis):** Es la división celular en la que una célula progenitora (Células Eucariotas, células somáticas -células comunes del cuerpo-) se divide en dos células hijas idénticas. Esta fase incluye la Mitosis, a su vez dividida en: profase, metafase, anafase, telofase; y la Citocinesis, que se inicia ya en la telofase mitótica. Si el ciclo completo durara 24 h, la Fase M duraría alrededor de media hora (30 minutos).

- **Regulación del Ciclo Celular**

La regulación del Ciclo Celular, explicada en el año 2001 en Células Eucariotas, puede contemplarse desde la perspectiva de la toma de decisiones en puntos críticos, especialmente en la Mitosis. De este modo, se plantean algunas preguntas:

- **¿Cómo se replica el ADN una única vez?** Una pregunta interesante es cómo se mantiene la euploidía celular. Sucede que, en la Fase G1, la Cdk (Ciclina) promueve la adición al complejo de reconocimiento del origen de replicación del ADN de unos reguladores llamados Cdc6, los cuales reclutan a Mcm, formando un complejo prerreplicativo del ADN, que recluta a la maquinaria de replicación genética. Una vez que se inicia la Fase S, la Cdk-S produce la disociación de Cdc6 y su posterior proteólisis, así como, la exportación al Citosol de Mcm, con lo que el origen de replicación no puede, hasta el ciclo siguiente, reclutar un complejo prerreplicativo (las degradaciones proteolíticas siempre conllevan irreversibilidad, hasta que el ciclo gire). Durante G2 y M se mantiene la unicidad de la estructura de prerreplicación, hasta que, tras la Mitosis, el nivel de actividad Cdk caiga y se permita la adición de Cdc6 y Mdm para el ciclo siguiente.
..." [73]

---

[73] **Ref. Bibliográfica #:** 32, 44, 55.

"..."

- **¿Cómo se entra en Mitosis?** La Ciclina B, típica en la Cdk-M, existe en todo el Ciclo Celular. Sucede que la Cdk (Ciclina) está habitualmente inhibida por fosforilación mediante la Proteína Wee, pero, a finales de G2, se activa una Fosfatasa llamada Cdc25 que elimina el Fosfato inhibidor y permite el aumento de su actividad. Cdk-M inhibe a Wee y activa a Cdc25, lo que produce una retroalimentación positiva que permite la acumulación de Cdk-M.

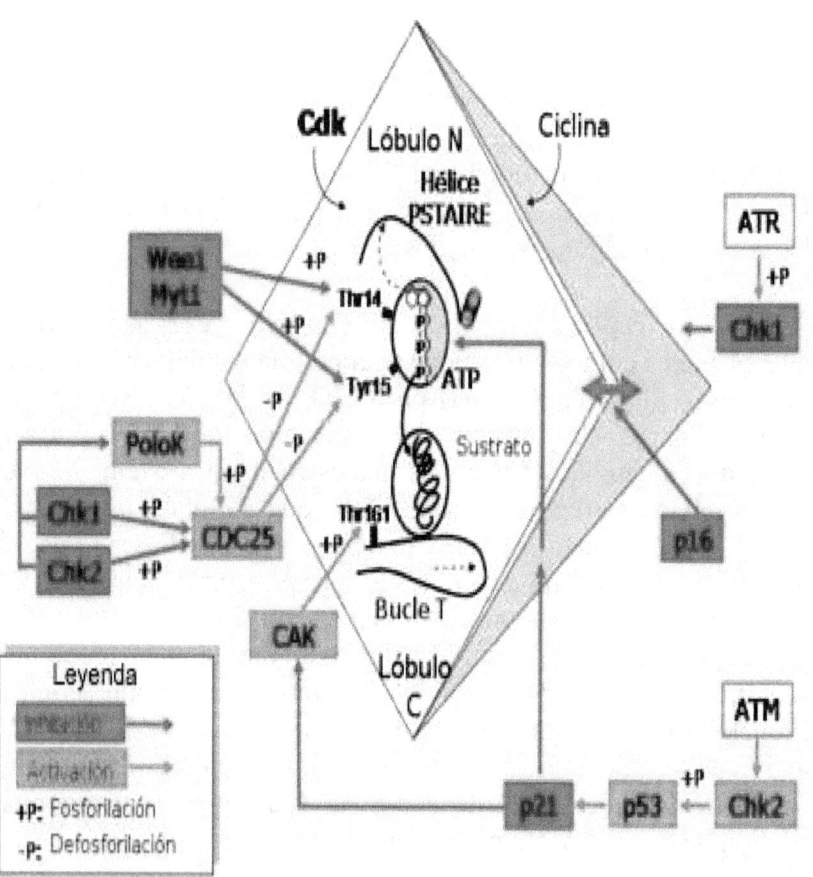

Esquema global de los elementos más relevantes implicados en la Regulación del Ciclo Celular.

"..." [74]

---

[74] Ref. Bibliográfica #: 32, 44, 55.

"...

- **¿Cómo se separan las Cromátidas hermanas?** Ya en Mitosis, tras la formación del Huso Acromático y superación del punto de restricción de unión a Cinetocoros, las Cromátidas han de eliminar su esqueleto de Cohesinas, que las unen. Para ello, Cdk-M favorece la activación de APC, una Ligasa de Ubiquitina, por unión a Cdc20. Esta APC Ubiquitiniza y favorece la ulterior degradación en el Proteasoma de la Segurina, inhibidor del enzima Separasa que debe escindir las Cohesinas.

- **¿Cómo se sale de Mitosis?** Una vez que los niveles de Cdk-M son altos, parece difícil detener la dinámica de Mitosis y entrar en Citocinesis: pues bien, esto ocurre porque la APC activada por la Cdk-M, y tras un lapso cuyo mecanismo de control es aún desconocido, Ubiquitiniza a la Ciclina B, produciendo el cese absoluto de actividad Cdk-M.

- **¿Cómo se mantiene el Estado G1?** En la Fase G1, la actividad Cdk está muy disminuida porque: APC-Hct1 (Cdc20 sólo actúa en Mitosis) elimina toda Ciclina B; se acumulan inhibidores de Cdk; la transcripción de Cíclicas se ve disminuida. Para escapar de este reposo, se deben acumular Cíclicas de G1. Esto se controla mediante factores de proliferación celular, señales externas. Los mecanismos moleculares de activación de transcripción de genes de las Fases S y G2 necesarios para proseguir el ciclo son apasionantes: estos genes están regulados por la proteína reguladora E2F, la cual se une a promotores de Cíclicas G1/S y S. E2F está controlada por la proteína del Retinoblastoma (Rb), la cual, en ausencia de factores tróficos, inhibe la actividad promotora de la transcripción de E2F. Cuando existen señales de proliferación, Cdk-G1 fosforila Rb, que pierde afinidad por E2F, se disocia de éste y permite que se expresen los genes de la Fase S. Además, como E2F acelera la transcripción de su propio gen, las Cdk-S y G1/S fosforilan también a Rb y a Hct1 (activador de APC, que degradaría estas Cíclicas), se produce una retroalimentación positiva.

..." [75]

---

[75] **Ref. Bibliográfica #:** 32, 44, 55.

"...
Se cree que muchos tumores son el resultado de una multitud de pasos, de los que una alteración mutagénica no reparada del ADN podría ser el primer paso. Las alteraciones resultantes hacen que las células inicien un proceso de proliferación descontrolada e invadan tejidos normales. El desarrollo de un tumor maligno requiere de muchas transformaciones genéticas. La alteración genética progresa, reduciendo cada vez más la capacidad de respuesta de las células al mecanismo normal regulador del ciclo.

Los genes que participan de la carcinogénesis resultan de la transformación de los genes normalmente implicados en el control del Ciclo Celular, la reparación de daños en el ADN y la adherencia entre células vecinas. Para que la célula se transforme en neoplásica se requieren, al menos, 2 mutaciones: una en un Gen Supresor de Tumores y otra en un Protooncogén, que de lugar, entonces, a un Oncogén.

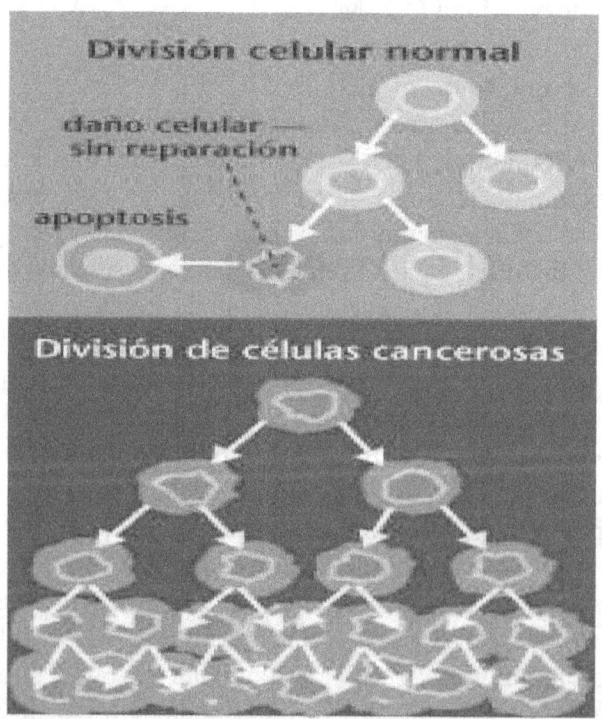

Cuando las células normales se lesionan o envejecen, mueren por Apoptosis, pero las células cancerosas la evitan.
..." [76]

---

[76] Ref. Bibliográfica #: 32, 44, 55.

FUNDAMENTO MÉDICO PARA LA CURA HOLÍSTICA

"El tumor en su interior es alcalino y en su exterior es tremendamente ácido (Acidosis Metabólica y Alcalosis Metabólica)" [77].
"...
Muchas reacciones orgánicas implican combinaciones entre moléculas, en las cuales, un átomo de una molécula que tiene un par de electrones no compartidos actúa como dador de electrones y, un átomo de otra molécula actúa como aceptor de electrones. El primero se comporta como una Base y el último como un Ácido.

4··1 Acidosis (Acidemia)

La Acidosis es un término clínico que indica un trastorno hidroelectrolítico que puede conducir a Acidemia, y que viene definido por un pH sanguíneo inferior a 7.35. La Acidosis puede ser Metabólica o Respiratoria. Son aquellas situaciones clínicas en las que existe una alteración en la que predomina un aumento en la concentración de Hidrogeniones.

> **pH:** Es el principal indicador de riesgo, su rango normal está entre 7.35 y 7.45. Fuera de estos límites el metabolismo se deteriora en todo el organismo. El pH indica la relación ácido – base, pero no concentraciones absolutas, por ello, los mecanismos compensatorios del organismo pueden hacer que el pH sea normal enmascarando una situación acidótica.

> **Exceso de Bases:** Debe estar entre -3 y +3 mmol/L, nos muestra la cantidad de bases necesaria para que el pH sea de 7.4 Nos aporta información adicional sobre la situación metabólica útil en casos de Acidosis compensadas.
..." [78]

---

[77] **Ref. Bibliográfica #:** 15.
[78] **Ref. Bibliográfica #:** 32, 44, 55.

"...

> **Bicarbonato:** Su concentración debe estar por encima de 22 mmol/L y por debajo de 26 mmol/L a través de él podemos evaluar la función renal.

> **Lactato:** Su concentración normal es de 1.2 – 2.8 mmol/L. Se produce por la degradación de Piruvato en ausencia de Oxígeno, y es normal que aumente su concentración durante la realización de ejercicio físico intenso. En general, el aumento de Lactato es debido al metabolismo Anaeróbico.

> **pCO$_2$:** Es la Presión Parcial de CO_2 en la sangre, su valor normal es de 35 – 45 mm/Hg en sangre arterial. Es un buen indicador de la función respiratoria y refleja la cantidad de ácido en la sangre (sin contar el Ácido Láctico).

- **Acidosis Metabólica:** Es uno de los trastornos del equilibrio ácido – base, caracterizado por un incremento en la acidez del Plasma Sanguíneo y es, por lo general, una manifestación de trastornos metabólicos en el organismo. El identificar la enfermedad desencadenante es la clave para la corrección del trastorno. La Acidosis Metabólica puede ser causada por: aumento en la generación de H^+ de origen endógeno (por ejemplo, Cetonas) o ácidos exógenos (por ejemplo, Salicilatos, Etilenglicol, Metanol). Incapacidad de los Riñones para excretar Hidrógeno producido por la ingesta de proteínas de la dieta (Acidosis Tubular Renal Tipo I, IV). La pérdida de Bicarbonato (HCO_3) debido a la pérdida, a través del Riñón, (Acidosis Tubular Renal Tipo II) o del Tracto Gastrointestinal (diarrea). Los síntomas de una Acidosis Metabólica no son específicos, y el diagnóstico puede ser complicado a menos que el paciente presente indicaciones claras para el muestreo de gases en sangre arterial. Los síntomas incluyen el dolor de pecho, palpitaciones, dolor de cabeza, alteración del estado mental, incluyendo la ansiedad severa debido a Hipoxia, disminución de la agudeza visual, náuseas, vómitos, dolor abdominal, alteración del apetito y pérdida de peso (a largo plazo), debilidad muscular y dolor de los huesos.
..."[79]

---

[79] **Ref. Bibliográfica #:** 32, 44, 55.

"...

Los que están en una situación de Acidosis Metabólica suelen presentar la Respiración de Kussmaul, una respiración profunda, rápida, asociada con Cetoacidosis Diabética clásica. Las respiraciones rápidas y profundas aumentan la cantidad de Dióxido de Carbono (CO_2) exhalado, lo que conlleva a una reducción de los niveles de Dióxido de Carbono sérico, causando algún grado de compensación. La sobre compensación por medio de una Alcalosis respiratoria para producir Alcalemia no ocurre. La Acidemia extrema conduce a complicaciones neurológicas y cardíacas: letargo, estupor, coma, convulsiones; arritmias (taquicardia ventricular), disminución en la respuesta a la Epinefrina; ambas conducen a la Hipotensión Arterial.

El examen físico revela ocasionalmente signos de enfermedad, pero por lo demás resulta normal. En la intoxicación por Glicol de Etileno se reportan alteraciones en los nervios craneales. El edema de la retina puede ser un signo de intoxicación por Metanol (Alcohol Metílico). La Acidosis Metabólica Crónica conduce a la Osteoporosis y puede causar fracturas.

Las descripciones clásicas de la fisiología ácido – base a menudo no podían explicar las realidades ácido – base de algunos pacientes críticamente enfermos. Ocasionalmente se veía una Alcalosis en pacientes críticos que presentaban niveles de Albúmina Sérica disminuidas, y que eran valores que no pudieron ser cuantificados dentro de la Ecuación de Henderson – Hasselbalch ni la de EB.

La Ecuación de Henderson – Hasselbalch es una fórmula química que se utiliza para calcular el pH, de una solución buffer, o tampón, a partir del pK_a (la Constante de Disociación del Ácido) y de las concentraciones de equilibrio del ácido o base, del ácido o la base conjugada.

..." [80]

---

[80] **Ref. Bibliográfica #:** 32, 44, 55.

"...

$$pH = pK_a + \log\left(\frac{[A^-]}{[AH]}\right)$$

$$pOH = pK_b + \log\left(\frac{[BH^+]}{[B]}\right)$$

$$pH = pK_x + \log\left(\frac{[S]}{[A]}\right)$$

Donde: S es la sal o especie básica, y A es el ácido o especie ácida. En la última ecuación x puede ser A o B indistintamente.

La Fórmula de Henderson – Hasselbalch es empleada para medir el mecanismo de absorción de los fármacos en la economía corpórea. Dicho de otra manera, la absorción es la transferencia de un fármaco desde un sitio de administración hacia la sangre. Los rangos de rapidez y eficacia de la absorción farmacológica dependen de una ruta específica de administración, sea esta en su disposición farmacológica traslocarse al interior de la Membrana Celular para estimular el efecto organísmico deseado, por lo que la administración farmacéutica por diferentes rutas mucosas depende de su biodisponibilidad farmacológica.

Para ello se requiere que para la translocación del fármaco se necesite que este, desde su formulación farmacéutica no se disocie al llegar a la Membrana Celular, sea de carácter liposoluble, y de bajo peso molecular por lo que debe de ser de características de ácidos y bases débiles.

El efecto del pH en la absorción farmacológica se media estudiando el pH de las presentaciones farmacéuticas:

> **Fármacos Ácidos Débiles [HA]:** Liberan un [H$^+$] causando una carga aniónica [A$^-$], para formar: [HA] <-> [H$^+$] + [A$^-$].

..." [81]

---

[81] Ref. Bibliográfica #: 32, 44, 55.

"...
> **Fármacos Alcalinos Débiles [BH$^+$]:** Liberan también un [H$^+$]. La forma ionizada de los fármacos base son usualmente cargados, y pierden un protón que produce una base sin carga [B], para formar: [BH$^+$] <-> [B] + [H$^+$].

Tomando el pH de ciertas mucosas como por ejemplo:

✓ **Cavidad Oral:** 5 a 6 pH.
✓ **Mucosa Gástrica:** 1 a 3 pH.
✓ **Mucosa Intestinal:** 4 a 5 pH.

Y tomando el pK de ciertos fármacos como por ejemplo:

✓ **Morfina:** (Base) 9 pK.
✓ **Acetaminofeno:** (Ácido) 8 pK.
✓ **Diazepam:** (Ácido) 4 pK.
✓ **Aspirina:** (Ácido) 1.4 pK.

Además, la Acidosis Dilucional, frecuente después de una gran infusión de Solución Salina normal, tampoco puede ser explicada por aquellos enfoques para el equilibrio ácido – básico.

Tanto Henderson – Hasselbalch como el EB asume que los cationes (como el Ca^{2+}, Mg^{2+}) y aniones (Cl$^-$, Albúmina, PO$_4^-$) permanecen sin cambios en el Plasma Sanguíneo de un paciente con Acidosis Metabólica. Sin embargo, en pacientes en estado crítico, se sabe que estos iones están en un flujo dinámico. Durante los años 1980, Peter Stewart diseñó la Teoría del Ion Fuerte, utilizando química cuantitativa, el cual toma en cuenta las fluctuaciones de todos los iones disueltos en el Plasma Sanguíneo.
..." [82]

---

[82] **Ref. Bibliográfica #:** 32, 44, 55.

"...

- **Acidosis Respiratoria:** Es debida al aumento del Ácido Carbónico (H_2CO_3) circulante, al no producirse una eliminación normal del Dióxido de Carbono por vía respiratoria como resultado de una Hipoventilación Alveolar por Insuficiencia Respiratoria. Cuando el CO_2 se une con el agua, por medio de la Anhidrasa Carbónica (AC, Carbonato Dehidratasa: E.C.4.2.1.1) se convierte en Ácido Carbónico ($CO_2 + H_2O = H_2CO_3$), un ácido débil que se disocia parcialmente en Bicarbonato y cationes Hidrógeno, éstos iones de Hidrógeno son los causantes de incremento de Acidez Plasmático.

Al realizarse esto, se libera Hidrógeno. El exceso de Hidrógeno disminuye el pH y por lo tanto el Bicarbonato, llevando a una Acidosis Metabólica. Una forma para recordar esto es que, el pH es una medida de la concentración de cationes Hidrógeno. Esto quiere decir que cuando aumenta el pH disminuye el Hidrógeno y viceversa. La disminución de Hidrógenos produce Alcalosis Metabólica.

La Alcalosis Respiratoria por su parte se caracteriza por exceso de eliminación del CO_2. Esto impide su unión con el agua y evita la formación de Hidrógenos, aumentando el pH y produciendo alcalinización. Los síntomas de la Acidosis Respiratoria son disnea, tos y en casos graves confusión, irritabilidad, letargo, coma y muerte por Paro Cardiorrespiratorio.

..." [83]

---

[83] **Ref. Bibliográfica #:** 32, 44, 55.

4··2 Alcalosis (Alcalemia)

"...

Es un término clínico que indica un trastorno hidroelectrolítico en el que hay un aumento en la alcalinidad (o basicidad) de los fluidos del cuerpo, es decir, un exceso de base (álcali) en los líquidos corporales. Esta condición es la opuesta a la producida por exceso de ácido (Acidosis). Se puede originar por diferentes causas.

El mecanismo subyacente consiste en la acumulación de bases o pérdida de ácidos sin una pérdida equivalente de bases en los líquidos del organismo, lo que provoca una reducción en la concentración de iones Hidrógeno en el Plasma Sanguíneo arterial. Generalmente se utiliza este término en aquellos casos en que el pH arterial es mayor a 7.45.

Siendo los Pulmones y los Riñones los que regulan el estado ácido – básico del cuerpo, la disminución en el nivel de Dióxido de Carbono o el aumento del nivel de Bicarbonato son las causas directas de este fenómeno.

- **Alcalosis Metabólica:** Es uno de los trastornos del equilibrio ácido – base en que una concentración baja de Hidrógenos circulantes y el consecuente aumento de la concentración de Bicarbonato, eleva el pH del Plasma Sanguíneo por encima del rango normal (7.35 – 7.45). En la Alcalosis Metabólica se halla un pH arterial >7.45 y un Bicarbonato plasmático >25 mmol/L como alteración primaria y un aumento de la pCO_2, por Hipoventilación compensatoria.

- **Alcalosis Respiratoria:** Es uno de los trastornos del equilibrio ácido – base en que una mayor frecuencia de respiración (Hiperventilación) eleva el pH del Plasma Sanguíneo, a lo cual se le denomina Alcalosis.

Para unos investigadores, la Alcalosis Respiratoria es el disturbio ácido – básico más prevalente en pacientes seriamente enfermos, mientras que para otros, la Acidosis Metabólica sería el trastorno más frecuente.

..." [84]

---

[84] Ref. Bibliográfica #: 32, 44, 55.

"...
Hay dos tipos de Alcalosis Respiratoria: Crónica y Aguda. La Alcalosis Respiratoria Aguda ocurre rápidamente, el paciente pierde el conocimiento momento en el cual la tasa de ventilación volverá a la normalidad.

La Alcalosis Respiratoria Crónica es una condición de larga data. Por cada reducción de 10 mM en la pCO_2 en la sangre, hay una correspondiente caída de 5 mM de iones Bicarbonato. La caída de 5 mM de ion Bicarbonato es un efecto de compensación que reduce el efecto de la caída de la pCO_2 en la sangre. Tal efecto se denomina Compensación Metabólica.

La Alcalosis Respiratoria generalmente ocurre cuando bajo el efecto de algún estímulo que hace que una persone comience a Hiperventilar. El aumento de la respiración produce un aumento de la respiración alveolar, expulsando las emisiones de CO_2 de la circulación. Esto altera la dinámica del equilibrio químico de Dióxido de Carbono en el sistema circulatorio y el sistema reacciona bajo el Principio de Le Chatelier. Los iones circulantes de Hidrógeno y Bicarbonato reaccionan para formar Ácido Carbónico (H_2CO_3) para hacer más CO_2 a través de la enzima Anhidrasa Carbónica.

El Principio de Le Chatelier establece que si un sistema químico, que en principio esté en equilibrio, experimenta un cambio en la concentración, en la temperatura, en el volumen o en la presión parcial, variará para contrarrestar ese cambio. Este principio es equivalente al Principio de Conservación de la Energía.

El resultado neto de esta reacción es la disminución de la concentración de iones Hidrógeno de la circulación, y un aumento consecuente del pH. También se ha notado un aumento compensador en la concentración del Calcio ionizado en el Plasma Sanguíneo.
..." [85]

---

[85] **Ref. Bibliográfica #:** 32, 44, 55.

4··3 Surgimiento de la Enfermedad

"Por consiguiente, se llega a la conclusión de que la mayoría de las enfermedades (no solamente el Cáncer) empiezan no en las células, sino alrededor de ellas, en el Espacio Intersticial (EI) debido a: Fallo Renal, Fallo Hepático, Fallo Pulmonar, Fallo Multisistémico" [86].

"...
- **Espacio Intersticial (EI):** El Intersticio o Espacio Intersticial es un espacio entre las células. Alrededor de una sexta parte de los tejidos corporales corresponden al Intersticio, y en promedio una persona adulta tiene cerca de 11 litros de Líquido Intersticial proveyendo a las células del cuerpo de nutrientes y eliminando sus desechos.

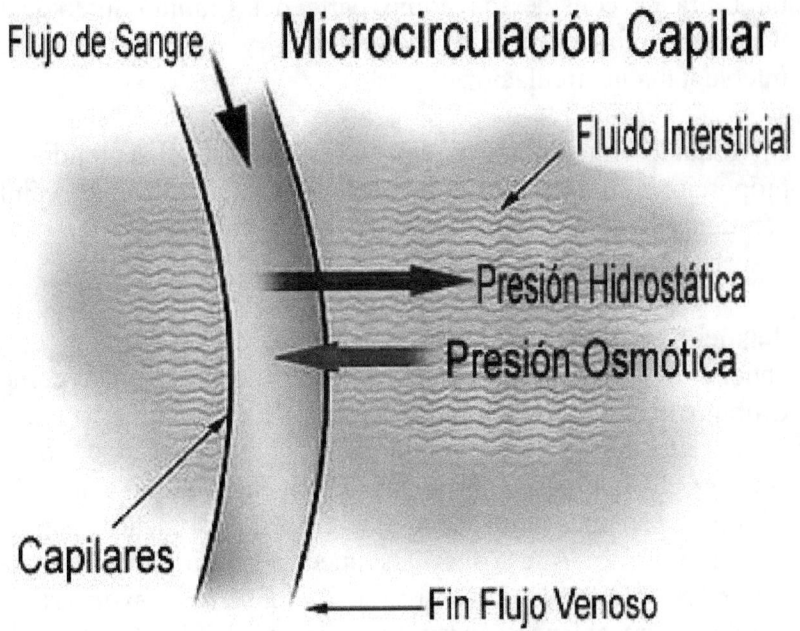

..." [87]

---
[86] **Ref. Bibliográfica #:** 15.
[87] **Ref. Bibliográfica #:** 32, 44, 55.

"...

El Líquido Intersticial (LI) es un filtrado del Plasma proveniente de los capilares. Su contenido es casi igual al Plasma, pero difiere de él en una concentración más baja de proteínas, debido a que éstas no logran atravesar los capilares con facilidad. El Líquido Intersticial consiste en un solvente acuoso que contiene aminoácidos, azúcares, ácidos grasos, coenzimas, hormonas, neurotransmisores, sales minerales y productos de desecho de las células.

La composición de este fluido depende de los intercambios entre las células en el tejido y la sangre. Esto significa que el Líquido Intersticial tiene diferente composición en diferentes tejidos y en diferentes partes del cuerpo.

La Linfa es considerada como parte del Líquido Intersticial. El Sistema Linfático regresa las proteínas y el exceso de Líquido Intersticial a la circulación.

El Líquido Intersticial baña las células de los tejidos. Esto proporciona un medio de reparto de materiales a las células y comunicación intercelular a la par de su función de remoción de desechos metabólicos.

- **Plasma Sanguíneo:** Es la fracción líquida de la sangre, es decir, se obtiene al dejar a la sangre desprovista de células como los Glóbulos Rojos y los Glóbulos Blancos. Está compuesto por un 90 % de agua, un 7 % de proteínas, y el 3 % restante por grasa, Glucosa, vitaminas, hormonas, Oxígeno, Gas Carbónico y Nitrógeno, además de productos de desecho del metabolismo como el Ácido Úrico. A estos se les pueden añadir otros compuestos como las sales y la Urea. Es el componente mayoritario de la sangre, representando aproximadamente el 55 % del volumen sanguíneo total, mientras que el 45 % restante corresponde a los elementos formes (tal magnitud está relacionada con el Hematocrito).
" [88]
...

---

[88] Ref. Bibliográfica #: 32, 44, 55.

"...

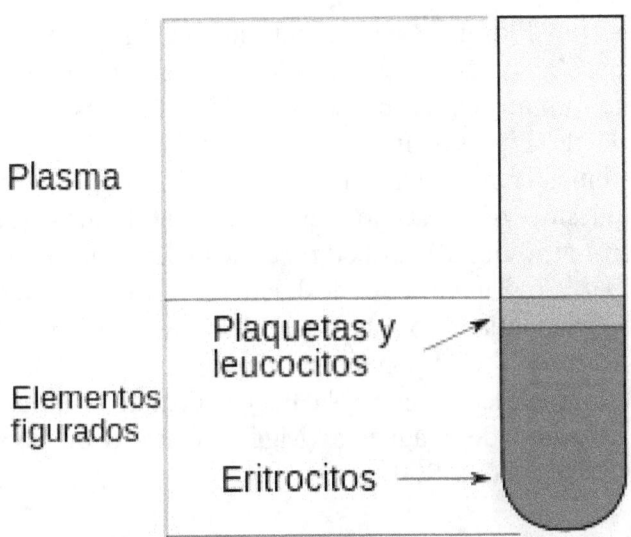

- ✓ El suero, es el remanente del Plasma Sanguíneo una vez consumidos los factores hemostáticos por la coagulación de la sangre.

- ✓ El Plasma es salado, arenoso y de color amarillento traslúcido.

- ✓ Además de transportar los elementos formes, mantiene diferentes sustancias en solución, la mayoría de las cuales son productos del metabolismo celular.

- ✓ La viscosidad del Plasma Sanguíneo es 1,5 veces la del agua.

- ✓ El Plasma es una de las reservas Líquidas Corporales. El total del Líquido Corporal (60 % del peso corporal; 42 L. para un adulto de 70 kg.) está distribuido en tres reservas principales: el Líquido Intracelular (21 – 25 L.), el Líquido Intersticial (10 – 13 L.) y el Plasma (3 – 4 L.). El Plasma y el Líquido Intersticial en conjunto hacen al volumen del Líquido Extracelular (14 – 17 L.).
..." [89]

---

[89] **Ref. Bibliográfica #:** 32, 44, 55.

"...
Además, el Plasma esta compuesto de numerosas sustancias inorgánicas y orgánicas (solutos del Plasma), distribuidas de la siguiente forma: LDL (Lipoproteínas de Baja Densidad – Colesterol Malo), HDL (Lipoproteínas de Alta Densidad – Colesterol Bueno), Protrombina, Transferrina. Metabolitos orgánicos (no electrolíticos) y compuestos de desecho (20 %). Fosfolípidos (280 mg/dl). Colesterol (150 mg/dl). Triacilgliceroles (125 mg/dl). Glucosa (100 mg/dl). Urea (15 mg/dl). Ácido Láctico (10 mg/dl). Ácido Úrico (3 mg/dl). Creatinina (1.5 mg/dl). Bilirrubina (0.5 mg/dl) y sales biliares (trazas). Componentes inorgánicos (10 %). Cloruro de Sodio (NaCl). Bicarbonato ($NaHCO_3$). Fosfato. Cloruro de Calcio (CaCl). Cloruro de Magnesio (MgCl). Cloruro de Potasio (KCl). Sulfato de Sodio (Na_2SO_4).

..."[90]

---

[90] **Ref. Bibliográfica #:** 32, 44, 55.

4··4 Sistema Básico de Pischinger

"Según el Sistema Básico de Pischinger, el Pulmón (P), el Hígado (H) y los Riñones (R) son los filtros fundamentales del organismo humano, y como tal, trabajan las 24 horas al día desde que nacemos hasta que morimos" [91].

"...

- **Pulmón:** Los Pulmones son los órganos en los cuales la sangre recibe Oxígeno desde el aire y a su vez la sangre se desprende de Dióxido de Carbono el cual pasa al aire. Este intercambio, se produce mediante la difusión del Oxígeno y el Dióxido de Carbono entre la sangre y los Alvéolos que forman los Pulmones. El volumen total de los Pulmones (Vp) es de 5 litros renovándose 0.5 litros en cada respiración en condiciones de trabajo normales.

En condiciones de reposo y respiración tranquila una persona normal consume unos 250 ml de Oxígeno y produce unos 200 ml de Dióxido de Carbono. La relación R = producción de Carbónico / consumo de Oxígeno se denomina Cociente Respiratorio o Relación de Intercambio Respiratorio, que puede variar en función del tipo de nutrientes (Lípidos frente a Carbohidratos).

La sangre arterial contiene unos 48 ml de CO_2 por cada 100 ml de sangre, cuando deja los tejidos como sangre venosa su contenido ha aumentado hasta 52 ml cada 100 ml de sangre. La sangre arterial contiene unos 20 ml de Oxígeno por cada 100 ml de sangre y deja en los tejidos unos 5 ml/dl, por lo tanto contiene unos 15 ml de Oxígeno por cada 100 ml de sangre cuando llega a los Pulmones como sangre venosa mixta.
..." [92]

---

[91] **Ref. Bibliográfica #:** 15.
[92] **Ref. Bibliográfica #:** 32, 44, 55.

"...
Frecuencia respiratoria (Fr) normal por edades:

- **Recién nacidos:** Alrededor de 30 – 45 respiraciones por minuto (r/min.).
- **Niño:** 25 – 30 r/min.
- **Pre Adolescente:** 20 – 30 r/min.
- **Adolescente:** 18 – 26 r/min.
- **Adulto:** 12 – 20 r/min. (H=16 r/min., M=18 r/min.).
- **Adultos a ejercicios moderados:** 35 – 45 r/min.
- **Atletas:** 60 – 70 r/min. (Valor de pico).

Hipoventilación: < 12 r/min. (Por disminución del ritmo respiratorio o por traumatismo funcional).

Hiperventilación: > 20 r/min. (Por aumento del ritmo respiratorio o por traumatismo funcional).
..."[93]

Si Fr = 16 r/min.
Vp – 0.5 L x 16 = 8 L (aire) / min.
≈ 4 L de O
≈ 3.2 L de CO_2

Por cada respiración completa (inhalación y exhalación). Un dato curioso para reflexionar.

---

[93] Ref. Bibliográfica #: 32, 44, 55.

"...

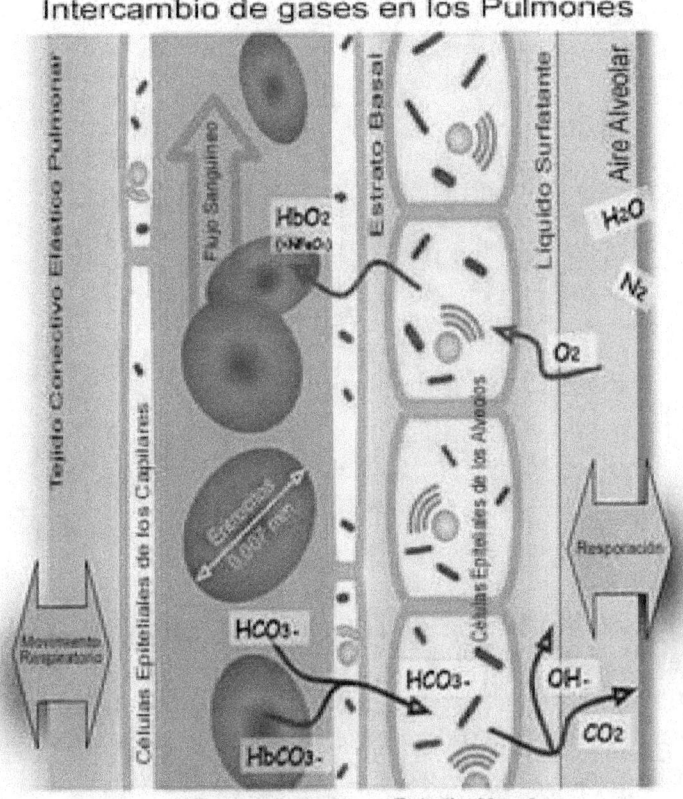

Intercambio gaseoso entre los Capilares Alveolares y el Tejido Epitelial.

- **Hígado:** Es un órgano glandular al que se adjudica funciones muy importantes, tales como la Síntesis de Proteínas plasmáticas, función desintoxicante, almacenaje de vitaminas y Glucógeno, además de secreción de Bilis, entre otras. También es el responsable de eliminar de la sangre las sustancias que puedan resultar nocivas para el organismo, convirtiéndolas en inocuas.
..." [94]

---

[94] Ref. Bibliográfica #: 32, 44, 55.

"...

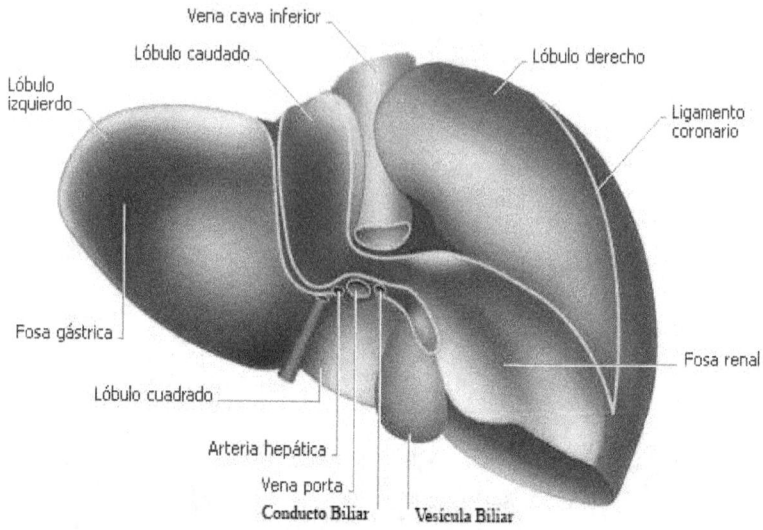

Hígado.

La circulación hepática es de naturaleza centrípeta y está formada por el Sistema Porta y la Arteria Hepática. El Sistema Porta constituye el 70 – 75 % del flujo sanguíneo (15 ml/min) y contiene sangre poco oxigenada y rica en nutrientes proveniente del tracto gastrointestinal y del Bazo. (= 21.6 L / 24 h.).

Fenómenos infecciosos, tóxicos e inflamatorios, entre otros, desestructuran los lobulillos hepáticos y los espacios Porta, conduciendo a la Hipertensión Portal porque obstaculizan el flujo sanguíneo. En los últimos estudios acerca de los componentes del Hígado se ha encontrado que éste tiene la capacidad de producir Gastrina y ayudar al Estómago en el vaciamiento gástrico, ya que posee un citocromo llamado AS*57. Este órgano es el principal productor de la Urea, la que posteriormente es excretada en los Riñones.

..." [95]

---

[95] Ref. Bibliográfica #: 32, 44, 55.

"...
El Hígado desempeña múltiples funciones en el organismo como son:

➢ **Producción de Bilis:** El Hígado excreta la Bilis hacia la Vía Biliar, y de allí al Duodeno. La Bilis es necesaria para la digestión de los alimentos.

➢ **Metabolismo de los Carbohidratos:**

✓ **Gluconeogénesis:** Es la formación de Glucosa a partir de ciertos aminoácidos, Lactato y Glicerol.

✓ **Glucogenólisis:** Es la fragmentación de Glucógeno para liberar Glucosa en la sangre.

✓ **Glucogenogénesis o Glucogénesis:** Es la síntesis de Glucógeno a partir de Glucosa.

➢ **Metabolismo de los Lípidos:**

✓ **Síntesis de Colesterol.**
✓ **Producción de Triglicéridos.**

➢ **Síntesis de Proteínas:** Como la Albúmina y las Lipoproteínas.

➢ **Síntesis de Factores de Coagulación:** Como el Fibrinógeno (I), la Protrombina (II), la Globulina aceleradora (V), Proconvertina (VII), el Factor Antihemofílico B (IX) y el Factor Stuart – Prower (X).

➢ **Desintoxicación de la sangre:**

✓ **Neutralización de toxinas:** La mayor parte de los fármacos y de la Hemoglobina.
..." [96]

---

[96] **Ref. Bibliográfica #:** 32, 44, 55.

"...
- ➤ Transformación del Amonio en Urea.

- ➤ Depósito de múltiples sustancias:

- ✓ **Glucosa en forma de Glucógeno:** (Un reservorio importante de aproximadamente 150 g).

- ✓ **Vitamina B12, Hierro, Cobre...**

- ➤ En el primer trimestre del embarazo, el Hígado es el principal órgano de producción de Glóbulos Rojos en el feto. A partir de la semana 12 de la gestación, la Médula Ósea asume esta función.

- **Riñón:** Los Riñones filtran la sangre del Aparato Circulatorio y eliminan los desechos (diversos residuos metabólicos del organismo, como son la Urea, la Creatinina, el Potasio y el Fósforo) mediante la orina, a través de un complejo sistema que incluye mecanismos de filtración, reabsorción y excreción. Diariamente los Riñones procesan unos 200 litros de sangre para producir hasta 2 litros de orina. La orina baja continuamente hacia la Vejiga a través de unos conductos llamados Uréteres. La Vejiga almacena la orina hasta el momento de su expulsión.

Funciones del Riñón:

- ➤ **Excretar los desechos mediante la orina.**

- ➤ **Regular la Homeostasis del cuerpo.**

- ➤ **Secretar hormonas:** La Eritropoyetina (que estimula la producción de Glóbulos Rojos por la Médula Ósea), la Renina (que regula la Presión Arterial) y vitamina D (La forma activa de la vitamina D, que ayuda a mantener el Calcio para los huesos y para el equilibrio químico normal en el cuerpo).

- ➤ **Regular el volumen de los fluidos extracelulares.**
..."[97]

---

[97] Ref. Bibliográfica #: 32, 44, 55.

"...

- ➢ Regular la producción de la orina.
- ➢ Participa en la reabsorción de electrolitos.

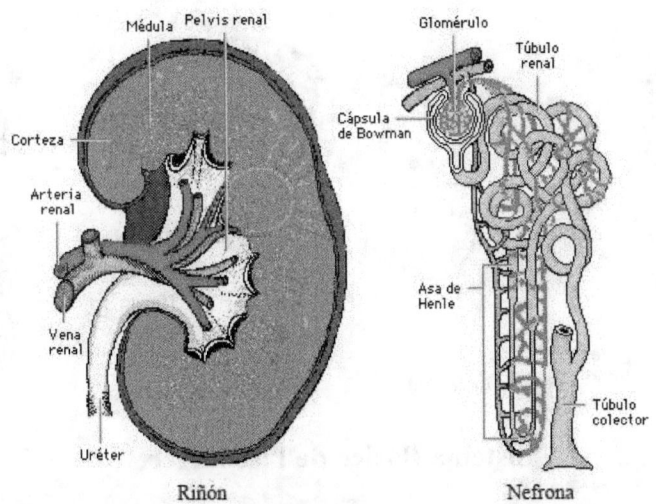

Riñón.

..." 98

"El Corazón de una persona en reposo mueve 5 litros de sangre / minuto. Los Pulmones, el Hígado y los Riñones filtran los residuos metabólicos del sistema celular, la sangre arterial transporta Oxígeno, azúcar, grasas, proteínas y minerales para nutrir al sistema celular" [99].

---

[98] **Ref. Bibliográfica #: 32, 44, 55.**
[99] **Ref. Bibliográfica #: 15.**

"...

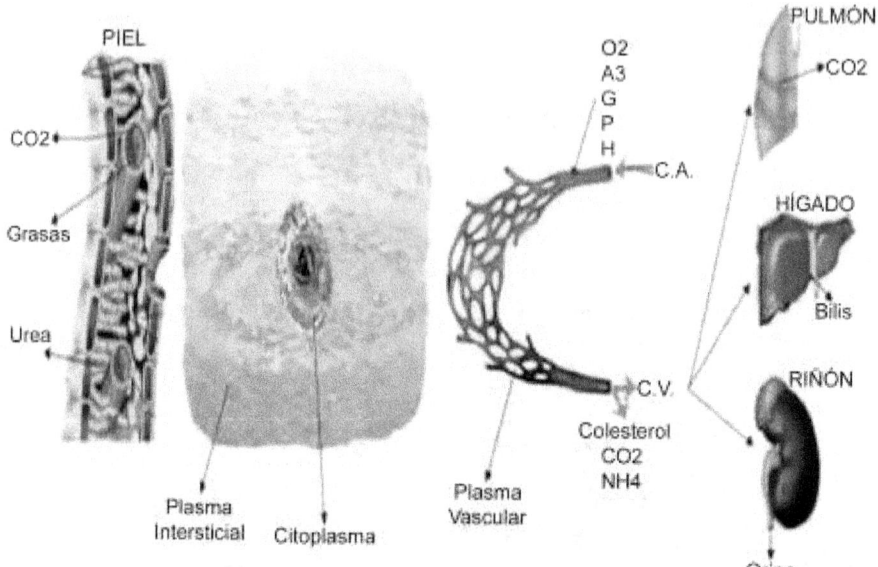

Sistema Básico de Pischinger.

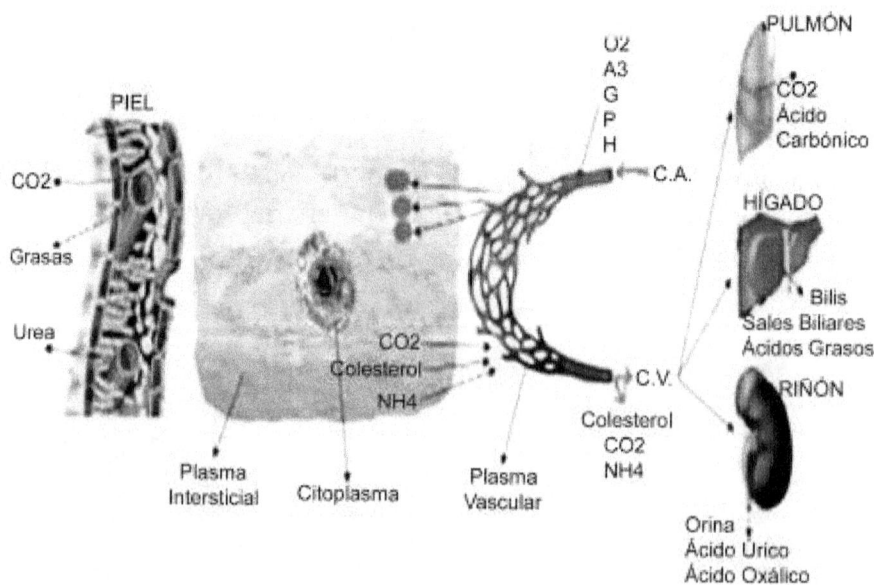

Sistema Básico de Pischinger. Estado Funcional (se produce la eliminación de todos los residuos metabólicos al 100 %)"[100]
...

---

[100] Ref. Bibliográfica #: 15.

"En el Sistema Básico de Pischinger, el Oxígeno entra a través de los P, pasa después de ser metabolizado, a los Capilares Arteriales (CA) y luego a la célula, que cada vez que reciben Oxígeno generan CO_2 (residual metabólico), devolviéndolo a los Capilares Venosos (CV) y estos al P para ser eliminado o también pueden ser eliminados a través de la piel (Sudor)" [101].

"...

La atmósfera de nuestro planeta o lo que es lo mismo, el aire que respiramos, está compuesto por: Nitrógeno (N_2) ≈ 78.08 %. Oxígeno (O_2) ≈ 20.95 %. Argón (Ar) ≈ 0.93 % v/v (Volumen total). Dióxido de Carbono (CO_2) ≈ 335 ppmv (Partes por Millón). Neón (Ne) ≈ 18.2 ppmv. Hidrógeno (H) ≈ 5 ppmv. Helio (He) ≈ 5.24 ppmv. Metano (CH_4) ≈ 1.72 ppmv. Kriptón (Kr) ≈ 1 ppmv. Óxido Nitroso (N_2O) ≈ 0.31 ppmv. Xenón (Xe) ≈ 0.08 ppmv. Monóxido de Carbono (CO) ≈ 0.05 ppmv. Ozono (O_3) ≈ 0.03 – 0.02 ppmv (variable). Clorofluorocarburos (CFCs) ≈ 0.3 – 0.2 ppbv (variable). Vapor de Agua (H_2O gaseosa) ≈ 1% (variable).

- **NOTA:** Observen que en el aire que respiramos existe un por ciento minúsculo de sustancias CFC. Los Clorofluorocarburos (CFC o CLFC) son derivados de los Hidrocarburos Saturados obtenidos mediante la sustitución de átomos de Hidrógeno por átomos de Flúor y/o Cloro principalmente. Los CFC son una familia de gases que se emplean en múltiples aplicaciones, principalmente en la industria de la refrigeración y de propelentes de aerosoles. Están también presentes en aislantes térmicos.

Los CFC tienen una gran persistencia en la atmósfera, de 50 a 100 años. Con el correr de los años alcanzan la Estratosfera, donde se disocian por acción de la Radiación Ultravioleta, liberando el Cloro y dando comienzo al proceso de destrucción del Ozono.

..." [102]

---

[101] **Ref. Bibliográfica #:** 15.
[102] **Ref. Bibliográfica #:** 32, 44, 55.

"...

En realidad, los Fluorocarburos volátiles posen propiedades narcóticas similares a las de los Hidrocarburos Clorados, aunque más débiles. La inhalación aguda de 2.5 ppm de Triclorotrifluoretano provoca intoxicación y descoordinación psicomotriz en el ser humano, un efecto que también se observa con concentraciones de 10 000 ppm (1 %) de Diclorodifluorometano. La inhalación de Diclorodifluorometano a concentraciones de 150 000 ppm (15 %) provoca pérdida de la consciencia. Se han registrado más de 100 muertes relacionadas con la inhalación de Fluorocarburos como consecuencia de la pulverización de aerosoles que contenían Diclorodifluorometano como propulsor en el interior de una bolsa de papel y su posterior inhalación.

Los Fluoralquenos, como el Tetrafluoretileno, el Hexafluoropropileno o el Clorotrifluoretileno, pueden causar lesiones hepáticas y renales en animales de experimentación tras exposiciones prolongadas y repetidas a las concentraciones apropiadas. El Clorodifluorometano, que en un tiempo se consideró como posible propulsor para aerosoles, resultó ser mutágeno en los estudios de mutagénesis bacteriana.

Las víctimas de la exposición a Fluorocarburos deben ser evacuadas del área contaminada y recibir un tratamiento sintomático. No se les administrará Adrenalina, pues existe la posibilidad de provocar arritmias o parada cardiaca." [103]

...

"El H, sintetiza las grasas y las proteínas suministradas por el Sistema Digestivo, las manda por el CA hacia las células y estas luego devuelven por el CV el Colesterol (residual metabólico de las grasas o Lípidos) y el Ácido Úrico ($C_5H_4N_4O_3$ – residual metabólico de las proteínas) al R para su eliminación. También se pueden eliminar a través de la piel (Sudor y Sebo)" [104].

---

[103] **Ref. Bibliográfica #:** 32, 44, 55.
[104] **Ref. Bibliográfica #:** 15.

También se elimina en este proceso el catión Amonio (NH_4).

"...
Los iones Amonio son un producto tóxico de desecho del metabolismo celular. Este se convierte en el Ciclo de la Urea en Urea, debido a que es menos tóxica y puede ser almacenada más eficientemente. El Amonio es tóxico para los humanos en altas concentraciones, y puede causar daños en la mucosa que recubre los Pulmones o quemaduras Alcalinas.

El A3 que aparece en el grafico de este Sistema debajo del Oxígeno no es más que el gen de la Insulina (Adenosina y Timidina) que permite el aprovechamiento metabólico de los nutrientes y el anabolismo (Síntesis de los Componentes Celulares) de los Carbohidratos (Glucósidos o Sacáridos), segregado por el Páncreas.

..." [105]

"...
Estos residuos son de carácter ácido: el CO_2 se une con el agua para producir Ácido Carbónico (H_2CO_3); las grasas, ácidos grasos; y las proteínas, Ácido Úrico.

En 1 hora, pasan por el Pulmón, el Hígado y los Riñones 300 L de sangre. En 24 horas, habrán pasado 7 200 L. En 1 semana, 50 400 L. En 1 mes, 216 000 L. En 1 año, 2 592 000 L.

¡Han reflexionado en esto alguna vez!

Como filtros al fin y al cabo, de no limpiarse al menos 1 vez a la semana, se van a ensuciar y comenzarán a aparecer síntomas de alarma de malfuncionabilidad al dejar de eliminar los residuos metabólicos (el excremento celular), por lo cual, el organismo empieza a retener ácidos y por consiguiente se retienen los Radicales Ácidos Libres (RÁL) en el Espacio Intersticial (entre la célula y los Capilares Venosos). Si el pH aumenta en sangre debido a la acumulación de estos RÁL se produce un bloqueo metabólico (Acidosis Metabólica).

..." [106]

---

[105] **Ref. Bibliográfica #:** 32, 44, 55.
[106] **Ref. Bibliográfica #:** 15.

"...

- **Radical Libre (RL):** Es una especie química (orgánica o inorgánica), en general extremadamente inestable y, por tanto, con gran poder reactivo por poseer un electrón desapareado. Se forman en los organismos vivos (incluido el cuerpo humano) por el contacto con el Oxígeno y actúan alterando las Membranas Celulares y atacando el material genético de las células, como el ADN. Los Radicales tienen una configuración electrónica de capas abiertas por lo que llevan al menos un electrón desapareado que es muy susceptible de crear un enlace con otro átomo o átomos de una molécula. En el caso del organismo pueden producirse Radicales de Hidrógeno (H·), Cloro (Cl·), Radical Metilo (CH_3·), Radical Nitrato (NO_3·), Radical Hidroxilo (OH·), etc.

Los Radicales se producen en la respiración con la presencia de Oxígeno, que aunque es imprescindible para la vida celular de nuestro organismo, también induce la formación de éstas moléculas reactivas, que provocan a lo largo de la vida efectos negativos para la salud debido a su capacidad de alterar el ADN (los genes), las proteínas y los Lípidos o grasas (oxidación). En nuestro cuerpo existen células que se renuevan continuamente como las células de la piel, del Intestino, y el Hígado, y otras sin capacidad de renovación como las Neuronas. En el transcurso de los años, los Radicales Libres pueden producir una alteración genética sobre las células que se dividen continuamente contribuyendo a aumentar el riesgo de Cáncer por mutaciones genéticas o bien, disminuyen la funcionalidad de las células que no se dividen tanto, disminuyendo el número de Mitocondrias, que es característico del envejecimiento.

Las situaciones que aumentan la producción de Radicales Libres son:

✓ La contaminación ambiental.
✓ El Tabaquismo.
✓ Las dietas ricas en grasas, mal combinadas e hiperácidas.
"[107]
..."

---

[107] **Ref. Bibliográfica #:** 26, 32, 44, 55.

"...
- ✓ Exposición excesiva a las radiaciones solares.
- ✓ La ingesta de aceites vegetales que fueron refinados, ya que estos contienen Radicales Libres al ser sometidos a altas temperaturas.
- ✓ El Estrés.

Las causas y los mecanismos posibles que promueven la aparición de las enfermedades son diversas, pero uno de los pilares fundamentales es la aparición de los Radicales Libres (elementos electromagnéticos que combinados con el Hidrógeno forman ácidos, sus átomos tienen un electrón con capacidad de aparearse por lo que son muy reactivos. Ellos recorren nuestro cuerpo intentando captar un electrón de las moléculas estables con el fin de lograr su estabilidad electroquímica con potenciales reacciones en cadena destructoras de células) producidos por el organismo humano y su relación con la alimentación, la importancia de ingerir alimentos fuentes de Antioxidantes y fibra dietética es de suma efectividad para combatir y prevenir está temible enfermedad llamada Cáncer.

..." 108
"...

La interposición de los residuos metabólicos (Endotoxinas) entre los capilares y las células determinan los siguientes procesos:

- ✓ Dificultad en la nutrición celular ya que la barrera de RÁL en el EI destruirán los nutrientes e impedirán que el Oxígeno llegue a la célula.

- ✓ Los residuos ácidos (Ácido Úrico, Ácido Oxálico – $H_2C_2O_4$), Ácido Carbónico, ácidos grasos) son cáusticos y pueden quemar a las células.

..." 109

---

[108] Ref. Bibliográfica #: 26, 32, 44, 55.
[109] Ref. Bibliográfica #: 15.

"...

- **Endotoxina:** Es un componente de la pared celular de las bacterias Gram Negativas constituida por Lípidos y Polisacáridos. Se libera de la bacteria estimulando varias respuestas de inmunidad innata, como la secreción de Citocina, expresión de moléculas de adhesión en el endotelio y activación de la capacidad microbicida del Macrófago.

Las Endotoxinas, en especial el Lípido A, activa Macrófagos los cuales secretan Interleucina – 1 productora de fiebre, factor de necrosis tumoral causante de necrosis y hemorragias en varios tejidos y Óxido Nítrico que produce Hipotensión Arterial. Activan la Cascada de la Coagulación, fundamentalmente por vía de C3a que produce hipotensión y edema y C5a que estimula la Quimiotaxis en Neutrófilos. Activan el Factor Hageman que es activador de la coagulación hasta el punto de conllevar a una Coagulación Intravascular Diseminada.

Comparación de las envolturas celulares bacterianas.

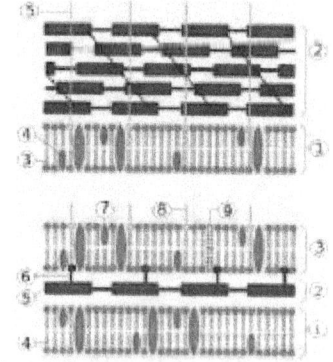

Arriba Bacteria Gram Positiva
(1- Membrana Citoplasmática. 2- Peptidoglicano. 3- Fosfolípidos. 4- Proteínas. 5- Ácido Lipoteicoico).
Abajo Bacteria Gram Negativa
(1- Membrana Citoplasmática o Membrana Interna. 2- Espacio Periplasmático. 3- Membrana Externa. 4- Fosfolípidos. 5- Peptidoglicano. 6- Lipoproteína. 7- Proteínas. 8- Lipopolisacáridos. 9- Porinas).
," 110
..."

---

[110] **Ref. Bibliográfica #:** 32, 44, 55.

"...

Estos planteamientos están en estrecha relación con el concepto de Homotoxicología, que considera a la enfermedad como el resultado de un proceso de intoxicación progresiva del organismo, el cual reacciona mediante sucesivas excreciones (diarrea, vómitos); inflamaciones (eczemas, fiebres); deposiciones (verrugas, adiposidades); impregnaciones (Asma, Angina Pectoris); degeneraciones (Tuberculosis, Cirrosis); desdiferenciaciones (Neoplasias, Cáncer).

Según esta rama de la medicina, el pasaje de una fase a otra se denomina Vicariación, cuando la patología presentada empeora estamos ante una Vicariación Progresiva o Disregulación; si mejora, estamos ante una Vicariación Regresiva o Regulación.

La Electroacupuntura de Voll y los trabajos de Alfred Pischinger sobre la importancia del Tejido Conectivo o Intercelular en los procesos de intoxicación del organismo están emparentados con la Homotoxicología.

..." [111]

"...
Según Pischinger, la célula vive flotando en el Plasma Intersticial y si los residuos ácidos invaden el EI ellas solo pueden hacer 3 cosas:

..." [112]

---

[111] **Ref. Bibliográfica #:** 32, 44, 55.
[112] **Ref. Bibliográfica #:** 15.

"...

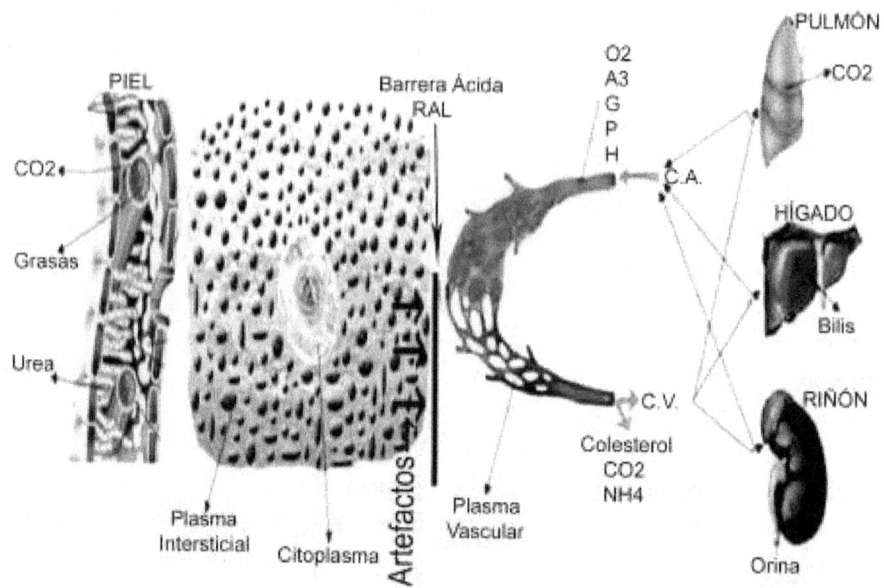

Sistema Básico de Pischinger.
Estado mórbido: presencia de Artefactos (manchas negras en las células), la capacidad de filtrado de los órganos P, H, y R se encuentra al 10 %, los desechos ácidos son devueltos al torrente sanguíneo y por consiguiente a las células produciendo la Barrera Ácida por lo que la célula debe mutar para sobrevivir.

1- **Morir:** Se quedan sin Oxígeno debido a que el Bloqueo Ácido de los RÁL impide su acceso, se queman químicamente (ataque químico) debido a que el Plasma Intersticial pasó de Alcalino a Ácido. Si en este proceso, se mueren las células del Cerebro aparece el Alzheimer por atrofia neuronal; si se mueren las células de la Base del Cerebro aparece el Parkinson (destrucción de las Neuronas Pigmentadas de la Sustancia Negra).

Si el nivel de Acidosis es en el Sistema Nervioso, la Mielina se degrada al ser atacada por los ácidos provocando enfermedades desmielinizantes (Esclerosis Múltiple, Esclerosis Lateral Miotrófica).
..." [113]

---

[113] Ref. Bibliográfica #: 15.

"...
Los tejidos con células muertas debido a la acción de los RÁL se denominan Tejidos Fibrosos, estos provocan los Fibromas (Fibroma Mamario, Fibroma Uterino, Fibroma Prostático, Fibroadenoma). Si se mueren las células del Pulmón (Fibrosis Pulmonar), las del Hígado (Fibrosis Hepática), las del Riñón (Fibrosis Renal).

2- **Sobrevivir:** Si no mueren por la acción de los RÁL, ellas van a ejecutar varios mecanismos de supervivencia:

- **Retener Líquido (agua):** Comienzan a retener agua en el EI para diluir los ácidos y permitir el paso de los nutrientes y del Oxígeno desde el capilar a la célula (forman un globo de agua, lo cual permite romper la barrera de los RÁL para que entren los nutrientes y luego, botan los desechos hacia fuera de la pared de la burbuja). Esto provoca un aumento acelerado y descontrolado del peso corporal (Obesidad).

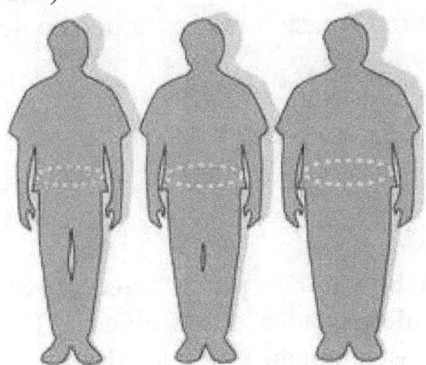

La retención de líquidos en los tejidos es la acumulación de líquido en el Peritoneo, o sea en el vientre, aunque también se da en los tobillos y muñecas, brazos y cuello. Este síntoma es consecuencia de un mal funcionamiento de las funciones digestivas y eliminadoras de los Riñones y piel de la persona que la padece. Si la cantidad de líquido es mucha, produce trastornos en el Corazón y Pulmones debido a la presión que se ejerce sobre estos órganos (Edema Agudo de Pulmón).

,, [114]
...

---

[114] **Ref. Bibliográfica #:** 15.

"...
Cuando la retención de agua es en el vientre, (Ascitis), puede ser motivado por Tuberculosis, tumores del Intestino, tumores del Aparato Genital Femenino, así como, varias enfermedades o alteraciones funcionales del Corazón, del Hígado y de los Riñones.

- **Crear un Tampón (Tampón Químico):** También las células en su afán de sobrevivir pueden hacer un tapón secuestrando Calcio (Ca^+), Sodio (Na^+) y Potasio (K^+) de las estructuras óseas (los huesos) para formar sales que precipiten los ácidos en los tejidos blandos (en las articulaciones sobre todo en forma de cristales). Convierten los ácidos en sales: el Ácido Clorhídrico con el Hidróxido Sódico ($HCL + NaOH = H_2O + NaCl$) da agua más Cloruro de Sodio (Sal).

  Si hay Ácido Úrico alojado en el EI se formará Urato Sódico; si hay Ácido Palmítico ($CH_3(CH_2)_{14}COOH$) se formará Palmitato Sódico; si hay Ácido Carbónico se formará Carbonato de Calcio ($CaCO_3$).

  El Ca^+ y el Na^+ lo toman de los huesos provocando su degradación apareciendo enfermedades degenerativas óseas como la Osteoporosis, Artrosis, Artritis y calcificación en los tejidos blandos.

- **Expulsar los ácidos por la piel y mucosas:** Si los eliminan por la piel provoca enfermedades dermatológicas (Dermatitis, Psoriasis, Eczemas). Si los eliminan por las mucosas provocan (llagas de boca, llagas de Esófago, llagas de Estómago, Colitis Ulcerosa).

- **Mutar:** Da lugar al Cáncer.

..." [115]

---
[115] **Ref. Bibliográfica #:** 15.

"...

Ecosistema de la célula sana y de la célula tumoral.

Célula Sana	Célula Tumoral
✓ Vive en un medio Alcalino. ✓ Utiliza mucho Oxígeno (Mecanismo Aeróbico). ✓ Utiliza poco Sodio (Tiene Potasio en el Citoplasma y Sodio en el Plasma Intersticial). ✓ Utiliza Proteínas Levógiras (l- Giradas a la Izquierda). ✓ Obtiene el ATP a través del Oxígeno.	✓ Vive en un medio Ácido. ✓ No utiliza Oxígeno (Mecanismo Anaeróbico). ✓ Utiliza mucho Sodio (Invierte el proceso, el Sodio entra en el Citoplasma y el Potasio sale al Plasma Intersticial). ✓ Utiliza Proteínas Dextrógiras (d+ Giradas a la derecha). ✓ Obtiene el ATP a través del Pirúvico que por Glicólisis se obtiene: ATP + Ácido Láctico + Alcohol (Ruta de Fermentación Ácida).

..." [116]

"...

✓ **Levógiro (l-):** En Química, se denomina así a la sustancia que tiene la propiedad de hacer girar el plano de la luz polarizada hacia la izquierda, en contraposición a las sustancias Dextrógiras.

✓ **Dextrógiro (d+):** En Química, se denomina así a la sustancia que tiene la propiedad de hacer girar el plano de la luz polarizada hacia la derecha, en contraposición a las sustancias Levógiras.

✓ **Enantiómero:** Los Enantiómeros tienen las mismas propiedades físicas excepto la interacción con la luz polarizada en un plano: un Isómero desvía el plano de polarización hacia la derecha, mientras el otro Isómero lo desvía en la dirección contraria.

..." [117]

---

[116] **Ref. Bibliográfica #:** 15.
[117] **Ref. Bibliográfica #:** 32, 44, 55.

"...
Cuando el plano de la luz polarizada gira hacia la derecha (en el sentido de las agujas del reloj), se dice que es Dextrorrotatorio, Dextrógiro o una forma Dextro, y suele colocársele al nombre de éste una letra (d), o un signo positivo (+). Si lo hace hacia la izquierda, es Levorrotatorio, Levógiro o una forma Levo, y suele colocársele como prefijo al nombre una letra (l), o un signo negativo (-).

- **Proteínas:** Son biomoléculas formadas por cadenas lineales de aminoácidos. Las proteínas desempeñan un papel fundamental para la vida y son las biomoléculas más versátiles y más diversas. Son imprescindibles para el crecimiento del organismo. Realizan una enorme cantidad de funciones diferentes, entre las que destacan:

✓ **Estructural:** Esta es la función más importante de una proteína (ejemplo Colágeno).
✓ **Inmunológica:** Anticuerpos.
✓ **Enzimática:** Ejemplo Sacarasa y Pepsina.
✓ **Contráctil:** Ejemplo Actina y Miosina.
✓ **Homeostática:** Colaboran en el mantenimiento del pH (ya que actúan como un Tampón Químico).
✓ **Transducción de señales:** Ejemplo Rodopsina.
✓ **Protectora o defensiva:** Ejemplo Trombina y Fibrinógeno.

Todas las proteínas tienen Carbono, Hidrógeno, Oxígeno y Nitrógeno, y casi todas poseen también Azufre y Fósforo (C = 51 %; O = 24 %; N = 16 %; H = 7 %; S = 1 %; P = 0.4 %). Si bien hay ligeras variaciones en diferentes proteínas, el contenido de Nitrógeno representa, por término medio, 16 % de la masa total de la molécula; es decir, cada 6.25 g de proteína contienen 1 g de N. El Factor 6.25 se utiliza para estimar la cantidad de proteína existente en una muestra a partir de la medición de N de la misma."[118]
...

---

[118] **Ref. Bibliográfica #:** 32, 44, 55.

"...
El calor y los ácidos minerales fuertes producen cambios en la naturaleza coloidal de las proteínas, tornándolas insolubles. Estos cambios son conocidos como Desnaturalización y se pueden producir por la interacción química con sustancias alcohólicas, acetonas, álcalis, Rayos X, y Rayos Ultravioletas.

Por sus propiedades físico – químicas, las proteínas se pueden clasificar en Proteínas Simples (Holoproteidos), que por hidrólisis dan solo aminoácidos o sus derivados; Proteínas Conjugadas (Heteroproteidos), que por hidrólisis dan aminoácidos acompañados de sustancias diversas, y Proteínas Derivadas, sustancias formadas por desnaturalización y desdoblamiento de las anteriores.

Las proteínas son indispensables para la vida, sobre todo por su función plástica (constituyen el 80 % del protoplasma deshidratado de toda célula), pero también por sus funciones biorreguladora (forma parte de las enzimas) y de defensa (los anticuerpos son proteínas). Las soluciones acuosas de las proteínas son Levógiras.

La Síntesis Proteica es un proceso complejo cumplido por las células según las directrices de la información suministrada por los genes. Las proteínas son largas cadenas de aminoácidos unidas por enlaces peptídicos entre el grupo Carboxilo (-COOH) y el grupo Amino ($-NH_2$) de residuos de aminoácido adyacentes. La secuencia de aminoácidos en una proteína está codificada en su gen (una porción de ADN) mediante el Código Genético. Aunque este Código Genético especifica los 20 aminoácidos estándares más la Selenocisteína.

Si en una disolución de proteínas se producen cambios de pH, alteraciones en la concentración, agitación molecular o variaciones bruscas de temperatura, la solubilidad de las proteínas puede verse reducida hasta el punto de producirse su precipitación. Esto se debe a que los enlaces que mantienen la conformación globular se rompen y la proteína adopta la conformación filamentosa.
..." [119]

---

[119] **Ref. Bibliográfica #:** 32, 44, 55.

"...

De este modo, la capa de moléculas de agua no recubre completamente a las moléculas proteicas, las cuales tienden a unirse entre sí dando lugar a grandes partículas que precipitan. Además, sus propiedades biocatalizadores desaparecen al alterarse el centro activo.

Las proteínas que se hallan en ese estado no pueden llevar a cabo la actividad para la que fueron diseñadas, en resumen, no son Funcionales. Esta variación de la conformación se denomina Desnaturalización.

Las fuentes dietéticas de proteínas incluyen carne, huevos, soya, granos, Leguminosas y productos lácteos tales como queso o yogurt. Las fuentes animales de proteínas poseen los 20 aminoácidos. Las fuentes vegetales son deficientes en aminoácidos y se dice que sus proteínas son incompletas. Por ejemplo, la mayoría de las Leguminosas típicamente carecen de cuatro aminoácidos incluyendo el aminoácido esencial Metionina, mientras los granos carecen de dos, tres o cuatro aminoácidos incluyendo el aminoácido esencial Lisina.

El único componente de la mayoría de los alimentos que contiene Nitrógeno son las proteínas (las grasas, los Carbohidratos y la fibra dietética no contienen Nitrógeno).

Como el organismo es incapaz de almacenar las proteínas, el exceso de proteínas es digerido y convertido en azúcares o ácidos grasos. El Hígado retira el Nitrógeno de los aminoácidos, una manera de que éstos pueden ser consumidos como combustible, y el Nitrógeno es incorporado en la Urea, la sustancia que es excretada por los Riñones. Estos órganos normalmente pueden lidiar con cualquier sobrecarga adicional, pero si existe la enfermedad renal, una disminución en la proteína frecuentemente será prescrita.
..." [120]

---

[120] Ref. Bibliográfica #: 32, 44, 55.

"...

El exceso en el consumo de proteínas también puede causar la pérdida de Calcio corporal, lo cual puede conducir a pérdida de masa ósea a largo plazo. Sin embargo, varios suplementos proteicos vienen suplementados con diferentes cantidades de Calcio por ración, de manera que pueden contrarrestar el efecto de la pérdida de Calcio.

Algunos sospechan que el consumo excesivo de proteínas está ligado a varios problemas:

✓ Hiperactividad del Sistema Inmune.

✓ Disfunción Hepática debido a incremento de residuos tóxicos.

✓ Pérdida de densidad ósea; la fragilidad de los huesos se debe a que el Calcio y la Glutamina se filtran de los huesos y el tejido muscular para balancear el incremento en la ingesta de ácidos a partir de la dieta. Este efecto no está presente si el consumo de minerales alcalinos, a partir de frutas y Vegetales (los Cereales son ácidos como las proteínas; las grasas son neutrales) es alto.

En tales casos, el consumo de proteínas es anabólico para el hueso. Muchos investigadores piensan que un consumo excesivo de proteínas produce un incremento forzado en la excreción del Calcio. Si hay consumo excesivo de proteínas, se piensa que un consumo regular de Calcio sería capaz de estabilizar, o inclusive incrementar, la captación de Calcio por el Intestino Delgado, lo cual sería más beneficioso en mujeres mayores.

Además de su rol en la Síntesis de Proteínas, los aminoácidos también son una importante fuente nutricional de Nitrógeno. Las proteínas, al igual que los Carbohidratos, contienen 4 kcal/g, mientras que los Lípidos contienen 9 kcal/g, y los alcoholes, 7 kcal/g. Los aminoácidos pueden ser convertidos en Glucosa a través de un proceso llamado Gluconeogénesis.
..."[121]

---

[121] **Ref. Bibliográfica #:** 32, 44, 55.

4··5 Tratamiento Occidental

"...

El tratamiento del Cáncer, por la vía Occidental, se fundamenta en tres pilares: Cirugía, Quimioterapia y Radioterapia. Existe un cuarto pilar llamado Terapia Biológica que incluiría la Hormonoterapia, Inmunoterapia, y nuevas dianas terapéuticas no citotóxicas. El tratamiento del Cáncer es multidisciplinario donde la cooperación entre los distintos profesionales que intervienen (Cirujanos, Oncólogos y médicos), es de máxima importancia para la planificación del mismo; sin olvidar el consentimiento informado del paciente. En todo momento, el apoyo emocional es fundamental y la búsqueda de los posibles detonantes psicoemocionales o psicobiológicos.

A veces, dada la incapacidad actual de la ciencia para curar los tipos de Cáncer más agresivos en estados avanzados de evolución, es preferible renunciar al tratamiento curativo y aplicar un tratamiento paliativo que proporcione el menor grado posible de malestar y conduzca a una muerte digna. En estos casos el apoyo emocional cobra una importancia primordial (que consuelo, ¡verdad!).

La respuesta al tratamiento puede ser:

✓ **Completa:** Si se ha producido la desaparición de todos los signos y síntomas de la enfermedad.

✓ **Parcial:** Si existe una disminución mayor del 50 % en la suma de los productos de los diámetros perpendiculares de todas las lesiones mensurables.

✓ **Objetiva:** Es la respuesta completa o parcial.

✓ **Progresión:** Si aparece cualquier lesión nueva o existe un aumento mayor del 25 % en la suma de los productos de los diámetros perpendiculares de todas las lesiones mensurables."[122]

...

---

[122] **Ref. Bibliográfica #:** 32, 44, 55.

"...
- ✓ **Estable:** Si existe crecimiento o reducción del tumor que no cumple ninguno de los criterios anteriores.

Cuando no es posible la medida de las lesiones, los marcadores tumorales son útiles para valorar la respuesta al tratamiento.
..." [123]

4··5··1 Cirugía (Cortarle la Cabeza al Tumor)

"Consiste en la extirpación del tumor, zona tumoral o incluso del órgano afectado, siempre y cuando se pueda o no se comprometa la vida" [124].

"...
Es el Tratamiento inicial para casi todos los Melanomas. Se puede emplear una de las siguientes operaciones:

- ✓ **Rescisión Conservadora:** Se extrae cualquier Cáncer que quede después de la biopsia, junto con una cantidad pequeña de la piel alrededor del Cáncer, generalmente meno de 1 cm.

- ✓ **Extirpación Quirúrgica Amplia:** Se extirpa el Cáncer y parte de la piel alrededor del tumor.

Quizás sea necesario tomar parte de la piel de otra área del cuerpo para hacer un injerto en el lugar de donde se ha sacado el Cáncer.

..." [125]

---

[123] **Ref. Bibliográfica #:** 32, 44, 55.
[124] **Ref. Bibliográfica #:** 15.
[125] **Ref. Bibliográfica #:** 15, 32, 44, 55.

4··5··2 Quimioterapia (Envenenar al Tumor)

"...

Es el tratamiento del Cáncer con un medicamento Antineoplásico o una combinación de dichas drogas en un régimen de tratamiento estándar.

Los agentes de Quimioterapia más comunes actúan destruyendo las células que se dividen rápidamente, una de las propiedades principales de la mayoría de las células de Cáncer.

Esto significa que la Quimioterapia también puede dañar células que se dividen rápidamente bajo circunstancias normales: células en la Médula Ósea, Tracto Digestivo, Folículo Piloso (cabello de la piel), etc.

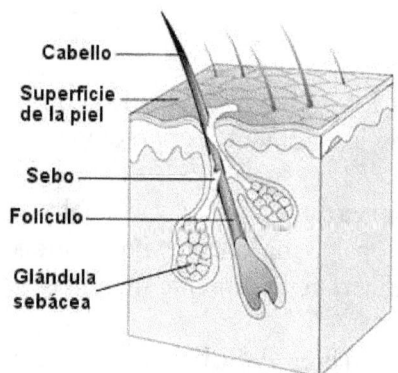

Estructura de un Folículo Piloso.

Esto determina los efectos secundarios más comunes de la Quimioterapia:

✓ **Alopecia (Caída del cabello):** Es el efecto secundario más visible debido al cambio de imagen corporal y que más afecta psicológicamente a los enfermos, sobre todo a las mujeres. Sin embargo este depende de la cantidad e intensidad de la dosis.

✓ **Náuseas y vómitos.**
✓ **Diarrea o Estreñimiento.**
..." [126]

---

[126] Ref. Bibliográfica #: 15, 32, 44, 55.

"...

- ✓ **Anemia:** Debido a la destrucción de la Médula Ósea, que disminuye el número de Glóbulos Rojos al igual que la Inmunodepresión y hemorragia. A veces hay que recurrir a la transfusión de sangre o a la administración de Eritropoyetina para mitigar la Anemia.

- ✓ **Inmunodepresión:** Prácticamente todos los regímenes de Quimioterapia pueden provocar una disminución de la efectividad del Sistema Inmune, como la Neutropenia que puede conducir a la infección, a la sepsis y a la muerte si no se detecta y trata a tiempo.

- ✓ **Hemorragia:** Debido a la disminución de Plaquetas por destrucción de la Médula Ósea. Mielosupresión (disminución de la producción de células sanguíneas, por lo tanto Inmunosupresión).

- ✓ **Cardiotoxicidad:** La Quimioterapia aumenta el riesgo de enfermedades cardiovasculares (Adriamicina).

- ✓ **Hepatotoxicidad:** Afecta sobre todo al Hígado y sus funciones.

- ✓ **Nefrotoxicidad:** Afecta sobre todo a los Riñones y sus funciones.

- ✓ **Síndrome de Lisis Tumoral:** Ocurre con la destrucción por la Quimioterapia de las células malignas de grandes tumores como los Linfomas.

- ✓ **Disminución de los Factores de Coagulación:** Al encontrarse el cuerpo en estado de emergencia y debilitado, se atrofian varios procesos, incluyendo los Factores de Coagulación y si a eso le sumamos la disminución de Plaquetas, el paciente será propenso a las hemorragias (Trombocitopenia).

- ✓ **Mucositis:** Inflamación del revestimiento del Tracto Digestivo.

..." [127]

---

[127] **Ref. Bibliográfica #:** 32, 44, 55.

"...

Los medicamentos más nuevos contra el Cáncer actúan directamente contra las proteínas anormales en las células cancerígenas; esto se denomina Terapia Dirigida y, en el sentido técnico, no es Quimioterapia.

Dichos fármacos se denominan medicamentos Citostáticos o Citotóxicos. La Terapia Antineoplásica tiene una gran limitación, que es su escasa especificidad. Además, a medida que va progresando el tumor las células se pueden hacer resistentes a los agentes quimioterapéuticos.

El mecanismo de acción es provocar una alteración celular ya sea en la Síntesis de Ácidos Nucleicos, división celular o Síntesis de Proteínas. La acción de los diferentes Citostáticos varía según la dosis que se administre. Debido a su inespecificidad, afecta a otras células y tejidos normales del organismo, sobre todo si se encuentran en división activa. Por tanto, la Quimioterapia es la utilización de diversos fármacos que tienen la propiedad de interferir con el Ciclo Celular, ocasionando la destrucción de las células".
..."[128].

Mostraré alguno de los fármacos empleados en la Quimioterapia y sus efectos nocivos:

"...

✓ **Bexaroteno ($C_{24}H_{28}O_2$):** Su indicación principal y la única aprobada oficialmente, es el tratamiento de Linfomas Cutáneos de Células T (Micosis Fungoide y Síndrome de Sézary) resistentes a otros fármacos.

Efectos secundarios: Aumento de los niveles sanguíneos de Triglicéridos (Hipertrigliceridemia), aumento de las cifras de Colesterol en sangre, Hipotiroidismo, dolor de cabeza, astenia, prurito y Leucopenia. Puede producir malformaciones fetales, por lo que no se debe administrar a mujeres embarazadas.

..."[129].

---

[128] **Ref. Bibliográfica #:** 32, 44, 55.
[129] **Ref. Bibliográfica #:** 32, 44, 55.

"...
- ✓ **Bortezomib ($C_{19}H_{25}N_4O_4B$):** Es un medicamento que se utiliza para el tratamiento del Mieloma Múltiple. Está indicado en pacientes que sufran esta enfermedad a los que no se les pueda realizar trasplante de Médula Ósea o no respondan a otros tratamientos como la Talidomida o la Lenalidomida.

  Efectos secundarios: Náuseas, diarrea, Estreñimiento, disminución en el número de Plaquetas (Trombopenia), Neutropenia, Neuropatía Periférica. Los efectos secundarios a veces obligan a interrumpir el tratamiento.

- ✓ **Carboplatino ($C_6H_{14}N_2O_4Pt$):** Es un medicamento basado en el Platino usado en Quimioterapia para el tratamiento de varios tipos de Cáncer (principalmente en tumores de Ovarios, Pulmones, Cuello y Cerebro).

  Efectos secundarios: Efecto Mielosupresor. Esto causa que las células sanguíneas y las Plaquetas producidas por la Médula Ósea decrezcan dramáticamente, en ocasiones a niveles del 10 % de los niveles normales. El nadir de la Mielosupresión suele acontecer entre los días 21 – 28 tras el primer tratamiento. Esta disminución de Leucocitos (Neutropenia) puede causar complicaciones, por lo que suele ser tratada con medicinas como el Filgrastim. La complicación más notable de la Neutropenia es el incremento de la probabilidad de infección de organismos oportunistas, lo que puede llevar a un ingreso hospitalario y a un tratamiento con Antibióticos.

- ✓ **Ciclofosfamida, Citoxan, Neosar, Genuxal, Citofosfana, Endoxan ($C_6H_4(OCOCH_3)COOH$):** Utilizado en el tratamiento de Linfomas, algunos tipos de Leucemia, tumores, como también para tratar Enfermedades Autoinmunes como el Lupus Eritematoso Sistémico (LES), Granulomatosis de Wegener, Esclerosis Múltiple, etc.

..." [130]

---

[130] **Ref. Bibliográfica #:** 32, 44, 55.

"...
Efectos secundarios: Aumento de la posibilidad de generar Cáncer de Próstata y de las Vías Renales; hemorragia en la Vejiga; Hiponatremia Dilucional, por aumento de la ADH (Hormona Antidiurética o Vasopresina); dolor al orinar, producido por la irritación del fármaco; probabilidad de esterilidad en hombres y mujeres; nauseas; Neutropenia; Amenorrea.

✓ **Cisplatino, Cisplatin, Cis – Diaminodicloroplatino (II), CDDP - $H_6Cl_2N_2Pt$):** Es un medicamento basado en el Platino usado en Quimioterapia para el tratamiento de varios tipos de Cáncer, entre los que se incluyen Sarcomas, algunos Carcinomas (Cáncer de Pulmón de Células Pequeñas, Cáncer de Ovario), Linfomas, y tumor de células germinales.

Efectos secundarios: Nefrotoxicidad (daño Renal), es un punto importante en la Quimioterapia basada en este medicamento. La dosis se reduce cuando el Aclarado de Creatinina del paciente (una medida del Índice de Filtrado Glomerular) es reducida. Una hidratación adecuada y una buena diuresis suele ser necesaria para prevenir el daño renal. Neurotoxicidad (daño Neural), puede medirse mediante la realización de estudios de conducción nerviosa antes y después del tratamiento. Náuseas, vómitos. Ototoxicidad (pérdida de oído), por desgracia no existe ningún tratamiento efectivo para prevenir este efecto secundario importante. Se pueden realizar análisis audiométricos para evaluar la importancia de la Ototoxicidad. Otros medicamentos (como los del grupo de Antibióticos Aminoglycósidos) también pueden causar Ototoxicidad, por lo que suele evitarse la administración de esta clase de Antibióticos en pacientes en tratamiento con Cisplatino. La Ototoxicidad del Cisplatino y los Aminoglicósidos puede estar relacionada con su capacidad para unirse a la Melanina en la Estría Vascularis del Oído Interno o en la generación de derivados oxidantes reactivos. Alopecia (caída del cabello). Desequilibrio electrolíticos, el Cisplatino puede causar Hipomagnesemia, Hipopotasemia e Hipocalcemia.
..." [131]

---

[131] **Ref. Bibliográfica #:** 32, 44, 55.

"...
La Hipocalcemia suele acontecer acompañando a índices bajos de Magnesio, por lo que no viene motivada de forma directa por el Cisplatino.

✓ **Clorambucil ($C_{14}H_{19}NCl_2O_2$):** Su indicación principal es la Leucemia Linfática Crónica, Linfomas No Hodgkins, Macroglobulinemia de Waldeström, Policitemia Vera y Cáncer de Ovario. También se ha empleado como agente inmunosupresor para varias Enfermedades Autoinmunes y de origen inflamatorio como el Síndrome Nefrótico.

Efectos secundarios: Los más frecuentes derivan de su acción inhibidora sobre la formación de células sanguíneas por la Médula Ósea, lo cual ocasiona Anemia, Leucopenia y Trombopenia, esta última puede producir hemorragias en diversas partes del organismo. También puede causar náuseas, vómitos y erupciones cutáneas. Como todos los Agentes Alquilantes, actúa sobre el ADN celular y aumentan la probabilidad de que aparezcan varios tipos de Cáncer.

✓ **Dacarbacina, DIC, Imidazol Carboxamida:** Es un fármaco quimioterápico antineoplásico utilizado en el tratamiento de varias enfermedades, como el Melanoma, el Linfoma de Hodgkin, Carcinoma de Islotes Pancreáticos y algunos tipos de Sarcoma.

Efectos secundarios: No sólo interfiere en el metabolismo de las células cancerígenas sino también en el de las células normales, Teratogénesis si se administra durante el embarazo. También puede causar Esterilidad, permanente o no, o Inmunodepresión. Además, la Dacarbacina produce habitualmente reacciones de vómito, por lo que la mayoría de los pacientes serán tratados con Antieméticos desde antes de comenzar el tratamiento con Dacarbacina. Otros efectos secundarios incluyen dolor de cabeza, fatiga, diarrea y fotosensibilidad.
..." [132]

---

[132] **Ref. Bibliográfica #:** 32, 44, 55.

"...
- ✓ **Docetaxel, Taxotere ($C_{43}H_{53}NO_{14}$):** Empleado en el Cáncer de Mama, Cáncer de Ovario, Cáncer de Pulmón, Cáncer de Próstata, Cáncer Gástrico.

  Efectos secundarios: Anemia, náuseas, pérdida del cabello (Alopecia), Estomatitis, vómitos, diarrea y pérdida de apetito.

- ✓ **Erlotinib Tarceva ($H_3CO_4N_2HNC_2$):** Actúa impidiendo la actividad de una proteína llamada Receptor del Factor de Crecimiento Epidérmico. Se sabe que esta proteína está implicada en el crecimiento y propagación de las células tumorales, utilizado en el Cáncer de Pulmón no Microcítico, Cáncer de Páncreas.

  Efectos secundarios: Sarpullido y diarrea, así como picores, sequedad de piel, pérdida de pelo; irritación de los ojos debido a Conjuntivitis (Queratoconjuntivitis); pérdida de apetito, pérdida de peso, náuseas, vómitos, irritación de la boca, dolor de Estómago, indigestión, flatulencia; cansancio, fiebre, escalofríos, dificultad para respirar, tos, infección; dolor de cabeza, sensibilidad de la piel alterada o parálisis en las extremidades; depresión y resultados anormales en los análisis de sangre realizados para comprobar la función del Hígado (en casos raros, se observó fallo hepático). Si sus análisis de sangre indican cambios graves en su función hepática, su médico puede necesitar interrumpir su tratamiento. La diarrea grave o persistente puede hacer que se disminuya el Potasio en sangre y que falle el Riñón, especialmente si usted está siendo tratado con otros tratamientos quimioterápicos al mismo tiempo. Hemorragias en el Estómago o en el Intestino y sangrado de nariz, e irritación de los ojos debido a Queratitis. Irritación de los pulmones llamada Enfermedad Pulmonar Intersticial, la cual puede también estar relacionada con el avance natural de su enfermedad y, en algunos casos, puede ser mortal. Se ha dado un caso aislado de inflamación de la Córnea en un paciente tratado con Erlotinib con Quimioterapia." [133]

...

---

[133] **Ref. Bibliográfica #:** 32, 44, 55.

"...
- ✓ **Estramustina ($C_{23}H_{31}NCl_2O_3$):** Es un medicamento que se utiliza para el tratamiento del Cáncer de Próstata. Su molécula combina una Mostaza Nornitrogenada con el Estradiol mediante una unión Carbamato. Su mecanismo de acción es doble, pues tiene acción Citotóxica y también Inhibidora de la Producción de Hormonas Masculinas.

    Efectos secundarios: Ginecomastia, Impotencia, Hipertensión Arterial, Cardiopatía Isquémica, retención de líquidos e Insuficiencia Cardiaca.

- ✓ **Etopósido, VP-16:** Es una Podofilina semisintética derivada de la planta de Podofilo Podophyllum Notatum. Es usado como medicamento para tratar algunos tipos de Cáncer por su capacidad de inhibir la multiplicación de las células tumorales. Cáncer de Células Pequeñas de Pulmón. Leucemia Mielocítica Aguda. Linfomas No Hodgkin. Micosis Fungoide.

    Efectos secundarios: Caída del pelo, fiebre, reacciones en la piel, sequedad de piel; nauseas, vómitos, pérdida de apetito; disminución de las células sanguíneas (Glóbulos Rojos, Glóbulos Blancos y Plaquetas); daño en el Hígado.

- ✓ **Imatinib ($C_{29}H_{31}N_7O$):** Es usado en el tratamiento de Leucemia Mieloide Crónica (LMC), Tumores del Estroma Gastrointestinal (GISTs), Mastocitosis Sistémica, Síndrome Hipereosinofílico, Dermatofibrosarcoma Protuberans, Hipertensión Pulmonar (Hiperplasia de la Vasculatura Pulmonar) y otros tipos de Cáncer.

    Efectos secundarios: Edema, nausea, eflorescencia y dolor músculo esquelético son comunes pero leves. La Insuficiencia Cardiaca Congestiva Severa es un efecto adverso poco común pero reconocido del Imatinib; las dosis elevadas muestran daño por toxicidad en el Miocardio.
..." [134]

---

[134] **Ref. Bibliográfica #:** 32, 44, 55.

"...
- ✓ **Lenalidomida ($C_{13}H_{13}N_3O_3$):** Es un medicamento derivado de la Talidomida empleado en el tratamiento del Mieloma Múltiple y la Leucemia Linfática Crónica.

   Efectos secundarios: Neutropenia (39 %), cansancio (18 %), Estreñimiento (23 %), calambres musculares (20 %), Anemia (17 %), Trombopenia (18 %) y diarrea (14 %). También han aparecido algunas complicaciones graves como Trombosis Venosa, Embolismo Pulmonar, Síndrome de Stevens – Jonson y Necrolisis Epidérmica Tóxica.

   Se cree que puede provocar malformaciones fetales, debido a su similitud con la Talidomida, por lo cual no se debe administrar a mujeres embarazadas y se recomienda evitar el embarazo desde el mes previo al inicio del tratamiento hasta 4 semanas después de su finalización.

- ✓ **Mecloretamina, Clormetina ($C_5H_{11}NCl_2$):** Se clasifica por su mecanismo de acción como Agente Alquilante y químicamente se incluye dentro de la Mostaza Nitrogenada, grupo de fármacos que derivan del Gas Mostaza utilizado como arma de guerra en la Primera Guerra Mundial. Se emplea junto a otros medicamentos en regímenes de tratamiento combinado para el Linfoma de Hodgkin y Linfoma No Hodgkin. También como terapia de tipo paliativo en el Cáncer de Pulmón y Cáncer de Mama, así como en forma de solución diluida aplicada directamente sobre la piel para el tratamiento de la Micosis Fungoide.

   Efectos secundarios: Los principales efectos secundarios que se producen tras su administración son la disminución del número de células sanguíneas, tanto Glóbulos Rojos como Leucocitos y Plaquetas, perdida de cabello (Alopecia), náuseas y vómitos." [135]
...

---

[135] Ref. Bibliográfica #: 32, 44, 55.

"...
- ✓ **Melfalan ($C_{13}H_{18}N_2Cl_2O_2$):** Su acción es Citotóxica (toxica para las células). Produce Mielosupresión, es decir disminuye la actividad productora de células sanguíneas por la Médula Ósea. Indicado el tratamiento de los siguientes tumores malignos: Melanoma, Sarcomas de tejidos blandos de extremidades, Mieloma Múltiple, Cáncer de Ovario y Neuroblastoma.

  Efectos secundarios: Anemia, Leucopenia, Trombopenia; también produce trastornos gastrointestinales como náuseas, vómitos, Estomatitis y diarrea. Otros efectos que se han descrito son Fibrosis Pulmonar, reacciones cutáneas y pérdida de pelo (Alopecia).

- ✓ **Oxaliplatino ($C_8H_{14}N_2O_4Pt$):** Medicamento Citostático, indicado en el tratamiento de primera línea del Cáncer Colorrectal avanzado y en el tratamiento adyuvante del Cáncer de Colon en estadio III.

  Efectos secundarios: Varios pacientes sufren de Neuropatía lo cual aparece más comúnmente como espasmos, cosquilleo, o sensaciones anormales de la lengua que pueden empeorar en temperaturas bajas. La Neuropatía puede ser temporal o puede persistir después de que el tratamiento haya terminado. El Oxaliplatino no debe ser tomado por las mujeres que se encuentran o piensan volverse embarazadas ya que éste puede tener efectos tóxicos sobre el feto. Este medicamento podría tener efectos negativos sobre la fertilidad en los años después del tratamiento.

- ✓ **Procarbazina ($C_{12}H_{19}N_3O$):** Es un medicamento indicado en la Quimioterapia para el tratamiento del Linfoma de Hodgkin y algunos tipos de tumores cerebrales, tal como el Glioblastoma Multiforme.

  Efectos secundarios: Puede causar una reacción tipo Disulfiram con la ingesta concomitante de alcohol. El uso de Procarbazina puede aumentar el riesgo de la aparición de ciertas Leucemias, especialmente en la combinación con Mecloretamina, Vincristina y Prednisona.
  ," [136]
..."

---

[136] **Ref. Bibliográfica #:** 32, 44, 55.

"...
- ✓ **Vincristina, Leurocristina ($C_{46}H_{56}N_4O_{10}$ H_2SO_4):** Es un alcaloide de la planta floreciente de nombre Vincapervinca, Vicaria Blanca (Catharanthus Roseus, Vinca Rosea). En forma de Sulfato de Vincristina, es un fármaco utilizado en la Leucemia Aguda, Enfermedad de Hodgkin, Linfomas malignos No Hodgkin, Rabdomiosarcoma, Neuroblastoma, Tumor de Wilms, Sarcoma Osteógeno, Cáncer de Mama.

   Efectos secundarios: La Vincristina puede causar Leucopenia y Anemia además de Trombocitosis temporal. El efecto secundario más importante de la Vincristina es la Neurotoxicidad dependiente de la dosis. Los síntomas están relacionados a la alteración del Sistema Nervioso Central y Periférico. La Vincristina puede tener un efecto Teratógeno potencial u otros efectos adversos sobre el feto. Se está estudiando los efectos de la droga sobre la fertilidad humana.

..." [137]

"La Quimioterapia acidifica al organismo a tal punto que debe recurrir a las reservas alcalinas de forma inmediata para neutralizar tal acidez, sacrificando bases minerales (Calcio, Sodio, Magnesio, Potasio) depositados en los huesos, dientes, uñas, articulaciones y cabellos" [138].

---

[137] **Ref. Bibliográfica #:** 32, 44, 55.
[138] **Ref. Bibliográfica #:** 15.

4··5··3 Radioterapia (Quemar al Tumor)

"...

Es una forma de tratamiento basado en el empleo de Radiaciones Ionizantes (Rayos X o Radiactividad, la que incluye los Rayos Gamma y las Partículas Alfa).

La Radioterapia es un tipo de tratamiento oncológico que utiliza las radiaciones para eliminar las células tumorales, (generalmente cancerígenas), en la parte del organismo donde se apliquen (tratamiento local). La Radioterapia actúa sobre el tumor, destruyendo las células malignas y así impide que crezcan y se reproduzcan. Esta acción también puede ejercerse sobre los tejidos normales; sin embargo, los tejidos tumorales son más sensibles a la radiación y no pueden reparar el daño producido de forma tan eficiente como lo hace el tejido normal, de manera que son destruidos bloqueando el Ciclo Celular.

Sus efectos secundarios son cansancio y fatiga, inflamación y pesadez en la mama, enrojecimiento y sequedad en la piel (como después de una quemadura solar), que suele desaparecer tras seis a doce semanas. La acción de estos aparatos suele estar muy focalizada de manera que sus efectos suelen ser breves y, generalmente, bien tolerados.

Una buena combinación de descanso, actividad física y prendas delicadas pueden atenuar estas molestias. Las células no tumorales también son sensibles del mismo modo a los efectos radioterapéuticos, por lo que en la mayoría de casos también resultan afectadas por este tratamiento. Ya sean en zonas locales focalizadas o a la hora de efectuar una radiación con mayor margen.

Esto tiene como efectos secundarios, la muerte del resto de las células plasmáticas (Glóbulos Blancos) no cancerígenas de otras partes del organismo. Crea una Inmunodeficiencia realmente importante, provocando una exposición mayor a infecciones y hace que la recuperación del paciente sea lenta.

"[139]
...

---

[139] **Ref. Bibliográfica #:** 32, 44, 55.

Comentaré alguno de los agentes utilizado en esta terapia y sus efectos nocivos:

"...

- **Teleterapia, Radioterapia Externa:** La fuente de irradiación está a cierta distancia del paciente en equipos de grandes dimensiones, como son la unidad de Cobalto y el Acelerador Lineal de Electrones (ALE). En este tipo de tratamiento, que es el más común, los pacientes acuden diariamente de forma ambulatoria por un período variable, dependiendo de la enfermedad que se esté tratando.

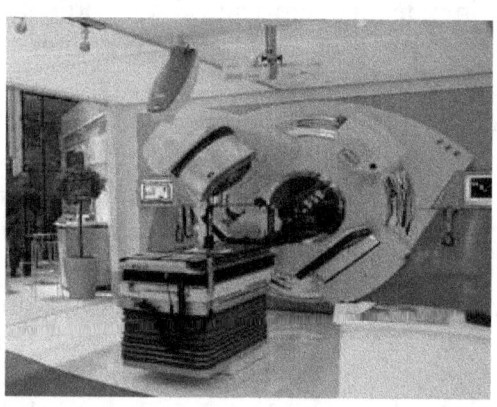

La radiación puede ser de Rayos Gamma, Rayos X, Electrones, Protones o Núcleos Atómicos. Antiguamente se empleaban Rayos X de Ortovoltaje o Baja Energía (pocos miles de voltios) que no tenían capacidad de penetrar en la profundidad de los tejidos. Más tarde se incorporó la Bomba de Cobalto 60 cuya radiación de Rayos Gamma con una energía de 1.6 MeV (Megaelectrón – Voltios) penetraban más en profundidad. A partir de los años 70, surgieron los Aceleradores Lineales de Electrones (ALE, LINAC) que producen tanto Rayos X de Alta Energía, pudiendo elegir la energía desde 1.5 hasta 25 MV, como Electrones que sirven para tratar tumores superficiales.

..." [140]

---

[140] **Ref. Bibliográfica #:** 32, 44, 55.

"...

- **Bomba de Cobalto:** Es una máquina de Radioterapia, para el tratamiento de determinadas patologías. Su denominación viene dada por usar un isótopo radiactivo de Cobalto (^{160}Co), para el tratamiento de dichas patologías, y por utilizar para el desplazamiento y uso del mismo un pistón neumático (bomba). La vida media de este radionúclido es de 5.27 años (dentro del organismo humano). La Radiación Beta es absorbida por el blindaje del cabezal y no es útil. Lo que interesa es la Radiación Gamma. Esta radiación tiene una energía media de 1.33 MeV. Esto no hace que el Cobalto radiactivo pierda su capacidad dañina de producir radiación, pero sí aumenta la duración de los tratamientos, generando incomodidad en los pacientes tratados.

- **Curieterapia, Braquiterapia:** Es una forma de tratamiento radioterapéutico donde isótopos radioactivas se colocan dentro o cerca de la zona que requiere tratamiento. La Braquiterapia es comúnmente usada como un tratamiento eficaz para el Cáncer de Cérvix, Próstata, Mama y Piel y también se puede usar para tratar tumores en muchos otros sitios del cuerpo.

La Braquiterapia también puede ser utilizada en el tratamiento de Cáncer Cerebral; de Ojos; Cabeza y Cuello (Labio, piso de la boca, Lengua, Nasofaringe y Orofaringe); de las Vías Respiratorias (Tráquea y Bronquios); Tracto Digestivo (Esófago, Vesícula Biliar, los conductos biliares, Recto, Ano); del Tracto Urinario (Vejiga, Uretra, Pene); Aparato Reproductor Femenino (Útero, Vagina, Vulva); y los tejidos blandos.

Efectos secundarios: Los efectos secundarios agudos asociados con la Braquiterapia localizada incluyen hematomas, hinchazón, sangrado, flujo o malestar dentro de la región implantada. El tratamiento con la Braquiterapia para el Cáncer de Cérvix o Próstata puede causar síntomas urinarios agudos y transitorios, tales como retención urinaria, incontinencia urinaria o dolor al orinar (Disuria).
..." [141]

---

[141] **Ref. Bibliográfica #:** 32, 44, 55.

"...
La frecuencia transitoria del aumento intestinal, diarrea, Estreñimiento o sangrado rectal menor, también puede ocurrir. Braquiterapia para el Cáncer de Piel puede provocar un desprendimiento de las capas externas de la piel (descamación) alrededor de la zona de tratamiento en las semanas siguientes a la terapia. Los efectos secundarios agudos de la Braquiterapia de Alta Tasa (HDR) son muy similares a la Radioterapia Externa. Braquiterapia para el Cáncer de la Próstata puede causar disfunción eréctil en aproximadamente el 15 – 30 % de los pacientes. La Braquiterapia de Cáncer de Mama o Cáncer de la Piel puede causar tejido cicatricial que se forma en toda el área de tratamiento. En el caso de la Braquiterapia de Mama, Necrosis Grasa puede ocurrir como resultado de los ácidos grasos que entran en los tejidos del seno. Esto puede provocar que el tejido de los senos se hinche y que se siente tierno. La Necrosis Grasa es una condición benigna y típicamente ocurre 4 – 12 meses después del tratamiento y afecta aproximadamente el 2 % de los pacientes.

Fuentes de Radiación (Radionucleidos) utilizadas comúnmente para la Braquiterapia:

Radionucleidos	Tipo	Mitad – Vida	Energía
Cesio-137 (^{137}Cs)	Rayos Gamma	30.17 años	0.662 MeV
Cobalto-60 (^{60}Co)	Rayos Gamma	5.26 años	1.17 - 1.33 MeV
Iridio-192 (^{192}Ir)	Rayos Gamma	74.0 días	0.38 MeV (promedio)
Yodo-125 (^{125}I)	Rayos X	59.6 días	27.4, 31.4 y 35.5 keV
Paladio-103 (^{103}Pd)	Rayos X	17.0 días	21 keV (promedio)
Rutenio-106 (^{106}Ru)	Partículas Beta	1.02 años	3.54 MeV

,, 142
..."

---

[142] **Ref. Bibliográfica #:** 32, 44, 55.

Observen ustedes que la vida media dentro del organismo de estos isótopos radiactivos, es considerablemente alta, y que durante todo ese tiempo, estos elementos atómicos estarán interactuando con otros elementos, por lo que se producirán reacciones al nivel atómico de las células, que sin dudas generaran mayores problemas.

Solo hace falta una energía igual a 511 keV para que un electrón perteneciente a un átomo cualquiera se destruya, transformando la órbita electrónica de dicho átomo o su propia aniquilación (transformación).

Pequeñas cantidades de Cs-134 y Cs-137 fueron liberadas al Medio Ambiente durante los ensayos de armas nucleares de las grandes potencias y algunos accidentes nucleares, especialmente en la catástrofe de Chernóbil en 1986. A partir del 2005, Cs-137 es la principal fuente de la radiación en la zona de la alienación en torno a Chernóbil.

Junto con el Cesio-134, Yodo-131 y Estroncio-90, fue uno de los isótopos con mayor impacto en la salud, distribuidos por la explosión del reactor.

El manejo inadecuado de Cs-137 puede dar lugar a la liberación de los isótopos de radiación y contaminación y a que se produzcan lesiones. Tal vez el caso más conocido es el accidente de Goiania en Brasil en 1987, cuando una máquina de Radioterapia de una clínica abandonada en esa localidad, fue saqueada y la brillante sal de Cesio vendida a compradores curiosos, ocasionando la muerte de 4 personas y contaminando a más de 249 (envenenamiento por radiación).

Una dosis de Co-60 al cuerpo entero de aproximadamente 3 a 4 Sieverts mata al 50 % de una población en 30 días, y puede acumularse en pocos minutos de exposición a 1 g de ^{60}Co (y el Cobalto se utiliza en un gran número de pruebas médicas de laboratorio en la actualidad, por lo que si usted se expone frecuentemente a esta sustancia, durante 5.26 años estará acumulando cifras de este isótopo en su cuerpo). Una pequeña cantidad es absorbida por el Hígado, Riñones y huesos, donde una prolongada exposición a la Radiación Gamma puede causar Cáncer.

El Cáncer y su Cura Holística

"...

Un radioisótopo de Iridio, el Ir-192, es peligroso al igual que cualquier otro isótopo radioactivo. Los únicos reportes relacionados con lesiones por Iridio conciernen a la exposición accidental de Ir-192 usado en Braquiterapia. Las altas radiaciones de Rayos Gamma de Alta Energía por el Ir-192 pueden incrementar el riego de Cáncer. La exposición externa puede causar quemaduras, envenenamiento por radiación, y la muerte. La ingestión de Ir-192 puede quemar el revestimiento del Estómago y de los Intestinos. Ir-192 tiende a depositarse en el Hígado, y puede plantear riesgos para la salud tanto por Radiación Gamma como por Radiación Beta.

✹

El tratamiento paliativo usando Esteroides (muy utilizados en estos tiempos para tratar muchas afecciones) como la Prednisona, Hidrocortisona, Triamcinolona, Dexametasona, Betametasona, y otros, pueden aumentar los niveles de azúcar en sangre, acidificando aún más al organismo y facilitando el desarrollo de las células tumorales.

✹

La Universidad Johns Hopkins de los Estados Unidos, y en especial, su Facultad Médica, es una de las que se opone a la Quimioterapia y la Radioterapia. Ellos plantean que es más ventajoso tratar de subir la inteligencia del Sistema Inmunológico, especialmente con Factores de Transferencia:

Toda persona tiene células cancerígenas en el cuerpo. Estas células no se ven en los chequeos regulares hasta que se han multiplicado a unos pocos billones. Cuando los doctores les dicen a los pacientes de Cáncer que no hay más células cancerígenas después del tratamiento, solo significa que los chequeos no las detectan porque ellas no han alcanzado una cantidad detectable. Las células cancerígenas pueden aparecer unas 6 a 10 veces durante la vida de todas las personas. Cuando el Sistema Inmunológico de una persona es fuerte, las células cancerígenas serán destruidas y se prevendrá la multiplicación y formación de tumores. La Quimioterapia y la Radioterapia, pueden causar la mutación de las células cancerígenas que se resistan y se haga mucho más difícil su destrucción total. La cirugía puede también provocar la invasión de las células a otros órganos.
" [143]
...."

---

[143] **Ref. Bibliográfica #:** "?" Documento Anónimo.

TRATAMIENTO HOLÍSTICO

"...
La Medicina Tradicional China (MTCh – Zhōngyī), es el nombre que se le da comúnmente a un rango de prácticas médicas tradicionales desarrolladas en China a lo largo de su evolución cultural milenaria. Los principales fundamentos teóricos médicos de la MTCh se basan en esta larga experiencia, y queda reflejada sobretodo, en la Teoría del Yin y del Yang y otras, como la Teoría de los Cinco Elementos desde hace más de 5 000 años. Los tratamientos se hacen con referencia a este marco filosófico.

Esta medicina se basa en el concepto de Qi (Energía Vital), que recorre el cuerpo de la persona. Quienes practican esta medicina proponen que el Qi regula el equilibrio espiritual, emocional, mental y físico y está afectado por las fuerzas opuestas del Yin (Energía Negativa) y el Yang (Energía Positiva). Según la MTCh, la enfermedad ocurre cuando se altera el flujo del Qi y se produce un desequilibrio del Yin y el Yang. Los componentes de este tipo de medicina comprenden terapias de hierbas (Herbología Médica), alimentación (Trofología Médica), ejercicios físicos que restituyen la salud (Gimnasias Terapéuticas), meditación, Acupuntura, masajes reparadores, etc.

Se considera una de las más antiguas formas de Medicina Oriental, término que engloba también las otras medicinas de Asia, como los Sistemas Médicos Tradicionales del Tíbet, India, Mongolia, Vietnam, Japón y otras regiones.

Tiene como base filosófica la observación y el conocimiento de las leyes fundamentales según las cuales éstas gobernarían el funcionamiento del organismo humano, y de su interacción con el entorno, siguiendo los ciclos de la naturaleza; buscando de tal manera aplicar esta comprensión al tratamiento de las enfermedades y el mantenimiento de la salud con métodos diversos.

..." [144]

---

[144] **Ref. Bibliográfica #:** 32, 44, 55.

5·1 Campo Bioeléctrico de Radiación Luminosa Multicolor (Aura)

Según la Medicina Tradicional China (MTCh) la enfermedad no es más que un desequilibrio del Campo Bioeléctrico de nuestro cuerpo (Aura). Nuestro organismo funciona con energía como todos los seres vivos, y esta energía la obtiene por tres vías: Alimentación, Respiración y Energía Cósmica. La energía obtenida de la alimentación la constituyen los nutrientes que se encuentran en los alimentos (proteínas, grasas, Carbohidratos, vitaminas, minerales, aminoácidos); la energía obtenida en la respiración es el Oxígeno y demás gases que componen nuestra atmósfera que también son metabolizados por nuestro organismo; la Energía Cósmica, es la energía que nos rodea proveniente del Cosmos: Neutrinos (provenientes de la Desintegración Beta de los Neutrones ocurridas en el espacio – Emulsión Radioactiva –); Rayos Ultravioletas, Fotones (provenientes de la luz solar o de cualquier fuente de luz); otros tipos de radiaciones cósmicas (Ondas Electromagnéticas, Rayos X, Rayos Gamma, Partículas Alfa), radiaciones emitidas por toda la materia inorgánica y orgánica que se encuentra a nuestro alrededor, inclusive las del propio planeta, etc.

La alimentación y la respiración ya la hemos analizado y la seguiremos analizando en cada uno de estos epígrafes pero la obtención de la Energía Cósmica por nuestro organismo no la hemos tratado aún.

En la filosofía China esta energía es denominada Qi (Chi) y es la causante, cuando existen desordenes (Déficit – Yin – o Excesos – Yang –) dentro del organismo, de provocar las enfermedades.

El cuerpo humano cuenta con una serie de bioreceptores que permiten captar e incorporar esta energía, los cuales se llaman Meridianos (King). Existe un Meridiano asociado a cada órgano y 4 extras asociados fundamentalmente al funcionamiento del Corazón y a controlar el Campo Bioeléctrico de Radiación Luminosa Multicolor general del cuerpo humano denominado popularmente como Aura.

El Cáncer y su Cura Holística

A lo largo de los 14 Meridianos (King) se encuentran 365 Puntos (Jing Xue) a través de los cuales la energía de los órganos, entrañas y Canales, es transportada a la superficie del cuerpo y viceversa interviniendo en la regulación y energetización de las funciones orgánicas.

El Campo Bioeléctrico del cuerpo humano es bipolar y se divide en varias regiones:

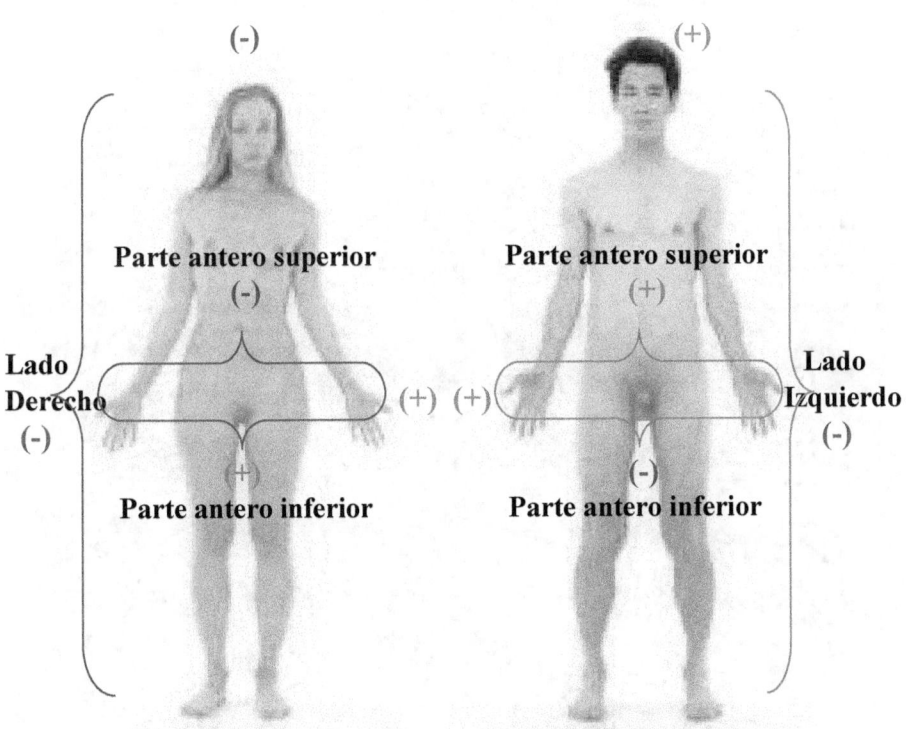

Femenino anterior (+)   Masculino anterior (-)
Genero Femenino (-)   Genero Masculino (+)
Parte anterior del cuerpo humano.

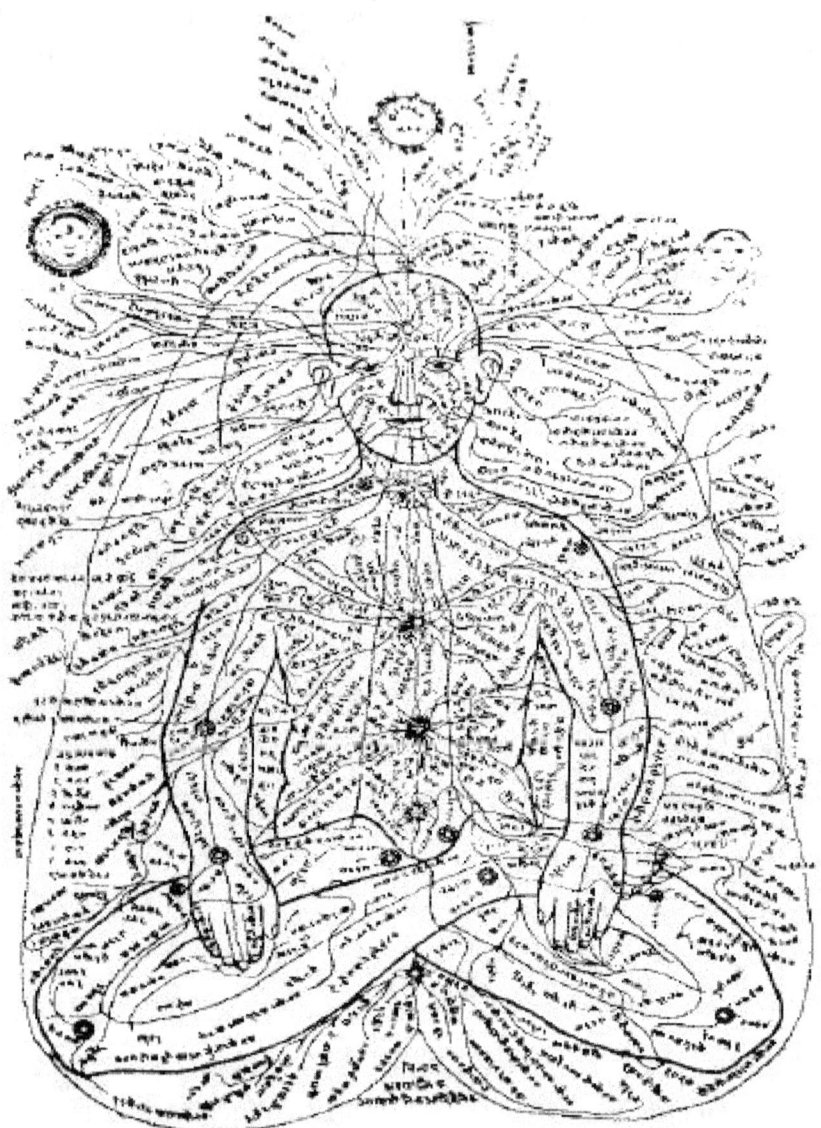

Campo Bioeléctrico de Radiación Luminosa Multicolor (Aura). [145]

---

[145] Ref. Bibliográfica #: 76.

El Cáncer y su Cura Holística

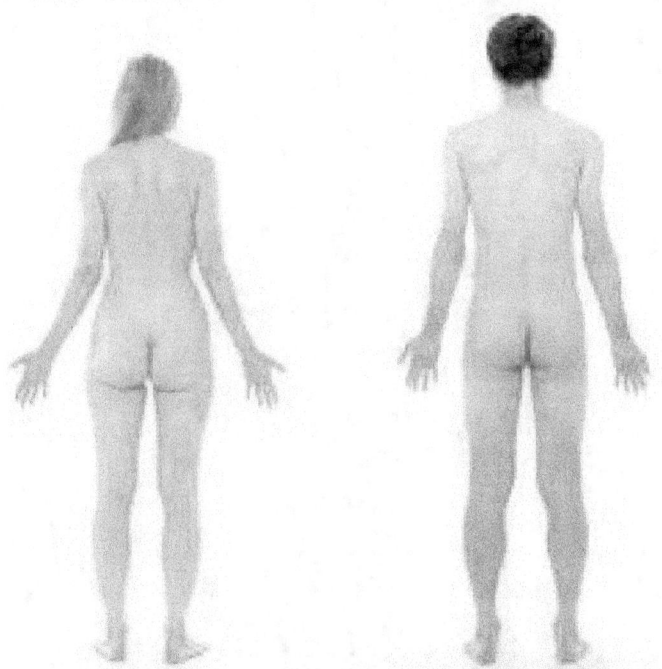

Femenino posterior (-)   Masculino posterior (+)
Parte posterior del cuerpo humano.

El Cáncer y su Cura Holística

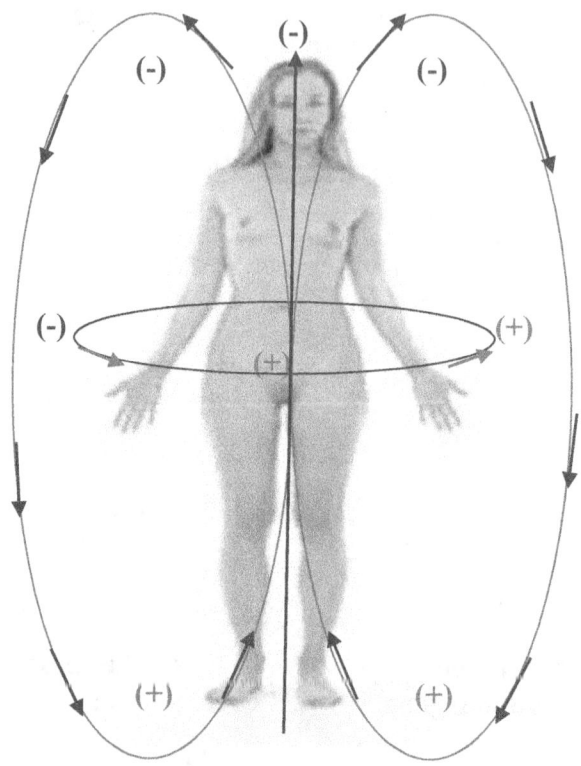

Movimiento de las líneas de fuerza del Campo Bioeléctrico (Aura) en la mujer.

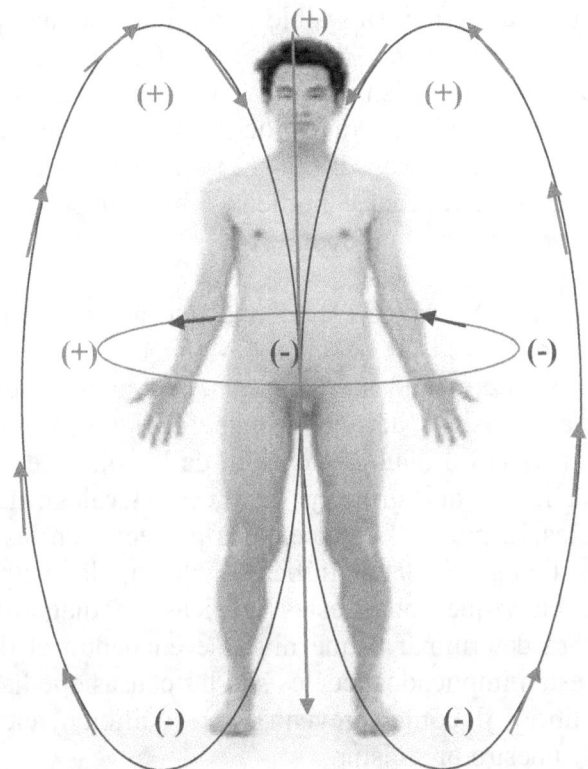

Movimiento de las líneas de fuerza del Campo Bioeléctrico (Aura) en el hombre.

Además de esto, existen un grupo de Zonas Reflejas llamadas Microsistemas (Qi Xue) que también estimulan el funcionamiento de determinadas zonas destacándose el Microsistema de la Oreja, Cráneo, Ojos, Cara, Lengua, Manos y Pies, entre otros.

El Campo Bioeléctrico nos permite interactuar con el medio que nos rodea y como una biobatería darnos salud y bienestar (cuando esta cargado o equilibrado) y enfermedades y males (cuando esta descargado o desequilibrado).

El Cáncer y su Cura Holística

En una persona sana, el Campo Bioeléctrico oscila entre los 5 y 10 mm por fuera de la piel (invisible al ojo humano, aunque mediante determinados fenómenos físicos se puede tornar visible). Al surgir las enfermedades, el campo disminuye hasta volverse casi imperceptible. Este fenómeno se mide a través de la Cámara de Kirlian y los especialistas en esta rama de la MTCh (Bioholografía Médica) determinan las enfermedades midiendo el Campo Bioeléctrico y observando sus 11 posibles colores.

Como en la Medicina Occidental que utiliza las Radiografías, los Ultrasonidos y la Resonancia Magnética entre otras, para diagnosticar las enfermedades (claro, estos son medios de diagnóstico, en su mayoría, invasivos de alguna manera); los especialistas chinos utilizan la entrevista (el diálogo; revisión de los ojos, de la boca, de la lengua, del aliento, del orine y las heces fecales); la Pulsología (chequeo de los 12 pulsos fundamentales presentes en las muñecas de las manos); Fotografía Holográfica Kirliana; la palpación u la auscultación, etc. (que todas estas técnicas de diagnostico no son invasivas), para determinar a qué nivel se encuentra el desequilibrio, qué órganos están implicados, cuáles son las causas que han provocado este desequilibrio y cómo prevenir y reequilibrar nuestro Campo Bioeléctrico y nuestro organismo.

¡Cuál es la causa de la enfermedad o cuáles son, pues en su mayoría, la enfermedad es producida por una multitud de causas!, esa es la tarea principal de la MTCh, ya que si no se identifican los factores que están provocando la enfermedad: ¿cómo se va a indicar un tratamiento eficaz y efectivo para tratarlas?

Notan la diferencia…

5··2 Teoría de los Órganos Zang Fú

"...

Los órganos del cuerpo humano, según la MTCh, están agrupados en dos polaridades (Zang – Fú). Los órganos Fú, cuya función principal es transportar y digerir los alimentos, son de naturaleza Yang; mientras que los órganos Zang, cuya función es almacenar la Esencia y la Energía Vital, son de naturaleza Yin. Cada uno de los órganos Zang Fú puede, a su vez, contener Yin y Yang, así que se habla del Yin y Yang del Riñón, Yin y Yang del Estómago, etc. En resumen, no importa cuan complicados sean los tejidos o estructuras del cuerpo humano, así como, sus actividades funcionales, lo cierto es que todos pueden ser generalizados y explicados por la relación de Yin y Yang.

Por ejemplo, la preponderancia del Yin consume el Yang; una debilidad del Yang conduce a un predominio del Yin, y en cualquiera de estos dos casos se origina un Síndrome de Frío. Por otro lado, la preponderancia del Yang consume el Yin; la debilidad del Yin propicia el predominio del Yang, y en ambos casos se originará un Síndrome de Calor. Sin embargo, los Síndromes de Calor o Frío debidos a preponderancia de factores nocivos pertenecen al tipo Shi (Por Exceso), mientras que los Síndromes de Frío o de Calor debidos a disminución de la resistencia corporal general pertenecen al tipo Xu (Por Deficiencia). Estos dos tipos de síndromes son diferentes en naturaleza, en consecuencia, los principios para tratamientos también son diferentes, por ejemplo, para los Síndromes de Shi, se usa el método de Dispersión (Xie), y para los Síndromes de Xu, el método de Tonificación (Bu).

Ya que la enfermedad, según este principio, no es más que un desequilibrio entre Yin y Yang, todos los métodos de tratamiento deberán estar dirigidos a corregir dicho desequilibrio. En el tratamiento acupuntural existen métodos de selección de puntos del lado derecho para tratar trastornos del lado izquierdo y viceversa; o de selección de puntos de la parte inferior del cuerpo para tratar trastornos de la parte superior y viceversa.
„ [146]
..."

---

[146] **Ref. Bibliográfica #:** 62.

"...
Todos estos métodos se basan en un concepto: el cuerpo es un todo, y su propósito es reajustar la relación entre Yin y Yang y promover la circulación de Qi (Energía) y Xue (Sangre). Cuando se produce la ruptura del equilibrio dinámico entre Yin y Yang (aumento ó reducción extrema) aparece la enfermedad.

Un ejemplo en la fisiología es el metabolismo, donde la actividad funcional (Yang), depende del consumo de materias nutritivas (Yin), hay pues un crecimiento del Yang, y una reducción del Yin. A la inversa para la asimilación de los alimentos, se necesita un cierto consumo de energía, donde hay crecimiento del Yin, y reducción del Yang.

Xu (Deficiencia) implica la debilidad de resistencia del cuerpo debido a la hipofunción o insuficiencia de ciertas materias. Shi (Exceso) indica la condición patológica en que el factor exógeno etiológico es violento mientras que la resistencia general del cuerpo está todavía intacta.

También se usa en el tratamiento de las enfermedades, según la MTCh, en las que con frecuencia se contrarrestan determinados síntomas con tratamientos regidos por el concepto opuesto. Por ejemplo, el enfriamiento, un Síntoma Yin, sería tratado con comidas calientes, que son Yang; una crisis nerviosa, Yang, sería tratada con comidas frías (como frutas), que son Yin. Además, cuando tratan un exceso de Yin o de Yang, tienen siempre en cuenta la posibilidad de la existencia de una deficiencia del polo opuesto. En caso de Yin deficiente, se puede tonificar el Yin para que, una vez reforzado, ejerza su acción inhibidora sobre el Yang.

La aparición de las enfermedades y su evolución dependen de dos factores que se oponen:

✓ **La Energía Sana del cuerpo (Zheng Qi):** Factor de resistencia a la enfermedad, que comprende aspectos Yin (como Energía, Sangre, Líquidos Orgánicos, etc.), y aspectos Yang (como actividad funcional de las vísceras, producción de calor, etc.).
..."[147]

---

[147] **Ref. Bibliográfica #: 62.**

"...

- ✓ **La Energía Patógena (Xie Qi):** Término que agrupa a todos los factores patógenos, puede ser de naturaleza Yin (Frío, Humedad...), ó de naturaleza Yang (Calor, Viento...), o en casos complejos ambos aspectos combinados, Yin y Yang.

- ✓ **La preponderancia del Yin consume al Yang:** Síndrome del Frío de tipo Shi.

- ✓ **La preponderancia del Yang consume al Yin:** Síndrome del Calor de tipo Shi.

- ✓ **La deficiencia del Yang conduce a la preponderancia del Yin:** Síndrome del Frío de tipo Xu.

- ✓ **La deficiencia del Yin conduce a la preponderancia del Yang:** Síndrome del Calor de tipo Xu.

Los 6 órganos Zang (Sólidos) producen y almacenan sustancias nutritivas, la Energía (Qi), la Sangre (Xue) y los Líquidos Corporales (Jing). Estos son: Corazón, Bazo, Pulmón, Riñón y el Hígado a los que se les agrega el Pericardio (Circulación Sexualidad).

Los 6 órganos Fú (Huecos), también denominados Vísceras, tienen comunicación con el exterior desempeñando una actividad de tipo Yang que tienen la función de transformar y transportar las sustancias alimenticias, absorber y distribuir las materias nutritivas y excretar los desechos. Estos son: Intestino Delgado, Estómago, Intestino Grueso, Vejiga y la Vesícula Biliar a los que se añade el Triple Función (Triple Recalentador) que comprende 3 funciones relacionadas con 3 regiones del cuerpo: Toráxico (Jiao Superior), Abdominal Superior (Jiao Medio), Abdominal Inferior (Jiao Inferior).

,, 148
...

---

[148] **Ref. Bibliográfica #:** 62.

Explicaré solamente (según la Teoría de los Órganos Zang Fú) el funcionamiento de los filtros (Pulmón, Hígado y Riñón) mencionados en el Sistema Básico de Pischinger, para comprender ahora, desde el punto de vista de la Medicina Tradicional China su maquinaria energética e interpretación, ya que no es objetivo de este libro brindarles un curso de esta ciencia:

"...

- **Pulmón:** El Pulmón acepta el Qi del Aire y exhala la parte que corresponde del Qi Turbio. El Intestino Grueso termina de absorber los últimos líquidos claros y nutrientes, los separa de los desechos sólidos, de las cenizas, y expulsa estos últimos al exterior. Por consiguiente, las relaciones entre el Pulmón y el Intestino Grueso simbolizan, en lo esencial, el equilibrio que debe existir entre la asimilación y la desasimilación, entre la entrada y la salida en el mecanismo de Qi.

- **Comanda la Respiración:** Los Canales o Conductos de Qi es el nombre que reciben los Bronquios en Medicina Tradicional. A través de ellos se inhala y exhala el aire. Así, los Pulmones captan el Qi del Aire (O) y expulsan la parte correspondiente del Qi Turbio (CO_2). A ese continuo, inspirar y espirar, clásicamente se le ha denominado "desechar lo viejo y asimilar lo nuevo". En MTCh, se dice que el Pulmón es el fuelle que ventila, pero la respiración no se produce hasta que el Riñón, humilde y silente en lo bajo, capta ese Qi.

- **Comanda la Energía:** Al Pulmón le llaman también "el Maestro de la Energía" y existen sobradas razones. A modo de síntesis puede decirse que el organismo necesita de tres tipos de energía: una Congénita y dos Adquiridas. La Congénita es el Qi Ancestral y, las Adquiridas, el Qi Celestial y el Qi Nutritivo. El Qi Celestial depende en su casi totalidad del Pulmón a los efectos de su captación, pues está integrado por el Qi del Aire y por los "influjos" del cosmos, esto es, de las influencias del Sol, de los campos del Planeta, de la Luna, de los 4 Planetas Gigantes, etc.

..."[149]

---

[149] **Ref. Bibliográfica #:** 62, 68.

"...

El intercambio gaseoso con el exterior no se produce solo en el Pulmón. Está demostrado que al nivel de la piel se produce, aunque en proporciones muy pequeñas, captación de Oxígeno y eliminación de Anhídrido Carbónico, y que este cambio es significativamente superior en los Puntos Acupunturales (PA) respecto al resto de la piel. Pero no solo del aire se capta energía.

Todo parece indicar que el cuerpo humano, con una temperatura promedio de 36º C, irradia una energía que aproximadamente equivale a 15 kilowat/hora, la que proviene en un 25 % de los alimento y el resto es una consecuencia de las radiaciones absorbidas por la piel (Energía Cósmica).

Esta segunda forma de captar energía corresponde exclusivamente, según la tradición, al Pulmón. Con razón se dice que regular la respiración y fortalecer el Pulmón equivale a reforzar la Energía Ancestral y el Yuanqi.

➢ **Purifica el Qi y los Líquidos:** Como ya se examinó antes, con la respiración, el Pulmón también contribuye a la función de separar lo claro de lo turbio. Entre otras, es por esta razón que se dice que el Pulmón limpia el aire inspirado y lo hace bajar.

El Pulmón hace descender los Líquidos Corporales al Riñón para que este excrete los turbios por la Vejiga, a la vez que hace ascender los claros hacia el Pulmón. Al alcanzar los líquidos claros el San Jiao, el Fuego los convierten en Qi, esto es, los transforma en un elemento sutil, por lo que dejan de ser pesados. Al llegar de nuevo, esta vez en forma de Qi al Pulmón, éste los condensa y, ahora como líquidos los vuelve a hacer descender al Riñón. Por esta, entre otras razones, es que se dice que "el Pulmón es como la niebla".

..." [150]

---

[150] Ref. Bibliográfica #: 62, 68.

"...
- **Canaliza y regula las Vías del Agua:** El Riñón comanda o gobierna el Agua, pero el Pulmón juega un papel importante en su distribución y circulación por los Zang Fú y las texturas, apoyándose en el San Jiao. El Pulmón condensa los líquidos que recibe transformados en Qi. San Jiao "los evapora" por pertenecer al Fuego y los hace circular porque es un Canal rico en energía. Por otra parte, también se dice que el Bazo es la fuente de la Humedad y la Flema y el Pulmón, el depósito de la Humedad y la Flema. Por todo esto se dice que "el Pulmón es la fuente superior del Agua".

  Solo cuando el Qi Renal es suficiente y el aire aspirado llega al Riñón en cantidad suficiente, el metabolismo del Agua es adecuado. Si la función del Pulmón es adecuada, el Yang del Riñón será suficiente y solo en estas condiciones podrá calentar adecuadamente al Bazo para que lo auxilie en la circulación de los líquidos.

- **La Piel, el Vello, el Pelo y los Poros pertenecen al Pulmón:** El Pulmón transporta su Esencia Vital a la piel y al pelo, por lo que las condiciones de éstos pueden expresar la calidad de las funciones del Pulmón. Guardan relación con esto algunas expresiones plasmadas en textos clásicos como una que dice que "el Pulmón genera la piel y los pelos", otra que se refiere a los pelos llamándolos "la Puerta del Aire" y otra que expresa que "la piel tiene la función de dispersar el Qi del Pulmón".

También se dice que "el Pulmón tiene la función de respirar y la piel y los vellos la de regularizar la respiración", así como que "el Pulmón controla la superficie de todo el cuerpo".

Función total del Pulmón:

- ✓ **Controla el Qi.**
- ✓ **Sistema Respiratorio:** Vías altas y bajas.
- ✓ **Sistema cutáneo y todo lo que se relaciona con la piel.**
" [151]
...

---

[151] Ref. Bibliográfica #: 62, 68.

"...
- ✓ **Funcionamiento del metabolismo de los líquidos.**
- ✓ **Fisiopatología de la nariz.**
- ✓ **Funcionalidad del Sistema Neurovegetativo.**
- ✓ **Emoción:** Tristeza.
- ✓ **Líquidos:** Secreción nasal.
- ✓ **Tejido:** Piel.
- ✓ **Reflejo:** Vello.
- ✓ **Órgano:** Nariz.
- ✓ **Orificio:** Garganta.

- **Riñón:** En el Dao De Jing se le llama "el mejor de los hombres" o el "Bien Supremo", es como el Agua. El Agua beneficia (o nutre) todas las cosas sin excluir a ninguna. Se coloca en los sitios que otros detestan (sitios declives) y se acerca así al Tao.

Así el Riñón como el Agua, es la fuente de la vida, es el depósito del legado de nuestros antecesores. El Riñón pertenece al Agua porque se parece a ella. Esta situado en lo más bajo (el Jiao Inferior) y controla lo Supremo. Es silencioso, humilde y beneficia a todos los órganos sin excluir ninguno. Por ser el Yin Supremo representa la primera mutación hacia el Yang. La mutación de Yin en Yang se hace por intermedio de la Madera la cual funge como reguladora.

Trastornos de la memoria son síntomas que frecuentemente acusan Vacío de los Riñones. Asimismo, el Riñón tiene la función de concentrar la atención, por lo que también aparecen la fatigabilidad de los procesos intelectuales y la distractibilidad.

El Riñón domina la reproducción; ejerce un papel trascendente en el crecimiento y el desarrollo por ser el órgano donde se almacenan las Esencias. El desarrollo y la madurez de los órganos genitales, tanto en el hombre como en la mujer, depende de las condiciones del Riñón y de la Esencia Renal.

..." [152]

---

[152] **Ref. Bibliográfica #:** 62, 68.

"...
El Riñón tiene la función de producir, almacenar y excretar las Esencias, pues con la maduración de los órganos sexuales parte de las Esencias se transforman en Esencia Reproductiva, que se consume en cada coito. Es la Esencia Reproductiva la que trasmite nuestro legado y el de los lejanos ancestros.

Por esto se dice que el Riñón tiene también como apertura el Meato Urinario y el Ano, porque a través de ellos se abre o manifiesta hacia el exterior con cambios en la excreción de orina y heces. Como el Riñón tiene la función de gobernar o comandar el Agua, cuando el Riñón funciona normalmente los Líquidos Corporales y la orina van por sus propios conductos. Se dice que "los pelos son pedazos de la sangre". El cabello obtiene sus sustancias, sus materias constitutivas de la sangre. Así, la vitalidad del cabello esta determinada por el Qi de Riñón.

Las condiciones del Qi de Riñón (en tanto que función) puede manifestarse en el pelo, sobre todo el cabello, la barba del mentón y el vello perigenital. Así también se le llama "el resto de la sangre", dado que su crecimiento permite que la sangre nutre la superficie, pero también depende del Jingqi del Riñón, dado que las Esencias, las Médulas y el Qi Esencial participan en la formación de la sangre.

El Riñón tiene la función de generar las Médulas, nutrir los huesos y almacenar las Esencias, etc. La sequedad consume las Esencias y en consecuencia, lesiona el Qi Esencial del Riñón, así que como agota las Médulas, consume los Líquidos Corporales, etc., por tales motivos se dice que el Riñón no tolera la sequedad.

El miedo es uno de los síntomas del Riñón, porque la Esencia de todos los Zang Fú se almacena en el Riñón, así el Riñón Yin provoca que haya abundante sangre en el Hígado que a su vez, contribuye a que la Vesícula Biliar sea fuerte y esta última, cuando esta sana, propicia que las personas no tengan miedo, que no vacilen, que tomen decisiones firmes, que sean valientes; por tanto, el miedo es una afección del Riñón Yin que se manifiesta en el hijo.
..." [153]

---

[153] Ref. Bibliográfica #: 62, 68.

"...
Síntomas y signos que pueden orientarnos para identificar sus patrones disarmónicos:

- ✓ Tinnitus e Hipoacusia de instalación paulatina.
- ✓ Dientes flojos o que presentan caries con facilidad.
- ✓ Molestias o sensación de debilidad en la región lumbar.
- ✓ Dificultad para retener los embarazos, Infertilidad o Esterilidad.
- ✓ Disfunciones y anhedonias sexuales.
- ✓ Dolores óseos y trastornos articulares.
- ✓ Trastornos de la memoria.
- ✓ Envejecimiento o encanecimiento prematuro.
- ✓ Hipersensibilidad a los sonidos.
- ✓ Pies y piernas fríos.
- ✓ Orina frecuente o Poliaquiuria.
- ✓ Personas friolentas.
- ✓ Cabello y vello pubiano escaso.
- ✓ Sensación de debilidad en las rodillas.
- ✓ Molestias en las rodillas, especialmente en su cara posterior e interna.
- ✓ Alteraciones en la región posterior de la lengua, en la raíz de la lengua y en la "V" lingual.
- ✓ Problemas de salud cuando recién han nacido o trastornos y malformaciones congénitas.
- ✓ Trastornos del crecimiento y desarrollo.
- ✓ Retardo del desarrollo psicomotor, pondoestatural o en la dentición, no consecutivos a trastornos de la nutrición.
- ✓ Semen como "aguado", frío o con olores fuertes.
- ✓ Anemias no consecutivas a trastornos nutricionales.
- ✓ Alteraciones en la pupila.
- ✓ Diarreas en la madrugada o al despertarse.
- ✓ Pueden presentar cifras tensiónales elevadas o trastornos degenerativos del SNC.

..." [154]

---

[154] **Ref. Bibliográfica #:** 62, 68.

"...

Función total de los Riñones:

- **Conservar la Esencia (Jing):**
  - Jing Congénito (Herencia = Riñón).
  - Jing Adquirido (Alimentos = Bazo).

- **Si alguien tiene poco Jing lo mostrará en:**
  - Retrasos en psicomotricidad.
  - Retrasos en cierre de la fontanela.
  - Malformaciones congénitas.
  - Raquitismo.
  - Envejecimiento precoz (caída dientes, cabello).
  - Esterilidad.
  - Dolor de rodillas y zona lumbar.
  - Caries (no justificable por dieta o por falta de higiene).

- **Gestiona los líquidos:**
  - Anormalidad: Oliguria, Anuria, incontinencia, Disuria, Poliuria. Edemas.

- **Control de la recepción del Qi respiratorio.**
  - Si hay insuficiencia de Riñón, también hay insuficiencia de Qi de Pulmón y vs.

- **Síntomas de desequilibrio:**
  - Dolor, debilidad lumbar y de rodillas, Asma, respiración corta, Disnea, síntomas que empeoran al hacer un esfuerzo.

- **Gobierna los huesos, produce la Médula, alimenta el Cerebro y ayuda en la creación de sangre aportando Jing.**
  - Riñón, da calidad.
  - Bazo, da cantidad.

..." [155]

---

[155] Ref. Bibliográfica #: 62, 68.

"...

- ➤ **Síntomas de desequilibrio:**
- ✓ Huesos frágiles, Osteoporosis, dientes sin brillo, Piorrea, caída precoz del cabello, vértigos, amnesia, dolor lumbar o de rodillas.

- ➤ **Sistemas que controla:**
- ✓ Urogenital.
- ✓ Hematopoyético.
- ✓ Óseo.
- ✓ Nervioso.
- ✓ Endocrino.
- ✓ Oídos.

- ➤ **Emoción:** Miedo.
- ➤ **Líquidos:** Saliva espesa.
- ➤ **Tejidos:** Huesos y dientes.
- ➤ **Reflejo:** Cabello.
- ➤ **Órgano/Orificio:** Oídos.

- **Hígado:** El Hígado es substancialmente de Yin porque genera la sangre a partir de la Esencia del Riñón y porque la almacena, la guarda para distribuirla en el momento necesario. Es energética de Yang porque, además de representar el Pequeño Yang, en él habita parte del Fuego del Ming Men. Por ser Yang, también es un órgano de Viento – Madera.

  Le es fácil moverse como el Viento, pero también, como el Viento, aviva el Fuego. Por esto se dice que el Hígado siente aversión por el Viento: el Viento aviva el Fuego que consume la Madera.

  Las Hemiplejías, el espasmo infantil, los tics, las convulsiones, los epistotonos, etc., en fin, todo desequilibrio que se manifieste en el movimiento, pueden ser, primaria o secundariamente, una afección por Viento del Hígado.

..." [156]

---

[156] Ref. Bibliográfica #: 62, 68.

"...
Por Viento porque se relaciona con el movimiento que es su cualidad esencial; del Hígado porque tiene que ver con la transformación del reposo, con la actividad, con la mutación de Yin en Yang. Así, por moverse como el elemento, el órgano exhibe sus manifestaciones esenciales las que, al coincidir con las de uno de los Cinco Movimientos determinan su pertenencia a éste.

➢ **Almacena la sangre y regula su distribución:** El volumen de sangre en las diferentes partes del organismo varía de acuerdo con su actividad. A más actividad se requiere de mayor cantidad de sangre. Cuando se reposa o duerme o cualquier función entra en su período Yin de recuperación, la actividad es mínima. En ese momento, el Hígado almacena la sangre excedente que corresponde con esa función. A su vez, durante el día, la energía y la sangre no tienen una distribución homogénea en todo el organismo. Algo similar sucede durante el transcurso del año. Cuando, por ejemplo, se hacen ejercicios, muchas funciones del organismo demandan de una mayor cantidad de sangre, pero sobre todo, las extremidades. El Hígado tiene la responsabilidad de suministrarla en la cantidad necesaria y en el momento oportuno. Algo similar ocurre con cualquier otra función o estructura.

Cuando el Hígado funciona anormalmente, pueden aparecer síntomas y signos relacionados con la sangre. Así, entre otros, se pueden producir sangramientos tales como Hematemesis, Hemoptisis, Metrorragia, "goteo" post – menstrual, Epistaxis, etc., síntomas que tienden a aparecer cuando se "envía" más sangre de la necesaria, cuando se hace inoportunamente o cuando no se propicia su adecuada circulación. También pueden aparecer otros síntomas como la caída o pérdida del vello, fundamentalmente de las extremidades, las contracturas musculares dolorosas, las congestiones pélvicas, tumoraciones, etc., los que se relacionan más frecuentemente con la insuficiencia de sangre y con los estancamientos." [157]
...

---

[157] **Ref. Bibliográfica #:** 62, 68.

"...
La sangre almacenada y regulada por el Hígado también cumple la función de facilitar su normal circulación por los vasos sanguíneos. Por eso se dice que "el Hígado completa la sangre del Corazón". Esta función determina que al Hígado también se le llame "la Mar de la Sangre" y "la Sala de la Sangre".

> **Controla la dispersión y el drenaje:** Dispersión y drenaje se refieren a la libre interrelación de las funciones del organismo. Además de que a través de la sangre, la actividad del Hígado se relaciona con la circulación energética en general. Los términos dispersión y drenaje se refieren fundamentalmente a la distribución y circulación armónica del Qi, así como también, específicamente, al descenso del Qi de Estómago y al ascenso del Qi de Bazo. Si bien los procesos psico – afectivos pertenecen al Corazón que los gobierna en sentido general, el Hígado participa como ejecutor principal, al igual que el resto de los Zang Fú, en la regulación de algunos de estos procesos en particular. Esta regulación se ejerce, en buena medida, a través de la función de dispersión y drenaje.

Así tenemos que el Hígado prefiere la alegría a la tristeza, pues la alegría facilita la función de dispersión y drenaje del Hígado, en tanto que armoniza el Qi. La disfunción del Hígado, por su parte, puede traducirse en alteraciones emocionales, tales como la depresión y la irascibilidad.

La Bilis es una secreción del Hígado predominantemente clara y su excreción, su drenaje, contribuye al proceso de transformación y transporte del Bazo. La disfunción del drenaje y la dispersión pueden afectar la formación y excreción de Bilis, en cuyo caso habrá dolor en hipocondrios e Ictero. La afección del Qi de Hígado también podrá evidenciarse mediante la alteración de las funciones de Bazo y Estómago.
" [158]
...

---

[158] **Ref. Bibliográfica #: 62, 68.**

"...

Cuando se afecta solo el Qi de Hígado, la enfermedad no debe ser grave, pudiendo aparecer molestias en el pecho, en Epigastrio y en hipocondrios, así como, ira y el mal carácter. Si la cólera no se manifiesta, puede aparecer la tristeza con "sofoco" o Disnea que se alivia con suspiros, como consecuencia de la mala circulación energética por afectación de la dispersión y drenaje.

La dispersión y drenaje abarca una función que en algunos textos se enuncia independientemente. Esta se identifica con la frase "el Hígado tiene la función de defender, depurar y excretar", con lo que se está aludiendo a la participación del Hígado en la depuración y eliminación de las sustancias tóxicas y de ciertos factores patógenos. También implica que, cuando se altera el Qi de Hígado, pueden obstruirse las funciones del Jiao Inferior, sobreviniendo el edema, la congestión en las mamas, sensación de hinchazón en todo el cuerpo o en parte de éste, la Ascitis, la constipación y los trastornos digestivos, entre otros.

Por su parte, la función defensiva del Hígado se resume en la frase "el Hígado es al interior (del organismo) lo que el Pulmón al exterior". Por esto es que al Hígado algunos también le llaman "el General de todas las Puertas". El Hígado esta siempre "atento" para salirle al paso a cualquier agresión, ya endógena, ya exógena, que intente lesionar al interior. Por esta razón es que con tanta frecuencia los pacientes acusan síntomas de Hígado, lo que resulta importante tener en cuenta a fin de no tomar la consecuencia por causa, la "manifestación" por el "misterio".

➢ **Comanda los tendones:** El Hígado es un órgano de Viento y Madera. Como el Viento corre; como el árbol se balancea suave con la brisa. Por esto es un órgano de movimiento, entre otros aspectos. "Jin" significa en pekinés tendón y, en MTCh. abarca los tendones y ligamentos que se fijan en el músculo y en el hueso para promover el libre movimiento del cuerpo. Ambos están gobernados por el Hígado. Jin no se refiere a la membrana que recubre o envuelve a los tendones, esto es, a la Bursa o la Membrana Sinovial.
..." [159]

---

[159] **Ref. Bibliográfica #:** 62, 68.

"...

Los tendones y ligamentos necesitan de la nutrición de la sangre del Hígado. Cuando el Hígado no nutre convenientemente a los tendones, aparecen los dolores por contracturas en los miembros o el entumecimiento, la torpeza en los movimientos, la rigidez de las articulaciones o la flacidez de las extremidades.

Al dominar el movimiento, el Hígado determina la resistencia del cuerpo a la fatiga, sobre todo en lo que se refiere a la fatiga física. El temblor en las manos y en los pies, los saltos musculares, los tics, las convulsiones y las hemiplejías, entre otros signos, pueden ser consecuencia de la mala nutrición de los tendones por parte del Hígado.

➢ **Participa en la nutrición de los músculos:** El Hígado participa en la nutrición de la carne y de todo el organismo, ya que almacena y regula la distribución de la sangre. Al músculo antiguamente se le denominaba "carne". Se hablaba de una carne blanca - la envoltura nacarada que envuelve al Músculo Estriado - y de una carne roja, esto es, el Músculo Estriado en sí. [No confundir con los tipos de carne alimentaria, se refiere al interior del cuerpo humano].

El Hígado participa en la nutrición de la "carne blanca", mientras que al Bazo corresponde la nutrición de la "carne roja". Es por esto que se dice que las condiciones del Hígado reflejan las condiciones de los músculos y los tendones, así como, que los músculos y los tendones son nutridos por el Hígado.

El Hígado interviene en la menstruación y en la salud del Útero. Muchos trastornos menstruales, las inflamaciones o congestiones pélvicas y las tumoraciones del Útero y anejos pueden deberse a una disfunción del Hígado.

Función total del Hígado:

➢ **Almacena la sangre:** Hemorragia, estancamiento.
➢ **Drenaje y evacuación.**
..." [160]

---

[160] **Ref. Bibliográfica #:** 62, 68.

"...

- ➢ **Gobierna los tendones y las uñas:** Reunión de los tendones → Clítoris, Pene.

- ➢ **Mantiene libres las vías de paso del Qi y de la sangre:** ↑, ↓, in, out.
- ✓ **Hipofunción:** Estancamiento.
- ✓ **Hiperfunción:** Dolor de cabeza, cara roja, etc. Alteración de la función digestiva (Madera explota a Tierra).

- ➢ **Influye en las actividades psicoemocionales:** Alimenta el Shen.
- ✓ **Exceso:** Impaciencia, irritabilidad, cefalea, boca amarga.
- ✓ **Insuficiencia:** Depresión, opresión torácica, dolor en hipocondrio.

- ➢ **Función hepatobiliar:** → Bilis es un sobrante de Hígado.
- ✓ **Si no se produce suficiente Bilis o no la excreta:** Ictericia, eructos, Anorexia.
- ✓ **Y, como entra en insuficiencia el B (TT):** Distensión abdominal. Diarrea / Estreñimiento.

- ➢ **Morada del Hun:** Subconsciente → sueños.
- ✓ **Insuficiencia:** Sueño inquieto, despertar a medianoche, imaginación que se desborda.
- ✓ **Problema de sueño:** → Corazón e Hígado.

- ➢ **Ojos:** Vista.
- ➢ **Sistema:** Endocrino.
- ➢ **Emoción:** Ira.
- ➢ **Líquidos:** Lágrimas.
- ➢ **Tejidos:** Tendones.
- ➢ **Reflejo:** Uñas.
- ➢ **Órgano/Orificio:** Ojos, vista.

Que diferencia verdad, raro, pero si lo leen varias veces e interpretan estas definiciones, podrán comprender cómo los chinos usan su MTCh para prevenir y curar las enfermedades.

," [161]
...

---

[161] **Ref. Bibliográfica #:** 62, 68.

5.·3 Trofología Médica

"...
"La comida y la bebida son necesarias para nutrir la vida. Pero si se ignora que las naturalezas de las diversas sustancias pueden ser opuestas entre sí, y se las consumen juntas indiscriminadamente, los órganos vitales pierden su armonía y no tardan en presentarse desastrosas consecuencias. Por consiguiente, quienes desean nutrir sus vidas deben evitar cuidadosamente infligir este perjuicio".
Chia Ming. *"El Conocimiento Esencial para Comer y Beber"*. (1368).

La Trofología es la ciencia China que estudia los procesos químicos que surgen a partir de la combinación de los alimentos.

Dentro de los elementos de la Tabla Periódica nos encontramos con que el principio del Yin – Yang esta presente siendo así por ejemplo:

- **Yang:** Sodio (Na), Litio (Li), Hidrógeno (H), Carbono (C), Helio (He), Magnesio (Mg), Arsénico (As), Mercurio (Hg), Torio (Th).

- **Yin:** Oxígeno (O), Silicio (Si), Potasio (K), Manganeso (Mn), Aluminio (Al), Boro (B), Nitrógeno (N), Estroncio (Sr), Zirconio (Zr), Molibdeno (Mo), Plomo (Pb).

El elemento Sodio (Na^+) (Yang) es representativo del Reino Animal y el Potasio (K^+) (Yin) del Reino Vegetal. Ambos elementos actúan simultáneamente en ambos reinos, pero en la vida vegetal hay un predominio de K^+ y en la animal de Na^+. Hay que recordar que los Vegetales son Yin y los animales Yang.

El Na^+, preside la contracción; y el K^+, la dilatación. En general, toda la alimentación Yang (proteína animal, grasas, Cereales) producen un aumento de la actividad vital que puede llegar a ser patológica en caso de exceso (Exceso de Yang, Hipertensión, Plétora).

„ [162]
...

---

[162] **Ref. Bibliográfica #:** 68.

"...

La alimentación Yin (vegetariana), produce una disminución de la actividad vital, una sangre más fría o más fluida, y eso explica la bondad de la dieta vegetariana en los pacientes hipertensos y pletóricos. En realidad la gama de alimentos Yin – Yang es muy amplia y en su elección influyen el tamaño, color, la densidad (mayor o menor cantidad de agua), el sabor, y por supuesto su contenido de Na^+ y K^+.

También la preparación tiene gran importancia: el alimento crudo es más Yin, el cocido más Yang; el agregado de Sal lo Yangiza (de allí la supresión de la Sal en los hipertensos y en los pacientes oncológicos).

Los alimentos son energía concentrada, energía que nos viene del Sol. Los Vegetales sintetizan los Hidratos de Carbono partiendo de elementos simples mediante la Clorofila y la luz solar y las proteínas, parten del Nitrógeno orgánico elaborados por las bacterias del suelo siempre con intervención de la luz solar.

Los animales tienen que nutrirse de los Vegetales porque no pueden sintetizar los elementos simples como ocurre con los Vegetales. El Anhídrido Carbónico y el Nitrógeno eliminados por la respiración y las deyectas animales vuelven a ser utilizados por los Vegetales y así se cierra el Ciclo de la Energía.

En comparación con el concepto Taoísta de equilibrio, la idea Occidental de una dieta equilibrada se resume al hecho de "tomar un poco de todo en cada comida", mezclando elementos tan dispares como la carne (proteínas), leche, féculas (Carbohidratos), grasas y azúcares. En otro ejemplo, es lo mismo que echar en el tanque de la gasolina de un auto petróleo, gasolina, alcohol y azúcar; una mezcla así no podría arder eficientemente y no tardaría en atascar al motor a tal punto que le sería imposible continuar funcionando. (El cuerpo humano es una máquina y funciona igual que un auto).

Los antiguos chinos estaban muy concientes de la importancia de una correcta combinación de los alimentos:

," [163]
..."

---

[163] **Ref. Bibliográfica #: 68.**

El Cáncer y su Cura Holística

"...

Las 4 energías de los alimentos son Calor (Yang en el Yang), Tibieza (Yang en el Yin), Frescor (Yin en el Yang) y Frío (Yin en el Yin). Estas categorías definen la naturaleza y la intensidad de la energía que se libera en el organismo humano al ser digerida la comida. Los alimentos calientes y tibios corresponden al Yang; los alimentos frescos y fríos corresponden al Yin. Los primeros son Estimulantes y generan calor, mientras que los segundos son Calmantes y refrescan los órganos.

Los 6 sabores de los alimentos son:

- **Yang:** Los alimentos Yang (Tibios y Calientes) estimulan los órganos vitales, generan calor corporal y se recomiendan para consumo invernal y para combatir enfermedades Yin (Frías) como la Anemia, los escalofríos (enfriamiento) y la fatiga. Pertenecen a esta categoría, las carnes, las grasas, Mango, Chile, etc. Si hay un desequilibrio hacia estos tipos de alimento pueden ocasionar fiebre, ardores, congestión, opresión en el pecho, forúnculos, abscesos y otros desagradables efectos por Exceso de Yang.

- **Agrio/Ácido (Pequeño Yang):** Influye en el Hígado, la Vesícula Biliar, visión, ojos, uñas, tendones, Hum. Es Astringente y Absorbente, tiene efecto Secante y Drenante. Solidifican el contenido del canal digestivo, combaten la diarrea; armonización de la sangre y la energía; constituyen un remedio efectivo para el Prolapso de Colon. Mijo; Carnero, Ternera; Aceituna, Ciruela, Granada; Trigo, Centeno, etc. Pertenece al Elemento Madera.

- **Amargo (Yang Supremo):** Influye en el Corazón, Intestino Delgado, lengua, cara, vasos, sangre, Shen. Se divide en dos subtipos: el Amargo Secante y el Amargo Purgativo o Purificante. Tienden a Calentar el organismo, contrarrestan el Exceso de Humedad, depuran los Intestinos; Energía Mental y circulación sanguínea. Maíz, Trigo; Pollo; Ruibarbo, Albaricoque, Limón, etc. Pertenece al Elemento Fuego.

..." [164]

---

[164] **Ref. Bibliográfica #: 68.**

"...
- **Yin:** Los alimentos Yin (Frescos y Fríos) calman los órganos vitales y se recomiendan para consumo estival (verano) y para combatir las enfermedades Yang (Calientes) tales como la fiebre y la Hipertensión, crisis nerviosa. A esta categoría pertenece la Soya, Brotes de Bambú, Sandía, Nabo, Col, Pera, Cidra, Limón, etc.

  ➢ **Picante (Pequeño Yin):** Influye en los Pulmones, Intestino Grueso, olfato, tacto, nariz, piel, pelo, Po. Tiende a Secar, Purificar y a Dispersar, favorece y promueve la circulación de Qi, Xue (Sangre) y Jinye (Líquidos Corporales), contribuye a eliminar toxinas. Neutralizan y dispersan las toxinas acumuladas en el cuerpo; respiración y Energía Celestial. Arroz, Avena; Caballo; Pimienta, Jengibre, Ajo, Chile; Melocotón, etc. Demasiada comida Picante puede ocasionar trastornos gastrointestinales, perjudicar el Estómago y producir Hemorroides. Pertenece al Elemento Metal.

  ➢ **Salado (Yin Supremo):** Influye en los Riñones, Vejiga, oído, oreja, huesos, Médula, Zhi. Ablanda, Refresca, Restablece, Lubrica y propicia el Descenso, así como, es Frío o Fresco. Humedecen los tejidos y facilitan los movimientos intestinales; reproducción, función neural, Esencia y Energía Esencial. Legumbres, Alubias, Guisantes; Cerdo; Algas, Uva, etc. Pertenece al Elemento Agua.

- **Neutros:**

  ➢ **Dulce:** Influye en el Bazo – Páncreas, Estómago, boca, músculos, Yi. Tiene la cualidad de ser Húmedo, tiene un efecto Tonificante y de Transporte por lo que muchas veces se emplea como complemento. Dispersan las energías estancadas, favorecen la circulación, alimentan la Energía Vital y armonizan el Estómago; digestión, nutrición y Energía Nutritiva. Centeno, Maíz, Mijo; Vaca, Buey; Guisantes, Dátiles, Ginseng, Regaliz, etc. Pertenece al Elemento Tierra.
..." [165]

---

[165] Ref. Bibliográfica #: 68.

"...
> **Astringente:** Pertenece al centro. Promueve la circulación de los Líquidos Corporales (Jinye), así como, la Diuresis. Manzana, Pera, Granada, Marañón, Membrillo, etc.
..."[166]

---

[166] **Ref. Bibliográfica #: 68.**

5··3··1 El Proceso de la Digestión Humana

"...

La digestión en el ser humano es el proceso mediante el cual los alimentos y bebidas se descomponen en sus partes más pequeñas para que el cuerpo pueda usarlos como fuente de energía, y para formar y mantener los tejidos. Comienza en la boca, cuando masticamos y comemos, y termina en el Intestino Delgado. Cuando comemos, los alimentos no están en una forma que el cuerpo pueda aprovechar sus componentes para nutrirse. Los alimentos y bebidas que consumimos deben transformarse en moléculas más pequeñas antes de ser absorbidos hacia la sangre y transportados a las células de todo el cuerpo. El proceso químico varía un poco dependiendo de la clase de alimento.

Primera Fase (Cefálica): Esta fase ocurre antes que los alimentos entren al Estómago e involucra la preparación del organismo para el consumo y la digestión. La vista y el pensamiento, estimulan la Corteza Cerebral. Los estímulos al gusto y al olor, son enviados al Hipotálamo y la Médula Espinal. Después de esto, son enviados a través del Nervio Vago.

La masticación es una parte de la función digestiva presente en una gran variedad de animales, incluido el hombre. Es el proceso mediante el cual se tritura la comida previamente ingerida al comienzo de la digestión.

En los seres humanos, la masticación corre a cargo de los dientes, principalmente de los molares, en colaboración con la lengua. Estas piezas dentales tienen unas cúspides en la superficie de contacto con el alimento y, por efecto del movimiento de la mandíbula se desplazan lateralmente para favorecer la masticación.

..." [167]

---

[167] **Ref. Bibliográfica #:** 32, 44, 55.

"...
Dos clases de nervios ayudan a controlar el trabajo del Aparato Digestivo, los Nervios Extrínsecos y los Nervios Intrínsecos.

- ✓ **Nervios Extrínsecos (de afuera):** Llegan a los órganos digestivos desde el Cerebro o desde la Médula Espinal y provocan la liberación de dos sustancias químicas: la Acetilcolina y la Adrenalina. La Acetilcolina hace que los músculos de los órganos digestivos se contraigan con más fuerza y empujen mejor los alimentos y líquidos a través del tracto digestivo. También hace que el Estómago y el Páncreas produzcan más jugos. La Adrenalina relaja el músculo del Estómago y de los Intestinos y disminuye el flujo de sangre que llega a estos órganos.

- ✓ **Nervios Intrínsecos (de adentro):** Que forman una red densa incrustada en las paredes del Esófago, el Estómago, el Intestino Delgado y el Colon, son aún más importantes. La acción de estos nervios se desencadena cuando las paredes de los órganos huecos se estiran con la presencia de los alimentos. Liberan muchas sustancias diferentes que aceleran o retrasan el movimiento de los alimentos y la producción de jugos en los órganos digestivos.

La saliva es secretada en la boca, en grandes cantidades (1 – 1.5 L/d) por tres pares de Glándulas Salivales (Parótida, Submaxilar y Sublingual) y es mezclada por la lengua, con la comida masticada.

Hay dos tipos de saliva: una es una secreción acuosa, delgada y su propósito es humedecer la comida. La otra es una secreción mucosa, espesa, que contiene las enzimas Ptialina o Amilasa Salival que hidroliza el almidón y la Lisozima que desinfecta las posibles bacterias infecciosas (sobre todo bacterias tipo Gram Positivas, por Lisis); actúa como lubricante y causa que las partículas de alimento se mantengan pegadas unas a otras formando un bolo.

..." [168]

---

[168] **Ref. Bibliográfica #:** 32, 44, 55.

"...

La saliva sirve para limpiar la cavidad oral y humedecer el alimento y además contiene enzimas digestivas tales como la Amilasa Salival, la cual ayuda en la degradación química de los polisacáridos, tales como el Almidón, en disacáridos tales como la Maltosa. También contiene Mucina, una glicoproteína la cual ayuda a ablandar los alimentos en el bolo.

Al tragar, se transporta la comida masticada hasta el Esófago, pasando a través de la Orofaringe y la Hipofaringe. El mecanismo para tragar es coordinado por el Centro de Tragado en la Médula Espinal. El reflejo inicial es iniciado por receptores de tacto en la Faringe cuando el bolo de alimentos es empujado hasta la parte de atrás de la boca.

- **Amilasa, Ptialina, Tialina:** Es un enzima Hidrolasa (Diastasa) que tiene la función de catalizar la reacción de hidrólisis de los enlaces 1 – 4 del componente α – Amilasa al digerir el Glucógeno y el Almidón para formar azúcares simples, se produce principalmente en las Glándulas Salivares (sobre todo en las Glándulas Parótidas) y en el Páncreas. Tiene un pH = 7 (Neutro). Cuando una de estas glándulas se inflama aumenta la producción de Amilasa y aparece elevado su nivel en sangre.

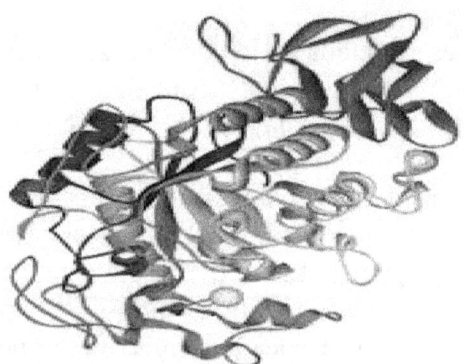

Amilasa Salival Humana.

..," [169]

---

[169] **Ref. Bibliográfica #:** 32, 44, 55.

"...

- **Lisozima, Muramidasa:** Es una enzima de 14.4 kilodalton que daña las células bacterianas catalizando la hidrólisis de las uniones Beta 1.4 entre los residuos de Ácido N – Acetilmurámico y N – Acetil – D – Glucosamina en un peptidoglicano. La Lisozima es abundante en numerosas secreciones como la saliva, las lágrimas y el moco. Está presente también en los gránulos citoplasmáticos de los Neutrófilos Polimorfonucleares PMN. Una gran cantidad de esta enzima puede hallarse en las claras de huevo.

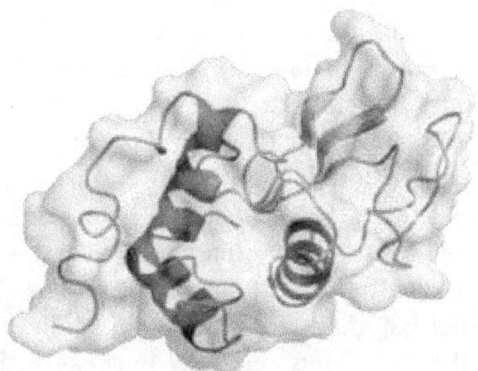

Lisozima.

La Lisozima es una enzima presente en las lágrimas y la saliva en donde actúa como una barrera frente a las infecciones. También es muy abundante en la clara del huevo, de donde se extrae para su uso industrial, en particular para el control de las bacterias lácticas en los vinos. Además de encontrarse en la saliva y en las lágrimas, la Lisozima está presente en el Bazo, los Pulmones, los Leucocitos, el Plasma, la leche y el cartílago. La deficiencia en Lisozima, debida a mutaciones en el Gen LYZ situado en el Cromosoma 12, ha sido asociada a Displasias Esqueléticas y a un aumento de la propensión a las infecciones.

..." [170]

---

[170] **Ref. Bibliográfica #:** 32, 44, 55.

"...

El Esófago, un tubo muscular delgado, de aproximadamente 20 cm de largo, comienza en la Faringe, pasa a través del tórax y el Diafragma y termina en el Cardias del Estómago. La pared del Esófago, posee dos capas de Músculo Liso, las cuales forman una capa continúa desde el Esófago hasta el Recto y se contraen lentamente por largos períodos de tiempo. La capa interna de músculos esta arreglada de forma circular en una serie de anillos descendentes, mientras que la capa externa esta arreglada longitudinalmente. Al comienzo del Esófago, hay una solapa de tejido llamada Epiglotis, que se cierra por el proceso de tragado, para prevenir que la comida entre a la Tráquea. La comida masticada, es empujada a través del Esófago hasta el Estómago, por las Contracciones Peristálticas de estos músculos.

Segunda Fase (Gástrica): Esta fase toma de 3 a 4 horas. Es estimulada por la distensión del Estómago y el pH ácido. La distensión activa los Reflejos Largos y Mientéricos. Esto activa la liberación de Acetilcolina la cual estimula la liberación de más jugos gástricos. Cuando las proteínas entran al Estómago, unen iones Hidrógeno, lo cual disminuye el pH del Estómago hasta un nivel ácido (el valor del pH va de 0 a 14 siendo 0 el nivel más ácido y 14 el más básico). Esto dispara las Células G para que liberen Gastrina, la cual por su parte estimula las Células Parietales para que secreten Ácido Clorhídrico (HCl). La producción de HCl también es desencadenada por la Acetilcolina y la Histamina.

El siguiente grupo de glándulas digestivas se encuentra en la membrana que tapiza el Estómago. Producen el jugo gástrico, que contiene agua, Ácido Clorhídrico (que cambia el pH del medio y activa las enzimas) y tres enzimas: la Pepsina, que en presencia de ácido fragmenta las proteínas; la Renina o cuajo, que coagula la Caseína de la leche; y la Lipasa gástrica, que disgrega las grasas en ácidos grasos y Glicerol.

La comida llega al Estómago, después de pasar a través del Esófago y superar el esfínter llamado Cardias. En el Estómago, la comida es degradada adicionalmente y minuciosamente mezclada con el ácido gástrico y las enzimas digestivas que degradan las proteínas en su gran medida Pepsina.
," [171]
..."

---

[171] Ref. Bibliográfica #: 32, 44, 55.

"...
El ácido por sí mismo, no degrada las moléculas de alimento, más bien el ácido proporciona un pH óptimo para la reacción de la enzima Pepsina. Las Células Parietales del Estómago, también secretan una glicoproteína llamada Factor Intrínseco, el cual permite la absorción de vitamina B12.

Otras moléculas pequeñas, tales como el alcohol son absorbidas en el Estómago pasando a través de la membrana y entrando al Sistema Circulatorio directamente. Un corte transverso del canal alimentario, revela cuatro capas distintas y bien desarrolladas, llamadas Serosa, Capa Muscular, Submucosa y Mucosa.

- ✓ **Serosa:** Es la capa más externa, formada por una delgada capa de células simples, llamada Células Mesoteliales.

- ✓ **Capa Muscular:** Esta bien desarrollada para agitar la comida. Tiene una capa externa longitudinal, una media lisa y una interna oblicua.

- ✓ **Submucosa:** Tiene Tejido Conectivo conteniendo vasos linfáticos, vasos sanguíneos y nervios.

- ✓ **Mucosa:** Contiene grandes pliegues llenos con Tejido Conectivo. Las glándulas gástricas están en lámina propia. Las glándulas gástricas pueden ser simples o tubulares ramificadas y secretan Ácido Clorhídrico, moco, Pepsinógeno y Renina.

- • **Pepsina:** Es una enzima digestiva que se segrega en el Estómago e hidroliza las proteínas; las otras enzimas digestivas importantes son la Tripsina y la Quimotripsina. La Pepsina se produce en el Estómago, actúa sobre las proteínas degradándolas, y proporciona péptidos y aminoácidos en un ambiente muy ácido.

..." [172]

---

[172] **Ref. Bibliográfica #:** 32, 44, 55.

"...
El pepsinógeno es un precursor de la Pepsina, cuando actúa el Ácido Clorhídrico (HCl) sobre el pepsinógeno, éste pierde aminoácidos y queda como Pepsina, de forma que ya puede actuar como Proteasa. La Pepsina es más activa con un pH de entre 2 y 3. Se desactiva permanentemente con un pH superior a 5. Interactúa con las uniones Phe – Phe y Phe – Tyr.

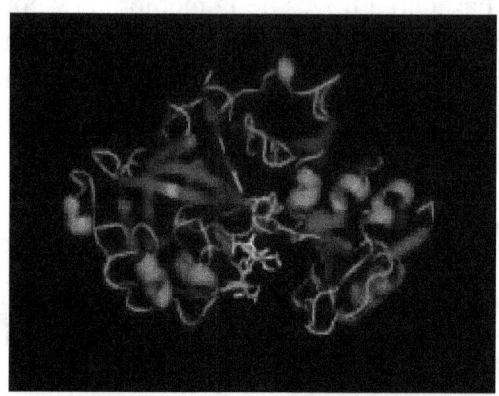

Pepsina (Código Genético: 8885 – HGNCid)

- **Renina (EC 3.4.23.15), Angiotensinogenasa:** Es una proteína (enzima) segregada por las Células Yuxtaglomerulares del Riñón. Suele secretarse en casos de Hipotensión Arterial y de baja volemia. La Renina también juega un papel en la secreción de Aldosterona, una hormona que ayuda a controlar el equilibrio hídrico y de sales del cuerpo.

La Renina activa el Sistema Renina – Angiotensina – Aldosterona al catalizar la hidrólisis de la molécula de Angiotensinógeno (producida por el Hígado) produciendo Angiotensina I. La rotura se produce en un aminoácido Leucina específico.

..." [173]

---

[173] **Ref. Bibliográfica #:** 32, 44, 55.

"...

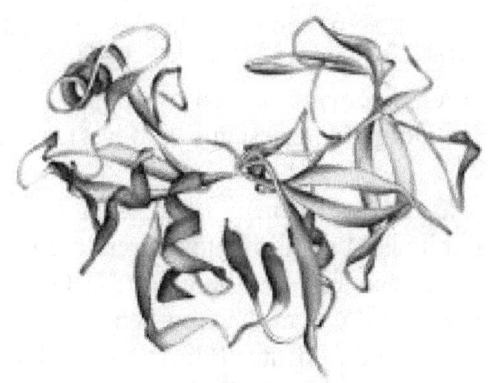

Renina.

El Angiotensinógeno I es hidrolizado por una enzima liberada desde el Tejido Pulmonar, la Enzima Convertidora de Angiotensina (ECA), lo cual forma finalmente Angiotensina II, un péptido vasoactivo. La Angiotensina II (ATII) es un potente Vasoconstrictor.

Actúa sobre la musculatura aumentando la resistencia de los vasos. El Corazón, intentando compensar este aumento de su carga, trabaja de manera más vigorosa, provocando el aumento de la Presión Sanguínea. La ATII también actúa a nivel de las Glándulas Suprarrenales aumentando la liberación de Aldosterona, la cual estimula las células del Túbulo Contorneado Distal y del Túbulo Colector provocando que el Riñón reabsorba más Sodio y agua en desmedro del Potasio, lo cual provoca un aumento en la volemia.

El Eje Renina – Angiotensina – Aldosterona (RAA) también actúa en el Sistema Nervioso Central estimulando la sed y el consumo de líquido. Además, produce el aumento en la secreción de Vasopresina, lo cual aumenta la reabsorción de agua a nivel distal de la Nefrona, estimulando los Canales AQP. La concentración normal de Renina en el Plasma Sanguíneo es de 1.98 – 24.6 ng/L (los valores de referencia dependerán del laboratorio en cuestión).

..." [174]

---

[174] **Ref. Bibliográfica #:** 32, 44, 55.

"...
- **Lipasa Gástrica:** Es un componente del jugo gástrico segregado por el Antro Pilórico, este da el punto final a la digestión que se lleva a cabo en el Estómago, ayuda a formar el quimo y facilita su paso al Intestino Delgado para seguir con la digestión de tubo bajo.

Tercera Fase (Intestinal): Esta fase tiene dos partes, la excitatoria y la inhibitoria. Los alimentos parcialmente digeridos, llenan el Duodeno. Esto desencadena la liberación de Gastrina intestinal. El Reflejo Enterogástrico inhibe el Núcleo Vago, activando las Fibras Simpáticas causando que el Esfínter Pilórico se apriete para prevenir la entrada de más comida e inhibiendo los reflejos.

Después de que el Estómago vierte los alimentos y su jugo en el Intestino Delgado, los jugos de otros dos órganos se mezclan con ellos para continuar el proceso. Uno de esos órganos es el Páncreas, que segrega Jugo Pancreático, rico en enzimas que descomponen los Hidratos de Carbono, las grasas y las proteínas de los alimentos. Otras enzimas que participan en el proceso provienen de glándulas de la pared intestinal o forman parte de ella.

La digestión es un proceso complejo, el cual es controlado por diversos factores. El pH juega un papel crucial en el funcionamiento normal del tracto digestivo. En la boca, Faringe y Esófago, el pH es típicamente, de 6 – 8, ácido muy débil. La saliva controla el pH en esta región, del tracto digestivo. La mayoría de las enzimas digestivas son sensibles al pH y no funcionarán en un ambiente con bajo pH, como el del Estómago. El pH bajo (por debajo de 5), indica un ácido fuerte, mientras que un pH alto (mayor que 8), indica una base fuerte; sin embargo, la concentración del ácido y la base, también juegan un papel.

El pH en el Estómago es muy ácido e inhibe la degradación de los Carbohidratos mientras están allí. El contenido ácido fuerte del Estómago, provee dos beneficios, ambos ayudando a la degradación de las proteínas, para una degradación adicional en el Intestino Delgado, así como, proporcionando inmunidad no específica, retardando o eliminando varios patógenos.

," [175]
...

---

[175] **Ref. Bibliográfica #:** 32, 44, 55.

"...

En el Intestino Delgado, el Duodeno provee el balance cítrico del pH para activar las enzimas digestivas. El Hígado secreta Bilis en el Duodeno para neutralizar las condiciones ácidas del Estómago. También el Conducto Pancreático, se vacía en el Duodeno, agregando Bicarbonato para neutralizar el quimo ácido, creando un ambiente neutro. El tejido mucosal del Intestino Delgado, es alcalino, creando un pH de aproximadamente 8.5 permitiendo de esta manera la absorción en un ambiente alcalino suave.

El Hígado produce la Bilis, otro jugo digestivo, que se almacena en la Vesícula Biliar. Cuando comemos, la Bilis se vierte por las vías biliares al Intestino y se mezcla con las grasas de los alimentos. Los ácidos biliares disuelven las grasas en el contenido acuoso del Intestino Grueso.

- **Bilis:** Emulsifica las grasas para permitir su absorción, neutraliza el quimo y es usada para excretar productos de desecho tales como la Bilirrubina y los ácidos biliares. Sin embargo no es una enzima. La Bilis es una sustancia líquida verde producida por el Hígado de muchos vertebrados. Interviene en los procesos de digestión funcionando como emulsionante (parecido a los catalizadores) de los ácidos grasos (es decir, las convierten en gotitas muy pequeñas que pueden ser atacadas con más facilidad por los jugos digestivos). Contiene sales biliares, proteínas, Colesterol, hormonas y agua (mayor componente, cerca del 97 % del contenido total).

Su secreción es continúa gracias al Hígado, y en los periodos interdigestivos se almacena en la Vesícula Biliar, y se libera al Duodeno tras la ingesta de alimentos. Cuando comemos, la Bilis sale de la Vesícula por las Vías Biliares al Intestino y se mezcla con las grasas de los alimentos.

Los ácidos biliares disuelven las grasas en el contenido acuoso del Intestino, como los detergentes disuelven la grasa de sartenes. Después de que las grasas se disuelven, las enzimas del Páncreas y de la mucosa intestinal las digieren.
..." [176]

---

[176] **Ref. Bibliográfica #:** 32, 44, 55.

"...
La Bilis está compuesta de agua, Colesterol, Lecitina (un Fosfolípido), pigmentos biliares (Bilirrubina y Biliverdina), sales biliares (Glicocolato de Sodio y Taurocolato de Sodio) e iones Bicarbonato.

- **Jugo Pancreático:** Es la secreción exocrina del Páncreas, secretada por los Acinos Pancreáticos y vertida mediante el Conducto Pancreático en el Colédoco y de ahí a la segunda porción del Duodeno. Este interviene en la digestión de todos los principios inmediatos (Carbohidratos, Lípidos, proteínas y ácidos nucleicos). El Jugo Pancreático está integrado por un componente acuoso vertido por la acción de la Secretina y un componente enzimático que es vertido en forma inactiva, gracias a la acción de la Colecistoquinina en respuesta a la presencia de acidez y presencia del quimo duodenal.

El Jugo Pancreático se compone de agua, sales minerales, Bicarbonato de Sodio (que neutraliza la acidez del quimo impidiendo que las células intestinales puedan resultar dañadas) y diversas enzimas: Proteasas (que degradan proteínas: Tripsina, Quimiotripsina y Carboxipeptidasa), Amilasa Pancreática (que digiere almidones), Nucleasas (Desoxirribonucleasas y Ribonucleasas) y Lipasas (Lipasa Pancreática).

Una persona sana secreta de 1.2 a 1.5 litros de Jugo Pancreático. El pH de éste es de 7.1 a 8.0, esto se debe a la necesidad de contrarrestar la acidez del quimo y permitir la acción enzimática, y actúa a una temperatura aproximada de 25 a 37° C.

La mucosa intestinal va absorbiendo los productos de la digestión. La absorción intestinal a nivel del Intestino Delgado se hace a través de vellosidades intestinales delgadas, las cuales absorben el quimo (bolo alimenticio tras pasar por los procesos del Estómago).
..."[177]

---

[177] **Ref. Bibliográfica #:** 32, 44, 55.

"...

- **Enzimas Intestinales de la Mucosa Alcalina:** Estas incluyen: Maltasa, Lactasa, Sacarasa, para procesar los azúcares; Tripsina y Quimiotripsina también son agregadas en el Intestino Delgado. La absorción de la mayoría de los nutrientes se realiza en el Intestino Delgado. Cuando el nivel de acidez cambia en el Intestino, más enzimas son activadas para romper la estructura molecular de los diversos nutrientes de manera que se puedan absorber en los Sistemas Circulatorio y Linfático. Los nutrientes pasan a través de la pared del Intestino Delgado, la cual contiene pequeñas estructuras parecidas a dedos llamadas Vellosidades, cada una de las cuales está cubierta por estructuras aún más pequeñas, parecidas a cabellos, llamadas Microvellosidades. La sangre que ha absorbido los nutrientes, es llevada a través de la Vena Porta Hepática hasta el Hígado, para su filtración, remoción de toxinas y procesamiento de los nutrientes.

En el Intestino Delgado se absorben proteínas, Lípidos y otros principios esenciales. En el Intestino Grueso, se terminan de absorber todos los nutrientes que no fueron absorbidos en el Intestino Delgado, como agua y electrolitos.

Los materiales absorbidos atraviesan la mucosa y pasan a la sangre, que los distribuye a otras partes del cuerpo para almacenarlos o para que pasen por otras modificaciones químicas. Esta parte del proceso varía dependiendo de los diferentes tipos de nutrientes:

- **Glúcidos o Hidratos de Carbono:** Un adulto promedio consume cerca de un cuarto ($1/4$) de kilogramo de Hidratos de Carbono al día. Muy a menudo, los alimentos portadores de Glúcidos contienen al mismo tiempo Almidón, que es digerible, y fibra, que no lo es. Los Hidratos de Carbono digeribles se descomponen en moléculas más sencillas por la acción de las enzimas de la saliva, del Jugo Pancreático y de la Mucosa Intestinal.

..." [178]

---

[178] **Ref. Bibliográfica #:** 32, 44, 55.

"...
El Almidón se digiere en dos etapas: primero, una enzima de la saliva y del Jugo Pancreático lo descompone en moléculas de Maltosa; luego, la Maltasa, una enzima de la mucosa del Intestino Delgado, divide la Maltosa en moléculas de Glucosa que pueden absorberse en la sangre. La Glucosa es transportada por el torrente sanguíneo hasta el Hígado, en donde se almacena.

Los Carbohidratos son formados en plantas en crecimiento y son encontrados en granos, Vegetales de hojas y otras plantas comestibles. Están formados por Polihidroxialdehidos o Polihidroxiacetonas. Las plantas forman cadenas de Carbohidratos, durante su crecimiento atrapando Carbono de la atmósfera, inicialmente Dióxido de Carbono (CO_2). Este Carbono es almacenado dentro de la planta, junto con agua (H_2O), para formar un Almidón complejo que contiene una combinación de Carbono – Hidrógeno – Oxígeno en una proporción fija de 1:2:1 respectivamente.

Las plantas con un alto contenido de azúcar y el azúcar de mesa representan una estructura menos compleja y son llamados Disacáridos o dos moléculas de azúcar enlazadas. Una vez que la digestión de cualquiera de estas formas de Carbohidratos está completa, el resultado es una estructura de azúcar simple, un Monosacárido.

Estos Monosacáridos, pueden ser absorbidos hacia la sangre y usados por las células para producir el compuesto de energía Adenosin Trifosfato (ATP). El Sistema Digestivo, comienza durante el proceso de degradación de los Polisacáridos en la boca a través de la introducción de la Amilasa, una enzima digestiva en la saliva. El alto contenido ácido del Estómago, inhibe la actividad de la enzima, por lo que la digestión de los Carbohidratos se suspende en el Estómago. Al irse vaciando en el Intestino Delgado, el potencial de Hidrógeno (pH) cambia dramáticamente desde un ácido fuerte hasta un contenido alcalino.
..." [179]

---

[179] **Ref. Bibliográfica #**: 32, 44, 55.

"...
El Páncreas secreta Bicarbonato para neutralizar el ácido proveniente del Estómago y el mucus secretado en el tejido recubriendo el Intestino, es alcalino, lo cual promueve la actividad digestiva de las enzimas. La Amilasa esta presente en el Intestino Delgado y trabaja con otras enzimas para completar la degradación de los Carbohidratos hasta Monosacáridos los cuales son absorbidos hacia los capilares alrededor de las Vellosidades.

Los nutrientes en la sangre, son transportados hasta el Hígado vía el circuito Porta Hepático, donde la digestión final de los Hiposincraticos es llevada a cabo. El Hígado, llevada a cabo la digestión de los Carbohidratos en respuesta a las hormonas Insulina y Glucagón.

A medida que los niveles de azúcar en la sangre se elevan después de la digestión de una comida, el Páncreas secreta Insulina, haciendo que el Hígado transforme la Glucosa en Glucógeno, el cual es almacenado en el Hígado, Tejido Adiposo y músculo, previniendo la Hiperglucemia. Unas pocas horas después de la comida, la Glucosa sanguínea caerá debido a la actividad muscular, entonces el Páncreas secretará Glucagón el cual ocasiona que el Glucógeno sea convertido en Glucosa para prevenir la Hipoglucemia.

- **Azúcar común:** Constituido en su mayor parte por Sacarosa, es digerido por una enzima de la mucosa del Intestino Delgado llamada Sacarasa, que lo convierte en Glucosa y Fructosa, cada una de las cuales puede absorberse en el Intestino y pasar a la sangre. La leche contiene Lactosa, otro tipo de azúcar que se transforma en moléculas fáciles de absorber (Glucosa y Galactosa) mediante la acción de una enzima llamada Lactasa, que se encuentra en la Mucosa Intestinal.
..." [180]

---

[180] **Ref. Bibliográfica #:** 32, 44, 55.

"...

- **Proteínas:** Las proteínas son moléculas grandes que deben ser descompuestas por enzimas antes de que se puedan utilizar para fabricar y reparar los tejidos del cuerpo. Una enzima del jugo gástrico comienza la digestión de las proteínas que comemos. El proceso termina en el Intestino Delgado. Allí, varias enzimas del Jugo Pancreático y de la Mucosa Intestinal descomponen las enormes moléculas en unas mucho más pequeñas, llamadas aminoácidos. Estos pueden absorberse en el Intestino Delgado y pasar a la sangre, que los lleva a todas partes del cuerpo para fabricar las paredes celulares y otros componentes de las células.

- **Grasas:** Las moléculas de grasas son una importante fuente de energía para el cuerpo. El primer paso en la digestión de una grasa es disolverla en el contenido acuoso del Intestino. Los ácidos biliares producidos por el Hígado actúan como detergentes naturales que disuelven las grasas en agua y permiten que las enzimas descompongan sus grandes moléculas en moléculas más pequeñas, algunas de las cuales son los ácidos grasos y el Colesterol. Los ácidos biliares se unen a los ácidos grasos y al Colesterol y les ayudan a pasar al interior de las células de la mucosa.

En ellas, las moléculas pequeñas vuelven a formar moléculas grandes, la mayoría de las cuales pasan a los vasos linfáticos cercanos al Intestino. Estos vasos llevan las grasas modificadas a las venas del tórax y la sangre las transporta hacia los lugares de depósito en distintas partes del cuerpo.

La presencia de grasas en el Intestino Delgado, produce hormonas las cuales estimulan la liberación de Lipasa por el Páncreas y Bilis de la Vesícula Biliar. La Lipasa, degrada la grasa en Monoglicéridos y ácidos grasos. La Bilis emulsifica los ácidos grasos de manera que puedan ser fácilmente absorbidos. Los ácidos grasos de cadena corta y mediana, son absorbidos directamente dentro de la sangre vía los capilares del Intestino Delgado y viajan a través de la Vena Porta tal como lo hacen otros nutrientes.
..." [181]

---

[181] **Ref. Bibliográfica #:** 32, 44, 55.

"...

Sin embargo, los ácidos grasos de cadena larga, son demasiado largos para ser liberados directamente dentro de los pequeños capilares intestinales. En vez de esto, son absorbidos dentro de las paredes de las Vellosidades del Intestino y reensamblados otra vez como Triacilglicéridos. Los Triacilglicéridos son recubiertos con Colesterol y proteínas dentro de un componente llamado Quilomicron. Dentro de la vellosidad, el Quilomicron entra a los capilares linfáticos, los cuales se fusionan en un Vaso Linfático Mayor. Son transportados vía el Sistema Linfático y el Conducto Torácico hasta una localización cerca del Corazón (donde las arterias y las venas son más grandes). El Conducto Torácico vacía los Quilomicrones en el torrente sanguíneo vía la Vena Subclavia Izquierda. En este punto, los Quilomicrones pueden transportar los Triacilglicéridos hasta donde los necesiten.

- **Vitaminas:** Otros integrantes fundamentales de nuestra comida que se absorben en el Intestino Delgado, son las vitaminas. Estas sustancias químicas se agrupan en dos clases, según el líquido en el que se disuelven: Hidrosolubles (todas las vitaminas del complejo B y la vitamina C) y Liposolubles (las vitaminas A, D y K).

- **Agua y Sal:** La mayoría del material que se absorbe del Intestino Grueso es agua, en la que hay sal disuelta. El agua y la sal vienen de los alimentos y líquidos que consumimos y de los jugos que las glándulas digestivas secretan. En el Intestino de un adulto sano se absorbe más de 4 L de agua con más de 30 g de sal cada 24 horas.

El Intestino Delgado, es donde el proceso de la digestión tiene lugar durante más tiempo, en concordancia con su mayor longitud. Tiene dos funciones mayores: mezcla y propulsión. Las contracciones anulares múltiples (1 – 2 cm) denominadas de segmentación, aparecen frecuentemente en el Intestino Delgado y producen movimiento del quimo.
" [182]
...

---

[182] **Ref. Bibliográfica #:** 32, 44, 55.

"...
Una característica fascinante del Aparato Digestivo es que contiene sus propios reguladores. Las principales hormonas que controlan las funciones del Aparato Digestivo se producen y liberan a partir de células de la mucosa del Estómago y del Intestino Delgado. Estas hormonas pasan a la sangre que riega el Aparato Digestivo, van hasta el Corazón, circulan por las arterias y regresan al Aparato Digestivo, en donde estimulan la producción de los jugos digestivos y provocan el movimiento de los órganos.

Las hormonas que controlan la digestión son la Gastrina, la Secretina y la Colecistoquinina:

- **Gastrina:** La Gastrina es una hormona polipéptica segregada por las Glándulas Pilóricas del antro del Estómago y por las Fibras Peptidérgicas del Nervio Vago. Estimula la secreción de Ácido Clorhídrico y Pepsinógeno (precursor de la Pepsina liberado por Células Pépticas) que se activa como Pepsina al entrar en contacto con el ácido en el Estómago. La Gastrina llega a los receptores de ésta que se hallan en la membrana de las Células Parietales (C2) de las Glándulas Fúndicas del Estómago, provocando la liberación de HCl. Otros factores liberadores de Gastrina son: la distensión de la pared gástrica por alimentos, pH alcalino de alimentos semidigeridos y la estimulación de receptores RH2 Histaminergicos.

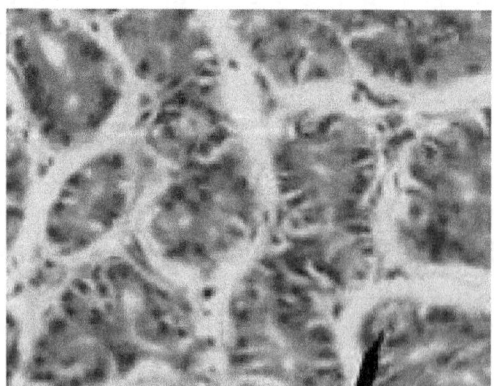

Células Parietales humanas C2 u Oxínticas en el Estómago.
" 183
...

---

[183] Ref. Bibliográfica #: 32, 44, 55.

La secreción de Gastrina es disminuida por fármacos de acción sobre receptores de ACH (M1), por ejemplo, la Pirenzepina ($C_{19}H_{21}N_5O_2$). También si la concentración ácida en el Estómago aumenta, disminuye la secreción de Gastrina.

Pirenzepina

Los médicos suelen solicitar la determinación de Gastrina en sangre cuando sospechan que existe una hipersecreción. Ésta se presenta en la Úlcera Péptica (aunque en este caso no se suele investigar) y en el Síndrome de Zollinger – Ellison, que consta de una ulceración severa en el Estómago y en el Intestino Delgado y episodios de dolor abdominal y diarrea.

Este síndrome está ocasionado por un aumento de los niveles sanguíneos de Gastrina secretados por tumores llamados Gastrinomas, los cuales pueden presentarse de forma única como un tumor benigno en la cabeza del Páncreas (50 – 60 %) o junto a otros tumores de Hipófisis y Paratiroides en la Neoplasia Endocrina Múltiple Tipo I (NEM Tipo I).

"..." [184]

---

[184] **Ref. Bibliográfica #:** 32, 44, 55.

"...

- **Secretina:** Es una hormona gastrointestinal. La Secretina, se considera la primera hormona descubierta. Se libera en el Duodeno cuando llega el ácido proveniente del Estómago. Su acción principal es la de estimular la secreción pancreática. Es inhibida por el Bicarbonato presente en la secreción pancreática. La Secretina hace que el Páncreas segregue un jugo digestivo rico en Bicarbonato y bajo en enzimas. Éste estimula al Estómago para que produzca Pepsinógeno, que es un Cimógeno (precursor de la Pepsina), esta misma digiera proteínas; y al Hígado para que produzca la secreción de la Bilis con más agua y Bicarbonato. La mayoría de agentes que estimulan la secreción ácida gástrica estimulan también la secreción de Pepsinógeno, no sucede esto con la Secretina, que inhibe la secreción ácida, pero estimula la secreción de Pepsinógeno.

- **Colecistoquinina (CCK, Colecistocinina):** Es una hormona producida en el Intestino Delgado, específicamente en el Duodeno y el Yeyuno. Su función es estimular la producción de enzimas del Páncreas y de Bilis almacenada en la Vesícula Biliar, produciendo que se contraiga, estimulando la relajación y apertura del Esfínter de Oddi (canal que conecta el Páncreas con el Duodeno), liberando las enzimas digestivas. Ésta participa en la regulación hormonal o endocrina de la digestión en la cual también participan otras hormonas como la Gastrina y la Secretina.

Es producida por las Células I del Duodeno, bajo estímulos como ácidos grasos y aminoácidos, ocasiona el retardo del vaciamiento gástrico, y la contracción de la Vesícula Biliar para que ésta se contraiga y vierta la Bilis para iniciar con la absorción de las grasas (formación de Micelas). Al pasar el quimo por el Duodeno cesa el estímulo.

..." [185]

---

[185] **Ref. Bibliográfica #:** 32, 44, 55.

"...

La Apelina (Angiotensin II – APJ) estimula su secreción. Además, es responsable de la somnolencia post – prandial, que ayuda a evitar la Hipotensión después de las comidas. La Colecistoquinina hace que el Páncreas crezca y produzca las enzimas del Jugo Pancreático, y hace que la Vesícula Biliar se vacíe. Está en el Duodeno y esta hormona es secretada en respuesta a la grasa del quimo. Péptido Inhibidor Gástrico (GIP): está en el Duodeno y disminuye la agitación en el Estómago para enlentecer el vaciamiento gástrico. Otra función es la inducción de la secreción de Insulina. Péptido Inhibidor Vasoactivo.

La frecuencia de las Contracciones Segmentarías depende de la frecuencia del Ritmo Eléctrico Básico (REB). Éstas son menos frecuentes en la porción distal del Intestino Delgado. El Duodeno tiene un REB de 11 ciclos por minuto, mientras las contracciones en Íleo son 8 ciclos por minuto. Este decrecimiento en el REB facilita el movimiento del quimo distalmente.

Como en otros lugares del Intestino, las contracciones musculares del Intestino Delgado son estimuladas por factores intrínsecos y extrínsecos. Por ejemplo la CCK, la Acetil Colina son estimulatorias. Los Agonistas Alfa Adrenérgicos, el Óxido Nítrico y el Glucagón son substancias inhibitorias.

- **Acetil Coenzima A (Acetil – CoA, $C_{23}H_{38}N_7O_{17}P_3S$):** Es un compuesto intermediario clave en el metabolismo, que consta de un grupo Acetilo, de dos Carbonos, unido de manera covalente a la Coenzima A. La Acetil Coenzima A se forma en numerosas rutas catabólicas, entre otras:

...," [186]

---

[186] Ref. Bibliográfica #: 32, 44, 55.

"...
- ➢ **Descarboxilación oxidativa del Ácido Pirúvico:** El Ácido Pirúvico sufre una descarboxilación oxidativa en el complejo Piruvato Deshidrogenasa de la matriz mitocondrial, antes de entrar al Ciclo de Krebs, y un grupo Carboxilo es eliminado en forma de Dióxido de Carbono, quedando un grupo Acetilo (-CO-CH$_3$) con dos Carbonos que es aceptado por la Coenzima A y se forma Acetil – CoA, que es, por tanto, un compuesto clave entre la glucólisis y el Ciclo de Krebs. Esta reacción es imprescindible para que la oxidación de los Glúcidos (Glucógeno, Glucosa) continúe por la vía aerobia (Ciclo de Krebs, cadena respiratoria, fosforilación oxidativa). De este modo puede aprovecharse toda la energía contenida en dichos nutrientes, con obtención de una cantidad máxima de ATP.

- ➢ **Beta oxidación de los Ácidos Grasos:** Los ácidos grasos son escindidos en fragmentos de dos Carbonos que son aceptados por el Coenzima A originando Acetil – CoA que ingresa en el Ciclo de Krebs.

La Acetil Coenzima A es también una molécula clave en diversas rutas anabólicas (biosíntesis): Gluconeogénesis: Síntesis de Glucosa a partir de precursores no glucídicos. Biosíntesis de Ácidos Grasos. Biosíntesis de Aminoácidos. Síntesis del Neurotransmisor Acetilcolina (de gran importancia en las placas motoras, para estimular las contracciones musculares), con ayuda de la Colina y una enzima específica que cataliza la unión.

- • **Ciclo de Krebs (Ciclo del Ácido Cítrico o Ciclo de los Ácidos Tricarboxílicos):** Es una ruta metabólica, es decir, una sucesión de reacciones químicas, que forma parte de la respiración celular en todas las células aeróbicas. En Células Eucariotas se realiza en la Mitocondria. En las Procariotas, el Ciclo de Krebs se realiza en el Citoplasma, específicamente en el Citosol.

," [187]
..."

---

[187] **Ref. Bibliográfica #:** 32, 44, 55.

"...

En organismos aeróbicos, el Ciclo de Krebs es parte de la vía catabólica que realiza la oxidación de Glúcidos, ácidos grasos y aminoácidos hasta producir CO_2, liberando energía en forma utilizable, poder reductor y GTP (Guanosín Trifosfato).

El metabolismo oxidativo de Glúcidos, grasas y proteínas frecuentemente se divide en tres etapas, de las cuales, el Ciclo de Krebs supone la segunda. En la primera etapa, los Carbonos de estas macromoléculas dan lugar a moléculas de Acetil – CoA de dos Carbonos, e incluye las vías catabólicas de aminoácidos (desaminación oxidativa), la beta oxidación de ácidos grasos y la Glucólisis. La tercera etapa es la fosforilación oxidativa, en la cual el poder reductor (nadh y fadh2) generado se emplea para la síntesis de ATP según la Teoría del Acoplamiento Quimiosmótico.

El Ciclo de Krebs también proporciona precursores para muchas biomoléculas, como ciertos aminoácidos. Por ello se considera una vía anfibólica, es decir, catabólica y anabólica al mismo tiempo.

El Acetil – CoA es el principal precursor del ciclo. El Ácido Cítrico (6 Carbonos) o Citrato se regenera en cada ciclo por condensación de un Acetil – CoA (2 Carbonos) con una molécula de Oxaloacetato (4 Carbonos). El Citrato produce en cada ciclo una molécula de Oxaloacetato y dos CO_2, por lo que el balance neto del ciclo es:

$$\text{Acetil} - \text{CoA} + 3\,\text{NAD}^+ + \text{FAD} + \text{GDP} + \text{Pi} + 2H_2O \rightarrow \text{CoA-SH} + 3(\text{NADH} + H^+) + \text{FADH2} + \text{GTP} + 2\,CO_2$$

," [188]
...

---

[188] Ref. Bibliográfica #: 32, 44, 55.

"
...

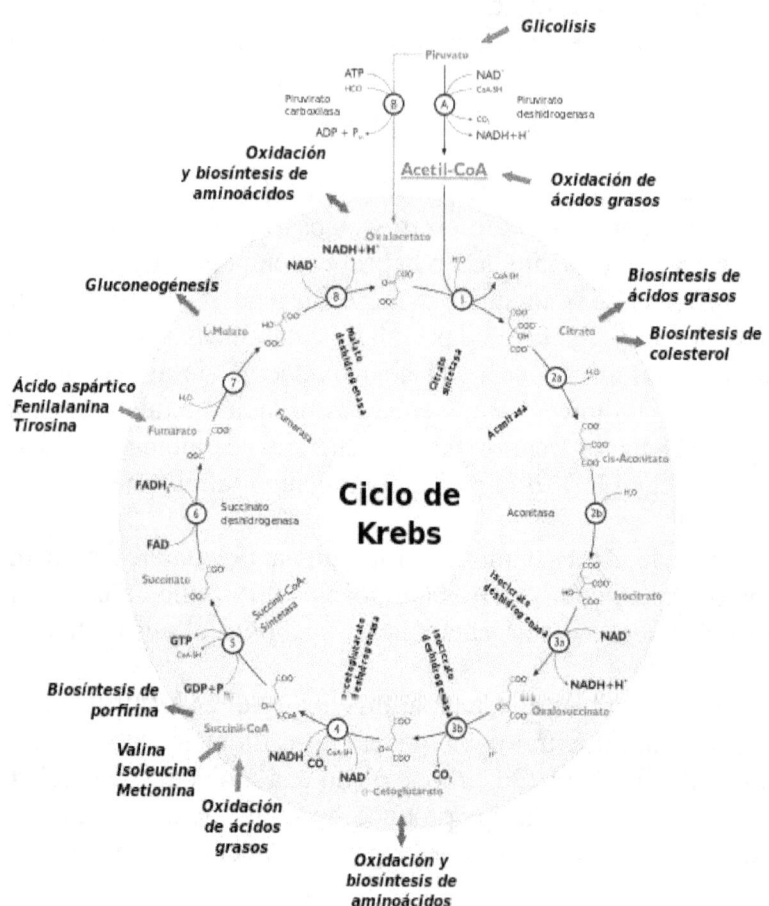

Los dos Carbonos del Acetil – CoA son oxidados a CO_2, y la energía que estaba acumulada es liberada en forma de energía química: GTP y poder reductor (electrones de alto potencial): NADH y FADH2. NADH y FADH2 son coenzimas (moléculas que se unen a enzimas) capaces de acumular la energía en forma de poder reductor para su conversión en energía química en la fosforilación oxidativa.
..." [189]

---

[189] Ref. Bibliográfica #: 32, 44, 55.

"...
El FADH2 de la Succinato Deshidrogenasa, al no poder desprenderse de la enzima, debe oxidarse nuevamente in situ. El FADH2 cede sus dos Hidrógenos a la Ubiquinona (Coenzima Q), que se reduce a Ubiquinol (QH2) y abandona la enzima.

Las reacciones son:

Molécula	Encima	Tipo de Reacción
Citrato	Aconitasa	Deshidratación
Cis Aconitato	Aconitasa	Hidratación
Isocitrato	Isocitrato Deshidrogenasa	Oxidación
Oxalosuccinato	Isocitrato Deshidrogenasa	Descarboxilación
α Cetoglutarato	α Cetoglutarato Deshidrogenasa	Descarboxilación oxidativa
Succinil CoA	Succinil CoA Sintetasa	Hidrólisis
Succinato	Succinato Deshidrogenasa	Oxidación
Fumarato	Fumarato Hidratasa	Adición (H_2O)
L Malato	Malato Deshidrogenasa	Oxidación
Oxaloacetato	Citrato Sintasa	Condensación

,, [190]
..."

---

[190] **Ref. Bibliográfica #:** 32, 44, 55.

"...

Molécula	Reactivos / Coenzimas	Productos / Coenzimas
Citrato	-	H_2O
Cis Aconitato	H_2O	-
Isocitrato	NAD^+	$NADH + H^+$
Oxalosuccinato	-	-
α Cetoglutarato	$NAD^+ +$ CoA – SH	$NADH + H^+ + CO_2$
Succinil CoA	+ Pi	CoA – SH
Succinato	FAD	$FADH_2$
Fumarato	H_2O	-
L Malato	NAD^+	$NADH + H^+$
Oxaloacetato	-	-

- **Glucagón:** Es una hormona peptídica de 29 aminoácidos que actúa en el metabolismo del Glucógeno. Tiene un peso molecular de 3.485 Da. Esta hormona es sintetizada por las Células α del Páncreas (en lugares denominados Islotes de Langerhans).

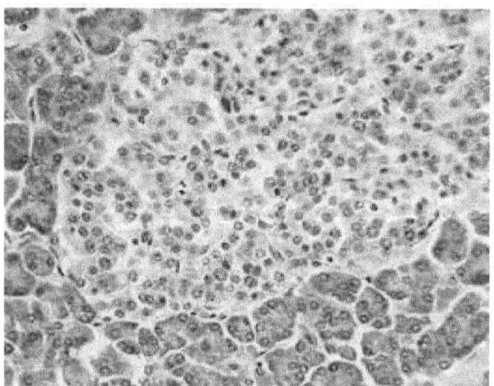

Islotes de Langerhans.

..." [191]

---

[191] Ref. Bibliográfica #: 32, 44, 55.

"...
Su estructura primaria es:

NH_2-His-Ser-Gln-Gly-Thr-Phe-Thr-Ser-Asp-Tyr-Ser-Lys-Tyr-Leu-Asp-Ser-Arg-Arg-Ala-Gln-Asp-Phe-Val-Gln-Trp-Leu-Met-Asn-Thr-COOH.

Una de las consecuencias de la secreción de Glucagón es la disminución de la Fructosa – 2.6 – Bisfosfato y el aumento de la gluconeogénesis. A veces se usa Glucagón inyectable en los casos de choque insulínico.

La inyección de Glucagón ayuda a elevar el nivel de Glucosa en la sangre. Las células reaccionan usando la Insulina adicional para producir más energía de la cantidad de Glucosa en la sangre. El Glucagón también se utiliza como antídoto para las intoxicaciones por Beta – Bloqueadores.

Efectos: Metabólicos (Induce catabolismo del Glucógeno hepático; Induce aumento de la gluconeogénesis, con la consiguiente cetogénesis). Cardiacos (Efecto Beta: Inotrópico y Cronotrópico Positivo, similar al estímulo Beta Adrenérgico). Músculo Liso (induce Relajación Intestinal Aguda). Otros (induce aumento de las Catecolaminas; induce disminución de la liberación de Insulina).

    Las Contracciones Propulsivas del Intestino Delgado son menos frecuentes que las de Segmentación. Después de la ingestión del alimento y la entrada de quimo gástrico al Intestino se presenta un aumento de las Contracciones Peristálticas. El estímulo para estas contracciones es la distensión del Intestino Delgado.
    Durante el periodo de ayuno o periodos interdigestivos, se presenta un patrón propulsivo muy bien definido. Este patrón se caracteriza por una actividad motora cíclica del Estómago al Íleon. Cada ciclo esta compuesto de 3 fases que son:

..." [192]

---

[192] **Ref. Bibliográfica #:** 32, 44, 55.

"...
- ✓ **FASE I:** Fase de reposo.
- ✓ **FASE II:** Fase irregular de potenciales en espiga y contracciones.
- ✓ **FASE III:** Fase regular de potencias en espiga y contracciones.

Estas fases conforman el Complejo Motor Migratorio (CMM), se presenta cada 90 minutos y avanza 5 cm/minuto. Algunas hormonas han sido implicadas en el control del CMM como es la Motilina, Somatostatina y los Opioides. El papel del CMM parece ser el de la limpieza del Intestino. El Sistema Nervioso Entérico coordina esta actividad.

Finalmente, todos los nutrientes digeridos se absorben a través de las paredes intestinales. Los productos de desecho de este proceso comprenden partes no digeridas de los alimentos, conocidas como fibra, y células viejas que se han desprendido de la mucosa. Estos materiales son impulsados hacia el Colon, en el cual permanecen generalmente durante uno o dos días, hasta cuando se expulsa la materia fecal durante la deposición.

El Colon de un adulto recibe entre 0.5 y 2.5 L de quimo por día. Este consiste en residuos no digeridos de la comida, además de agua y electrolitos. El Colon debe reducir éste volumen a unos 100 – 200 g de materia fecal. Las contracciones del Colon hacen que éste se abra y cierre como un acordeón. Las contracciones segmentarías de las capas circulares dividen el Colon en segmentos que se denominan Haustras y representa la actividad motora más importante. La frecuencia de las segmentaciones depende del REB, siendo éstas más frecuentes en la parte distal.

Tres a cuatro veces al día se presentan movimientos en masa, tienden a presentarse después de las comidas y su misión es la de impulsar el contenido colónico hacia el sigmoides.

La motilidad del Recto y de los Esfínteres Anales son diferentes a las del resto del Colon. El Recto tiene dos funciones primarias, sirven como almacenamiento de las heces y la de expulsión de estas. Así, el Recto debe tener la capacidad de acomodar cierta cantidad de heces.

..."[193]

---

[193] **Ref. Bibliográfica #:** 32, 44, 55.

"...
Cuando esta capacidad de almacenamiento se excede, se produce un estimulo a los receptores de distensión que origina una contracción de la musculatura del Recto y relajación de los esfínteres. Entonces el individuo inicia el proceso de defecación, con los siguientes cambios fisiológicos, cierre de la glotis, fijación del Diafragma, contracción de la pared abdominal y relajación de los esfínteres.

Esto último recibe la influencia de varios factores, como la naturaleza de los alimentos (especialmente su contenido de grasas y proteínas) y el grado de actividad muscular del Estómago y del Intestino Delgado. A medida que los alimentos se digieren en el Intestino Delgado y se disuelven en los jugos del Páncreas, el Hígado y el Intestino, el contenido intestinal se va mezclando y avanzando para facilitar la digestión adicional.

..."[194]

---

[194] **Ref. Bibliográfica #:** 32, 44, 55.

5··3··2 Alimentos, formas de consumirlos

"Bebe tu comida y mastica tus bebidas…"
Consejo de Gandhi.

"…   Los alimentos sólidos deben de masticarse hasta que adquieran una consistencia líquida antes de ser tragados, mientras que los líquidos, deben ser ingeridos tan lentamente como los alimentos sólidos.

Evite los alimentos y las bebidas cuyas temperaturas sean extremadamente calientes o frías. El agua fría en la comida o después de ella provoca inmediatamente que los pequeños conductos que segregan los jugos gástricos se cierren por contracción, con lo que se interrumpe la digestión y desencadena la putrefacción y la fermentación del bolo alimenticio. El Vino y la Cerveza constituyen una excepción en esta regla porque son bebidas fermentadas (es decir, predigeridas), que al ser tomadas en cantidades moderadas (1 copa) a temperatura ambiente contribuyen a facilitar la digestión (Digestivos).

"La eliminación de la fibra dietética contenida en las Hortalizas, Vegetales, Verduras, Frutas, Cereales y Legumbres de la dieta diaria, elimina el estimulo natural para la actividad muscular de la pared intestinal, conllevando a una disminución en la velocidad del flujo intestinal. Esto provoca la descomposición de las proteínas y una fermentación muy superior a la que correspondería normalmente para los Hidratos de Carbono; la primera, tiene como consecuencia la producción de toxinas muy activas; la segunda, la producción de sustancias irritantes para la pared intestinal. Así se crea un ciclo vicioso, que conduce a un estado de intoxicación crónica del cuerpo desde el aparato digestivo…Toxemia Crónica (autointoxicación de la sangre causada por la constante presencia de toxinas en el Estómago, Colon, Hígado y otros órganos), provocando enfermedades como Artritis, Estreñimiento, Gastritis, Fatiga, Infertilidad, Impotencia, Colitis, alergias, dolor de cabeza, nauseas, y falta de defensas contra las enfermedades infecciosas".
Dr. Robert Jackson…" [195]

---

[195] Ref. Bibliográfica #: 68.

"...
La dieta rica en fibra dietética proporciona una elevada cantidad de masa fibrosa que empuja los desechos por el canal intestinal.

Una medida de sustancias ácidas mezcladas con igual medida de sustancias alcalinas da como resultado una concentración neutra, esto quiere decir, que si ingerimos alimentos ricos en Hidratos de Carbono y ricos en proteínas, cuando estos llegan al Estómago este va a segregar jugos ácidos y jugos alcalinos al mismo tiempo dando lugar a una reacción química neutra incapaz de ser digerida. Todo se comienza a fermentar y a podrir dando lugar a la aparición de bacterias en el canal digestivo y a complejas sustancias extremadamente ácidas.

Para que esto no ocurra, se debe ingerir una dieta netamente alcalina que segregará jugos alcalinos; de lo contrario, se recomienda la utilización del Bicarbonato (una sustancia alcalina para aliviar la acidez de Estómago).

Está científicamente demostrado por la Medicina Occidental, que para iniciar la buena digestión de cualquier proteína animal concentrada, el Estómago debe secretar Pepsina, pero ésta solo actúa en un medio sumamente ácido que debe mantenerse durante varias horas hasta completar la digestión de estas sustancias.

Al masticar un pedazo de pan (féculas, Carbohidratos), por ejemplo, las Glándulas Salivares segregan de inmediato Ptialina y otros jugos alcalinos; después de tragada, la fécula alcalinizada necesita hallar en el Estómago un medio alcalino para acabar de ser digerida por completo.

Por tanto, todo el mundo puede adivinar lo que sucede al mezclar féculas con proteínas, esto provoca que el Estómago al identificar estos dos tipos de alimentos diferentes, segregue jugos alcalinos y ácidos al mismo tiempo, que se neutralizan entre sí y producen como resultado de esta neutrabilidad, una solución acuosa incapaz de digerir ni una cosa ni otra.

Las proteínas comienzan a podrirse y las féculas comienzan a fermentarse, dando lugar a todo tipo de problemas digestivos (gases, ardor, hinchazón, Estreñimiento, heces fétidas, Hemorroides sangrantes, Colitis Ulcerosa, etc.); y alergias, debidas a que las toxinas son absorbidas por el torrente sanguíneo provocando (erupciones, urticaria, dolores de cabeza, nauseas).
," [196]
..."

---

[196] **Ref. Bibliográfica #: 68.**

"...

"Cuando inmoviliza su Estómago y perturba sus funciones digestivas con el consumo de alimentos indiscriminadamente combinados, las bacterias del canal digestivo se dan un banquete, aprovechan todos los nutrientes de esta putrefacción y se multiplican, mientras Usted se queda solamente con los desechos y padece de agonía".

- **Proteínas con Hidratos de Carbono (Féculas, Carbohidratos):** Es la peor combinación de los alimentos que se puede dar en una misma comida (y la más común encontrada en nuestras mesas), pese a que se desencadena todo lo anteriormente explicado, se producen sustancias venenosas como el Indol (2.3 – Benzopirrol, Cetol, 1 - Benzazol), Escatol, Fenol (C_6H_6O), Sulfuro de Hidrógeno (H_2S), Ácido Fenilpropiónico entre otras.

No mezcle las proteínas con los Hidratos de Carbono (Féculas, Carbohidratos): Arroz con Fríjoles Negros y Pollo; Arroz Congri con Carne de Puerco, Yuca y Plátano maduro o frito; huevo con pan; Puré de Papa con huevo; Puré de Malanga con Pollo; Espaguetis con huevo o Pollo o Carne de Puerco; etc, etc, etc...

Consuma las proteínas (carnes, huevo, pescados, Frijoles, etc.) separada de los Carbohidratos (pan, Arroz, Papa, etc.). Consuma solamente una clase de proteína en la comida, no mezcle Proteína Animal (Carnes Blancas y Rojas, huevo) con Proteína Vegetal (Frijoles, Guisantes, Soya).

Los Carbohidratos no se pueden mezclar con las proteínas, se pueden mezclar con las Verduras, Vegetales y Hortalizas preferentemente crudas o ligeramente cocidas.

- **Proteína con Almidón:** Los Cereales Integrales contienen proteínas y almidones, el Dr. Shelton explica lo siguiente:

," [197]
...

---

[197] Ref. Bibliográfica #: 68.

"...
"Existe una gran diferencia entre la digestión de un alimento, por compleja que sea su composición, y la digestión de una mezcla de alimentos distintos. Ante un alimento simple que contenga una combinación de proteína y fécula la precisa regulación de las secreciones resulta imposible, no sucediendo lo mismo en el caso de un alimento que contenga proteína y Almidón como en el caso de los Cereales Integrales. En este caso, cuando estos se consumen solos, sí se establece una correcta regulación de las secreciones."

Consuma los Cereales Integrales solos (Espelta, Cebada, Avena, Mijo, Maíz, Arroz, Centeno, Trigo, etc.). En el caso del Arroz, este únicamente se puede mezclar con los Vegetales, Verduras y Hortalizas. ¡Ojo cubanos, están leyendo bien!

- **Proteína con Proteína:** Las proteínas de diferente naturaleza (animal o vegetal) presentan también distintas exigencias digestivas, por ejemplo, la mayor acción enzimática sobre la leche se produce durante la última hora de la digestión, mientras que en la carne se produce durante la primera hora y en los huevos hacia la mitad de la digestión. ¡Por lo que si mezclan todo esto será una bomba de tiempo!

Dos mezclas aparentemente parecidas (Cordero con Mariscos; Buey con Salmón; Huevo relleno con Jamón, Tortilla de Jamón y Queso; Garbanzos con Tocino, Beicon, Pata de Puerco; etc...), son de naturaleza muy dispar y por consiguiente no pueden ser consumidos al mismo tiempo.

No consuma en una misma comida más de un tipo de proteína a la vez (ejemplo, leche, huevo, Frijoles y carne). Las proteínas se consumen solas o acompañadas de Vegetales, Verduras y Hortalizas preferentemente crudas. Las proteínas de origen animal sólo se pueden consumir 1 vez al día; las proteínas de origen vegetal pueden comerse dos veces al día. ¡Muy importante esto!

..." 198

---

[198] Ref. Bibliográfica #: 68.

"...

- **Féculas (Carbohidratos) con Ácidos:** Cualquier alimento ácido consumido al mismo tiempo con una fécula o Almidón interrumpe la secreción de Ptialina. Por lo tanto, si come usted Piñas u otras frutas ácidas o ácidos como el vinagre junto con una fécula (por ejemplo, Arroz con Mariscos y jugo de Piña; tostadas y Cereales con Jugo de Cereza, etc.), no se iniciará la primera fase de la digestión, la fécula llega al Estómago sin los jugos alcalinos imprescindibles para una correcta digestión produciéndose la fermentación bacteriana. Una sola cucharadita de vinagre en los alimentos inhibe la formación de Ptialina.

    Consuma ácidos y féculas solos, sin mezclar y en comidas separadas. No mezcle alimentos ácidos (frutas ácidas, vinagre) con los Carbohidratos. Pasa lo mismo con los ácidos y las proteínas (no mezcle frutas ácidas con Cereales, pan, huevo y viceversa).

- **Proteínas con Ácidos:** La correcta digestión de las proteínas exige un medio ácido, pero al combinarse con un alimento ácido, este último inhiben la producción de Ácido Clorhídrico y Pepsina (enzima que digiere a las proteínas), provocando el mismo efecto que las féculas y los ácidos.

    No consuma en una misma comida alimentos ácidos y proteínas.

- **Proteínas con Grasas:** Durante las 2 ó 3 horas siguientes a la ingestión de grasas, la concentración de Pepsina y Ácido Clorhídrico en el Estómago se ve considerablemente reducida, retrasando la digestión de cualquier proteína. Las carnes grasosas como el Tocino, Bacón, Bistec, carnes magras fritas, resultan sumamente pesadas en el Estómago durante varias horas después de haberlas comido.

    "Se ha demostrado que la grasa ejerce una fuerte inhibición sobre la secreción de los jugos gástricos".

..." [199]

---

[199] Ref. Bibliográfica #: 68.

"...

Consuma las grasas solas con abundantes Verduras crudas para facilitar su digestión y su paso hacia los Intestinos.

Después de una comida con proteínas o grasas, no puede comerse más nada durante al menor 8 horas y es recomendable tomar agua caliente después de terminar y durante este tiempo para evitar que la grasa se pegue en las paredes del Estómago por condensación.

- **Proteínas con Azúcares:** Todos los azúcares sin excepción inhiben la secreción estomacal de jugos gástricos. Esto se debe a que los azúcares no se digieren ni en la boca ni en el Estómago, sino que, pasan directamente hacia el Intestino Delgado para su asimilación. Cuando se consumen junto con las proteínas (Arroz Amarillo con Bistec y de postre un flan, cake, un helado o cualquier dulce), los propios azúcares quedan atrapados en el Estómago, las bacterias fermentan el azúcar liberando toxinas y gases nocivos que aún perjudican más al Estómago, los Intestinos y el Colon.

No mezcle proteínas con los azúcares, o sea, no se debe comer postres después de las comidas, helados u otros, y menos, comidas dulces (que contengan azúcar).

- **Féculas con Azúcares:** Pasa lo mismo que en el caso anterior, los subproductos de esta fermentación son de tipo ácido.

No haga estas mezclas: Torrejas, pan con almíbar, tostadas con Miel de Abeja, etc. Consuma los azúcares (dulces) solos y alejados de las comidas por lo menos 3 horas.

- **Postres:** Hay que evitar toda clase de postres dulces tras las comidas, pues esta clase de alimentos combina mal con todos. Incluso, las frutas frescas deben evitarse tras la comida, pues se acumulan en el Estómago y fermentan en vez de digerirse. Si le tientan las golosinas y le apetece comer dulces, puede darse el gusto de vez en cuando y hacer una comida completa a base de ellos.

," 200
...

---

[200] **Ref. Bibliográfica #: 68.**

"...
No es que así vayan a hacerle mucho bien, pero al menos si los consume solos no les provocarán tantas molestias gástricas, ni producirán tantos subproductos tóxicos como si los consume después de una comida.

- **Caso especial y muy polémico, la leche:** La leche, se debe ingerir durante los primeros años de vida (de 0 a 7 años). La principal función de la leche es la de nutrir a los hijos hasta que son capaces de digerir otros alimentos. Además cumple las funciones de proteger el tracto gastrointestinal de las crías contra agentes patógenos, toxinas e inflamación y contribuye a la salud metabólica regulando los procesos de obtención de energía, en especial el metabolismo de la Glucosa y la Insulina. Es el único fluido que ingieren las crías de los mamíferos (del niño de pecho en el caso de los seres humanos) hasta el destete.

Luego, el organismo humano no necesita más de ella, ya que, después de los 7 años, la Lactasa (β – Galactosidasa) que es una enzima producida en el Intestino Delgado que se sintetiza durante la infancia de todos los mamíferos e interviene en la conversión de la Lactosa (Disacárido) en Glucosa y Galactosa, es eliminada completamente.

La Lactosa es producida desde que el bebé comienza a lactar, y comienza a disminuir su producción con el crecimiento, ya que biológicamente el humano no requiere obligatoriamente de leche en su dieta básica después de la infancia.

La Leche de Vaca, por ejemplo, tiene una densidad media de 1.032 g/L, está compuesta principalmente por agua (87 %); iones; Sodio, Calcio, Potasio, Magnesio, Cloro; Glúcidos (Lactosa, Azúcares); materia grasa (35 – 45 g), Lípidos (tenemos varios grupos de Lípidos presentes en la leche: Triacilglicéridos, Diacilglicéridos, Monoacilglicéridos, Fosfolípidos, Ácidos Grasos Libres, Esteroles y sus Ésteres); vitaminas (A, B, D3, E) y proteínas (Caseína, Albúmina, Proteínas de Suero).
" [201]
...

---

[201] Ref. Bibliográfica #: 32, 44, 55, 68.

"...

El pH de la leche es ligeramente ácido (pH comprendido entre 6.6 y 6.8). Otra propiedad química importante es la acidez, o cantidad de Ácido Láctico, que suele ser de 0.15 – 0.16 % de la leche. Las sustancias proteicas de la leche son las más importantes en el aspecto químico.

Se clasifican en dos grupos: proteínas (la Caseína se presenta en 80 % del total proteínica, mientras que las proteínas del suero lo hacen en un 20 %), y las enzimas. La Reductasa es producida por microorganismos ajenos a la leche y su presencia indica que está contaminada.

> **Caseína:** Es una Fosfoproteína (un tipo de Heteroproteína) presente en la leche y en algunos de sus derivados (productos fermentados como el yogur o el queso). En la leche, se encuentra en la fase soluble asociada al Calcio (Fosfato de Calcio) en un complejo que se ha denominado Caseinógeno.

Componente	Especie			
	Humana	Bovina	Ovina	Caprina
Proteínas (% del Total Lácteo)	1.3 – 1.5	3.2 – 3.5	5.4 – 6.0	3.1 – 4.0
Caseínas (% del Total Proteico)	44.9	82.5	84.8	81.3

De los datos de dicha tabla se deduce que la leche de la especie humana no sólo contiene menor proporción de proteínas, sino que además, contiene menos cantidad de Caseínas que las restantes especies.

Precipitan cuando se acidifica la leche a pH 4.6. Por ello, a la Caseína también se le suele denominar Proteína Insoluble de la Leche.
..." [202]

---

[202] **Ref. Bibliográfica #:** 32, 44, 55, 68.

"...
Por otra parte, y aunque las proteínas que se denominan Caseínas son específicas de cada especie, se clasifican en los siguientes grandes grupos de acuerdo con su movilidad electroforética: αs1 – Caseína, αs2 – Caseína, β – Caseína y κ – Caseína.

Esta última es de especial interés en la industria quesera, ya que su hidrólisis enzimática por el cuajo (la enzima Quimosina) genera una nueva proteína, denominada Para – κ – Caseína.

Cuando esta última reacciona con el Calcio genera Paracaseinato de Calcio. Durante el proceso de maduración del queso, y a partir de la Para – κ – Caseína, se forman unos macropéptidos denominados γ – Caseínas, responsables de las características reológicas y organolépticas de los quesos.

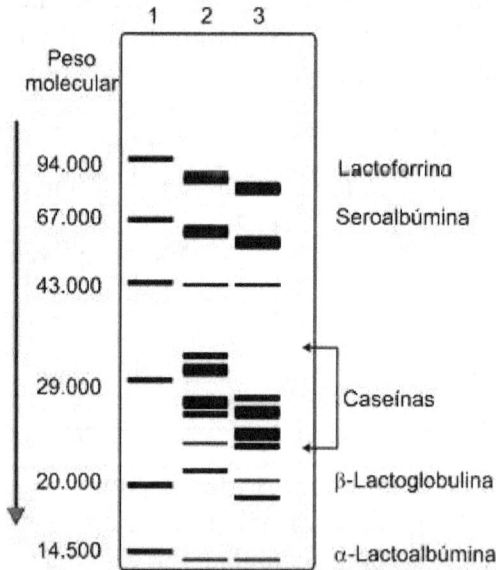

Patrón de Electroforésis que se obtiene con las proteínas Lácteas procedentes de la especie humana (Calle 2) y bovina (Calle 3). La Calle 1 muestra las proteínas de referencia para los pesos moleculares y la flecha indica el sentido de migración de las proteínas. Se ha elaborado a partir de datos de diversas fuentes bibliográficas.
,, 203
..."

---

[203] Ref. Bibliográfica #: 32, 44, 55.

"...

Algunas de las características fisicoquímicas de las Caseínas Bovinas:

Características	Caseína			
	α_{s1}	α_{s2}	β	κ
Concentración en leche (g/L)	12 – 15	3 – 4	9 – 11	2 – 4
Variantes genéticas	B y C	A	A^1 y A^2	A y B
Masa molecular	23.545 23.615	25.226	23.983 24.023	19.006 19.037
Punto Isoeléctrico (pI)	4.44 4.76	...	4.83 5.07	5.45 5.77
Restos de aminoácidos (n°)	199	207	209	169

De todas las proteínas presentes en la leche, las más comunes y representativas son la Caseína - α_{s1}, la Caseína - β y la Caseína - κ. En la industria láctea, es muy importante la Caseína - κ, que posee, entre otras, las siguientes características:

..." [204]

---

[204] **Ref. Bibliográfica #:** 32, 44, 55.

"...

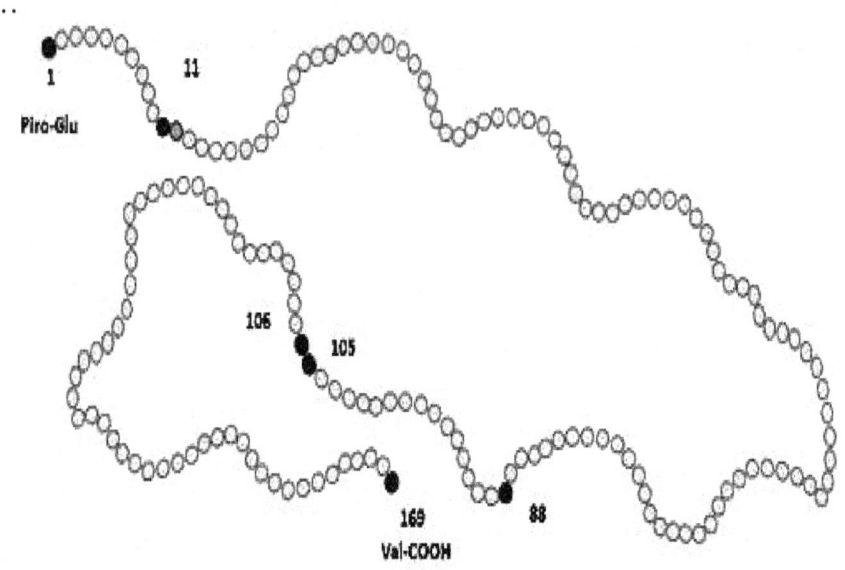

- ✓ Los aminoácidos 11 y 12 son cisternas muy reactivas.
- ✓ La zona de aminoácidos 1 a 105, son hidrófobas.
- ✓ El Macropéptido que se encuentra de los aminoácidos 106 a 169 es una Fosfoserina, es decir, 10 Carboxilos ionizados y 1 Trisacárido (Galactosa, Galactosamina y Ácido Siálico).
- ✓ El enlace de Fenilalamina y Metionina (105 y 106) es hidrolizado por la Renina y produce Paracaseínato y el Macropéptido hidrófilo.
- ✓ El Paracaseínato es hidrófilo, por lo que precipita en agua.

..." 205

---

[205] Ref. Bibliográfica #: 32, 44, 55.

" ...

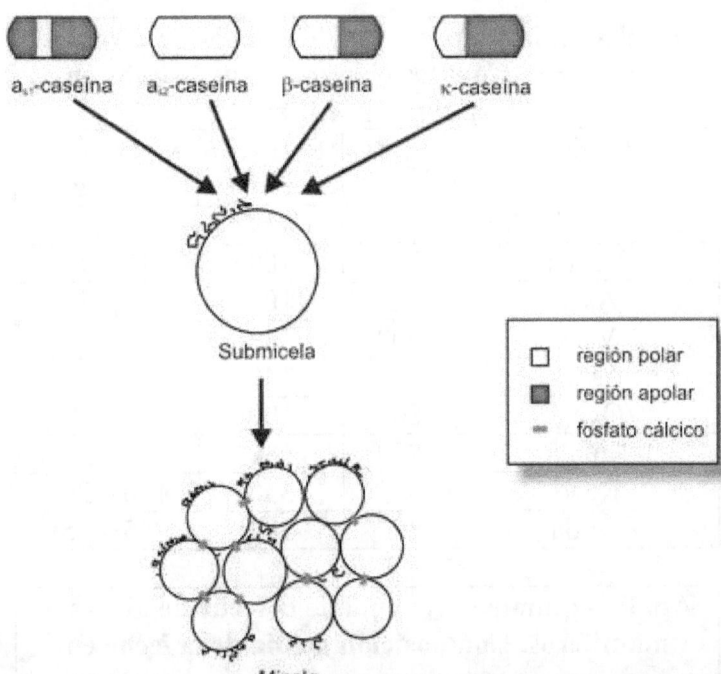

Estructura propuesta para la organización de las Micelas de Caseína a partir de unas subunidades denominadas Submicelas.

Además de usarse directamente en la elaboración de productos alimentarios (derivados lácteos y cárnicos, panes y productos de repostería, etc.), la Caseína se utiliza en la elaboración de productos no alimentarios: pegamentos y pinturas, cubiertas protectoras, plásticos, etc.

Se han identificado además, pequeñas cantidades de Glucosa, Galactosa, Sacarosa, Cerebrósidos y aminoazúcares derivados de la Hexosamina.

... ,, [206]

---

[206] **Ref. Bibliográfica #:** 32, 44, 55.

"...

Análisis químico proximal de la leche de diversos mamíferos. Composición media de la leche en gramos por litro.			
Mamífero	Agua	Extracto seco	Materia grasa
Leche de Mujer	905	117	35
Yegua	925	100	10 – 15
Asna	925	100	10 – 15
Vaca	900	130	35 – 40
Cabra	900	140	40 – 45
Oveja	860	190	70 – 75
Búfala	850	180	70 – 75
Reno	675	330	160 – 200
Cerda	850	185	65 – 65

Análisis químico proximal de la leche de diversos mamíferos. Composición media de la leche en gramos por litro.			
Mamífero	Materias Nitrogenadas		
	Totales	Caseína	Albúmina
Leche de Mujer	12 – 14	10 – 12	4 – 6
Yegua	20 – 22	10 – 12	7 – 10
Asna	20 – 22	10 – 12	9 – 10
Vaca	30 – 35	27 – 30	3 – 4
Cabra	35 – 40	30 – 35	6 – 8
Oveja	55 – 60	45 – 50	8 – 10
Búfala	45 – 50	35 – 40	8 – 10
Reno	100 – 105	80 – 85	18 – 20
Cerda	55 – 60	25 – 30	25 – 30

..." [207]

---

[207] Ref. Bibliográfica #: 32, 44, 55.

"...

Análisis químico proximal de la leche de diversos mamíferos. Composición media de la leche en gramos por litro.		
Mamífero	Lactosa	Materiales minerales
Leche de Mujer	65 – 70	3
Yegua	60 – 65	3 – 5
Asna	60 – 65	4 – 5
Vaca	45 – 50	8 – 10
Cabra	40 – 45	8 – 10
Oveja	45 – 50	10 – 12
Búfala	45 – 50	8 – 10
Reno	25 – 50	15 – 20
Cerda	50 – 55	12 – 15

Lípidos	Porcentaje del total de Lípidos	Concentración (g/L)
Triacilglicéridos	96 – 98	31
Diacilglicéridos	2.10	0.72
Monoacilglicéridos	0.08	0.03
Fosfolípidos	1.1	0.35
Ácidos Grasos Libres	0.2	0.08
Colesterol	0.45	0.15
Hidrocarburos	Rastros	Rastros
Ésteres y Esteroles	Rastros	Rastros

," [208]
..."

---

[208] Ref. Bibliográfica #: 32, 44, 55.

"...

Los Triacilglicéridos se encuentran como pequeñas partículas llamadas Glóbulos. Contienen una gran cantidad de ácidos grasos, identificándose hasta 400 tipos diferentes en la Leche de Vaca (los aceites tiene entre 8 y 10). La leche es el alimento que tiene la composición lipídica más compleja. Sin embargo, el 96 % del total lo conforman sólo 14 ácidos grasos, siendo los más importantes el Ácido Mirístico ($C_{14}H_{28}O_2$), el Ácido Palmítico ($C_{16}H_{32}O_2$) y el Ácido Oleico ($C_{18}H_{34}O_2$). La gran cantidad de grasas se debe a la alimentación del Bovino y a la intensa actividad del rumen.

En el caso de la leche humana, el contenido graso depende de la nutrición equilibrada de la mujer durante el embarazo y la lactancia; de ahí que, una dieta plenamente omnívora beneficie al contenido graso exacto de la leche.

A partir de 10 litros de Leche de Vaca se puede producir de 1 a 2 kg de queso (es decir, en su mayor parte de Caseína) y un promedio de 8 a 9 kg de suero de leche. El suero es el conjunto de todos los componentes de la leche que no se integran en la coagulación de la Caseína, y de acuerdo con el tipo de leche (es decir, de la especie de la que proviene) se pueden tener dos tipos de sueros, clasificados por su sabor:

➢ **Suero Dulce:** Proviene de quesos coagulados con Renina. La mayoría de este suero se compone de Nitrógeno no proteico (22 % del total) y tiene una gran concentración de Lactosa (cerca del 4.9 % de todo el suero); es el más rico en proteínas (0.8 %) pero muy pobre en cuestión de Ácido Láctico (0.15 %). El resto del suero es un conjunto de sales, minerales y grasas que varían de especie a especie. El pH oscila entre 6 y 6.2.

..." [209]

---

[209] **Ref. Bibliográfica #:** 32, 44, 55.

"...

> **Suero Ácido:** Proviene de quesos coagulados con Ácido Acético (CH_3COOH). Es el subproducto común de la fabricación de Queso Blanco y Requesón y por el bajo pH (4.6) resulta corrosivo para los metales. Contiene una mayor proporción de Nitrógeno no proteico (27 % del total) y posee menos Lactosa en concentración (4.3 %) ya que, por provenir de leches ácidas, parte de la Lactosa se convierte en Ácido Láctico por la fermentación. Por ello, tiene más cantidad de Ácido Láctico (0.75 %). Debido a la Desnaturalización, es más pobre en proteínas (0.6 %). Suele tener menor concentración de sales, minerales y grasas, cuyas concentraciones varían de especie a especie.

Las proteínas del suero son compactas, globulares, con un peso molecular que varía entre 14 000 y 1 000 000 Da (Daltones), y son solubles en un amplio intervalo de pH (se mantienen intactas cuando la leche se corta de manera natural, ya que no ha habido presencia de calor que Desnaturalice las proteínas). En estado natural no se asocian con las Caseínas, pero en la leches tratadas térmicamente y Homogeneizadas, una parte de estas proteínas sí lo hace. Las proteínas del suero constan por lo menos de 8 fracciones diferentes, todas sensibles a temperaturas altas (procesos térmicos) y por ello son las primeras en degradarse con procesos como la Pasteurización o la Ultrapasteurización (UHT).

La razón por la que la leche no se descompone estando fuera de refrigeración una vez tratada térmicamente es porque las proteínas del suero, al Desnaturalizarse, liberan un grupo Sulfhidrilo que reduce la actividad de la oxidación de manera parcial.

Las proteínas del suero con mayor importancia en la leche son:

," [210]
..."

---

[210] Ref. Bibliográfica #: 32, 44, 55.

"...

- ✓ **A – Lactalbúmina:** Constituye el sistema enzimático requerido para la síntesis de la Lactosa. Las leches de animales que no presentan esta proteína tampoco contienen Lactosa. No posee Sulfhidrilos libres pero sí cuatro Disulfuros que ceden las Cistinas, por lo que tiene 2.5 más Azufre que la Caseína. Posee bajo peso molecular y un alto contenido en Triptófano. Se Desnaturaliza a 63° C.

- ✓ **B – Lactoglobulina:** Insoluble en agua destilada y soluble en diluciones de sales, se Desnaturaliza y precipita a menos de 73° C (no resiste la Pasteurización). Esta proteína no se encuentra en la leche humana, siendo abundante especialmente en rumiantes y es considerada la responsable de ciertas reacciones alérgicas en los infantes. Existen tratamientos industriales que permiten modificar los componentes de la Leche de Vaca para que se parezcan a los de la leche humana y poder así dársela a los bebés.

  En estos procesos se elimina ésta fracción proteínica por precipitación con Polifosfatos o por filtración en gel, para después mezclarla con otros componentes (Caseína, Aceite de Soja, minerales, vitaminas, Lisozima, etc.).

- ✓ **Proteína Ácida del Suero (WAP):** Es un componente de la leche que sólo se encuentra en la categoría GLIRES, que agrupa a roedores y lagomorfos, aunque se han encontrado secuencias relacionadas en el Cerdo. Del hecho de que contienen dominios similares a inhibidores de la Proteasa se observa que su función es Antimicrobiana y protectora de las mucosas orales.

..." [211]

---

[211] **Ref. Bibliográfica #:** 32, 44, 55.

"...
✓ **Inmunoglobulinas:** Suman el 10 % del total de las proteínas del suero y provienen de la sangre del animal. Pertenecen a los tipos IgA e IgE y proceden de las Células Plasmáticas del Tejido Conjuntivo de la Mama (Bloom – Fawcet, 1999). Algunos científicos, según se ha dicho antes, ven en ello la razón de ser de la leche, ya que permiten transmitir cierta inmunidad a la cría (principalmente la memoria de las enfermedades que la madre ha sufrido). Suelen ser muy abundantes en el Calostro (hasta 100 g/L).

La leche recién obtenida es un sustrato ideal para un gran número de géneros bacterianos, algunos beneficiosos y otros perjudiciales, que provocan alteraciones diversas del alimento y sus propiedades:

Tipo de Bacteria	Efectos sobre el alimento	Condiciones necesarias para su activación o desarrollo
Lácticas	Son las bacterias que convierten mediante la fermentación la Lactosa en Ácido Láctico. Pueden generar una alteración en la consistencia, como Lactobacillus Bulgaricus, que puede hacer espesar la leche, paso principal para elaborar yogur. Genera que el porcentaje de acidez suba y el pH baje a 4,5.	Se requiere de temperaturas ya sean ambientales o superiores. A temperaturas ambientales se genera un cultivo láctico y puede tardar hasta 2 días, aplicando calentamiento el proceso se hace menos lento.

..,"212
...

---

[212] **Ref. Bibliográfica #:** 32, 44, 55.

"...

Tipo de Bacteria	Efectos sobre el alimento	Condiciones necesarias para su activación o desarrollo
Propiónicas	Generan liberación de Dióxido de Carbono (CO_2). Actúan sobre las trazas de Ácido Propiónico de la leche para generar Ácido Acético. Pueden generar un exceso burbujeante sobre la leche y dar un olor excesivamente ácido.	Requieren de temperaturas de 24° C para comenzar a actuar.
Butíricas	Generan coágulos grasos en la leche no acidificada. La alteración de la grasa puede generar un espesor muy poco deseado.	Requieren de poca acidez y de un pH superior a 6.8.

..." [213]

---

[213] **Ref. Bibliográfica #:** 32, 44, 55.

"...

Tipo de Bacteria	Efectos sobre el alimento	Condiciones necesarias para su activación o desarrollo
Patógenas	Alteran todas las propiedades. La acidez disminuye, el pH comienza a hacerse básico, existe una separación irregular de las grasas y la Caseína (se corta) y el olor se hace pútrido. Su presencia, como la de coliformes, puede indicar contaminación fecal. Producen liberación de CO_2 y Dióxido de Nitrógeno (NO_2). Generan burbujas grandes y pareciera esfervescer.	Requieren de temperaturas de 37° C y de acidez baja. Usualmente, la leche fuera de refrigeración experimenta estos cambios.

..." [214]

---

[214] **Ref. Bibliográfica #:** 32, 44, 55.

"...

Tipo de Bacteria	Efectos sobre el alimento	Condiciones necesarias para su activación o desarrollo
Psicrófilas	Este tipo de bacterias aparecen después del esterilizado de la leche y resisten las bajas temperaturas pudiendo incluso manifestar crecimiento bacteriano entre 0° y 10° C. Aunque en el esterilizado se eliminan la mayor cantidad de este tipo de gérmenes, estos dejan una huella enzimática (Proteasa) que resiste las altas temperaturas provocando en las leches un amargor característico cumplido el 50 % del tiempo de su caducidad. En la industria láctea, este tipo de bacterias (familia Pseudomonas) son responsables de conferir un sabor amargo a cremas y leches blancas.	Requieren un grado de acidez y valor de pH menor a 6.6. No son inhibidas por congelamiento y generan una persistente actividad enzimática.

..." [215]

---

[215] Ref. Bibliográfica #: 32, 44, 55.

"...
Como control de calidad, la leche cruda o leche bronca (sin Pasteurizar) se analiza antes de determinar el destino como producto terminado, si el recuento de gérmenes es mayor que 100 000 UFC (Unidades Formadoras de Colonias) es una leche de inferior calidad que una cuyo recuento sea menor a ese número. También se determina la potencialidad de Brucelosis Humana (Fiebre Ondulante) que pudiera presentar.

➢ **Tratamiento Industrial:** La leche, según la aplicación comercial que se le vaya a dar, puede pasar por una gran cantidad de procesos conocidos como Procesos de Depuración:

✓ **Filtración:** Se utiliza para separar la proteína del suero y quitar así las impurezas como sangre, pelos, paja, estiércol. Se utiliza una filtradora o una rejilla.

✓ **Homogeneización:** Se utiliza este proceso físico que consiste en la agitación continua (neumática o mecánica) ya sea con una bomba, una Homogeneizadora o una Clarificadora, y cuya finalidad es disminuir el glóbulo de grasa antes de calentarla y evitar así que se forme nata. Éste debe ser de 1 µm (Micrómetro) de diámetro. Cuando se estandariza la leche o se regulariza el contenido graso, se mezcla con Homogeneización, evitando la separación posterior de fases. Se realiza a 50° C para evitar la Desnaturalización. La Homogeneización, después de la Pasteurización, estabiliza la grasa en pequeñas partículas que previenen el cremado durante la fermentación y genera una mejor textura ya que la interacción entre Caseínas y los glóbulos de grasa se vuelve favorable para hacer derivados lácteos que requieren fermentación.

..." 216

---

[216] **Ref. Bibliográfica #:** 32, 44, 55.

"...

- ✓ **Estandarización:** Cuando una leche no pasa positivamente la prueba de contenido graso para elaborar determinado producto, se utiliza leche en polvo o grasa vegetal. Se realiza de dos formas: primero de manera matemática (con procedimientos como la Prueba χ^2 de Pearson o Balance de Materia) y la otra práctica, midiendo las masas y mezclándolas. Antes de que la leche pase a cualquier proceso, debe tener 3.5 % de contenido graso. Este proceso se emplea también cuando la leche, una vez tratada térmicamente, perdió algún tipo de componentes, lo cual se hace más habitualmente con la leche que pierde Calcio y a la que se le reincorporan nuevos nutrientes.

- ✓ **Deodorización:** Se utiliza para quitar los olores que pudieran impregnar la leche durante su obtención (estiércol, por ejemplo). Para ello se emplea una cámara de vacío, donde los olores se eliminan por completo. La leche debe oler dulce o ácida.

- ✓ **Bactofugación:** Elimina las bacterias mediante centrifugación. La máquina diseñada para esta función se llama Bactófuga. Genera una rotación centrífuga que hace que las bacterias mueran y se separen de la leche. La leche debe tener 300 000 UFC/mL (Unidades Formadoras de Colonia por cada mililitro). Antes de realizar una Bactofugación se debe realizar un cultivo de las bacterias que hay en la leche e identificarlas, esto es muy importante ya que permite determinar el procedimiento más efectivo para eliminar una bacteria específica.

Se suele tomar como estándar que 1800 segundos calentando a 80° C elimina a los Coliformes, al Bacilo de la Tuberculosis y las esporas; así como, la inhibición de las enzimas Fosfatasa Alcalina y la Peroxidasa. Pero esto es sólo un estándar muy variable que depende de muchas condiciones.

..."[217]

---

[217] Ref. Bibliográfica #: 32, 44, 55.

"...

- ✓ **Clarificación:** Se utiliza para separar sólidos y sedimentos innecesarios presentes en la leche (como polvo o tierra, partículas muy pequeñas que no pueden ser filtradas). Se utiliza una Clarificadora, donde se puede realizar el proceso de dos formas: calentando la leche a 95° C y dejándola agitar durante 15 minutos, o bien calentándola a 120° C durante 5 minutos.

- ➢ **Métodos:** De acuerdo con el objetivo requerido, se empleará la Termización, la Pasteurización, la Ultrapasteurización o la Esterilización:

- ✓ **Termización:** Con este procedimiento se reduce o inhibe la actividad enzimática.

- ✓ **Pasteurización (Slow High Temperature, SHT):** Con este procedimiento la leche se calienta a temperaturas determinadas para la eliminación de microorganismos patógenos específicos: principalmente la conocida como Streptococcus Thermophilus. Inhibe algunas otras bacterias.

En la actualidad, la Pasteurización es objeto de cada vez más polémicas en ciertas agrupaciones de consumidores a lo ancho del mundo, debido a las dudas existentes sobre la destrucción de vitaminas y alteración de las propiedades organolépticas (sabor y calidad) de los productos alimenticios tratados.

Se ha detectado que la Pasteurización en ciertas condiciones destruye la vitamina A y la vitamina B.

- ✓ **Ultrapasteurización (Ultra High Temperature, UHT):** En este procedimiento se emplea mayor temperatura que en la Pasteurización. Elimina todas las bacterias menos las lácticas. No requiere refrigeración posterior.

" [218]
...

---

[218] **Ref. Bibliográfica #:** 32, 44, 55.

"...
- ✓ **Esterilización:** La alta temperatura empleada de 140° C por 45 s elimina cualquier microorganismo presente en la leche. No se refrigera posteriormente; esta leche recibe el nombre también de Higienizada. Este proceso no aplica a leches saborizadas o reformuladas pues sufren caramelización.

  La Esterilización puede ocurrir en unas autoclaves en línea denominadas Barriquands. Las leches blancas tratadas de este modo se embalan en tetrabrik o cajas de cartón especial higienizadas y recubiertas internamente con un film satinado.

  Después de un tratamiento térmico la refrigeración puede ser prescindible debido a que no es necesario bajar la temperatura en todos los casos, solamente cuando la leche aún posee microorganismos.

  De acuerdo con la calidad microbiana saliente se considera la refrigeración; de ahí que la Termización tenga refrigeración obligada y la Esterilizada no. Si no existen bacterias o actividad enzimática la leche no se alterará a temperatura ambiente; si dejamos cualquier leche en un vaso y sin tapar entonces el Oxígeno hará lo propio como agente oxidante, más no debido a actividades internas de la leche.

- ➤ **Requisitos:** Los requisitos que debe cumplir un producto para ubicarse en las diferentes categorías varían mucho de acuerdo a la definición de cada país:

- ✓ **Entera:** Tiene un contenido en grasa entre 3.1 % – 3.8 %.

- ✓ **Leche Deslactosada:** Se somete a un proceso en el cual se transforma la Lactosa en Glucosa y Galactosa para hacerla de mayor digestibilidad. Muy popular en Colombia y América Latina.

- ✓ **Leche Descremada o Desnatada:** Contenido graso inferior al 0.3 %.
..." [219]

---

[219] **Ref. Bibliográfica #:** 32, 44, 55.

"...

- ✓ **Semi Descremada o Semi Desnatada:** Con un contenido graso entre 1.5 y 1.8 %.

- ✓ **Saborizada:** Es la leche azucarada o edulcorada a la que se la añaden sabores tales como Fresa, Cacao en polvo, Canela, Vainilla, etc. Normalmente son Desnatadas o Semi Desnatadas.

- ✓ **Galatita:** Plástico duro obtenido del cuajo de la leche o más específicamente a partir de la Caseína y el Formol.

- ✓ **En Polvo o Liofilizada:** A esta leche se le ha extraído el 95 % del agua mediante procesos de atomización y evaporación. Se presenta en un polvo color crema. Para su consumo sólo hay que rehidratarla con agua o con leche.

La Leche en Polvo o Leche Deshidratada se obtiene mediante la deshidratación de Leche Pasteurizada. Este proceso se lleva a cabo en torres especiales de atomización, en donde el agua que contiene la leche es evaporada, obteniendo un polvo de color blanco amarillento que conserva las propiedades naturales de la leche. Para beberla, el polvo debe disolverse en agua potable.

Este producto es de gran importancia ya que, a diferencia de la leche fluida, no precisa ser conservada en frío y por lo tanto su vida útil es más prolongada. Presenta ventajas como ser de menor coste y de ser mucho más fácil de almacenar. A pesar de poseer las propiedades de la leche natural, nunca tiene el mismo sabor de la leche fresca.

Se puede encontrar en tres clases básicas: Entera, Semi - Descremada y Descremada. Además puede o no estar fortificada con vitaminas A y D. La Leche en Polvo contiene un elevado contenido en Calcio. Así por 100 g de Leche Entera en Polvo se obtienen 909 mg de Calcio frente a los 118 mg que se obtienen por la misma cantidad de Leche Entera. " [220]
...

---

[220] **Ref. Bibliográfica #:** 32, 44, 55.

"...
Solamente ciertos quesos superan estas tasas tan elevadas de Calcio, como el Emmental 1180 mg o el Parmesano rallado 1027 mg. El envasado más efectivo para este producto lácteo es el de envases de hojalata al que se le suele añadir una cierta cantidad de Dióxido de Carbono. La Leche en Polvo puede contener hasta un máximo de un 4 % de materia grasa (la mayoría de la Leche en Polvo se elabora a partir de Leche Descremada), siendo un tercio aproximadamente de su peso de proteína.

- ✓ **Condensada, Concentrada o Evaporada:** A esta leche se le ha extraído parcialmente el agua y se presenta mucho más espesa que la leche fluida normal. Puede que contenga azúcar añadida.

- ✓ **Enriquecidas:** Son preparados lácteos a los que se le añade algún producto de valor nutritivo como vitaminas, Calcio, Fósforo, Omega – 3, etc.

> **¿Beneficios o daños de la ingestión de leche en los adultos?**

Hay ciertos sectores de la población (sobre todo de raza negra y mestizos) que no toleran la leche debido a su contenido de Lactosa. Esto se debe a que la mucosa del Intestino Delgado no sintetiza la Lactasa que es la enzima que hidroliza el enlace glucosídico y separa el azúcar en Glucosa y Galactosa. Otros sectores presentan alergia a la leche o, más específicamente, Alergia a la Proteína de la Leche de Vaca (APLV) e Intolerancia a la Proteína de la Leche de Vaca AMR (IPLV).

Estudios científicos sugieren que existe una relación entre el alto consumo de leche (diario) y el aumento del riesgo de padecer la Enfermedad de Parkinson.

," [221]
...

---

[221] **Ref. Bibliográfica #:** 32, 44, 55, 68.

"...
Como contiene grasa, esta combina mal con el resto de los alimentos, se cuaja al llegar al Estómago, aislando las partículas de comida de la acción de los jugos gástricos, retrasando su digestión el tiempo suficiente para que comience su putrefacción (las Micelas de la Caseína se coagulan irreversiblemente, o dicho de otra forma, se cuajan).

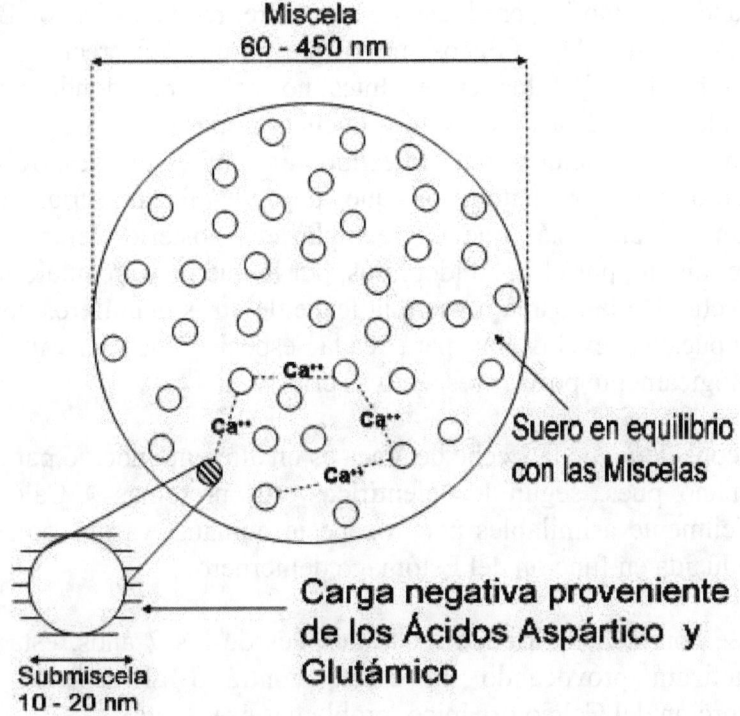

Estructura propuesta para una Micela de Caseína.

Se sabe que los lácteos contienen Grasas Saturadas no recomendables y que al desnatar la leche, se elimina el Calcio y la vitamina D.

..." [222]

---

[222] **Ref. Bibliográfica #: 68.**

"...
Cuando la Lactosa llega al Colon, fermenta y produce Hidrógeno, Dióxido de Carbono y Ácido Láctico, que irritan este órgano; además, se absorbe agua en el Intestino para equilibrar la Presión Osmótica. Todo esto puede traer como resultado diarrea, flatulencias y calambres abdominales.

Cuando el niño ingiere leche de su madre, recibe el Factor Bífidus (N – Acetil – D – Glucosamina) que propicia el crecimiento del Lactobacillus Bífidus en el Intestino del bebé, donde produce grandes cantidades de Ácido Láctico a partir de Lactosa, que aumenta la acidez del Intestino e inhibe el desarrollo de microorganismos patógenos que pueden afectar seriamente al infante; claro está, que es reemplazado posteriormente, con el crecimiento, por el L. Acidophilus, por lo que no se requiere más de la leche. De la misma manera la leche de otros mamíferos contiene compuestos exclusivos para cada especie que son utilizados biológicamente por sus respectivas crías.

Se considera que la Leche de Vaca es un alimento nocivo para el ser humano pues, según los científicos, sus proteínas y Calcio son difícilmente asimilables por la especie humana, ya que aquella es producida en función del Estómago del ternero.

Si se continúa ingiriendo leche después de los 7 años, esta no se sintetizará provocando un efecto contrario al deseado (mala absorción del Calcio orgánico, problemas óseos, etc).

Se ha sugerido que es preferible adquirir el Calcio de otros alimentos que poseen mayor abundancia de este elemento, como por ejemplo, la Col cruda aporta más Calcio que la leche natural, Pasteurizada o en todas sus variantes; la Moringa Oleífera también contiene abundante Calcio orgánico; Judías, Garbanzos, etc.

," 223
..."

---

[223] Ref. Bibliográfica #: 32, 44, 55, 68.

"...
Los estudios indican que no es tanto la cantidad de Calcio que ingerimos lo que importa sino la cantidad que perdemos diariamente en la orina, debido a nuestro estilo de vida. A mayor ingesta de proteína, sobre todo de origen animal (incluso de leche y quesos) es mayor la cantidad de Calcio que se pierde en la orina.

En cuanto a la Pirosis (conocida comúnmente como "Acidez"), sensación de quemazón en el Esófago causada por la regurgitación de ácido gástrico, se creyó durante mucho tiempo que la leche era un tratamiento eficaz para eliminarla. Si bien puede contrarrestar este síntoma por ser poco ácida, al mismo tiempo el Calcio y la Caseína estimulan la secreción de jugos gástricos causando un reflujo que puede incrementar el ácido y, por consiguiente, aumentar la Pirosis.

Elimine completamente de su dieta la Leche Homogenizada y Pasteurizada (en Polvo, Descremada, "de Diabético", quesos, etc.), si insiste en tomar leche, que sea leche natural de Vaca, Cabra, Chiva, sin azúcar, fresca y sola (no acompañada con otro alimento ni saborizante), 1 sólo vaso al día (y esperar de 4 a 5 horas para volver a ingerir cualquier otro alimento. Puede sustituir la Leche de Vaca por la Leche de Soya o el Yogur de Soya e injiéralos de igual manera.

"No coma nada que no pueda estropearse o podrirse, ¡pero cómalo antes de que lo haga!"
McCullum.

La harina blanca refinada, por ejemplo no se estropea, mientras que sí se estropea el grano integral recién molido: ¿qué va a consumir Usted? El grano integral recién molido antes de que se estropee. Por tanto no coma alimentos muertos (en conserva, sintéticos, refinados, tratados con sustancias preservantes y químicas, etc.), coma siempre alimentos frescos y vivos.
..." 224

---

[224] **Ref. Bibliográfica #:** 32, 44, 55, 68.

"...
Todas las enzimas se destruyen (mueren) cuando se exponen a una temperatura de 54° C. Si se cocinan demasiado los alimentos las enzimas se destruyen. Los alimentos Desnaturalizados provocan la muerte prematura.

Los alimentos frescos y crudos como los Vegetales, las Verduras y las Hortalizas son ricos en enzimas, así como, los alimentos deshidratados Ciruela, Pasas, Dátiles.

Las enzimas son unos catalizadores bioquímicos segregados por el Páncreas, glándulas y otros órganos. Algunas se utilizan para la digestión (Pepsina), mientras que otras entran en el torrente sanguíneo y eliminan los gérmenes peligrosos, las células muertas y dañadas y las toxinas.

"La capacidad del organismo para producir enzimas es limitada. Cuando se llega al extremo de no poder seguir produciendo ciertas enzimas, se acaba la vida. Todas las dietas cocidas y desprovistas de enzimas, conllevan a una hipertrofia patológica de la Glándula Pituitaria que regula las demás glándulas."
Dr. Howell. "Ensyme Nutrition".

"Hemos comprobado que la enfermedad mental funcional es reflejo de un metabolismo perturbado, principalmente como consecuencia del mal funcionamiento de los sistemas enzimáticos. El énfasis en los sistemas enzimáticos es particularmente significativo, a la luz de las dietas carentes de enzimas, en las que se registra una mayor incidencia de trastornos mentales".
Dr. George Watson. "Nutrición y su Mente".

El Cerebro, que representa el 2.5 % del peso corporal, solo puede quemar Glucosa (azúcar de la sangre) y consume el 25 % de todo el azúcar disponible en la sangre. Puesto que la sangre solo puede transportar la Glucosa suficiente para unas 4 horas de actividad cerebral, cualquier interrupción en el suministro constante de Glucosa a la corriente sanguínea, se traduce en una inmediata perturbación de las funciones cerebrales, siendo su principal síntoma la pérdida del control emocional.
,, [225]
...

---

[225] Ref. Bibliográfica #: 68.

"...
    El Cerebro obtiene la Glucosa por tres vías: alimentos ricos en Glucosa (Miel de Abeja, Uva, etc.) de los que es absorbida directamente por la sangre y transportada al Cerebro. Otra fuente es la descomposición de los Hidratos de Carbono y su conversión en Glucosa. La tercera fuente es el Glicógeno que el Hígado produce y almacena, a partir de la descomposición de grasas y proteínas.

    Cuando se agota el relativamente limitado suministro que proporcionan los alimentos ricos en Glucosa y la digestión de los Hidratos de Carbono, el Hígado convierte el Glucógeno almacenado en Glucosa y la segrega a la corriente sanguínea para mantener constante el aprovisionamiento del siempre activo y siempre hambriento Cerebro.

    Por eso es importante mantener un equilibrio en la combinación de los alimentos, ya que de lo contrario, se dificultará la Síntesis de Glucosa y su absorción por el Cerebro.

    Por ejemplo, la clave del consumo de grasas está en evitar las combinaciones de alimentos incompatibles (grasas con proteína concentrada).

"Lo que uno come, digiere y asimila le proporciona los nutrientes productores de energía que la sangre transporta hasta el Cerebro. Cualquier perturbación del suministro de nutrientes o de los sistemas productores de energía del Cerebro se traduce en un trastorno del funcionamiento de este, trastorno que puede denominarse Mala Salud Mental. Lo que usted come determina su estado mental y quien es usted".

Dr. George Watson. *"Nutrición y su Mente".*

    Prepare siempre su comida al vapor o escalfada, esto es, aplicar el fuego para calentar agua y luego, aplicar el agua caliente para cocer los alimentos (no se recomienda hervirlos). Otra vía es el Salteado (30 segundos a 1 minuto de cocción). Nunca fría los alimentos.

,, 226
..."

---

[226] **Ref. Bibliográfica #:** 68.

- **Rueda Alimentaria. ¿Polémicas?**

"...

La Rueda Alimentaria es un recurso gráfico que ciertas instituciones u organismos proponen a la población para seguir una alimentación segura y equilibrada basándose en clasificar los alimentos en varios grupos de características nutricionales similares. Las primeras clasificaciones de los alimentos contenían los grupos señalados en la siguiente tabla.

Antigua clasificación de los alimentos en grupos según su valor nutricional:

Tipo de alimento	Grupo de Alimento	Nutriente predominante	Alimentos
Plásticos	I	Proteínas, vitaminas, grasas y Calcio.	Leche y derivados.
	II	Proteínas de alta calidad nutricional y algunas vitaminas.	Carne, pescado, huevo.
	III	Proteínas de baja calidad nutricional, Glúcidos, fibra alimentaria, vitaminas y minerales.	Legumbres, Frutos Secos y Papa.
Reguladores	IV	Glúcidos y vitaminas.	Verduras y Hortalizas.
	V	Azúcares, vitaminas y minerales.	Frutas frescas.
Energéticos	VI	Lípidos.	Mantequilla, aceites y grasas en general.

," 227

...

---

[227] **Ref. Bibliográfica #:** 32, 44, 55.

"...

Una limitación de las Ruedas Alimentarias iniciales es que todos los sectores (Grupos de Alimentos) tenían el mismo tamaño. Por ello, en el siglo XXI, se han propuesto modificaciones de tales recursos gráficos reflejando la importancia de cada grupo por el tamaño de cada sector. Además, se ha reducido el número de Grupos de Alimentos de 7 a 6: se ha agrupado la carne, el pescado, los huevos con las Legumbres y Frutos Secos. Asimismo se ha incluido el agua para señalar la importancia de una adecuada hidratación.

Nueva clasificación de los alimentos en grupos según su valor nutricional:

Tipo de alimento	Grupo de Alimento	Nutriente predominante	Alimentos
Energéticos	I	Glúcidos.	Derivados de los Cereales (Preferentemente Integrales), Papa y azúcar.
	II	Lípidos.	Mantequilla, aceites y grasas en general.
Plásticos	III	Proteínas y Calcio.	Leche y sus derivados.
	IV	Proteínas.	Productos cárnicos, huevo, pescado, Legumbres, Frutos Secos.
Reguladores	V	Vitaminas y elementos minerales.	Hortalizas y Verduras.
	VI	Vitaminas y elementos minerales.	Frutas frescas.

,, 228
..."

---

[228] Ref. Bibliográfica #: 32, 44, 55.

Erróneamente, es considerado por los Nutricionistas incluir, en el balance de los alimentos, todos los grupos de la Rueda según las necesidades de cada persona en su dieta habitual.

"...

- **Nutrición:** La nutrición es principalmente el aprovechamiento de los nutrientes. Encargada del estudio y mantenimiento del equilibrio homeostático del organismo a nivel molecular y macro sistémico, garantizando que todos los eventos fisiológicos se efectúen de manera correcta, logrando una salud adecuada y previniendo enfermedades. Los procesos macrosistémicos están relacionados a la absorción, digestión, metabolismo y eliminación.

    Los procesos moleculares o microsistémicos están relacionados al equilibrio de elementos como enzimas, vitaminas, minerales, aminoácidos, Glucosa, transportadores químicos, mediadores bioquímicos, hormonas etc.

    La nutrición hace referencia a los nutrientes que componen los alimentos y comprende un conjunto de fenómenos involuntarios que suceden tras la ingesta de los alimentos, es decir, la digestión, la absorción o paso a la sangre desde el tubo digestivo de sus componentes o nutrientes, y su asimilación en las células del organismo.

..."[229]

Y es aquí su error, las dietas occidentales basadas en este concepto se enfocan en los requerimientos de energía a través de la metabolización de nutrientes como los Carbohidratos, proteínas y grasas. Estos requerimientos energéticos están relacionados con el Gasto Metabólico Basal, el Gasto por la Actividad Física y el Gasto Inducido por la Propia Dieta (consumo de energía para el procesamiento de los alimentos), pero no se tienen en cuenta los procesos químicos que surgen a partir de sus mezclas.

---

[229] **Ref. Bibliográfica #: 32, 44, 55.**

El beneficio obtenido con este sistema produce un efecto, aparentemente equilibrado, hasta los 30 años de edad; a partir de aquí, comienzan a aparecer una serie de trastornos ocasionados por los efectos secundarios de estas mezclas dispares y por consiguiente, el propio concepto de mantener una buena salud a través de la dieta balanceada y equilibrada, tomando un poco de todo (Nutrición Heterótrofa que es la que llevan a cabo aquellos organismos que necesitan de otros para vivir y en especial, la Quimiorganotrofica, que utiliza la energía química extraída directamente de la materia orgánica, o sea, la de los humanos y otros animales), se destruye al ocasionar la propia enfermedad.

"...

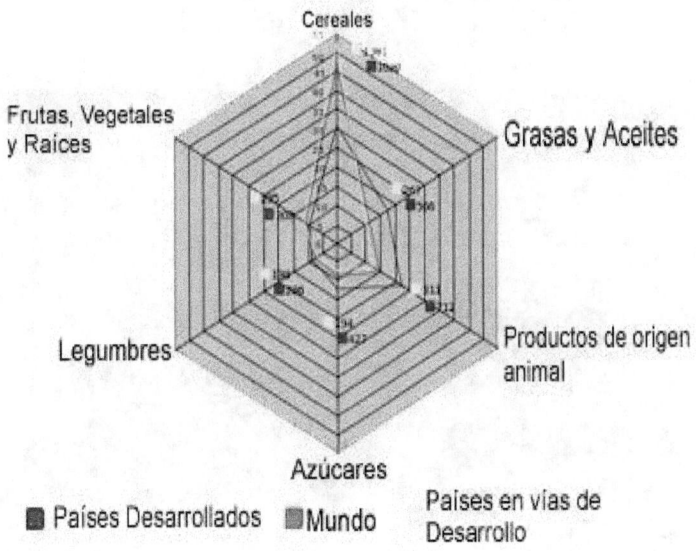

..." 230

Otra de las herramientas utilizada, inconvenientemente, por los Nutricionistas es la Pirámide de los Alimentos, herramienta similar a la anterior.

---

[230] **Ref. Bibliográfica #: 32, 44, 55.**

"...
La Pirámide Alimenticia, es un triangulo donde se ve cómo alimentarse desde lo más recomendable para la salud hasta lo menos nutritivo. Es un recurso didáctico que se propone como guía dietética para la población o un sector de la población (niños, jóvenes, adultos, ancianos, etc.).

Como tal guía que es, se basa en recomendaciones relativas al tipo de alimentos y la frecuencia con que se deben consumir, con objetivo de mantener la salud. La Pirámide Alimentaria, creada por el Departamento de Agricultura de los Estados Unidos en 1992, ha sido revisada y actualizada en 2005, con variaciones importantes.

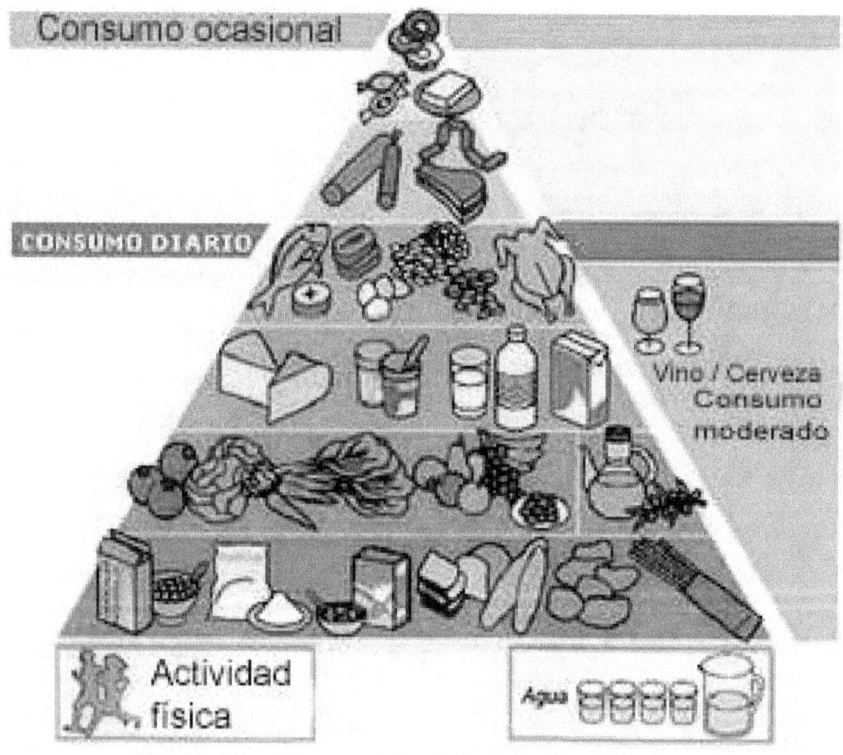

Pirámide Alimenticia (Modelo Occidental).

," 231
..."

---

[231] Ref. Bibliográfica #: 32, 44, 55.

"...
En la base de la Pirámide, en el área de mayor tamaño (Primer Nivel), se representa a los Cereales o granos, sobre todo los Granos Integrales, que constituyen la base de nuestra dieta. En el Segundo Nivel, encontraremos Vegetales y frutas que nos ayudan a tener energía más natural y sin efectos secundarios. Para asegurarse de obtener más de la mitad de nuestras calorías de Carbohidratos complejos es preciso consumir las porciones sugeridas en este grupo. Los grupos disminuyen de tamaño a medida que avanzamos hacia el vértice de la Pirámide, ya que la cantidad de alimentos representados en esos grupos, es menor que la que necesitamos para una buena salud. La punta o vértice de la Pirámide representa el grupo más pequeño de alimentos, como grasas, aceites y azúcares, de los que hay que comer en menor cantidad."[232]
...

Los datos son correctos pero están mal enfocados, el cuerpo necesita de estas 6 clases de nutrientes para sobrevivir (Carbohidratos, proteínas, grasas, vitaminas, minerales y agua), pero su ingesta diaria deberá de efectuarse por separado y en los horarios correspondientes para hacerlo, tan sencillo como eso, no mezclarlos es la clave para lograr mantener una buena salud y eliminar enfermedades mortales.

---

[232] **Ref. Bibliográfica #: 32, 44, 55.**

"...
Modelo de la correcta combinación de los alimentos según la MTCh:

Alimento 1	Combina	Alimento 2
Proteínas ligeras o Concentradas (Fuente Vegetal: Legumbres) (Fuente Animal: Carnes Blancas, Rojas)	NO	Ácidos y Frutas Ácidas (Piña, Tomate, Vinagre).
	NO	Frutas Subácidas.
	NO	Frutas en general.
	NO	Hidratos de Carbono o Carbohidratos (Féculas y azúcares refinados: Pan, Arroz, Pastas, etc.).
	NO	Leche o productos lácteos (queso, helados, batidos de frutas, etc.).
	NO	Grasas.
	SI	Vegetales, Verduras y Hortalizas.

Alimento 1	Combina	Alimento 2
Hidratos de Carbono o Carbohidratos (Féculas y azúcares refinados: Pan, Arroz, Pastas, dulces, etc.).	NO	Ácidos y Frutas Ácidas (Piña, Tomate, Vinagre).
	NO	Frutas Subácidas.
	NO	Frutas en general.
	NO	Proteínas ligeras o Concentradas
	NO	Leche o productos lácteos.
	NO	Grasas.
	SI	Vegetales, Verduras y Hortalizas.

Alimento 1	Combina	Alimento 2
Frutas (Dulces, Semidulces, Ácidas, Semiácidas, Astringentes, Neutras)	NO	Ácidos.
	NO	Hidratos de Carbono o Carbohidratos.
	NO	Proteínas ligeras o Concentradas.
	NO	Leche o productos lácteos.
	NO	Grasas.
	NO	Vegetales, Verduras y Hortalizas.

Alimento 1	Combina	Alimento 2
Leche o productos lácteos (queso, helados, batidos de frutas, etc.).	NO	Ácidos.
	NO	Frutas.
	NO	Hidratos de Carbono o Carbohidratos.
	NO	Proteínas ligeras o Concentradas.
	NO	Grasas.
	NO	Vegetales, Verduras y Hortalizas.

Alimento 1	Combina	Alimento 2
Vegetales, Verduras y Hortalizas.	NO	Ácidos.
	NO	Frutas.
	SI	Hidratos de Carbono o Carbohidratos.
	SI	Proteínas ligeras o Concentradas.
	SI	Grasas.
	NO	Leche o productos lácteos.

Alimento 1	Combina	Alimento 2
Grasas.	NO	Ácidos.
	NO	Frutas.
	NO	Hidratos de Carbono o Carbohidratos.
	NO	Proteínas ligeras o Concentradas.
	SI	Vegetales, Verduras y Hortalizas.
	NO	Leche o productos lácteos.

Alimento 1	Combina	Alimento 2
Ácidos	NO	Frutas.
	NO	Hidratos de Carbono o Carbohidratos.
	NO	Proteínas ligeras o Concentradas.
	NO	Vegetales, Verduras y Hortalizas.
	NO	Leche o productos lácteos.

✓ Un **NO** indica que esa combinación es incompatible.
✓ Un **SI** indica que esa combinación es compatible.
✓ Cuanto más cerca este un alimento de su estado crudo y natural, más compatible será con otra clase de comida. Por consiguiente, procure que al menos un 50 % de su dieta se componga de alimentos frescos consumidos en estado crudo (Vegetales). Esto le proporcionará las enzimas activas y la fibra húmeda que hacen falta para compensar las combinaciones incompatibles de alimentos cocidos (Carnes).

Ahora, analicemos el punto de vista y la perspectiva de los Nutricionistas (en sentido general y aplicando esta rama de la ciencia médica Occidental), citaré algunos ejemplos:

"...

- **Prof. Mike Richard. Instituto Max Planck de Antropología Evolutiva, Departamento de Evolución Humana (Leipzig), Alemania:**

Estas son las cosas por las que creo que las personas están completamente confundidas. Quiero decir, uno piensa que está bien tomar leche, consumir Cereales todos los días y ese tipo de cosas. Pero, cuando te pones a pensar sobre ello te das cuenta que estos alimentos no son buenos para ti.

El análisis de los huesos nos permite saber qué comían los humanos y animales en el pasado, y una de las principales cosas que estamos observando es que el consumo de carne permitió un rápido crecimiento del Cerebro y así logró diferenciarse de otros primates. Y el problema es que la evidencia de esto es circunstancial. Encontramos herramientas que se usaron para cortar a los animales, así como huesos de animales. Pero, no hay forma de decir qué proporción de su dieta representaba. Y los alimentos vegetales no sobrevivieron, son invisibles.

Así que tenemos que utilizar este tipo de estudios, mirando directamente a los fósiles mismos o a la química ósea para demostrar realmente cuál es la proporción de su dieta, si provenía de proteínas animales versus proteínas vegetales.

..." [233]

---

[233] **Ref. Bibliográfica #: 80.**

"...

Empezando con los Neandertales (230 000 – 28 000 años atrás, Pleistoceno Medio y Superior), podemos ver que toda su proteína provenía de fuentes animales. Lo mismo sucede con los humanos modernos, observamos el mismo patrón de consumo. Y ellos fueron muy exitosos para sobrevivir porque se alimentan principalmente de animales (aunque su expectativa de vida era muy pobre, de menos de 30 años), en especial el pescado y de pocas plantas como fuente de proteínas. Entonces esa es la idea de toda la dieta Paleolítica.

Luego cuando vamos al Neolítico y Post – Neolítico (8500 – 3500 a.C.), vemos humanos con pocos niveles de Nitrógeno en sus isótopos lo que significa que su proteína provenía de fuentes Vegetales (con la llegada de la Agricultura). Yo creo que debemos de tratar de imitar su estilo de vida, porque gracias a esa dieta es que evolucionamos. La de Cazadores – Recolectores, yo creo que no hay ninguna duda de que la mayor parte del tiempo que hemos estado existiendo, tuvimos en realidad, ese estilo de vida nómada con mucho ejercicio y comiendo una gran cantidad de proteínas animales y alimentos de plantas silvestres.

Si te pones a pensar nosotros hemos sobrevivido exitosamente (como especie) por más de 100 000 años y más del 95 % de ese periodo fue consumiendo animales, plantas y mucho ejercicio. Por ello creo que es la mejor dieta para los humanos de hoy. Tenemos que olvidarnos de los azúcares.

- **Dr. Lane Sebring. Clínica Sebring, Wimberley, Texas:**

Una de las cosas que les digo a mis pacientes, es que, es bueno saber que puedes mejorar. Cada año, un doctor añade una píldora a tu lista, y tus problemas aumentan y la esperanza disminuye.

..."[234]

---

[234] Ref. Bibliográfica #: 80.

"...

Yo divido los alimentos en 2 categorías: alimentos aptos para humanos y alimentos no aptos para humanos. Los alimentos aptos para humanos serían: Res, Pollo, pescado, Pavo, etc. (provenientes de fuente animal), además de frutas, nueces y Vegetales. Los no aptos para los humanos serían los granos, lo que es probablemente lo más dañino; los lácteos, los cuales no se deben de consumir pasado los 2 años, mucho menos proveniente de otros animales; Fríjoles y Papa.

Desde el punto de vista Antropológico, los granos causan un estrechamiento del Hueso Esfenoides, por lo que nuestros huesos (cara) no son lo suficientemente fuertes para soportar el peso total, y así reforzar el cráneo, el hueso se reduce y así tenemos Cerebros más pequeños, una nariz más fruncida que nos impediría respirar y una Mandíbula que no puede contener un conjunto completo de dientes y por lo que tendríamos crecimientos indebidos de nuestros dientes o no se podrían alojar las muelas todo como resultado de consumir granos (única y exclusivamente).

Los granos contienen Gluten, levaduras que causan un estado inflamatorio crónico del Intestino, y fue un iniciador de casi todas nuestras Enfermedades Inflamatorias Crónicas, Enfermedades Autoinmunes, Artritis Reumatoidea (eventualmente ausentes en el registro arqueológico de los grupos humanos que no consumían granos). Estos además, retienen un montón de minerales en el Intestino sin que puedas absorberlos, aumentan tu apetito e incrementan la necesidad de consumir multivitamínicos los cuales los debes de tomar separado de los granos integrales ya que si los tomas junto los estarás tirando a la basura…

El Hígado puede tomar la proteína y convertirla en Glucosa de manera prolongada; pero si consumes un montón de Carbohidratos, la Insulina se dispara, va al Hígado y le dice que deje de convertir proteína en Glucosa, así que si consumisteis un filete en el almuerzo no llegará como energía hacia ti. Y así tu azúcar va a empezar a caer muy pronto.
…" [235]

---

[235] **Ref. Bibliográfica #: 80.**

"...

En este punto, la única forma de restablecerlo es descansar un momento (y el cuerpo te seguirá pidiendo Carbohidratos), el cuerpo quiere algo rápido.

El pan blanco bloquea la absorción de nutrientes y produce Osteoporosis, es azúcar, 2 tajadas de pan equivalen a ¼ taza de azúcar al igual que media Papa. En algunas personas, su azúcar en la sangre se dispara más rápidamente con el pan que con la propia azúcar. La Fructosa bloquea las arterias.

Cada comida debería de empezar con una fuente de proteína rodeada de Verduras, luego, entre comidas, se puede consumir frutas, Nueces, Almendras, Pecanas, funcionando muy bien como bocadillos de media mañana o media tarde. Se puede comer media Manzana entre comidas…

Los Nutricionistas dicen que los niños de hoy no vivirán más que sus padres debido a su pobre alimentación. Hemos cometido muchos errores, espero que podamos revertirlos.

- **Dr. Michael R. Eades. Autor de "El Poder de las Proteínas":**

¿Crees que podemos revertir la epidemia de la Obesidad? Los métodos están ahí, que queramos o no eso ya es otra cosa, pero indudablemente sí se puede. Es muy fácil salir de esa epidemia.

- **Dr. David J. Getoff. Vicepresidente de la Fundación Nutricional Price – Pottenger:**

¿Puede ser una dieta de moda, una dieta que llevaron nuestros ancestros por miles de años? No lo creo, eso no cae en la categoría de moda. Muy a menudo la palabra "conveniente" aparece. Y he repetido en muchas ocasiones que la salud no es conveniente, pero no es la mitad tan inconveniente como una enfermedad mortal. ¿Qué elegirías?
…"[236]

---

[236] **Ref. Bibliográfica #: 80.**

"...
- **Dr. Marcel Montano. Biólogo. Cuba.**

Yo desayuno 3 huevos fritos, Beicon con un poco de Vegetales (Tomates, Lechuga, Col) y un Jugo de Naranja, sin azúcar. Hay determinadas reglas para mantener una alimentación saludable, la primera es eliminar todos los productos que sean de tipo industrial, eliminar el azúcar, los Cereales refinados (pan, pizzas, pastas, dulces); la segunda es comer abundante cantidad de frutas y Vegetales; la tercera es comer una amplia diversidad de proteínas de tipo animal, carnes de aves, de mamíferos, comer peces que es muy importante, crustáceos; la cuarta es consumir grasas sanas, grasa de origen animal y aceites de tipo vegetal.
..."[237]

Indudablemente, todos estos prestigiosos académicos solo observan el factor alimentario desde una única arista, la supervivencia de la especie humana. Es cierto que nuestra especie ha sobrevivido por más de 2.5 millones de años (Homo Habilis) ó 600 000 años (Homo Sapiens, el género humano que prevalece hasta nuestros días). Pero 2.5 millones de años representa, en la Escala Geológica del planeta, el 0.000000006 (5.5×10^{-8}) % de la edad del planeta, o sea, que nuestra querida especie está todavía en estado embrionario.

Nuestros antepasados comenzaron a incorporar en su dieta la carne de otros animales, el pescado, moluscos, frutas y plantas, pero su expectativa de vida era muy baja (25 años); aún los indios (5000 a.C. – 1500 d.C.) que ya utilizaban el fuego para cocer sus alimentos tenían una expectativa de vida de menos de 40 años (perdían sus dientes y presentaban un envejecimiento prematuro, etc.); los esquimales (4000 a.C.) que se alimentan fundamentalmente de Focas, Ballenas, Osos y peces, también mueren muy jóvenes y su deterioro físico es notable pese a su alta ingesta de grasa animal.

---

[237] **Ref. Bibliográfica #: 80.**

Recuerdo ahora, un debate que tuve con mi profesora de Historia (Política) cuando me encontraba en el 2do año de mi carrera universitaria, en la cual, ella afirmaba que el "trabajo" era lo que había permitido el desarrollo de nuestra especie; yo le refuté esa afirmación aclarando que no ha sido un solo factor el que desencadenara la mutación genética del genero anterior (los Homínidos, 6 – 7 millones de años), sino que fueron múltiples factores los que permitieron dar ese salto.

En primer lugar la alimentación, sin dudas, la incorporación de la carne transformó nuestro Cerebro y lo hizo más inteligente, es cierto; factores ambientales, ecológicos, dinámicos, entre otros. El "trabajo", ayudó a desarrollarnos, pero… Si fuera sólo esto: un Delfín (carnívoros estrictos con un Cerebro grande y una Corteza Cerebral bastante desarrollada en comparación con la media de los Mamíferos) pudiera considerarse una especie inteligente; un Tigre, que come carne, pudiera considerarse una especie inteligente; muchísimos animales que utilizan "herramientas" para comer, "fabricar sus guaridas" o "taparse de la lluvia", y que por hacerlas instintivamente o no, representan de por sí, un "trabajo", deberían de considerarse también inteligentes y sin embargo no lo son.

Los Chimpancés, considerados como nuestros antepasados directos, nos legaron el 96 % de su Genoma y por quedar separadas ambas especies (hace 2 millones de años) por un simple accidente geográfico, hoy no nos encontramos con un nuevo pariente descendiente de ellos.

Las condiciones actuales les impide dar un nuevo salto evolutivo, y la presencia de una especie superior derivada de estos les inválida. Seremos nosotros los humanos los que mutemos nuevamente para dar origen a otra especie "inteligente", a lo mejor, como consecuencia de la mala combinación de los alimentos que hacemos.

"...
La correcta combinación de los alimentos tiene una importancia decisiva para la buena digestión y metabolización. Sin una digestión completa, el cuerpo no puede extraer ni asimilar bien los nutrientes, ni siquiera, de los más saludables alimentos.

Además, la digestión incompleta y la insuficiente metabolización son las causas principales de la acumulación de grasa y Colesterol en el cuerpo. Una dieta baja en calorías pero compuesta por alimentos sometidos a una excesiva cocción, elaborados y mal combinados, seguirá engordándole y dejándole depósitos pegajosos en sus arterias.

Por otra parte, si los alimentos se combinan correctamente, no importa cuantas calorías ni cuanto Colesterol contengan porque no le harán engordar ni obstruirán sus venas ni sus órganos, especialmente si al menos la mitad de su dieta cotidiana esta compuesta por alimentos crudos (Vegetales).
..." [238]

La salud es lo más importante, sin ella no hay vida, y... ¿qué importa que hayamos sobrevivido 2 millones de años, si usted se muere a los 25 o a los 46 o a los 60 años padeciendo de un sinnúmero de enfermedades durante toda su vida, debido fundamentalmente a su dieta?. Reflexionen al respecto y determinen si los Nutricionistas están en lo cierto o no.

"Cuando se sigue la norma de la Trofología, no hace falta llevar un fanático control de su dieta, no hace falta contar las calorías de su alimento, ni hay que preocuparse por el Colesterol. La idea sería consumir una sola clase de alimento en cada comida" [239].

---

[238] **Ref. Bibliográfica #: 68.**
[239] **Ref. Bibliográfica #: 68.**

5··3··3 Formula Mágica (Asedio del Tumor + Apoptosis Tumoral)

Una vez analizados todos estos factores y, espero que hayan comprendido a estas alturas, qué cosa es un tumor, qué cosa es el Cáncer, cómo funcionan y viven las células y por qué se dañan (aunque quizás las diferentes terminologías les hayan resultado un poco complejas, pero es necesario que se comprenda bien todos los fenómenos bioquímicos y biológicos para poder analizar mejor los planteamientos), podemos brindar una serie de medidas para combatir estas enfermedades, estos procesos degenerativos, patógenos, mutagénicos y sobre todo, prevenir su aparición.

La terapia propuesta por la MTCh para tratar el Cáncer y muchas otras enfermedades, es una muy antigua e inteligente, omitida por la Medicina Occidental: el "asedio".

Cuando la cirugía no ha sido posible, cuando la Quimioterapia y la Radioterapia no han dado resultado, sólo queda por hacer una cosa: cortarle los suministros a las células tumorales y por consiguiente ellas mismas se mueren (sin agua y sin comida el ser humano no puede vivir; sin nutrientes, las células tumorales no puede vivir).

"Un médico verdaderamente bueno descubre primero la causa de la enfermedad y, cuando la ha encontrado, trata de curarla mediante la alimentación. Solo cuando la alimentación fracasa receta medicamentos."
Sun Ssu Mo. *"Recetas Preciosas"*. [240]

---

[240] Ref. Bibliográfica #: 15, 68.

5··3··4 Alcalinización del Paciente

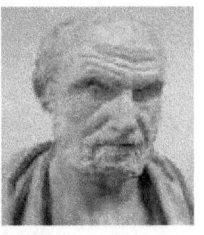

"...que el alimento sea tu medicina, que tu medicina sea tu alimento".
Hipócrates.

"...
Las sustancias ácidas rechazan el Oxígeno mientras que las sustancias Alcalinas lo atraen. La ausencia del 35 % de Oxígeno en una célula durante 48 horas, convierte a una célula normal (Aeróbica) en cancerígena (Anaeróbica).

Por tanto, conocer cómo podemos alcalinizar a nuestro organismo mediante la dieta y la correcta combinación de los alimentos es de suma importancia para la prevención y tratamiento del Cáncer.

Una vez finalizado el proceso de la digestión, los alimentos (proteínas, Carbohidratos, grasas, minerales y vitaminas) determinan un ambiente ácido o alcalino en el organismo. Esto se mide a través de una escala llamada pH cuyos valores se encuentran entre 0 – 14, siendo el 7 neutro. En una persona sana el pH de la sangre debe estar entre 7.40 y 7.45. Si el pH cae por debajo de 7 el organismo entra en coma por hiperacidez o Acidosis Metabólica que puede terminar en la muerte.

Con un adecuado respaldo del Sistema Inmunológico y un buen funcionamiento Pulmonar, Hepático y Renal para la desintoxicación de las sustancias cancerígenas se reducen las posibilidades de su desarrollo y aparición.

"La resistencia normal a la enfermedad depende directamente de una alimentación adecuada. La resistencia normal a la enfermedad no sale nunca de un frasco de píldoras. La adecuada alimentación es la cuna de una resistencia normal, el terreno de juegos de una inmunidad normal, el taller de una buena salud y el laboratorio de una larga vida".
Charles Mayo.

„ 241
...

---

[241] Ref. Bibliográfica #: 15, 26, 68.

5··3··4··1 Carnes. ¿Riesgo o Beneficio?

La dieta cárnica es sumamente acidificante.

"...
Desde el punto de vista nutricional, la carne es una fuente habitual de proteínas, grasas y minerales en la dieta humana y, paradójicamente, también es uno de los alimentos más evitados y que más polémicas suscita. La mayor parte del contenido de la carne es de origen proteico, generalmente Colágeno o Elastina. El Colágeno se rompe en gelatina cuando se cocina al calor en ambientes húmedos; por otra parte, la Elastina se mantiene inalterada al ser cocinada. El contenido proteico se reparte entre la Actina y la Miosina, ambas responsables de las contracciones musculares.

- **Carne Roja:** Suele provenir de animales adultos. Por ejemplo: la Carne de Res (Carne de Vaca), Cerdo, Carnero, Buey, etc. Se consideran igualmente Carnes Rojas, a la Carne de Caballo y la de Ovino. Desde el punto de vista nutricional, se llama Carne Roja a toda aquella que procede de mamíferos. El consumo de este tipo de carne es muy elevado en los países desarrollados y representa el 20 % de la ingesta calórica. Se asocia a la aparición del Cáncer en adultos que consumen cantidades relativamente altas o mal combinadas.

- **Carne Blanca:** En general se puede decir que es la carne de las aves de corral: Carne de Gallina, Pollo, Pato, Pavo, Faisán, Ganso, Guanajo, Guineo, Paloma; (existen excepciones en esta categoría como la Carne de Ternera, Cabrito, Avestruz y la de Conejo que también son Carnes Blancas). Desde el punto de vista de la nutrición, se llama Carne Blanca a toda aquella que no procede de mamíferos. Por lo cual, se incluye al pescado, los mariscos, moluscos, crustáceos y los reptiles (Iguana, Cocodrilo, Rana, Maja, Serpientes) en esta categoría.

,, 242
...

---

[242] **Ref. Bibliográfica #:** 15, 26, 32, 44, 55, 68.

"...

Se han realizado estudios acerca del impacto que existe entre el consumo de carne, las dosis mínimas que deben tenerse en cuenta, los tipos de carne más consumidos, el efecto que puede hacer en diversos grupos de la población: infantes, personas mayores, deportistas, etc. y existen algunas conclusiones contundentes, mientras que por otra parte existen polémicas que permanecen todavía en debate.

Lo que nadie duda es que la carne posee un gran valor nutritivo, proporcionando macronutrientes como las proteínas y los ácidos grasos, y micronutrientes como minerales (Hierro principalmente), vitaminas, etc. El contenido medio (en peso) de la carne oscila entre un 70 % de agua, un 20 % de proteína, un 7 % de grasa y 1 % de minerales, claro que las variaciones dependerán del tipo de animal, de la raza y de su régimen alimentario.

Desde el punto de vista nutricional, la carne es un gran aporte de proteínas (20 % de su peso) y aminoácidos esenciales, siendo además responsable de reactivar el metabolismo del cuerpo humano.

"100 g de Carne Roja aportan 20.7 g de proteínas; la misma cantidad de Carne Blanca aporta 21.9 g de proteínas".

¡Atentos, pacientes oncológicos a este dato! Se dan cuenta de que no tienen que comer Caballo para su Anemia...

La carne aporta muy pocos Carbohidratos y contiene muy poca fibra. La ventaja de una dieta que incluya la carne respecto a la exclusivamente vegetariana es fundamentalmente la mayor facilidad para aportar la cantidad y variedad necesaria de aminoácidos esenciales.

El contenido de grasas de la carne depende en gran medida de las especies de animales; la forma en que el animal haya sido cuidado durante la fase de crecimiento, los alimentos ofrecidos durante esa fase y los métodos de cocinado o empleados en su corte y despiece por la carnicería.

..." 243

---

[243] **Ref. Bibliográfica #:** 15, 32, 44, 55, 68.

"...
Cabe pensar que la grasa en la carne tiene dos efectos, por un lado es un realzador de los sabores y por otro es un medio de transporte de las vitaminas liposolubles que existen en la carne. La carne posee poco contenido de Hidratos de Carbono (generalmente en forma de Glucógeno), aunque se puede decir que su contenido es especialmente elevado en la Carne de Caballo. Desde el punto de vista nutricional, la carne aporta otros compuestos nitrosos diferentes de las proteínas, tal y como puede ser la Creatina.

Desde el punto de vista de los micronutrientes, la Carne Roja es una fuente importante de Hierro (los demás minerales no suponen más de 1 % del peso de la carne) y suelen contener vitamina B12 (ausente en los alimentos vegetales, pues la vitamina B12 es producida por microorganismos del suelo que viven en simbiosis con las raíces de las plantas) y vitamina A (si se consume el Hígado).

La cantidad de vitaminas en la carne se ve reducida en gran medida cuando se cocina, y la reducción será mayor cuanto más tiempo se cocine, o cuanto mayor sea la temperatura. Algunas carnes como la del Cordero o la Oveja son ricas en Ácido Fólico.

Son muchos los Nutricionistas que aconsejan comer moderadamente carne, incluyendo en las raciones de los platos de Verduras variadas y fibra en lo que se denomina una dieta equilibrada. Se ha demostrado que el consumo de carne durante las comidas aumenta la absorción de Hierro en alimentos Vegetales de dos a cuatro veces. Este efecto de mejoramiento es conocido con el nombre de "Factor de la Carne." (Por eso se recomienda consumir las carnes, única y exclusivamente, acompañada de Vegetales, Verduras y Hortalizas preferentemente crudas).

La grasa animal posee un contenido relativamente alto de Grasas Saturadas y Colesterol, el consumo de ambos compuestos está relacionado con algunos problemas en la salud, incluyendo algunas Cardiopatías y Arteriosclerosis. Sobre la aparición e incidencia del Cáncer de Colon, existen estudios que relacionan el consumo de la Carne Roja con la aparición de este tipo de Cáncer en la región del Colon, fundamentado en el consumo de grasas.
" [244]
...

---

[244] Ref. Bibliográfica #: 32, 44, 55.

"...

- **Colesterol:** Es un Esterol (Lípido) que se encuentra en los tejidos corporales, en el Plasma Sanguíneo y en las grasas de origen animal. Su Fórmula Molecular ($C_{27}H_{46}O$), es un Lípido esteroide, molécula de Ciclopentanoperhidrofenantreno (Esterano), constituida por cuatro Carboxilos condensados o fundidos, denominados A, B, C y D, que presentan varias sustituciones: 2 radicales Metilo en las posiciones C-10 y C-13; una cadena alifática ramificada de 8 Carbonos en la posición C-17; un grupo Hidroxilo en la posición C-3; una insaturación entre los Carbonos C-5 y C-6.

En la molécula de Colesterol, se puede distinguir una cabeza polar constituida por el grupo Hidroxilo y una cola o porción apolar formada por el Carboxilo de núcleos condensados y los sustituyentes alifáticos. Así, el Colesterol es una molécula tan hidrófoba que la solubilidad de Colesterol libre en agua es de 10^{-8} M (Molaridad) y, al igual que los otros Lípidos, es bastante soluble en disolventes apolares como el Cloroformo ($CHCl_3$).

La biosíntesis del Colesterol, tiene lugar en el Retículo Endoplasmático Liso (REL) de virtualmente todas las células de los animales, todos los átomos de Carbono del Colesterol proceden del Acetato, en forma de Acetil Coenzima A: 3 moléculas de Acetil - CoA se combinan entre sí formando Mevalonato, el cual es fosforilado a 3 – Fosfomevalonato – 5 – Pirofosfato, este es descarboxilado y desfosforilado a 3 – Isopentil Pirofosfato.
..." [245]

---

[245] **Ref. Bibliográfica #:** 32, 44, 55.

"...

Ensamblaje sucesivo de 6 moléculas de Isopentil Pirofosfato para originar Escualeno, vía Geranil Pirofosfato y Farnesil Pirofosfato. Ciclación del Escualeno a Lanosterol. El Lanosterol se convierte en Colesterol después de numerosas reacciones sucesivas, enzimáticamente catalizadas, que implican la eliminación de 3 grupos Metilo ($-CH_3$), el desplazamiento de un doble enlace y reducción del doble enlace de la cadena lateral.

El ser humano, no puede metabolizar la estructura del Colesterol hasta CO_2 (Dióxido de Carbono) y H_2O (agua). El núcleo intacto de Esterol se elimina del cuerpo convirtiéndose en ácidos y sales biliares las cuales son secretadas en la Bilis hacia el Intestino para desecharse por las heces fecales.

Parte del Colesterol intacto es secretado en la Bilis hacia el Intestino el cual es convertido por las bacterias en Esteroides neutros como Coprostanol y Colestanol.

La producción de Colesterol es regulada directamente por la concentración del Colesterol presente en el RE de las células, habiendo una relación indirecta con los niveles plasmáticos de Colesterol presente en las Lipoproteínas de Baja Densidad (LDL – Colesterol Malo). Una alta ingesta de Colesterol en los alimentos conduce a una disminución neta de la producción endógena y viceversa. El principal mecanismo regulador de la homeostasis de Colesterol celular aparentemente reside en un complejo sistema molecular centrado en las proteínas SREBPs (1 y 2: Proteínas que se unen a elementos reguladores de Esteroles). En presencia de una concentración crítica de Colesterol en la membrana del RE, las SREBPs establecen complejos con otras dos importantes proteínas reguladoras: SCAP (Proteína activadora a través del clivaje de SREBP) e INSIGs (1 y 2: Gen inducido de Insulina).

..." [246]

---

[246] **Ref. Bibliográfica #:** 32, 44, 55.

"...

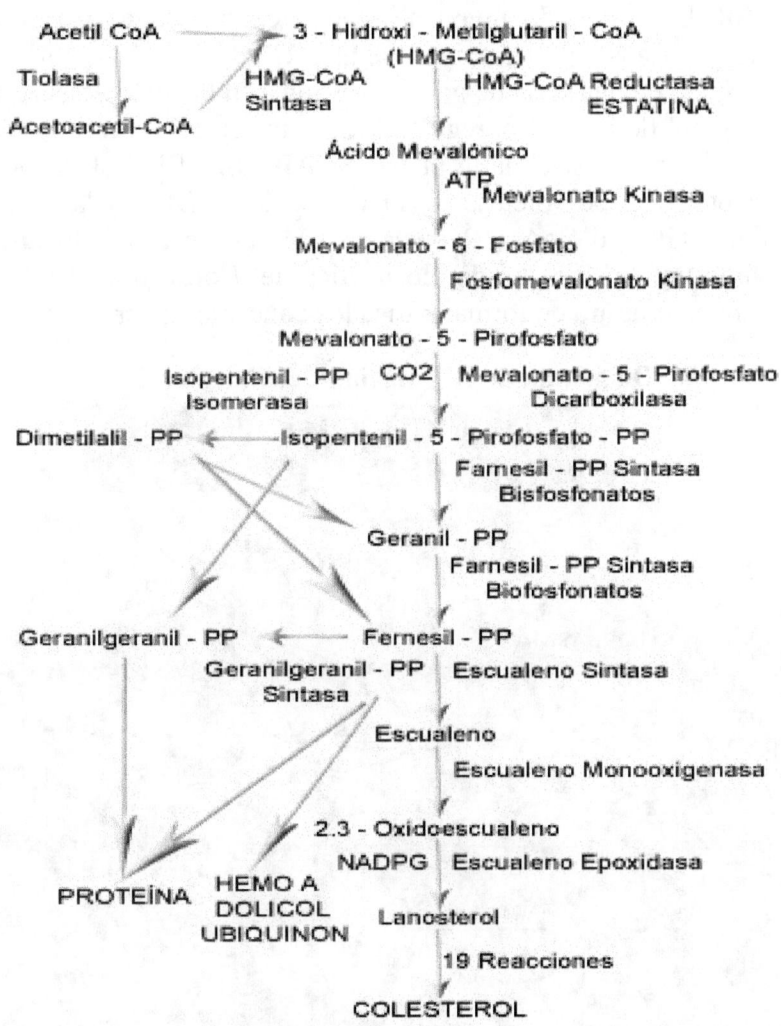

Síntesis del Colesterol.

Cuando disminuye la concentración del Colesterol en el RE, las INSIGs se disocian del complejo SREBP – SCAP, permitiendo que el complejo migre al Aparato de Golgi, donde SREBP es escindido secuencialmente por S1P y S2P (Proteasas del sitio 1 y 2 respectivamente).
..." [247]

---

[247] **Ref. Bibliográfica #:** 32, 44, 55.

"...

El SREBP escindido migra al Núcleo celular donde actúa como factor de transcripción uniéndose al SRE (Elemento Regulador de Esteroles) de una serie de genes relevantes en la homeostasis celular y corporal de Esteroles, regulando su transcripción. Entre los genes regulados por el sistema INSIGs – SCAP – SREBP destacan los del Receptor de Lipoproteínas de Baja Densidad (LDLR) y la Hidroxi – Metil – Glutaril CoA – Reductasa (HMG – CoA – Reductasa), la enzima limitante en la vía biosintética del Colesterol. El siguiente diagrama muestra de forma gráfica los conceptos anteriores:

Diagrama de Regulación del Colesterol.

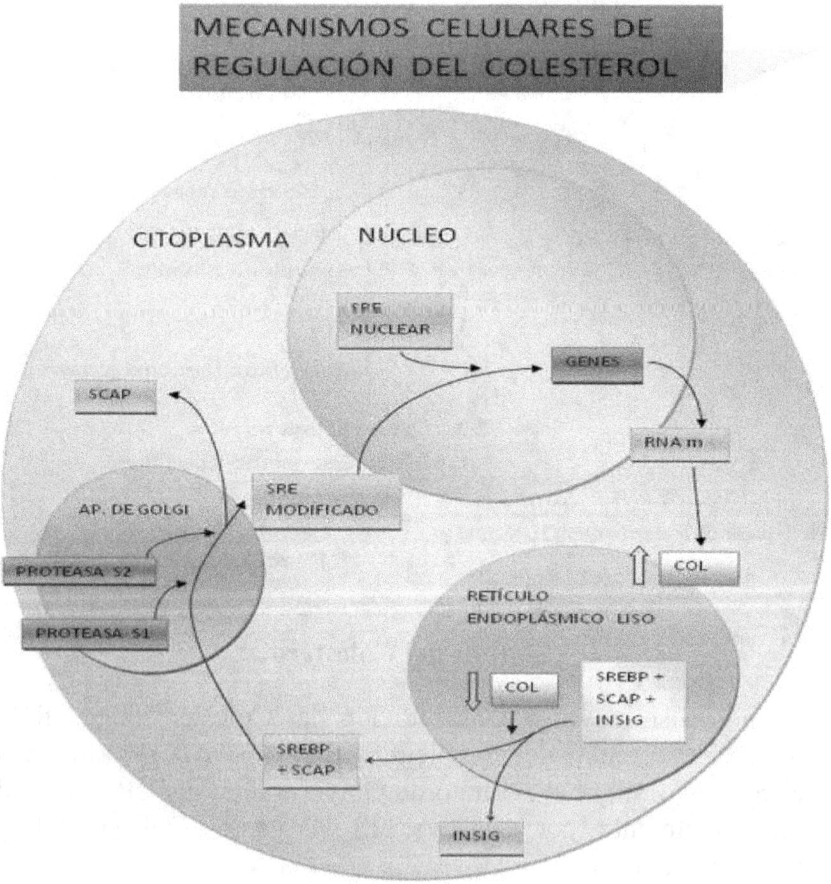

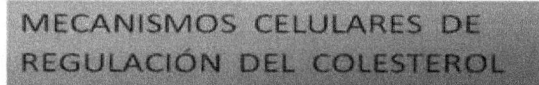

," 248
...

---

[248] **Ref. Bibliográfica #:** 32, 44, 55.

"...

El Colesterol es imprescindible para la vida animal por sus numerosas funciones:

✓ **Estructural:** El Colesterol es un componente muy importante de las Membranas Plasmáticas de los animales (en general, no existe en los Vegetales). Aunque el Colesterol se encuentra en pequeña cantidad en las Membranas Celulares, en la Membrana Citoplasmática lo hallamos en una proporción molar 1:1 con relación a los Fosfolípidos, regulando sus propiedades físico – químicas, en particular la fluidez. Sin embargo, el Colesterol se encuentra en muy baja proporción o está prácticamente ausente en las Membranas Subcelulares.

✓ **Precursor de la vitamina D:** Esencial en el metabolismo del Calcio.

✓ **Precursor de las Hormonas Sexuales:** Progesterona, Estrógenos y Testosterona.

✓ **Precursor de las Hormonas Corticoesteroidales:** Cortisol y Aldosterona.

✓ **Precursor de las Sales Biliares:** Esenciales en la absorción de algunos nutrientes lipídicos y vía principal para la excreción de Colesterol corporal.

✓ **Precursor de las Balsas de Lípidos.**

La concentración actualmente aceptada como normal de Colesterol en el Plasma Sanguíneo (Colesterolemia) de individuos sanos es de 150 a 200 mg/dl (Miligramos por Decilitro), entre 200 y 239 se considera aceptable, más de 240 mg/dl se habla de Hipercolesterolemia (Daño Cardiocirculatorio Sistémico).
" [249]
...

---

[249] Ref. Bibliográfica #: 32, 44, 55.

"...

Dado que el Colesterol es insoluble en agua, el Colesterol plasmático sólo existe en la forma de complejos macromoleculares llamados Lipoproteínas, principalmente LDL y VLDL (Lipoproteínas de muy Baja Densidad), que tienen la capacidad de fijar y transportar grandes cantidades de Colesterol. La mayor parte de dicho Colesterol se encuentra en forma de ésteres de Colesterol, en los que algún ácido graso, especialmente el Ácido Linoléico (un ácido graso de la serie Omega – 6), esterifica al grupo Hidroxilo del Colesterol.

Actualmente se reconoce ampliamente el papel causal del Colesterol presente en las Lipoproteínas de Baja Densidad (LDL) en la patogenia de la Arteriosclerosis. De esta manera, la existencia sostenida de niveles elevados de Colesterol LDL (popularmente conocido como Colesterol Malo) por encima de los valores recomendados, incrementa el riesgo de sufrir eventos cardiovasculares, principalmente IMA (Infarto de Miocardio Agudo). De manera interesante, el Colesterol presente en las Lipoproteínas de Alta Densidad (HDL – Colesterol Bueno) ejercería un rol protector del Sistema Cardiovascular. Así, el Colesterol tiene un impacto dual y complejo sobre la fisiopatología de la Arteriosclerosis, por lo que la estimación del riesgo cardiovascular basado sólo en los niveles totales de Colesterol plasmático es claramente insuficiente.

Sin embargo, y considerando lo anterior, se ha definido clínicamente que los niveles de Colesterol plasmático total (la suma del Colesterol presente en todas las clases de Lipoproteínas) recomendados por la Sociedad Norteamericana de Cardiología (AHA) son:

✓ **Colesterolemia por debajo de 200 mg/dl:** Es la concentración deseable para la población general, pues representa un bajo riesgo de Enfermedad Cardiovascular.
" [250]
...

---

[250] **Ref. Bibliográfica #:** 32, 44, 55.

"...
- ✓ **Colesterolemia entre 200 y 239 mg/dl:** Existe un riesgo intermedio en la población general, pero es elevado en personas con otros factores de riesgo como la Diabetes Mellitus.

- ✓ **Colesterolemia mayor de 240 mg/dl:** Puede determinar un alto riesgo cardiovascular y se recomienda iniciar un cambio en el estilo de vida, sobre todo en lo concerniente a la dieta y al ejercicio físico.

En personas con riesgo cardiovascular alto, es decir, aquellas con una probabilidad de más de un 20 % de sufrir un evento cardiovascular mayor o letal en un periodo de 10 años, tales como pacientes diabéticos o que previamente hayan tenido uno de estos eventos, la recomendación actual es mantener un nivel de Colesterol LDL menor a 100 mg/dl. Incluso en los pacientes que se catalogan de muy alto riesgo se recomienda un Colesterol LDL igual o menor a 70 mg/dl.

..," [251]
...

---

[251] **Ref. Bibliográfica #:** 32, 44, 55.

"...

Relación del Colesterol (Colesterol / 100 g de alimento):

Alimento	Colesterol (mg/100 g)	Alimento	Colesterol (mg/100 g)
Riñón de Res	400	Carne de Cordero	95
Sesos	400	Costillas	95
Hígado de Res	390	Carne Roja (otras)	95
Carne de Puerco	300	Lomo	90
Panza	300	Carne Blanca (otras)	90
Chicharrones de Puerco	290	Pulpo	90
Huevo (1 unidad)	275	Calamar	70
Chorizo	260	Almeja	70
Longaniza	260	Ternera	60
Mayonesa	250	Atún	60
Aderezos	250	Salmón	60
Camarón	200	Trucha	57 – 64
Mantequilla (1 cucharada)	230	Sierra	57 – 64
Corazón de Res	195	Cangrejo	55
Tocino	150	Helado	50
Queso Crema	150	Leche	35
Crema de Leche	140	Yogurt	10
Langosta	130	Requesón	10
Hígado de Pollo	125	Res	5
Salami	120	Pollo sin piel	0
Ostión	115	Pato sin piel	0
Jaiba	100	Mariscos	0

- **Triglicéridos, Triacilglicéridos o Triacilgliceroles:** Son Acilgliceroles, un tipo de Lípidos, formados por una molécula de Glicerol, que tiene esterificados sus tres grupos hidroxílicos por tres Ácidos Grasos Saturados o Insaturados.
  ,, 252
  ..."

---

[252] **Ref. Bibliográfica #:** 32, 44, 55.

"...
Los Triglicéridos forman parte de las grasas, sobre todo de origen animal. Los aceites de origen vegetal contienen Triglicéridos en estado líquido, así como los que provienen del pescado.

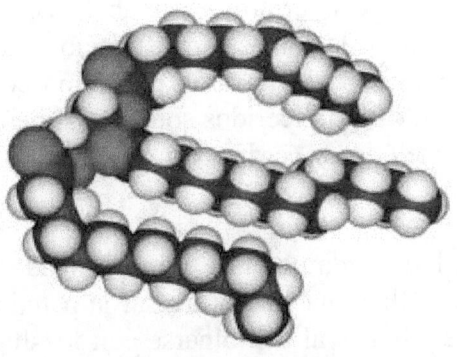

Trimiristina, Triglicérido formado por 3 moléculas de Ácido Mirístico y Glicerol.

La Síntesis de Triglicéridos tiene lugar en el RE de casi todas las células del organismo, pero es en el Hígado, en particular en sus Células Parenquimatosas, los Hepatocitos y en el Tejido Adiposo (Adipositos) donde este proceso es más activo y de mayor relevancia metabólica. En el Hígado, la Síntesis de Triglicéridos está normalmente conectada a la secreción de Lipoproteínas de muy Baja Densidad (VLDL) y no se considera un sitio de almacenamiento fisiológico de Lípidos. Por tanto, toda acumulación de Triglicéridos en este órgano es patológica, y se denomina indistintamente Esteatosis Hepática o Hígado Graso.

,, 253
...

---

[253] **Ref. Bibliográfica #:** 32, 44, 55.

"...
Por el contrario, el Tejido Adiposo tiene por principal función la acumulación de energía en forma de Triglicéridos. Sin embargo, la acumulación patológica de Triglicéridos en el Tejido Adiposo (Obesidad) se asocia, aparentemente de forma causal, con una serie de anormalidades endocrino – metabólicas, cuyas causas son actualmente motivo de intensa investigación, dado el impacto de ellas en la mortalidad global de la población contemporánea. Una mínima cantidad de Triglicéridos son normalmente almacenados en el músculo esquelético y cardíaco, aunque solamente para consumo local.

Las grasas se hidrolizan en el Intestino Delgado para poder formar ácidos grasos y Glicerina para atravesar la pared intestinal, aislados o en forma de jabones al combinarse con los Jugos Pancreáticos e intestinales. Luego son reconstruidos de nuevo al otro lado de la pared intestinal; pero dado que los Lípidos son insolubles en agua, deben combinarse con proteínas, sintetizadas por el Intestino, para ser transportadas y distribuidas a través de la sangre a todo el organismo; el transporte de Triglicéridos está estrechamente integrado con el transporte de otros Lípidos, como el Colesterol, y está directamente relacionado con enfermedades como la Arteriosclerosis.

El cuerpo humano utiliza tres tipos de vehículos transportadores de Lípidos: Lipoproteínas, como los Quilomicrones, que los transportan al Hígado tras su absorción por el Intestino, desde donde se distribuyen al resto de células del cuerpo, sobre todo las adiposas y musculares en forma de Lipoproteínas VLDL, IDL (Lipoproteínas de Densidad Intermedia), LDL y HDL. Las células del Tejido Adiposo son las principales células de reserva de grasas. La Albúmina Sérica, transporta Ácidos Grasos Libres. Los Cuerpos Cetónicos, son pequeñas moléculas hidrosolubles (Acetoacetato y β – Hidroxibutirato) producidas en el Hígado por oxidación de los ácidos grasos. Dado que son solubles en agua (y por tanto en la sangre), pueden viajar en ella sin problemas." [254]
...

---

[254] Ref. Bibliográfica #: 32, 44, 55.

"...

Función biológica de los Triglicéridos:

Constituyen la principal reserva energética del organismo animal (como grasas) y en los Vegetales (aceites). El exceso de Lípidos se almacena en grandes depósitos, en los animales, en el Tejido Adiposo.

El Tejido Adiposo o Tejido Graso es el tejido de origen Mesenquimal (un tipo de Tejido Conjuntivo) conformado por la asociación de células que acumulan Lípido en su Citoplasma: los Adipositos. El Tejido Adiposo, por un lado cumple funciones mecánicas: una de ellas es servir como amortiguador, protegiendo y manteniendo en su lugar los órganos internos, así como, a otras estructuras más externas del cuerpo, y también tiene funciones metabólicas y es el encargado de generar grasas para el organismo.

La grasa de las células se encuentra en estado semilíquido y está compuesta fundamentalmente por Triglicéridos. Se acumula de preferencia en el tejido subcutáneo, la capa más profunda de la piel. Sus células, Lipocitos, están especializadas en formar y almacenar grasa. Esta capa se denomina, Panículo Adiposo y es un aislante del frío y del calor. Actúa como una almohadilla y también como un almacén de reservas nutritivas.

Este tipo de tejido cumple funciones de rellenado, especialmente en las áreas subcutáneas. También sirve de soporte estructural. Finalmente tiene siempre una función de reserva. La grasa varía, es de diferente consistencia, líquida o sólida.

El crecimiento de este tejido se puede producir por proliferación celular (crecimiento Hiperplásico), en donde aumenta el número de Adipositos por división mitótica o por acumulación de una mayor cantidad de Lípidos en las células ya existentes (crecimiento Hipertrófico). Durante la adolescencia el crecimiento es, generalmente, rápido y en el individuo adulto es Hipertrófico."[255]

...

---

[255] **Ref. Bibliográfica #:** 32, 44, 55.

"...

- **Ácidos Grasos:** Los ácidos grasos son una biomolécula orgánica de naturaleza lipídica formada por una larga cadena Hidrocarbonada lineal, de número par de átomos de Carbono, en cuyo extremo hay un grupo Carboxilo. Cada átomo de Carbono se une al siguiente y al precedente por medio de un enlace covalente sencillo o doble.

Al átomo de su extremo le quedan libres tres enlaces que son ocupados por átomos de Hidrógeno (H_3C-). Los demás átomos tienen libres dos enlaces, que son ocupados igualmente por átomos de Hidrógeno.

Los ácidos grasos forman parte de los Fosfolípidos y Glucolípidos, moléculas que constituyen la bicapa lipídica de todas las Membranas Celulares. En los mamíferos, incluido el ser humano, la mayoría de los ácidos grasos se encuentran en forma de Triglicéridos, moléculas donde los extremos Carboxílico (-COOH) de tres ácidos grasos se esterifican con cada uno de los grupos Hidroxilos (-OH) del Glicerol (Glicerina, Propanotriol).

Los ácidos grasos son moléculas anfipáticas, es decir, tienen una región apolar hidrófoba (la cadena Hidrocarbonada) que repele el agua y una región polar hidrófila (el extremo Carboxílico) que interactúa con el agua. Los Ácidos Grasos de Cadena Corta son más solubles que los Ácidos Grasos de Cadena Larga porque la región hidrófoba es más corta.

Si se colocan ácidos grasos en agua o en otro disolvente polar forman una capa superficial debido a su baja densidad; formarán una película con sus colas (la parte no polar) orientadas hacia arriba, fuera del agua, de manera que no quedan en contacto con la misma y la cabeza polar dentro del agua. Si se agita, las colas tienden a relacionarse entre sí mediante interacciones hidrófobas creando ambientes donde no hay agua, como es el caso de una Micela ya sea monocapa o bicapa.

..." [256]

---

[256] **Ref. Bibliográfica #:** 32, 44, 55.

"...

> **Ácidos Grasos Saturados (Muy Malos):** Son ácidos orgánicos monoenoicos, que se encuentran presentes en las grasas, raramente libres, y casi siempre esterificando al Glicerol y eventualmente a otros alcoholes. Son generalmente de cadena lineal y tienen un número par de átomos de Carbono.

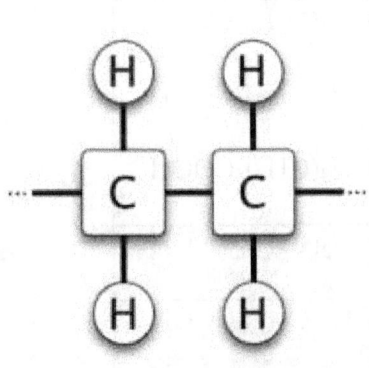

La razón de esto es que en el metabolismo de las Eucariotas, las cadenas de ácido graso se sintetizan y se degradan mediante la adición o eliminación de unidades de Acetato. No obstante, hay excepciones, ya que se encuentran ácidos grasos de número impar de átomos de Carbono en la leche y grasa de los rumiantes, procedentes del metabolismo bacteriano del rumen, y también en algunos Lípidos de vegetales, que no son utilizados comúnmente para la obtención de aceites.

Son aquellos con la cadena Hidrocarbonada repleta de Hidrógenos, por lo que todos los enlaces entre sus átomos de Carbono son simples, sin ningún doble enlace, lo que se traduce en una estructura rectilínea de la molécula. Los Ácidos Grasos Saturados son más comunes en los animales. Tienen un punto de fusión más elevado que sus homólogos Insaturados por lo que son sólidos a temperatura ambiente. Las Grasas Saturadas, un tipo de Lípidos, son Triglicéridos formados por tres moléculas de Ácidos Grasos Saturados y una molécula de Glicerol.

",,257
...

---

[257] **Ref. Bibliográfica #:** 32, 44, 55.

"..."

Ácidos Grasos Saturados	
Nombre del Ácido	**Estructura**
Ác. Propiónico Ác. Propanoico	CH_3CH_2COOH
Ác. Butírico Ác. Butanoico	$CH_3(CH_2)_2COOH$
Ác. Valérico Ác. Pentanoico	$CH_3(CH_2)_3COOH$
Ác. Caproico Ác. Hexanoico	$CH_3(CH_2)_4COOH$
Ác. Enántico Ác. Heptanoico	$CH_3(CH_2)_5COOH$
Ác. Caprílico Ác. Octanoico	$CH_3(CH_2)_6COOH$
Ác. Pelargónico Ác. Nonanoico	$CH_3(CH_2)_7COOH$
Ác. Cáprico Ác. Decanoico	$CH_3(CH_2)_8COOH$
Ác. Undecílico Ác. Undecanoico	$CH_3(CH_2)_9COOH$
Ác. Láurico Ác. Dodecanoico	$CH_3(CH_2)_{10}COOH$
Ác. Tridecílico Ác. Tridecanoico	$CH_3(CH_2)_{11}COOH$
Ác. Mirístico Ác. Tetradecanoico	$CH_3(CH_2)_{12}COOH$
Ác. Pentadecílico Ác. Pentadecanoico	$CH_3(CH_2)_{13}COOH$
Ác. Palmítico Ác. Hexadecanoico	$CH_3(CH_2)_{14}COOH$
Ác. Margárico Ác. Heptadecanoico	$CH_3(CH_2)_{15}COOH$

" 258
...

---

[258] **Ref. Bibliográfica #:** 32, 44, 55.

"...

Ácidos Grasos Saturados	
Nombre del Ácido	**Estructura**
Ác. Esteárico Ác. Octadecanoico	$CH_3(CH_2)_{16}COOH$
Ác. Nonadecílico Ác. Nonadecanoico	$CH_3(CH_2)_{17}COOH$
Ác. Araquídico Ác. Eicosanoico	$CH_3(CH_2)_{18}COOH$
Ác. Heneicosílico Ác. Henicosanoico	$CH_3(CH_2)_{19}COOH$
Ác. Behénico Ác. Decosanoico	$CH_3(CH_2)_{20}COOH$
Ác. Tricosílico Ác. Tricosanoico	$CH_3(CH_2)_{21}COOH$
Ác. Lignocérico Ác. Tetracosanoico	$CH_3(CH_2)_{22}COOH$
Ác. Pentacosílico Ác. Pentacosanoico	$CH_3(CH_2)_{23}COOH$
Ác. Cerótico Ác. Hexacosanoico	$CH_3(CH_2)_{24}COOH$
Ác. Heptacosílico Ác. Heptacosanoico	$CH_3(CH_2)_{25}COOH$
Ác. Montánico Ác. Octacosanoico	$CH_3(CH_2)_{26}COOH$
Ác. Nonacosílico Ác. Nonacosanoico	$CH_3(CH_2)_{27}COOH$
Ác. Melísico Ác. Triacontanoico	$CH_3(CH_2)_{28}COOH$
Ác. Henatriacontílico Ác. Henatriacontanoico	$CH_3(CH_2)_{29}COOH$
Ác. Laceroico Ác. Dotriacontanoico	$CH_3(CH_2)_{30}COOH$

..." [259]

---

[259] **Ref. Bibliográfica #:** 32, 44, 55.

"...

Ácidos Grasos Saturados	
Nombre del Ácido	**Estructura**
Ác. Psílico Ác. Tritriacontanoico	$CH_3(CH_2)_{31}COOH$
Ác. Gédico Ác. Tetratriacontanoico	$CH_3(CH_2)_{32}COOH$
Ác. Ceroplástico Ác. Pentatriacontanoico	$CH_3(CH_2)_{33}COOH$
Ác. Hexatriacontílico Ác. Hexatriacontanoico	$CH_3(CH_2)_{34}COOH$

- ✓ **Cadena Corta:** Ácido Butírico; Ácido Isobutírico; Ácido Valérico; Ácido Isovalérico.

- ✓ **Cadena Larga:** Ácido Mirístico; Ácido Palmítico; Ácido Esteárico.

- ➢ **Ácidos Grasos Insaturados (Muy Buenos):** Son ácidos Carboxílicos de Cadena Larga con uno o varios dobles enlaces entre los átomos de Carbono. Los ácidos grasos son componentes de Lípidos de Reserva y Lípidos de Membrana. Los ácidos grasos naturales no son ramificados y poseen generalmente un número par de átomos de C (C16, C18, etc.).

Si son Saturados no llevan ningún doble enlace en su cadena Carbonada. En cambio, los Ácidos Grasos Insaturados poseen dobles enlaces C=C y pueden ser Insaturados con una o más insaturaciones. Los dobles enlaces están generalmente separados por un grupo Metilen (CH_2), por lo que no son conjugados. Se encuentran en general en la configuración Cis, o sea, los átomos de C contiguos están orientados hacia el mismo lado y generan con ello un doblez en la cadena del Hidrocarburo.

..."[260]

---

[260] **Ref. Bibliográfica #:** 32, 44, 55.

"...
Los Ácidos Grasos Insaturados se forman en el lado de la Membrana Citosólica del RE mediante una deshidratación selectiva de la Acil – CoA saturada primeramente formada. Un complejo de Citocromo b5 Reductasa, Citocromo b5 y Desaturasa retira del resto Acil dos átomos de Hidrógeno y los transfiere al Oxígeno molecular. Al mismo tiempo se transfieren, mediante una cadena de transporte, dos electrones y dos protones desde el NADH (Dinucleótido de Nicotinamida y Adenina), que reducen el O_2 a dos H_{20}. La combinación del alargamiento de la cadena y la desaturación se las arregla para generar, a partir del Ácido Palmítico, un grupo entero de derivados de ácidos grasos.

Por esterificación de tres moléculas de ácido graso (restos Acilo) con los tres alcoholes del Glicerol se forman grasas o Triacilgliceroles. El grado de saturación y la longitud de la cadena del resto Acilo determinan esencialmente las propiedades de la grasa: cuanto más corta e insaturada es la cadena del resto Acilo, más fluida y volátil es la grasa.

Los Ácidos Grasos Insaturados o de número impar de átomos se degradan mediante las variantes de la β – Oxidación. Para la degradación de los Ácidos Grasos Insaturados se requieren dos enzimas adicionales: una Isomerasa y una Reductasa.

Los Ácidos Grasos Insaturados son esenciales para el correcto funcionamiento de nuestro cuerpo y deben ser aportados en cantidades suficientes con los alimentos. Su falta se asocia con las Enfermedades Coronarias y un elevado nivel de Colesterol.

..." [261]

---

[261] Ref. Bibliográfica #: 32, 44, 55.

"..."

Ácidos Grasos Insaturados		
Nombre del Ácido	**Estructura**	Δ^x
Ác. Miristoleico	$CH_3(CH_2)_3CH=CH(CH_2)_7COOH$	cis - Δ^9
Ác. Palmitoleico	$CH_3(CH_2)_5CH=CH(CH_2)_7COOH$	cis - Δ^9
Ác. Sapiénico	$CH_3(CH_2)_8CH=CH(CH_2)_4COOH$	cis - Δ^6
Ác. Oleico	$CH_3(CH_2)_7CH=CH(CH_2)_7COOH$	cis - Δ^9
Ác. Eláidico	$CH_3(CH_2)_7CH=CH(CH_2)_7COOH$	trans - Δ^9
Ác. Vaccénico	$CH_3(CH_2)_5CH=CH(CH_2)_9COOH$	trans - Δ^{11}
Ác. Linoléico	$CH_3(CH_2)_4CH=CH(CH_2)CH=CH(CH_2)_7COOH$	cis - Δ^9 cis - Δ^{12}
Ác. Linoeláidico	$CH_3(CH_2)_4CH=CH(CH_2)CH=CH(CH_2)_7COOH$	trans - Δ^9 trans - Δ^{12}
Ác. α- Linolénico	$CH_3(CH_2)CH=CH(CH_2)CH=CH(CH_2)CH=CH(CH_2)_7COOH$	cis - Δ^9 cis - Δ^{12} cis - Δ^{15}
Ác. Araquidónico	$CH_3(CH_2)_4CH=CH(CH_2)CH=CH(CH_2)CH=CH(CH_2)CH=CH(CH_2)_3COOH$	cis - Δ^5 cis - Δ^8 cis - Δ^{11} cis - Δ^{14}

..." [262]

---

[262] **Ref. Bibliográfica #:** 32, 44, 55.

"..."

Ácidos Grasos Insaturados		
Nombre del Ácido	Estructura	Δ^x
Ác. Eicosapentenoico	$CH_3(CH_2)CH =$ $CH(CH_2)CH =$ $CH(CH_2)CH =$ $CH(CH_2)CH =$ $CH(CH_2)CH =$ $CH(CH_2)_3COOH$	cis - Δ^5 cis - Δ^8 cis - Δ^{11} cis - Δ^{14} cis - Δ^{17}
Ác. Erúcico	$CH_3(CH_2)_7CH =$ $CH(CH_2)_{11}COOH$	cis - Δ^{13}
Ác. Docosahexaenoico	$CH_3(CH_2)CH =$ $CH(CH_2)CH =$ $CH(CH_2)CH =$ $CH(CH_2)CH =$ $CH(CH_2)CH =$ $CH(CH_2)CH =$ $CH(CH_2)_2COOH$	cis - Δ^4 cis - Δ^7 cis - Δ^{10} cis - Δ^{13} cis - Δ^{16} cis - Δ^{19}

Las grasas con alto contenido de Ácidos Grasos Insaturados suelen tener el punto de fusión más bajo que los equivalentes completamente Saturados. Por esto, en la fabricación de la Margarina o algunas grasas para freír se saturan los dobles enlaces por Nidrogenación con Hidrógeno elemental en presencia de un catalizador de Paladio o Níquel. Así se obtiene un producto con mejor resistencia térmica que se puede emplear, por ejemplo, en la fabricación de la Margarina, pero que tenga un menor valor nutritivo.

> **Ácidos Grasos Monoinsaturados (Muy Buenos):** Son aquellos ácidos grasos de cadena Carbonada par que poseen una sola insaturación en su estructura, es decir, poseen un solo doble enlace Carbono – Carbono (–CH=CH–). Un ejemplo de este tipo de ácidos es el Ácido Oleico presente en casi todas las grasas naturales, llamado comúnmente Omega – 9.

" [263]
...

---

[263] **Ref. Bibliográfica #:** 32, 44, 55.

"...

Varios ácidos grasos de la serie Omega – 9 son Monoinsaturados; el más importante de ellos es el Ácido Oleico, componente principal de la Trioleína, el Triglicérido principal del Aceite de Oliva. Los ácidos grasos de la serie Omega – 3 y Omega – 6 son Poliinsaturados (tienen varios enlaces dobles).

- **Ácidos Grasos Poliinsaturados (Muy Buenos):** Son ácidos grasos que poseen más de un doble enlace entre sus Carbonos. Dentro de este grupo encontramos el Ácido Linolénico (Omega – 3) y el Linoléico (Omega – 6) que son esenciales para el ser humano. Tienen un efecto beneficioso en general, disminuyendo el Colesterol total. El exceso implica la producción de compuestos tóxicos. Se pueden obtener de pescados azules y Vegetales como Maíz, Soja, Girasol, Calabaza, Nueces. A este también corresponde al Ácido Araquidónico.

- **Ácido Graso Cis (Buenos):** Es un Ácido Graso Insaturado que posee los grupos semejantes o idénticos (generalmente grupos –H) en el mismo lado de un doble enlace. Los Ácidos Grasos Cis son isómeros de los Ácidos Grasos Trans, en los que los –H se disponen uno a cada lado del doble enlace.

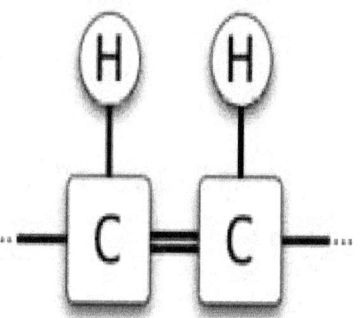

Los ácidos grasos con dobles enlaces Cis no son cadenas rectas sino que poseen un codo en el punto donde está el doble enlace; por el contrario, los Trans son rectilíneos; los dobles enlaces Cis son mucho más comunes en los seres vivos que los Trans.

..." 264

---

[264] Ref. Bibliográfica #: 32, 44, 55.

> **Ácidos Grasos Trans (Muy Malos):** Son un tipo de Ácido Graso Insaturado que se encuentra principalmente en alimentos industrializados que han sido sometidos a Hidrogenación como la Margarina o al horneado como los Pasteles, entre otros. También se encuentran de forma natural en pequeñas cantidades en la leche y la grasa corporal de los rumiantes.

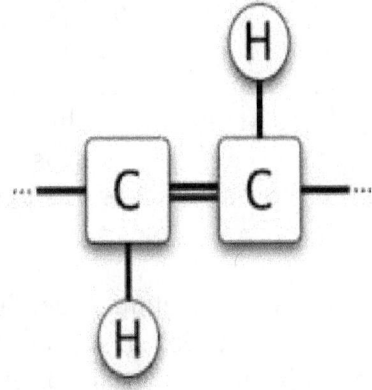

Los Ácidos Grasos Trans no sólo aumentan la concentración de Colesterol (LDL – Malo) en la sangre sino que disminuyen el Colesterol (HDL – Bueno), provocando un mayor riesgo de sufrir Enfermedades Cardiovasculares.

Los Ácidos Grasos Trans se forman en el proceso de Hidrogenación que se realiza sobre las grasas con el fin de solidificarlas, para utilizarlas en diferentes alimentos. Un ejemplo de ello es la solidificación del aceite vegetal, líquido, para la fabricación de Margarina. Además promueve la frescura, le da textura y mejora la estabilidad.

Estos ácidos grasos pueden ser particularmente peligrosos para el Corazón y se asocian con el mayor riesgo de desarrollo de algunos Cánceres. Los estudios más recientes demuestran que las concentraciones más altas de Ácidos Grasos Trans pueden incrementar el riesgo de Diabetes de tipo II. Las grasas hidrogenadas se utilizan en Margarina, comidas rápidas, productos comerciales de pastelería, alimentos procesados y fritos.

[265]

---

[265] **Ref. Bibliográfica #:** 32, 44, 55.

"...
Los Ácidos Grasos Trans pueden inhibir algunas transformaciones de otros Ácidos Grasos Esenciales, retrasando el crecimiento y la maduración del Cerebro. Y es que las grasas son una parte esencial de las Membranas Celulares del organismo, y la presencia de Grasas Trans en lugar de Cis puede llevar al organismo a construir hormonas y Membranas Celulares defectuosas.
..." [266]

Revise la etiqueta del fabricante del producto que adquiera en la tienda o mercado, si se especifica que ese producto contiene Ácidos Grasos Trans y demasiados Ácidos Grasos Saturados, no lo compre, busque uno que no contenga este ácido y que sea rico en Ácidos Grasos Monoinsaturados y Poliinsaturados.

La Margarina (Mantequilla) y la leche, leyeron bien, contienen grandes cantidades de estos tipos de ácidos grasos sumamente dañinos, el paciente oncológico no puede, bajo ninguna circunstancia, ingerirlos.

El Ácido Margárico (presente en la Margarina) no es más que una combinación de Ácido Esteárico y del Ácido Palmítico. Cuando se combina la Butirina y agua produce este sustituto de la Mantequilla de similar sabor. Se mezcla generalmente con Leche Descremada, Sal y emulsionantes.

El Ácido Palmítico ($C_{16}H_{32}O_2$) es el principal Ácido Graso Saturado de la dieta, constituyendo aproximadamente un 60 % de los mismos. Es el más abundante en las carnes (principalmente en las Rojas) y grasas lácteas (Mantequilla, leche, queso y nata) y en los aceites vegetales como el Aceite de Coco y el Aceite de Palma (ambos venenosos para los pacientes oncológicos, para el Hígado y el Corazón). Es el ácido graso menos saludable y el que más aumenta los niveles de Colesterol en la sangre (Aterogénico). Durante la Segunda Guerra Mundial se usaron derivados del Ácido Palmítico para la producción de Napalm.

---

[266] **Ref. Bibliográfica #:** 32, 44, 55.

En 1993, la OMS, en las conclusiones de su estudio "Grasas y aceites en la nutrición humana", determinó que las Grasas Trans eran ligeramente peores que las Saturadas, pero en cualquier caso, ambas debían evitarse lo máximo posible en dietas saludables, sustituyéndose por Aceites Mono y Poliinsaturados.

La ingesta diaria de energía proveniente de materias grasas no debe superar el 30 %. Estas materias grasas deben contener: 50 % de Ácidos Grasos Monoinsaturados del tipo Omega – 9; 35 % de Ácidos Grasos Poliinsaturados de tipo Omega – 3 y Omega – 6; 5 – 10 % de Ácidos Grasos Saturados (o menos). Una parte de los Ácidos Grasos Saturados podrá ser sustituida por Ácidos Grasos Monoinsaturados.

"...

Composición en Ácidos Grasos de algunas materias grasas:

Materia Grasa	Ácidos Grasos		
	Saturado (g/100 g)	Mono Insaturado (g/100 g)	Poli Insaturado (g/100 g)
Grasas de Origen Animal			
Beicon	40.8	43.8	9.6
Manteca de Puerco	41.0	44.0	9.0
Mantequilla	54.0	19.8	2.6
Margarina blanda	25.0	31.0	22.0
Margarina dura	36.0	33.0	9.0
Margarina Poliinsaturada	16.0	21.0	41.0
Sebo de Carnero	48.0	32.0	2.0
Grasas de Origen Vegetal			
Aceite de Cártamo	10.2	12.6	72.1
Aceite de Coco	85.2	6.6	1.7
Aceite de Colza	5.3	64.3	21 – 28
Aceite de Germen de Trigo	18.8	15.9	60.7
Aceite de Girasol	11.9	20.2	63.0

..." [267]

---

[267] **Ref. Bibliográfica #:** 32, 44, 55.

"...

Materia Grasa	Ácidos Grasos		
	Saturado (g/100 g)	Mono Insaturado (g/100 g)	Poli Insaturado (g/100 g)
Grasas de Origen Vegetal			
Aceite de Maíz	12.7	24.7	57.8 👍
Aceite de Maní	19.0	48.0	29.0 👍
Aceite de Oliva	14.0	69.7	11.2 👍
Aceite de Palma	45.3	41.6	8.3 ☠
Aceite de Semillas de Algodón	26.0	21.0	48.0 ❓
Aceite de Soya	14.5	23.2	56.6 👍

Materia Grasa	Ácidos Grasos	
	Omega – 3	Omega – 6
Grasas de Origen Vegetal		
Aceite de Cártamo	0.1 – 6	63 – 72 👍
Aceite de Colza	6 – 10	21 - 23 👍
Aceite de Germen de Trigo	8	53 👍
Aceite de Girasol	0	62 👍
Aceite de Oliva	0	7.5 👍
Aceite de Soya	5	50 👍

 Es bueno su consumo regular o frecuentemente (sin excesos).
❓ No es bueno su consumo. Consumir ocasionalmente 1 vez a la semana. (Los pacientes oncológicos no pueden consumirlos).
☠ Es altamente venenoso para el organismo. No consumir.

..." [268]

---

[268] Ref. Bibliográfica #: 32, 44, 55.

"...
Por regla general las carnes al ser cocinadas generan una serie de compuestos químicos cancerígenos como pueden ser los Hidratos de Carbono Aromáticos Policíclicos o Hidrocarburos Policíclicos Aromáticos (HPA) – (Benzopireno) que aparecen en los materiales orgánicos cuando se calientan y están a punto de arder, de esta forma elaborando una parrillada sobre un pedazo de madera ardiendo con humo, se depositan este tipo de HPA en la superficie de los alimentos.

En especial, el α - Benzopireno ($C_{20}H_{12}$) es uno de los derivados de mayor factor de riesgo, tras largos periodos de consumo, puede desencadenar desórdenes celulares produciendo Cáncer (Carcinógeno). Esta considerada la novena sustancia más peligrosa debido a su potencial tóxico en la salud humana. Se produce por condensación de cinco anillos de Benceno durante los procesos de combustión a temperaturas de 200 a 600° C (incendios forestales, carbón, petróleo, grasas), en especial cuando estos son parciales. El consumo de Tabaco (Cigarro) es una fuente de Benzopireno, así como, algunos procesos industriales y algunos alimentos.

Contenido de Benzopireno en algunos alimentos:

Alimento	Mínimo ug/kg	Máximo ug/kg
Café	4.8	401.00
Carnes a la plancha	4.4	59.00
Frutos Secos	< 2.4	37.00
Chorizo	1.8	20.00
Aceite de Semillas	0.2	17.00
Salchichas	0	15.00
Panes y Pizzas	< 1	15.00
Jamones ahumados	< 0.1	9.40
Pescados ahumados	< 1.3	4.30
Especias (elaboradas industrialmente)	< 3.0	4.15

„ 269
..."

---

[269] **Ref. Bibliográfica #:** 32, 44, 55.

El alto contenido de Benzopireno en algunos alimentos (Frutos Secos, Salchichas, Chorizo y las Especias elaboradas industrialmente) se debe al proceso de secado para retirar el exceso de agua realizado a altas temperaturas. El proceso de elaboración de diversos alimentos incrementa el contenido de Benzopirenos debido a que se trata de procesos de combustión incompletos. La elaboración de carnes a la parrilla (Plancha) y en general, cualquier tipo de proceso de elaboración basado en el uso de hornos [pizzas, pan, repostería (dulces), tostado de Café, tostado de otros tipos de semillas, etc.]. El factor de riesgo en el consumo de Benzopirenos se puede paliar al tratar los alimentos y, el organismo humano tiene hasta tres barreras de defensa frente a estas sustancias potencialmente carcinógenas. (El famoso CR que les comenté en el Prólogo).

La primera es el Metabolismo Destoxificador, mediante las reacciones hepáticas de oxidación y conjugación; la segunda, la Epóxido Hidrolasa, la Superóxido Dismutasa Catalasa y la vitamina E. Y en tercer lugar, si esta barrera tampoco funciona, el organismo se defiende con una reparación del enlace. Dicho de un modo sencillo, se corta un trozo de ADN y se sintetiza de nuevo. Si el Pulmón, Hígado y los Riñones están sucios, o sea, llenos de desechos ácidos debido a la poca capacidad de filtrado), no se podrá eliminar esta sustancia provocando la Toxemia y la replicación incorrecta de las células (Cáncer).

Otro compuesto potencialmente cancerígeno que aparece durante el cocinado, son las Aminas Heterocíclicas (AH) que se forman a altas temperaturas con los compuestos aminoácidos presentes en las carnes (principalmente Rojas), pescado (Arenque, Salmón), productos lácteos, huevo, etc., donde la Creatina ($C_4H_9N_3O_2$) y Creatinina aparecen expuestas cuando se utiliza una fuente calorífica intensa y directa sobre el alimento a cocinar (leña, Carbón, Plancha, etc.).

Hay más concentración de esta sustancia en las carnes muy hechas y menos, en las casi crudas. (Esto no quiere decir que comamos la carne cruda, sino que no la cocinemos demasiado ni utilizando estos métodos de cocción).

Se ha comprobado además que las Marinadas previas al cocinado mediante calor radiante reducen la aparición de estas AH. (Lo que conocemos como "adobar la carne", pero sólo con jugo de Naranja y Limón ya que si empleamos el vinagre crearemos más problemas).

Estas sustancias junto con las Grasas Hidrogenadas como la Margarina, así como, las Grasas Trans, son nocivas y todas se producen por el recalentamiento de los alimentos: [fritos, refritos, tostados, a la parrilla, asados, alimentos parcial o totalmente quemados, horneados, alimentos al vapor envueltos con hojas (Tamales), ahumados, etc.].

"...
Todos ellos producen AH altamente riesgosas ya que son absorbidas por el Intestino activándose en el metabolismo por las enzimas Oxidasas de función mixta en el Hígado, dando lugar a alteraciones en el ADN.

Estos compuestos son mutagénicos, mucho más potentes que la Aflatoxina B1 y el Benzopireno, también producido en este tipo de recalentamiento de los alimentos. Las AH se producen al reaccionar la Creatina (encontrado en los músculos de la carne) con los aminoácidos (componente principal de las proteínas). A este grupo de AH pertenecen la Nicotina ($C_{10}H_{14}N_2$), Piridina (C_5H_5N), Pirimidina ($C_4H_4N_2$), Pirrol (C_4H_5N), Pirrolidina y Porfirina.
..." [270]

Nunca se recomienda que la carne que se este cocinando tenga un contacto directo con la llama de gas o con la de Carbón, leña, etc. El humo resultante de este tipo de energía de cocción contiene también HPA (parrilla, ahumado y asado).

---

[270] **Ref. Bibliográfica #:** 32, 44, 55.

Se recomienda elaborar los alimentos en cazuelas de Aluminio ya que reducen el riesgo de carbonización y la formación de AH y HPA. Se recomienda las cocinas eléctricas, la cocción por vapor de agua. Se recomienda no cocinar demasiado las carnes ya que mientras más se cocinen, mientras más temperatura adquieran, mayor será la formación de estos compuestos. [No se recomienda el uso de Microondas, de utilizarlos, siempre colocar los alimentos en recipientes refractarios como porcelana, barro o cristal; nunca en plástico].

"...

Las Nitrosaminas, son otros compuestos orgánicos altamente cancerígenos (inductores de tumores) que aparecen cuando los Nitritos (empleados como conservantes ya que disminuyen la aparición del Botulismo) reaccionan con los aminoácidos de la carne, la reacción ocurre en el Estómago y, en las sartenes muy calientes, estas Nitrosaminas se conocen como un agente dañino del ADN celular, siendo un factor determinante en la aparición del Cáncer.
,, [271]
...
Las Nitrosaminas se encuentran en los productos cárnicos curados (Jamón, Bacón, Pastrani, carnes ahumadas); Cerveza (las procesadas con Dióxido de Azufre SO_2 no presentan Aminas); pescado (debido a la contaminación de los mares, no porque ellos la contengan. Los pescados de río no presentan esta sustancia).

Los envases plásticos para alimentos y bebidas contienen unas 30 ug/L de este compuesto que pueden pasar a los alimentos si se calientan directamente en estos envases (Microonda, al esterilizar por ejemplo la leche en un biberón o al colocar recipientes de plástico con el contenido alimentario en esta fuente de cocción). Las botellas plásticas de agua, al colocarlas en el congelador, también facilitan el paso de estas sustancias tóxicas al contenido líquido almacenado en ellos, por lo que no se deben de colorar recipientes plásticos con alimentos en el congelador o frizer.

---

[271] **Ref. Bibliográfica #:** 26, 32, 44, 55, 68.

"…
Las Nitrosaminas pueden hallarse en el humo del Tabaco (Cigarros) y en productos de látex (globos y Condones), se indica que muchos de estos últimos emiten pequeñas cantidades de Nitrosaminas; sin embargo, esas cantidades de Nitrosaminas en Condones o Preservativos no son suficientemente altas para ser significativamente tóxicas.

La comunidad científica ha iniciado varias líneas de investigación destinadas a atenuar algunos efectos nocivos de la carne. Por ejemplo, se está investigando cómo reemplazar casi el 100 % de la grasa animal (LDL) por grasas vegetales más sanas (Aceite de Oliva); añadir Soya como fuente de aminoácidos más digestibles; el uso de extractos naturales procedentes de las hojas del Té Verde para reducir la oxidación lipídica, causante del olor a rancio y eliminar o neutralizar las Nitrosaminas; el control del Sodio para evitar daños en los hipertensos, nefrópatas, diabéticos y pacientes oncológicos; la adición de Ácidos Grasos Omega – 3; la adición de fibra, etc.
" [272]
…

---

[272] **Ref. Bibliográfica #:** 26, 32, 44, 55, 68.

El Cáncer y su Cura Holística

"...

Composición de los principales alimentos:

Nombre	Cal.	Hidratos Carbono (g.)	Grasas (g.)	Proteínas (g.)	Calcio (Ca) (mg.)
Almendra	680	17	55	21	0.240
Arroz	338	77	0.3	7	0.008
Azúcar	400	100	-	-	-
Bacalao	325	-	2.7	81.9	-
Maní	590	21	44	27.0	0.67
Carne de Cerdo	221	-	16.5	19	0.028
Carne de Cordero	134	-	5.5	21	0.020
Carne de Pollo	110	-	2.5	22	0.012
Carne de Ternera	128	-	4	23	0.025
Coliflor, Repollo (Col)	36	5.5	0.5	2.5	0.122
Chocolate	500	55	28	7	0.090
Garbanzos	320	44	6.3	22.5	0.135
Habas secas	355	62	1	24.5	0.077
Harina de Trigo	354	75	1	11.4	0.015
Huevos	71	0.3	5.3	5.6	0.033
Jamón	221	-	16.5	19	0.028

..," 273
...

---

[273] **Ref. Bibliográfica #:** 32, 44, 55, 68.

"...

Composición de los principales alimentos

Nombre	Cal.	Hidratos Carbono (g.)	Grasas (g.)	Proteínas (g.)	Calcio (Ca) (mg.)
Judías secas	316	55	1.8	20	0.148
Judías Verdes	39	6.3	0.3	2.4	0.05
Leche de Vaca	67	4.9	3.7	3.4	0.120
Lechuga	19	3	0.3	1.1	0.069
Lenguado	90	-	0.8	20.7	0.02
Mantequilla	761	0.5	84	0.8	0.017
Merluza	87	-	2.3	16.7	0.02
Mermelada	324	80	-	1	-
Pan	252	52	1.3	8	0.03
Pasta de Sopa	359	73.5	1.4	1.3	0.02
Patatas (Papa)	93	20.8	0.1	2.2	0.013
Queso Burgos	190	3	14.5	12	0.800
Rape	72	-	1	15.8	0.019
Sardinas	133	-	6.2	19.2	0.023
Sesos	127	1.4	8.8	10.5	0.016
Tomate	23	4	0.4	0.9	0.011
Yogur	67	4.9	3.7	3.4	0.120

..."[274]

---

[274] **Ref. Bibliográfica #**: 32, 44, 55, 68.

✚ Alimentos que aportan más Calcio Orgánico que la Leche de Vaca.

✪ Alimentos que tienen gran cantidad de azúcares (Hidratos de Carbono), los pacientes oncológicos se deben abstener de ingerirlos ya que acidifican aún más al organismo y, los diabéticos deben regular su ingestión (muchos refieren que ellos no comen dulces y siempre tienen los niveles de Glicemia altos, pero si comen estos alimentos u otros de su misma familia, es como si comiesen dulces).

"...

Composición de los principales alimentos:

Nombre	Fósforo (P) (mg)	Hierro (Fe) (mg)	Vit. A (mg)	Vit. B (mg)	Vit. C (mg)	Ác. Nicotínico (mg)
Almendra	0.465	4	-	0.300	-	-
Arroz	0.080	9	-	0.010	-	-
Azúcar	-	-	-	-	-	-
Bacalao	-	-	-	-	-	-
Maní	0.395	2	40	1.050	10	13
Carne de Cerdo	0.200	3	-	1.400	0.100	5
Carne de Cordero	0.200	3	-	0.150	-	-
Carne de Pollo	0.200	3	-	0.150	-	-
Carne de Ternera	0.200	3	100	0.100	-	-
Coliflor, Repollo (Col)	0.060	0.9	60	0.168	30	-

..." [275]

---

[275] **Ref. Bibliográfica #:** 32, 44, 55, 68.

"...

Composición de los principales alimentos:

Nombre	Fósforo (P) (mg)	Hierro (Fe) (mg)	Vit. A (mg)	Vit. B (mg)	Vit. C (mg)	Ác. Nicotínico (mg)
Chocolate	0.021	6	-	-	-	-
Garbanzos	0.455	-	-	0.467	-	-
Habas secas	0.411	5.7	-	0.510	-	1
Harina de Trigo	0.100	1	20	0.090	-	1
Huevos	0.090	3	700	0.08	-	1
Jamón	0.215	30	-	1.40	2	5
Judías secas	0.463	10.5	200	0.4	-	-
Judías Verdes	0.050	1.2	650	0.70	10	-
Leche de Vaca	0.09	0.2	150	0.04	0.5	0.5
Lechuga	0.047	0.5	-	0.06	20	-
Lenguado	0.27	1.5	350	-	-	-
Mantequilla	0.019	0.2	300	0.04	-	-
Merluza	0.27	1.5	-	-	-	-
Mermelada	-	-	-	-	-	-
Pan	0.30	3	300	0.20	-	1
Pasta de Sopa	0.14	12	-	0.90	-	1
Patatas (Papa)	0.054	1	-	0.150	15	1.5
Queso Burgos	0.500	1	500	0.04	2.1	-
Rape	0.274	1.5	-	-	-	-
Sardinas	0.548	3	1.000	0.20	-	-
Sesos	0.108	1.5	-	0.100	-	-
Tomate	0.041	0.6	5.000	0.70	4	0.3
Yogur	0.093	0.2	150	0.048	0.5	0.5

" [276]
..."

---

[276] Ref. Bibliográfica #: 32, 44, 55, 68.

"...

- **LYON.** – El Centro Internacional de Investigaciones sobre el Cáncer (CIIC), el órgano de la Organización Mundial de la Salud (OMS) especializado en el Cáncer, ha evaluado la carcinogenicidad del consumo de Carne Roja y de Carne Procesada. Plantea lo siguiente:

> **Carne Roja:** Después de una revisión exhaustiva de la literatura científica acumulada, un Grupo de Trabajo de 22 expertos de 10 países, convocados por el Programa de Monografías del CIIC, clasificó el consumo de Carne Roja como probablemente carcinógeno para los humanos (Grupo 2A), basado en evidencia limitada, de que el consumo de Carne Roja causa Cáncer en los humanos y fuerte evidencia mecanicista apoyando un efecto carcinógeno. Esta asociación se observó principalmente con el Cáncer Colorrectal, pero también se han visto asociaciones con el Cáncer de Páncreas y el Cáncer de Próstata.

> **Carnes Procesadas:** La carne procesada se clasificó como carcinógena para los humanos (Grupo 1), basada en evidencia suficiente en humanos, de que el consumo de carne procesada causa Cáncer Colorrectal.

Consumo de la carne y sus efectos:

El consumo de la carne, varía mucho entre los países, desde un pequeño porcentaje hasta un 100 % de las personas que comen Carne Roja, dependiendo del país y, proporciones algo más bajas en el consumo de carnes procesadas.

Los expertos concluyeron que cada porción de 50 g de carne procesada consumida diariamente aumenta el riesgo de Cáncer Colorrectal en un 18 %. La evidencia más influyente provino de grandes estudios de corte prospectivo realizado en los últimos 20 años.
..." [277]

---

[277] Ref. Bibliográfica #: 80.

"...
Salud Pública:

"Estos hallazgos apoyan aún más las actuales recomendaciones de Salud Pública acerca de limitar el consumo de carne", dijo el Dr. Christopher Wild, Director del CIIC. "Al mismo tiempo, la Carne Roja tiene un valor nutricional. Por lo tanto, estos resultados son importantes para permitir a los Gobiernos y a las agencias reguladoras internacionales realizar evaluaciones de riesgo, a fin de balancear los riesgos y beneficios de consumir Carne Roja y carne procesada, y poder brindar las mejores recomendaciones dietéticas posibles".

Organización Mundial de la Salud (OMS). Comunicado de Prensa del Centro Internacional de Investigaciones sobre el Cáncer (CIIC). (26 de octubre del 2015),
..." [278]

Por tanto concluimos que: los pacientes oncológicos (padecimiento de cualquier alteración tumoral o de Cáncer) queda terminantemente prohibido el consumo de Carne Roja, así como, derivados de esta en forma de: embutidos, ahumados o salazón (Perro Caliente, Jamón, Jamonada, Mortadela, Bacón, Salchichas, Salame, Morcilla, Tocino, Hamburguesas, Picadillos, y todos los cárnicos que se les incorpore en su proceso Sal de Nitro, colorantes, y saborizantes artificiales), ya que incrementan la formación de los compuestos ácidos derivados de la grasa animal, además de sustancias toxicas como las (AH, HPA y Nitrosaminas), aumentan los Radicales Ácidos Libres (RÁL) y por consiguiente, favorecen el medio en el que viven las células tumorales o mutagénicas (ecosistema tumoral).

El consumo de estas sustancias constituye un 35 % del riesgo de formación de todos los tipos de Cáncer. En otras palabras menos convencionales, en vez de alimentarse usted, estará alimentando al tumor o al Cáncer. ¡Y he visto morir a más de 2 personas ya por aferrarse a aquellos criterios, convencionales y erróneos inducidos por la propia Medicina Occidental!

---

[278] **Ref. Bibliográfica #: 80.**

Se recomienda, para el paciente oncológico, el consumo única y exclusivamente de Carne Blanca distribuida uniformemente dentro de la dieta como explicaremos más adelante.

Los médicos occidentales, ¡ojo!, en los casos que presenten algún tipo de Anemia (provocada por Fibromas, Leucemias, Sarcomas y otros tipos de tumores o Cáncer) o, producto de la acción de los agentes quimioterapéuticos y radioterápicos, en su afán de ayudar, les indican a sus pacientes que ingieran Carne Roja (Caballo, Res, Carnero) para subir la Hemoglobina de la sangre. Esto es un error muy grave, les subirá la Hemoglobina, pero acabará matándolos.

Utilice otras sustancias que suben la Hemoglobina de igual forma: Cañandonga, Caléndula, Hierba de la Sangre, Espinaca; Espirulina, Nutriforte, Vimang, Ferrical, Interferón Alfa y Beta, Ácido Fólico (vit. B9), vit. B12; Miel de Abeja (Cepa de Plátano con Miel de Abeja); Iguana, Caguama, Cocodrilo, Maja; huevo de Codorniz; pescado azul, Ostiones, etc., como se ha venido explicando y se explicará incesantemente.

Si hace esto, pero continúa con las terapias químicas y radiológicas, la Anemia persistirá aunque coma Carne de Búfalo o de Elefante…

"…

Valores normales de la Hemoglobina:

Sexo	Eritrocitos	Hematocrito	Hemoglobina
Hombres	$4.2 - 5.4 \times 10^6/mm^3$ $4.6 - 6.2 \times 10^{12} L$	$42 - 52\%$ $40 - 54$ ml/100 ml $0.40 - 0.54$ SI	$13 - 17$ g/dl $14 - 18$ g/100 ml $2.17 - 2.79$ mmol/L
Mujeres	$3.6 - 5.1 \times 10^6/mm^3$ $4.2 - 5.4 \times 10^{12} L$	$36 - 48\%$ $37 - 47$ ml/100 ml $0.37 - 0.47$ SI	$11.5 - 16$ g/dl $12 - 16$ g/100 ml $1.86 - 2.48$ mmol/L

," [279]
…

---

[279] **Ref. Bibliográfica #:** 5, 32, 44, 55.

5··3··4··2 Vegetales, Hortalizas y Frutas. (¡Siempre Beneficios!)

La dieta vegetariana es sumamente alcalinizante.

Actualmente, hemos cambiado totalmente nuestro medio químico: lo que comemos, bebemos y respiramos. Todos los tipos de Cáncer (excepto los congénitos o hereditarios) podrían evitarse si el consumo de frutas, Hortalizas y Vegetales aumenta entre 250 y 400 g diarios respectivamente.

"...

- **Verduras o Vegetales:** Las Verduras son las partes comestibles de las plantas cuyas hojas son de color verde. Las Verduras poseen una bajo contenido de proteína y de grasa, poseen bajo contenido calórico: desde 20 kcal /100 g de los Espárragos hasta 60 kcal/100 g de las Habas. Sus componentes principales son las vitaminas (generalmente A y C), minerales y la fibra (Celulosa, Hemicelulosa y Lignina); el 80 % restante es agua, poseen cantidades de Calcio entre 50 – 150 mg/100 g (Acelgas, Lechuga, Espinacas); la mayoría de los Vegetales contienen mucho Potasio y poco Sodio, de ahí su beneficio para los pacientes oncológicos.

Las Verduras son muy saludables, porque aportan muchos micronutrientes que actúan sinérgicamente como Antioxidantes y protegen de varias enfermedades crónicas, tanto cardiovasculares, como del Cáncer e igualmente ayudan a mantener la salud de tejidos como piel y mucosas del cuerpo.

Las Verduras se encuentran en el Segundo Nivel fundamental de la Pirámide de los Alimentos (deberían de estar en el Primer Nivel). Además de aportar micronutrientes, aportan Hidratos de Carbono de absorción lenta y fibra dietética.

..." [280]

---

[280] **Ref. Bibliográfica #:** 32, 44, 55.

"...

El color de las Verduras indica el contenido de alguna sustancia característica, lo habitual es que predomine el color verde debido a la presencia de un pigmento natural verde denominado Clorofila. La Clorofila se puede ver afectada fácilmente por el pH de las sustancias de la planta y por esta razón puede variar el color desde el verde oliva que revela la existencia de medios ácidos hasta el verde brillante de los medios alcalinos. (Es lo que ocurre al cocinar Guisantes y Judías Verdes con un poco de Bicarbonato que se logran colores más brillantes). Algunos de los ácidos presentes en las Verduras se liberan durante la cocción, particularmente si se cuecen sin la tapadera.

Si se observan otros colores como el amarillo/naranja en frutas o Verduras se debe a la presencia de Carotenoides, que se ven afectados igualmente por los procesos de cocinado o de cambios en el pH. El rojo/azul de algunas frutas y Verduras (como la Zarzamora y Remolacha) se debe a la presencia de una sustancia química natural denominada Antocianina, pigmento sensible a los cambios de pH. Cuando el pH es neutro, los pigmentos son de color púrpura; al llegar a ácido, se ponen de color rojo, y al llegar a un valor alcalino, azul. Todos estos pigmentos son muy solubles en agua.

➢ **Tipos de Verduras:** Se pueden clasificar las diferentes Verduras por la parte de la planta dedicada a la alimentación humana:

✓ **Semillas:** Guisante, Habas, Judía Verde.
✓ **Raíz:** Nabo, Rábano, Zanahoria, Remolacha, Yuca.
✓ **Tubérculo:** Papas (Patatas), Boniato, Malanga, Camote (Batatas), Ñame.
✓ **Bulbos:** Ajos, Cebollas, Colirrábanos, Hinojo.
✓ **Tallo:** Puerro, Espárrago.
✓ **Brotes:** Alfalfa.

„ 281
..."

---

[281] **Ref. Bibliográfica #:** 32, 44, 55.

"...
- ✓ **Hoja:** Acedera, Acelga, Apio, Borraja, Cardo, cualquier variedad de Col, Escarola, Espinaca, Lechuga.
- ✓ **Fruto:** Berenjena, Calabacín, Calabaza, Pepino, Pimiento.

- **Hortalizas:** El término Hortalizas nombra a un conjunto de plantas cultivadas generalmente en huertas o regadíos, que se consumen como alimento, ya sea de forma cruda o preparada culinariamente, y que incluye a las Verduras, las Raíces y Tubérculos comestibles y a las Legumbres verdes. Las Hortalizas no incluyen a las frutas ni a los Cereales.

Las vitaminas de las Hortalizas se destruyen con la exposición a la luz, el aire y el calor. Las sales minerales se disuelven en el agua al cocer las Hortalizas. Para poder beneficiarse de las vitaminas, de los minerales y del sabor, es preciso cocinarlas con poca agua o mejor con vapor y de una forma muy rápida, sumergiéndolas directamente en agua hirviendo. El recipiente de cocción debe mantenerse tapado y evitar moverlo lo menos posible. El agua de cocción debería aprovecharse para hacer sopas, consomés y otro tipo de caldos, porque en el agua de cocción es donde se concentran las vitaminas y minerales. Las Hortalizas cocidas que no se vayan a consumir en el momento, deben enfriarse y guardarse en la nevera. Después se pueden volver a calentar pero durante poco tiempo.

➢ **Composición de las Hortalizas:**

- ✓ **Agua:** Las Hortalizas contienen una gran cantidad de agua, aproximadamente un 80 % de su peso.

- ✓ **Glúcidos:** Según el tipo de Hortalizas la proporción de Hidratos de Carbono es variable, siendo en su mayoría de absorción lenta. Según la cantidad de Glúcidos las Hortalizas pertenecen a distintos grupos:

" [282]
..."

---

[282] **Ref. Bibliográfica #:** 32, 44, 55.

"...

Grupo A: Contienen menos de un 5 % de Hidratos de Carbono. Pertenecen a este grupo la Acelga, el Apio, la Espinaca, la Berenjena, el Coliflor, la Lechuga, el Pimiento, el Rábano, entre todas las demás, son un conjunto de plantas, en este caso, Verduras que ayudan a que crezcan más rápido y sin usar ningún químico.

Grupo B: Contienen de un 5 a un 10 % de Hidratos de Carbono (Alcachofa, Guisante, Cebolla, Nabo, Puerro, Zanahoria, Remolacha).

Grupo C: Contienen más del 10 % de Hidratos de Carbono (Patata, Mandioca).

✓ **Vitaminas y minerales:** La mayor parte de las Hortalizas contienen gran cantidad de vitaminas y minerales y pertenecen al grupo de alimentos reguladores en la Rueda de los Alimentos, al igual que las frutas. La vitamina A está presente en la mayoría de las Hortalizas en forma de Provitamina. Especialmente en Zanahorias, Espinacas y Perejil. También son ricas en vitamina C especialmente Pimiento, Perejil, Coles de Bruselas y Brócoli. Encontramos vitamina E y vitamina K pero en mucha menos cantidad en Guisantes y Espinacas. Como representante de las vitaminas del grupo B tenemos el Ácido Fólico que se encuentra en las hojas de las Hortalizas verdes. El Potasio abunda en la Remolacha y la Coliflor; el Magnesio en Espinacas y Acelgas; el Calcio y el Hierro está presente en cantidades pequeñas y se absorben con dificultad en nuestro tubo digestivo; el Sodio en el Apio.

✓ **Sustancias volátiles:** La Cebolla contiene Disulfuro Dipropilo, que es la sustancia que hace llorar.

✓ **Lípidos y proteínas:** Presentan un contenido bajo de estos macronutrientes.

,, 283
...

---

[283] **Ref. Bibliográfica #:** 32, 44, 55.

"...
- ✓ **Valor calórico:** La mayor parte de las Hortalizas son hipocalóricas. Por ejemplo 100 g de Acelgas solo contienen 15 calorías. La mayoría no superan las 50 calorías por 100 g excepto las Alcachofas y las Patatas. Debido a este bajo valor calórico las Hortalizas deberían estar presentes en un gran porcentaje en una dieta contra la Obesidad.

- ✓ **Fibra dietética:** Del 2 al 10 parte del peso de las Hortalizas es fibra alimentaria. La fibra dietética es Pectina y Celulosa, que suele ser menos digerible que en la fruta por lo que es preciso la cocción de las Hortalizas para su consumo en la mayor parte de las ocasiones (Acelga). La mayoría de las Hortalizas son ricas en fibra (Berenjena, Coliflor, Judías Verdes, Brócoli, Escarola, Guisante).

Todas estas propiedades hacen que sea recomendable consumirlas con bastante frecuencia al día, recomendándose una ración en cada comida y de la forma más variada posible. Por eso las Hortalizas ocupan el Segundo Nivel, junto con las frutas, en la Pirámide de los Alimentos.

La fibra dietética se clasifica en Soluble e Insoluble y su principal acción es la del vaciado gástrico, enlentecer la absorción de Glucosa, reducir los niveles de Colesterol, reducir el tiempo del transito intestinal, aumentar el volumen de las heces fecales, contribuye a la prevención de la Diabetes Mellitas y la Obesidad.

Todas las fibras dietéticas son de origen Vegetal y la componen (Celulosa, Hemicelulosa, Pectina, Gomas, Ligninas) que son resistentes a la acción de las enzimas y son Anticancerígenas.

Se recomienda aumentar su consumo a 30 g al día. La fibra dietética se encuentra en las frutas, Vegetales, Hortalizas, pan integral, Cereales y Legumbres.

" 284
...

---

[284] **Ref. Bibliográfica #:** 32, 44, 55.

"...

Los compuestos presentes en estos alimentos (Carotenoides, Ascorbato, Tocoferol, Selenio, Fenoles, Flavonoides (Algas y plantas comestibles), Folatos, Esteroles vegetales, Isotiocianatos, Indoles, Inhibidores de la Proteasa, Isoflavonas, Ditioxinas, Glucosinolato) todos ellos y los compuestos del Ajo inhiben a las Nitrosaminas o Nitrosamidas (CNNO – Aminas Biógenas), además bloquean la acción reactiva de las sustancias cancerígenas sobre las moléculas celulares, suprimen la capacidad celular de convertirse en células neoplásicas, así como, neutralizan a los Radicales Ácidos Libres (RÁL).

- **Frutas:** Se denomina fruta a aquellos frutos comestibles obtenidos de plantas cultivadas o silvestres que, por su sabor generalmente dulce – acidulado, por su aroma intenso y agradable, y por sus propiedades nutritivas, suelen utilizarse mayormente en estado fresco una vez alcanzada la madurez organoléptica.

  Como alimento, las frutas tienen propiedades alimenticias de gran interés para la salud humana. En general, son ricas en vitaminas, minerales, Antioxidantes y fibra. Aportan pocas calorías y un alto porcentaje de agua (entre 80 y 95 %).

> **Clasificación de las Frutas:**

✓ **Frutas de Hueso o Carozo:** Son aquellas que tienen una semilla encerrada en un Endocarpio duro, esclerificado; como el Damasco (Albaricoque) o el Durazno (Melocotón), Mamey, Mamoncillo, Aceituna, Ciruela, etc.

✓ **Frutas de Pepita o Pomáceas:** Son frutos derivados de un receptáculo engrosado que, como la Pera y la Manzana, poseen 5 semillas sin cubiertas esclerificadas.

..." [285]

---

[285] Ref. Bibliográfica #: 28, 32, 44, 55.

"...

- ✓ **Frutas de Grano:** Son las frutas resultantes de un receptáculo engrosado, cuyos frutos verdaderos (Aquenios) presentan aspecto de minúsculas semillas en su interior, como el caso del Higo y la Granada, fruto que recibe el nombre de Sicono.

- ✓ **Fruta Cítrica:** Aquella que se da en grandes arbustos o arbolillos perennes (entre 5 y 15 m) cuyos frutos o frutas, de la familia de las Rutáceas, poseen un alto contenido en vitamina C y Ácido Cítrico, el cual les proporciona un sabor ácido muy característico. Las más conocidas son la Naranja (Agria o Dulce), el Limón, la Mandarina, la Toronja y la Lima.

Los cítricos tiene un sabor ácido o semiácido en su mayoría, pero al metabolizarse se convierten en alcalinos, contienen Hisperidina, son Diuréticos y Antihipertensivos. Es un error para la concepción de la Medicina Occidental no indicar su consumo en pacientes con patologías digestivas (Gastritis, Úlceras, Duodenitis, Epigastralgia, etc.), ya que estos alimentos segregan jugos alcalinos mejorando y previniendo estas patologías u otras. El Limón o la Lima son indispensables para los pacientes oncológicos, por lo que deben incluirlo en su dieta como sustituto de la Sal de Mesa.

- ✓ **Fruto Seco:** Son aquellos que por su composición natural (sin manipulación humana) tiene menos de un 50 % de agua. Son alimentos muy energéticos, ricos en grasas, en proteínas, así como, en Oligoelementos. Las más conocidas son la Almendra, la Nuez, la Avellana y la Castañas.

- ➢ **Composición Química:** Depende sobre todo del tipo de fruta y de su grado de maduración.

- ✓ **Agua:** Más del 80 % y hasta el 90 % de la composición de la fruta es agua. Debido a este alto porcentaje de agua y a los aromas de su composición, la fruta es muy refrescante.

," 286
...

---

[286] **Ref. Bibliográfica #:** 28, 32, 44, 55.

"...

- ✓ **Glúcidos:** Entre el 5 % y el 18 % de la fruta esta formado por Carbohidratos. El contenido puede variar desde un 20 % en el Plátano hasta un 5 % en el Melón, Sandía y Fresas. Las demás frutas tienen un valor medio de un 10 %. El contenido en Glúcidos puede variar según la especie y también según la época de recolección. Los Carbohidratos son generalmente azúcares simples como Fructosa, Sacarosa y Glucosa, azúcares de fácil digestión y rápida absorción. La presencia de Almidón se verifica en frutas climatéricas aún inmaduras; con la maduración, se produce la hidrólisis del Almidón en azúcares simples.

- ✓ **Fibra:** Aproximadamente el 2 % de la fruta es fibra dietética. Los componentes de la fibra vegetal que nos podemos encontrar en las frutas son principalmente Pectinas y Hemicelulosa. La piel de la fruta es la que posee mayor concentración de fibra, pero también es donde nos podemos encontrar con algunos contaminantes como restos de insecticidas, que son difíciles de eliminar si no es con el pelado de la fruta. La fibra soluble o gelificante como las Pectinas forman con el agua mezclas viscosas. El grado de viscosidad depende de la fruta de la que proceda y del grado de maduración. Las Pectinas desempeñan por lo tanto un papel muy importante en la consistencia de la fruta.

- ✓ **Vitaminas:** Como los Carotenos, vitamina C, vitaminas del grupo B. Según el contenido en vitaminas podemos hacer dos grandes grupos de frutas:

Ricas en vitamina C: Contienen 50 mg/100. Entre estas frutas se encuentran los Cítricos, también el Melón, las Fresas y el Kiwi.

Ricas en vitamina A: Son ricas en Carotenos, como los Albaricoques, Melocotón y Ciruelas.

..."[287]

---

[287] **Ref. Bibliográfica #:** 28, 32, 44, 55.

"...
- ✓ **Sales minerales:** Al igual que las Verduras, las frutas son ricas en Potasio, Magnesio, Hierro y Calcio. Las sales minerales son siempre importantes pero sobre todo durante el crecimiento para la osificación. El mineral más importante es el Potasio. Las que son más ricas en Potasio son las Frutas de Hueso como el Albaricoque, Cereza, Ciruela, Melocotón, Plátano, etc.

- ✓ **Valor calórico:** El valor calórico vendrá determinado por su concentración en azúcares, oscilando entre 30 – 80 Kcal / 100 g. Como excepción tenemos frutas grasas como el Aguacate que posee un 16 % de Lípidos y el Coco que llega a tener hasta un 60 %. El Aguacate contiene Ácido Oleico que es un Ácido Graso Monoinsaturado, pero el Coco es rico en Grasas Saturadas como el Ácido Palmítico. Al tener un alto valor lipídico tienen un alto valor energético de hasta 200 Kilocalorías / 100 g. Pero la mayoría de las frutas son hipocalóricas con respecto a su peso.

- ✓ **Proteínas y grasas:** Los compuestos nitrogenados como las proteínas y los Lípidos son escasos en la parte comestible de las frutas, aunque son importantes en las semillas de algunas de ellas. Así el contenido de grasa puede oscilar entre 0.1 y 0.5 %, mientras que las proteínas puede estar entre 0.1 y 1.5 %.

- ✓ **Aromas y pigmentos:** La fruta contiene ácidos y otras sustancias aromáticas que junto al gran contenido de agua de la fruta hace que ésta sea refrescante. El sabor de cada fruta vendrá determinado por su contenido en ácidos, azúcares y otras sustancias aromáticas. El Ácido Málico predomina en la Manzana, el Ácido Cítrico en Naranjas, Limones y Mandarinas y el Ácido Tartárico en la Uva. Por lo tanto los colorantes, los aromas y los componentes fénolicos astringentes aunque se encuentran en muy bajas concentraciones, influyen de manera crucial en la aceptación organoléptica de las frutas.

,, [288]
...

---

[288] **Ref. Bibliográfica #:** 28, 32, 44, 55.

"...
- ➢ **Mezclas inconvenientes:**

  ✓ **Naranja con Zanahoria:** Eleva la acidez, causa Disfunción Hepática, arremete a los Riñones y produce Dispepsia.

  ✓ **Piña con leche:** Es un potente veneno (utilizado para matar cucarachas), y estos insectos son los más resistentes del mundo (son capaces de soportar dosis de radiactividad de 6 a 15 veces superiores a las que los seres humanos pueden soportar; pueden sobrevivir a la disección quirúrgica estéril de su cabeza durante un periodo muy largo; es capaz de sobrevivir durante más de un mes sin agua, etc.). Imagínese lo que pasa si realiza esta mezcla dentro de su organismo y esto es valido para todas las frutas, los batidos, mezclar la fruta con leche, quedan terminantemente prohibidos para los pacientes oncológicos.

  ✓ **Fruta Bomba con Limón:** Produce Anemia.

  ✓ **Guayaba con Plátano:** Produce Acidosis.
..." [289]

Las frutas deben de comerse con el Estómago vacío, en ayuna, a media mañana o media tarde (no se deben de ingerir como postre después de las comidas ya que pasan primero que el resto de los nutrientes hacia el Intestino, descomponiéndose la comida que esta esperando en el Estómago lo cual genera la formación de ácidos. Se aconseja una ingesta de 400 g de frutas al día. No combine sabores, coma sólo frutas de un mismo sabor. Los cócteles de frutas y las ensaladas de frutas se deben de hacer con frutas de sabor dulce única y exclusivamente. Los Cítricos se deben de ingerir antes de las 2 de la tarde: "son Oro en la mañana, Plata en la tarde y Plomo en la noche". No agregue azúcar a las frutas (jugos), puede endulzarlas con Miel de Abeja; no mezcle las frutas con los lácteos, no las exponga a la cocción.

---

[289] Ref. Bibliográfica #: 28, 32, 44, 55.

5··3··4··3 Legumbres

"...

Se denomina Legumbre a un tipo de Fruto Seco, también llamado comúnmente Vaina. Asimismo, reciben tal nombre las semillas comestibles que crecen y maduran dentro de este fruto y las plantas que lo producen (Fríjol).

Las Legumbres constituyen un grupo de alimentos muy homogéneo, formado por los Frutos Secos de las Leguminosas, siendo dehiscentes, desarrollados a partir del Gineceo, de un solo carpelo y que se abre tanto por la sutura ventral como por el nervio dorsal, en dos valvas y con las semillas en una hilera ventral.

Estas vainas suelen ser rectas y carnosas. Por lo general poseen una carne interior esponjosa, aterciopelada y de color blanco. Su parte interna corresponde al Mesocarpio y al Endocarpio del fruto.

El tamaño de las Legumbres varía desde un milímetro o poco más hasta cincuenta centímetros. Su forma, aunque en la mayoría de los casos es alargada y comprimida, como la de las Judías, Frijoles o Habichuelas, varía muchísimo.

Estos frutos pertenecen al gran grupo de las plantas Leguminosas (familia Fabaceae) y, a pesar del gran número de especies que componen esta familia, las utilizadas para la alimentación humana y del ganado son relativamente pocas.

La parte de la planta consumida en la alimentación animal y humana varía entre las distintas especies de Leguminosas. En la mayor parte de los casos, la parte comestible coincide con la utilizada por la planta como almacén de sustancias de reserva. La gran variación existente en la parte consumida es una consecuencia de la diversidad de estrategias utilizadas por las Leguminosas para su adaptación a los medios más diversos.

Las principales Legumbres consumidas en la alimentación humana son: Alfalfa, Guisantes (Arvejas, Alverjas o Chícharos), Judías (Fríjoles, Porotos, Judías, Alubias o Habichuelas), Garbanzos, Habas, Ejotes (Judías Verdes, Chauchas, Vainicas, Vainitas o Porotos Verdes), Lentejas, Altramuces (Altramuces, Lupinos o Chochos), Cacahuetes (Maníes), Soja (Soya).
," [290]
...

---

[290] Ref. Bibliográfica #: 32, 44, 55.

"...

Las Legumbres han sido cultivadas por siglos por una gran variedad de culturas. Se pueden considerar alimentos nutricionalmente recomendables teniendo en cuenta su composición en proteínas, Hidratos de Carbono, Lípidos, fibra, minerales y vitaminas.

Las Legumbres son bastante parecidas entre ellas en su composición de nutrientes, el cual varía un poco en el Cacahuete y la Soja ya que el contenido de Lípidos en éstos puede alcanzar el 18 %, frente a un 4 % en el resto de Legumbres.

Las proteínas comprenden alrededor del 20 % del peso de las Legumbres, pero es más alta en los Cacahuetes y en la Soja hasta alcanzar el 38 %.

Debido a este alto porcentaje de proteínas o sustancias nitrogenadas, las semillas de Leguminosas han constituido el complemento más utilizado para aumentar el contenido en proteínas de las raciones concentradas que se suelen administrar a aves, Cerdos y Conejos y otros tipos de alimentación del ganado. Sin embargo la Soja ha eliminado prácticamente a otras Legumbres del mercado de materias primas para pienso.

Las variedades de Legumbres consumidas por el hombre tienen un importante contenido en proteínas, con una buena proporción de aminoácidos esenciales. De hecho, aunque no proporcionan todos éstos, (suelen ser escasas en Metionina) las Legumbres constituyen un grupo especial dentro de los alimentos de origen vegetal, comparables a los Cereales, con los que se complementan, compensando su escasez en Lisina.

La cantidad de Hidratos de Carbono en las Legumbres es de un 60 %, responsable del aporte calórico. Las Legumbres son, por tanto, alimentos de origen vegetal ricos en Hidratos de Carbono (igual que las Patatas, los Cereales y las frutas) que contienen Polisacáridos o azúcares complejos como el Almidón, azúcares simples como la Sacarosa, Glucosa, Fructosa, Galactosa, Rafinosa y la Estaquiosa, y Oligosacáridos a menudo presentes en las paredes celulares, que les proporciona sus especiales características de textura.
,, [291]
..."

---

[291] Ref. Bibliográfica #: 32, 44, 55.

"...
Como todo alimento que proporciona calorías, su capacidad de engordar está directamente ligada a las cantidades que se ingieran y al acompañamiento o sacramentos, es decir, los alimentos que se ingieran con ellas.

Los Hidratos de Carbono no son imprescindibles para el hombre pero sin ellos, la dieta no es correcta. Desde el punto de vista nutricional, prescindir de las Legumbres en individuos sanos supone una mala alimentación (¡aunque los Nutricionistas dicen que no se deben de ingerir granos!). Sólo hay que adaptar las dosis a cada variedad de Legumbre. En el caso extremo y poco recomendable de que se eliminen, se debe aumentar la cantidad ingerida de grasas o proteínas para así aportar la energía necesaria al organismo. Las Judías Verdes, Guisantes y Habas cuando se comen tiernas, tienen un valor calórico inferior que el mismo peso en seco, porque la cantidad de agua es más elevada, aunque en general su composición es muy parecida.

La idea de que las Legumbres se digieren mal es errónea ya que el proceso de digestión se realiza en su práctica totalidad en condiciones normales en individuos sanos, con la gran ventaja de que son Carbohidratos de lenta asimilación. La causa de esta creencia puede estar originada en los síntomas que se presentan en el Intestino Grueso, con formación de gases y dilatación. Estos se deben a la fermentación de los azúcares no digeribles (Hidratos de Carbono complejos y fibra), (contrario a lo que dice la Medicina Occidental que las recomiendan en casos de Estreñimiento y otras afecciones intestinales), por lo que en personas con trastornos gastrointestinales y de Vesícula pueden acentuarse sus síntomas por el alto contenido de proteínas y de estos Hidratos indigeribles. [Sobre todo, al combinarlas con otros alimentos (Arroz con Fríjoles Negros y Carne de Puerco, Yuca con mojito y una fuente de plátano maduro frito: ¡la comida del 31 de diciembre!)].

Los Carbohidratos determinan el comportamiento de la Legumbre en la cocción: la absorción de agua durante el proceso, la textura de la Legumbre cocinada (más o menos suave, más o menos mantecosa o harinosa), la elasticidad de las paredes celulares por la Pectina contenida en ellas, etc.
..."[292]

---

[292] **Ref. Bibliográfica #:** 32, 44, 55.

"...

Las Legumbres son una fuente rica de fibra dietética ya que los Hidratos de Carbono complejos, como la Celulosa, forman parte de la estructura de la pared celular de los Vegetales y que no son absorbidos por el Aparato Digestivo humano. Las Legumbres poseen entre el 11 y el 25 % de fibra dietética y son, junto con los Cereales, la principal fuente de esta.

Este nutriente tiene efectos preventivos frente a la Obesidad, Diabetes Mellitus, Estreñimiento, Diverticulitis y el Cáncer de Colon. Se ha demostrado que elevadas dosis de fibra alimenticia reducen el nivel de Colesterol.

Las Legumbres tienen cantidades importantes de Hierro, Cobre, Carotenoides, vitamina B1, Niacina, y constituyen una fuente importante de Ácido Fólico. Diversos estudios de investigación indican que la ingesta de alimentos ricos en Folatos puede prevenir las enfermedades coronarias. Tienen buenas cantidades de Calcio y Hierro, y son una buena fuente de vitaminas del grupo B. Sin embargo las Legumbres no presentan cantidades apreciables de vitamina C, excepto cuando germinan o están verdes.

Las Legumbres tienen bajo contenido en grasas. Se ha demostrado que una dieta variada y rica en Legumbres ayuda a bajar el nivel de Colesterol en la sangre. Se cree que este efecto se debe a la presencia de Saponina y de determinados Esteroles vegetales, de los que son ricas, por lo que pueden obstaculizar la absorción de Colesterol.

La generación de gas en el Aparato Digestivo como consecuencia del consumo de Legumbres se debe a las grandes cantidades de Hidratos de Carbono que contienen algunas de ellas (especialmente, la Soya, el Fríjol Blanco y el Fríjol de Media Luna). Dado que las enzimas digestivas humanas no pueden transformarlos en azúcares asimilables, esos hidratos salen del Intestino Superior inalterados y entran en las zonas inferiores del Intestino, donde las bacterias residentes realizan la función que deberían haber hecho esas enzimas. Las variedades de Hidratos de Carbono que son las principales responsables de la producción de gas son los Oligosacáridos, el Dióxido de Carbono y el Hidrógeno.
„ [293]
..."

---

[293] **Ref. Bibliográfica #:** 32, 44, 55.

Si observan sus heces fecales después de ingerir Fríjoles (cualquiera Negros, Colorados, etc.), podrán apreciar que la cáscara se encuentra pagada casi intacta, esto dificulta el funcionamiento de la Vesícula, aunque facilita la evacuación.

Las Legumbres pueden comerse tiernas, secas, de forma cocida, fritas, etcétera. Desde el punto de vista nutricional son más aconsejables las tiernas, aunque desde el punto de vista gastronómico y del paladar, por la variedad de estilos de preparación, las secas son las más utilizadas. Suelen formar parte de numerosas variedades de cocidos.

La preparación de las Legumbres para el consumo tiene varias fases: primero, ponerlas en remojo unas 12 horas antes con agua lo más pura posible sin añadirle Sal ni Bicarbonato que ralentizan el ablandamiento y alteran el sabor, pero una pequeña cantidad de Bicarbonato de Sosa no tiene manifestación organoléptica alguna y al debilitar las indigestas fibras de Celulosa de la cubierta de las Legumbres las hace menos indigestas y además, aumenta la permeabilidad al agua. En este tiempo, los granos pierden todas sus toxinas, fumigantes y fermentadores. La cocción no necesariamente debe hacerse en ollas a presión o con cerrado hermético, aunque suelen ser buenas para acortar el tiempo de cocción y conservar las propiedades nutritivas. Se debe añadir Sal en el último momento para evitar que las pieles se endurezcan.

Se recomienda consumir Legumbres dos veces por semana únicamente, sin perder este hábito en verano, por ejemplo en ensaladas frías o cremas mezcladas con Verduras. Existe una gran variedad de platos y formas de consumo de las Legumbres (que no son las acostumbradas por la población cubana) pero que permiten variar su asimilación (Arroz con Fríjoles no es la única opción).

No se recomienda mezclar las Legumbres con las carnes, pescado ni huevo, ya que la proteína de Origen Vegetal al mezclarse con la proteína de Origen Animal genera reacciones químicas de tipo ácido (por tanto, no se le pueden agregar carnes, ahumados, Salame, Chorizo, Beicon, Bacón, etc... ¡para darle sabor a la potajada, no!). Tampoco se recomienda mezclarlas con los Carbohidratos, ya que ellas lo contienen. Al mezclarse con Arroz u otros Cereales (Carbohidratos), produce flatulencia o Meteorismo (ventosidades), además de enlentecer el proceso de la digestión.

Se pueden combinar con, Verduras, Hortalizas y Vegetales (Crema de Vegetales con Legumbres). Se recomienda, una vez terminado el proceso de cocción colar, o sea, eliminar los granos y consumir el caldo (que, al igual que las Hortalizas, contendrá a las proteínas) para así evitar los Hidratos indigeribles que se encuentran en su cáscara, que son los responsables del malfuncionamiento de la Vesícula Biliar. No se recomienda batir los Fríjoles ya que la cáscara persistirá y provocará de igual forma, los síntomas molestos.

5··3··4··4 Cereales

"...

Los Cereales son gramíneos, herbáceos cuyos granos o semillas están en la base de la alimentación humana o del ganado, generalmente molidas en forma de harina.

Los Cereales contienen Almidón, que es el componente principal de los alimentos humanos. El germen de la semilla contiene Lípidos en proporción variable que permite la extracción del aceite vegetal de ciertos Cereales. La semilla está envuelta por una cáscara formada sobre todo por la Celulosa, componente fundamental de la fibra dietética. Algunos Cereales contienen una proteína, el Gluten, indispensable para que se forme el pan (se les llama Cereales Panificables: son el Trigo, la Espelta y el Centeno).

El procesamiento de los Cereales afecta a la composición química y al valor nutricional de los productos preparados con Cereales. Los nutrientes están distribuidos de modo heterogéneo en los distintos componentes del grano (germen, endospermo, revestimiento de la semilla y distintas capas que lo recubren). No existe un patrón uniforme para los distintos tipos de Cereales.

La separación de las capas exteriores del grano, a pesar de que causa la pérdida de algunos nutrientes, puede resultar provechosa. Por ejemplo, la Tanina se concentra en las capas exteriores del Sorgo, por lo que su eliminación es esencial desde el punto de vista nutricional. Al convertir el Arroz Integral en Arroz Blanco se obtiene un producto más fácil de preparar.

Los Cereales por lo general contienen muchos Hidratos de Carbono, alrededor del 58 % al 72 %, como el Almidón; proteínas 8 % a 13 %; Lípidos en pequeña proporción (2 % a 5 %), del germen se puede extraer el aceite vegetal de algunos Cereales; sales minerales; fibras 2 % a 11 %. La semilla está rodeada por una cutícula compuesta principalmente de Celulosa, el Salvado.

Los Cereales son particularmente interesantes por su aporte energético, en forma de azúcares de descomposición lenta. También son una fuente de vitaminas y fibra dietética. Sus proteínas carecen de algunos aminoácidos esenciales como la Lisina y el Triptófano."[294]

..."

---

[294] **Ref. Bibliográfica #:** 32, 44, 55, 68.

"...

El consumo de Arroz Blanco (Arroz descascarillado) puede provocar una deficiencia de vitamina B1 o Tiamina, causante, en ausencia de un suplemento dietético, del Beri Beri. El consumo excesivo de Maíz, que no ha pasado por el proceso de Nixtamalización, puede llevar a una deficiencia de vitamina PP, causa de la Pelagra. En ciertos individuos susceptibles, el Gluten puede causar la Enfermedad Celíaca, que causa la atrofia de la Mucosa Intestinal.

Las principales especies de Cereales son: Arroz, Maíz, Trigo, Avena, Sorgo, Centeno, Cebada, Mijo. En la alimentación humana son el Trigo, el Arroz y luego el Maíz los que principalmente se utilizan hoy en día. La Cebada se utiliza principalmente en la fabricación de la Cerveza y para hacer la Malta. Algunos Cereales secundarios se han convertido de preferencia (agricultura orgánica) como la Espelta, el Centeno o la Avena.

..." [295]

Los Cereales no se deben mezclar con las carnes, pescado ni huevo, ya que generan reacciones químicas de tipo ácido. Se pueden mezclar con Vegetales, Hortalizas y Verduras (Arroz salteado con Vegetales). El Arroz con Frijoles es una mezcla errónea, pero en última instancia, se puede comer 2 veces a la semana como máximo (eliminando la cáscara del Fríjol).

---

[295] **Ref. Bibliográfica #**: 32, 44, 55, 68.

5··3··4··5 Las vitaminas y su importancia
"...

Las vitaminas son compuestos heterogéneos imprescindibles para la vida, que al ingerirlos de forma equilibrada y en dosis esenciales promueven el correcto funcionamiento fisiológico. La mayoría de las vitaminas esenciales no pueden ser sintetizadas (elaboradas) por el organismo, por lo que éste no puede obtenerlas más que a través de la ingesta equilibrada de vitaminas contenidas en los alimentos naturales. Las vitaminas son nutrientes que junto con otros elementos nutricionales actúan como catalizadoras de todos los procesos fisiológicos (directa e indirectamente).

Las vitaminas son precursoras de coenzimas, (aunque no son propiamente enzimas) grupos prostéticos de las enzimas. Esto significa, que la molécula de la vitamina, con un pequeño cambio en su estructura, pasa a ser la molécula activa, sea ésta coenzima o no.

Los requisitos mínimos diarios de las vitaminas no son muy altos, se necesitan tan solo dosis de Miligramos o Microgramos contenidas en grandes cantidades (proporcionalmente hablando) de alimentos naturales. Tanto la deficiencia como el exceso de los niveles vitamínicos corporales pueden producir enfermedades que van desde leves a graves e incluso muy graves como la Pelagra o la demencia entre otras, e incluso la muerte. Algunas pueden servir como ayuda a las enzimas que actúan como cofactor, como es el caso de las vitaminas hidrosolubles.

La deficiencia de vitaminas se denomina Avitaminosis. La deficiencia de vitaminas puede producir trastornos más o menos graves, según el grado de deficiencia, llegando incluso a la muerte.

Las vitaminas se ven afectadas negativamente por los mismos factores que los demás nutrientes, a los que suman otros como: el calor, el pH, la luz, el Oxígeno, etc.

Basta que no se sigan las recomendaciones mínimas de consumir 5 porciones de Verduras o frutas al día para que no se llegue a cubrir las necesidades diarias básicas.
," [296]
...

---

[296] **Ref. Bibliográfica #:** 32, 44, 55.

"...
Cualquier factor que afecte negativamente a la alimentación, como puede ser, cambios de residencia, falta de tiempo, mala educación nutricional o problemas económicos; puede provocar alguna deficiencia de vitaminas u otros nutrientes.

Son bien conocidos, desde hace siglos, los síntomas de Avitaminosis severas. Pero no se sabe tan bien como diagnosticar una deficiencia leve a partir de sus posibles síntomas como podrían ser: las estrías en las uñas, sangrado de las encías, problemas de memoria, dolores musculares, falta de ánimo, torpeza, problemas de vista, etc.

El nivel excesivo de vitaminas se denomina Hipervitaminosis. Las vitaminas aunque son esenciales, pueden ser tóxicas en grandes cantidades. Unas son muy tóxicas y otras son inocuas incluso en cantidades muy altas.

La toxicidad puede variar según la forma de aplicar las dosis. Como ejemplo, la vitamina D se administra en cantidades suficientemente altas como para cubrir las necesidades para 6 meses; sin embargo, no se podría hacer lo mismo con vitamina B3 o B6, porque sería muy tóxica.

Otro ejemplo es el que la suplementación con vitaminas hidrosolubles a largo plazo, se tolera mejor debido a que los excedentes se eliminan fácilmente por la orina.

Las vitaminas más tóxicas son la D, y la A, también lo puede ser la vitamina B3. Otras vitaminas, sin embargo, son muy poco tóxicas o prácticamente inocuas. La B12 no posee toxicidad incluso con dosis muy altas. A la Tiamina le ocurre parecido, sin embargo con dosis muy altas y durante mucho tiempo puede provocar problemas de Tiroides. En el caso de la vitamina E, sólo es tóxica con suplementos específicos de vitamina E y con dosis muy elevadas. También se conocen casos de intoxicaciones en esquimales al comer Hígado de mamíferos marinos (el cual contiene altas concentraciones de vitaminas liposolubles).

- **Vitamina A (Retinol o Antixeroftálmica):** Es una vitamina liposoluble; ayuda a la formación y mantenimiento de dientes sanos y tejidos blandos y óseos, de las membranas mucosas y de la piel. La vitamina A es un nutriente esencial para el ser humano.

..." [297]

---

[297] **Ref. Bibliográfica #:** 32, 44, 55.

"...
Se conoce también como Retinol ($C_{20}H_{30}O$), ya que genera pigmentos necesarios para el funcionamiento de la Retina. Desempeña un papel importante en el desarrollo de una buena visión, especialmente ante la luz tenue. También se puede requerir para la reproducción y la lactancia. El β – Caroteno, que tiene propiedades Antioxidantes, es un precursor de la vitamina A. El Retinol puede oxidarse hasta formar el Ácido Retinoico, un ácido de uso medicinal. La vitamina A aumenta la función inmunitaria, contribuye a reducir las consecuencias de ciertas enfermedades infecciosas que pueden ser mortales.

La vitamina A es frecuentemente expresada en Unidades Internacionales (UI) o como Equivalentes de Retinol (ER), así 1 UI vitamina A = 0.3 µg de Retinol. Debido a que la producción de Retinol se realiza a partir de provitaminas en el organismo, su producción es regulada por la cantidad disponible de Retinol en el cuerpo.

De acuerdo a esto, la conversión aplica estrictamente para casos de deficiencias de vitamina A en el organismo. La absorción de las provitaminas depende en gran parte de la cantidad de grasas ingeridas, ya que éstas incrementan la absorción de las provitaminas."[298]
...

---

[298] **Ref. Bibliográfica #: 32, 44, 55.**

"...

Se recomienda una ingesta diaria de vitamina A de 5 000 UI (3 mg de Beta – Caroteno) para hombres y 4 000 UI (2.4 mg Beta – Caroteno) para mujeres. Límite máximo 3 000 µg (10 000 UI). Note que el límite máximo es referido a las formas retinoides de la vitamina A. En forma de Carotenos provenientes de la dieta, no resulta tóxica para el organismo.

La deficiencia de vitamina A (Carotenos Alfa y Beta) causa diferenciación celular y metaplasma (cambios de un tejido por otro) en Tejidos Epiteliales (capa de células que cubre todas las superficies externas e internas del cuerpo), aumentando la sensibilidad al Cáncer.

Los bajos niveles de vitamina A y de Beta Caroteno aumentan el riesgo del Cáncer. La vitamina A es protectora en la prevención de muchos tipos de Cáncer. Esta vitamina se encuentra en los Vegetales amarillos y verde oscuros (Zanahoria, Tomate, Naranja, Papaya, Lechuga, Espinaca).

En la siguiente lista de alimentos, cada uno contiene al menos 0.15 mg de Retinol (lo que es equivalente a 150 Microgramos o 500 UI) de vitamina A o Beta – Caroteno por 50 ó 200 g del alimento aproximadamente: Hígado de Pollo, Pavo y pescado (6 500 µg 722 %). Zanahorias (835 µg 93 %). Brócolis (800 µg 89 %). Papas dulces, Camote o Batatas (709 µg 79 %). Col rizada (681 µg 76 %). Espinaca (469 µg 52 %). Calabaza (369 µg 41 %). Lechuga verde (333 µg 37.5 %). Melón (169 µg 19 %). Óvulos, huevos (140 µg 16 %). Melocotones (96 µg 11 %). Papaya lechosa (55 µg 6 %). Mango (38 µg 4 %). Guisantes (38 µg 4 %).

Las fuentes de Beta – Caroteno son la Zanahoria, la Calabaza, la Batata o Camote, el Melón, el Calabacín, el Pomelo o Toronja, el Albaricoque o Albérchigo, el Brécol o Brócoli, la Espinaca y la mayoría de las Hortalizas de hoja verde.
..." [299]

---

[299] Ref. Bibliográfica #: 32, 44, 55.

"...

Cuanto más intenso es el color de la fruta u Hortaliza, mayor es el contenido de Beta – Caroteno. Estas fuentes vegetales de Beta – Caroteno no contienen grasa ni Colesterol.

Dentro de las primeras manifestaciones que ocasiona el déficit de vitamina A, se encuentran los problemas de la vista, y más concretamente en la visión nocturna. Un déficit prolongado genera una serie de cambios radicales a nivel ocular, entre ellos la Xeroftalmia. El proceso ocurre de forma progresiva. Primero se produce sequedad en la conjuntiva (Xerosis) y el epitelio normal del Conducto Lagrimal y de la mucosa es reemplazado por un Epitelio Queratinizado.

Luego, ocurre una acumulación de la Queratina en placas pequeñas (Manchas de Bitot) y finalmente se produce una erosión de la superficie rugosa de la Córnea, con ablandamiento y destrucción de la misma (Queratomalacia), lo cual desemboca en una ceguera total. Otros cambios incluyen el incremento de la susceptibilidad a las infecciones, Hipoqueratosis, Queratosis Pilaris y Metaplasia Escamosa del Epitelio que cubre Vías Respiratorias, Urinarias hasta llegar a un Epitelio Queratinizado.

Debido a que la vitamina A es liposoluble y no se excreta con facilidad, es posible llegar a consumir un exceso a través de la dieta, a diferencia de las vitaminas hidrosolubles, como las del complejo B o la vitamina C. Algunos de sus efectos tóxicos son la aparición de náuseas, Ictericia, irritabilidad, Anorexia, la cual no debe ser confundida con Anorexia Nerviosa (trastorno alimentario), vómitos, visión borrosa, dolor de cabeza, dolor y debilidad muscular y abdominal, somnolencia y estados de alteración mental." [300]

...

---

[300] **Ref. Bibliográfica #: 32, 44, 55.**

"...

La toxicidad aguda ocurre generalmente con dosis de 25 000 UI/kg, mientras que la toxicidad crónica, ocurre con 4 000 UI/kg diarias por 6 – 15 meses. Sin embargo, la toxicidad hepática puede ocurrir a niveles más bajos, con 15 000 UI diarias. En individuos con fallo renal, 4 000 UI pueden causar daños importantes. Además de esto, un consumo excesivo de alcohol puede incrementar esta toxicidad.

En casos crónicos, se evidencia pérdida de cabello, sequedad de las membranas mucosas, fiebre, insomnio, fatiga, pérdida de peso, fracturas óseas, Anemia y diarrea.

Es importante destacar que los cuadros tóxicos sólo se producen con el uso de la vitamina A preformada (Retinoide) (como la proveniente del Hígado), mientras que las formas Carotenoides (como los Beta – Carotenos encontrados en las Zanahorias) no generan tales síntomas. Un estudio reciente muestra la relación entre la disminución de la masa mineral ósea y un consumo alto de vitamina A.

- **Complejo B:** Está demostrado que las vitaminas del grupo B (complejo B) son imprescindibles para el correcto funcionamiento del Cerebro y el metabolismo corporal. Este grupo es hidrosoluble (solubles en agua) debido a esto son eliminadas principalmente por la orina, lo cual hace que sea necesaria la ingesta diaria y constante de todas las vitaminas del complejo B (contenidas en los alimentos naturales). Las vitaminas del complejo B (B2) transforman la Homocisteína en dos aminoácidos beneficiosos. La deficiencia de estas vitaminas aumenta la probabilidad de aparición del Cáncer.

- **Vitamina B1 (Tiamina):** Es una molécula que consta de 2 estructuras cíclicas orgánicas interconectadas ($C_{12}H_{17}N_4OS+$): un anillo pirimidina con un grupo Amino y un anillo Tiazol azufrado unido a la pirimidina por un puente Metileno. Es soluble en agua e insoluble en alcohol.

..."[301]

---

[301] **Ref. Bibliográfica #:** 32, 44, 55.

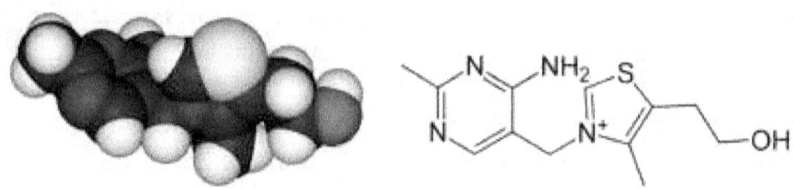

Su absorción ocurre en el Intestino Delgado (Yeyuno, Ileon) como Tiamina libre y como Difosfato de Tiamina (TDP), la cual es favorecida por la presencia de vitamina C y Ácido Fólico pero inhibida por la presencia de Etanol (alcohol). Es necesaria en la dieta diaria, su carencia en el hombre provoca enfermedades como el Beriberi y el Síndrome de Korsakoff.

Su forma activa, el Pirofosfato de Tiamina o Difosfato de Tiamina, es sintetizado por la enzima Tiamina – Pirofosfoquinasa, la cual requiere Tiamina libre, Magnesio y ATP (Trifosfato de Adenosina), actúa como coenzima en el metabolismo de los Hidratos de Carbono, permitiendo metabolizar el Ácido Pirúvico o el Ácido Alfa – Cetoglutárico. Además, participa en la síntesis de sustancias que regulan el Sistema Nervioso.

El Trifosfato de Tiamina (TTP) ha sido considerado como una forma neuroactiva especifica de la Tiamina. Se sintetiza a partir del Pirofosfato de Tiamina o TDP, y ATP a través de la enzima TDP – ATP Fosforiltransferasa (la cual se expresa en Cerebro, Riñón, Hígado y Corazón). Su función está asociada al rol no coenzimático no coenzimática de la Tiamina.

La Tiamina juega un papel importante en el metabolismo de Carbohidratos principalmente para producir energía; además de participar en el metabolismo de grasas, proteínas y ácidos nucleicos (ADN, ARN). Es esencial para el crecimiento y desarrollo normal y ayuda a mantener el funcionamiento propio del Corazón, Sistema Nervioso y Digestivo.

[302] Ref. Bibliográfica #: 32, 44, 55.

"...

La Tiamina es soluble en agua, y la reserva en el cuerpo es baja; concentrándose en el músculo esquelético principalmente; bajo la forma de TDP (80 %), TTP (10 %) y el resto como Tiamina libre.

La ingesta de alimentos ricos en Tiamina prevendría ciertos graves efectos de la Diabetes (sobre todo de complicaciones cardiovasculares, renales y oculares) ya que la Tiamina protege a las células ante los niveles elevados de Glucosa.

Su falta de consumo provoca una anomalía en el metabolismo y puede producir diarrea, Polineuritis, dilatación cardiaca y pérdida de peso, incluyendo neurodegeneración, desgaste y la muerte.

La carencia de Tiamina puede ser causada por malnutrición, alcoholismo o una dieta rica en alimentos que son fuente de Tiaminasa (Factor Antitiamina, presente en pescados de agua dulce crudos y los crustáceos crudos).

La vitamina B1 o Tiamina se encuentra de forma natural en: levaduras, Legumbres, Cereales Integrales, Frutos Secos, Maíz, huevos; Hígado, Corazón, Riñón (no mamíferos); Avena, Patatas, Arroz enriquecido, Arroz completo, Semillas de Ajonjolí (Sésamo), Trigo, Germen de Trigo, harina blanca enriquecida; Leguminosas (Frijoles, Garbanzos); Nueces, Guisantes (Chícharos), Cacahuates (Maní), Fríjol de Soya, Alubias cocidas, pescado, pan integral y Hierba Mate.

Se recomienda una ingesta diaria de 0.9 mg hasta 1.2 mg/día en adultos, no incluyendo a lactantes, niños o infantes. Se estima que las pérdidas de Tiamina durante las preparaciones culinarias son de alrededor del 20 %. Durante el embarazo y la lactancia la ingesta de Tiamina debe ser de 1.4 a 1.5 mg/día respectivamente.

," [303]
...

---

[303] **Ref. Bibliográfica #:** 32, 44, 55.

"...
➤ **Vitamina B2 (Riboflavina, Vitamina G):** Enzima Respiratoria Intracelular. Es un micronutiente de fácil absorción, con un rol clave en el mantenimiento de la salud. Es el componente principal de los cofactores FAD y FMN y por ende es requerida por todas las Flavoproteinas, así como, para una amplia variedad de procesos celulares. Como otras vitaminas del complejo B, juega un papel importante en el metabolismo energético, y es requerida en el metabolismo de grasas, Carbohidratos y proteínas.

La vitamina B2 es una vitamina hidrosoluble de color amarillo, constituida por un anillo de Isoaloxazina Dimetilado al que se une el Ribitol, un alcohol derivado de la Ribosa. Los tres anillos forman la Isoaloxacina y el Ribitol es la cadena de 5 Carbonos en la parte superior.

Esta vitamina es sensible a la luz solar y a ciertos tratamientos, como la Pasteurización, proceso que hace perder el 20 % de su contenido. Algunas fuentes de vitamina B2 son: Vegetales de hoja verde, Hígado (no Mamífero), Legumbres así como productos derivados de la Soya.

La vitamina B2 es necesaria para la integridad de la piel, las mucosas y de forma especial para la Córnea, por su actividad oxigenadora, siendo imprescindible para la buena visión. Su requerimiento se incrementa en función de las calorías consumidas en la dieta, entonces a mayor consumo calórico, mayor es la necesidad de vitamina B2. Esta vitamina es crucial para la producción de energía en el organismo.
..."[304]

---

[304] **Ref. Bibliográfica #:** 32, 44, 55.

"...
Otra de sus funciones consiste en desintoxicar el organismo de sustancias nocivas, además de participar en el metabolismo de otras vitaminas. Su presencia se hace más necesaria cuantas más calorías incorpore la dieta.

Sus fuentes naturales son las carnes (Blancas), huevo, Setas, Yogurt, pescado, pan integral, Cereales, levaduras secas, Vegetales verdes y Verduras cocidas.

Las coenzimas de Flavina FMN y FAD aceptan pares de átomos de Hidrogeno, formando FMNH2 y FADH2. En esta forma pueden participar en reacciones de oxido – reducción de uno o dos electrones. El FMN y el FAD actúan como grupos protésicos de varias enzimas Flavoproteinas que catalizan reacciones de oxido – reducción en las células y actúan como transportadores de Hidrógeno en el Sistema de Transporte Electrónico Mitocondrial. El FMN y el FAD también son coenzimas de Deshidrogenasas que catalizan las oxidaciones iniciales de los ácidos grasos y de varios productos indeterminados del metabolismo de la Glucosa.

El FMN también es necesario para la conversión de la Piridoxina (vitamina B6) en su forma funcional, Fosfato de Piridoxal. El FAD también es necesario para la biosíntesis de la vitamina Niacina a partir del aminoácido Triptófano.

En otras funciones celulares, mecanismos dependientes de la Riboflavina y del Difosfato Dinucleotido de Nicotinamida y Adenina (NADPH) parecen combatir la lesión oxidativa de la célula.

Sus necesidades diarias son de 1.5 mg para niños y de 1.7 mg para adultos. Es importante destacar que la Riboflavina no es almacenada por el organismo, por lo que un exceso en su consumo es eliminado por vía urinaria.
" [305]
...

---

[305] Ref. Bibliográfica #: 32, 44, 55.

"...
El consumo de Riboflavina por vía oral no resulta tóxico, además su baja solubilidad limita la absorción a nivel intestinal, por lo que no es posible absorber cantidades peligrosas. Incluso la administración de B2 en dosis inyectadas, no es perjudicial, ya que el exceso es excretado en la orina, coloreando la misma con un tono amarillo brillante.

No se recomienda mezclarla con el Ácido Bórico ni con la Penicilina.

> **Vitamina B3 (Niacina, Ácido Nicotínico, Vitamina P, Vitamina PP):** Es una vitamina hidrosoluble cuyos derivados, NADH y NAD$^+$, y NADPH y NADP$^+$, juegan roles esenciales en el metabolismo energético de la célula y de la reparación de ADN. La designación vitamina B3 ($C_6H_5NO_2$) también incluye a la correspondiente Amida, la Nicotinamida, o Niacinamida. Dentro de las funciones de la Niacina se incluyen la remoción de químicos tóxicos del cuerpo y la participación en la producción de hormonas esteroideas sintetizadas por la Glándula Adrenal, como son las Hormonas Sexuales y las hormonas relacionadas con el estrés.

Biosíntesis: Triptófano → Quinurenina → Niacina.

Las formas coenzimáticas de la Niacina participan en las reacciones que generan energía gracias a la oxidación bioquímica de Hidratos de Carbono, grasas y proteínas. NAD$^+$ y NADP$^+$ son fundamentales para utilizar la energía metabólica de los alimentos. La Niacina participa en la síntesis de algunas hormonas y es fundamental para el crecimiento.
" 306
...

---

[306] **Ref. Bibliográfica #:** 32, 44, 55.

"...

La Nicotinamida y el Ácido Nicotínico se encuentran abundantemente en la naturaleza. Hay una predominancia de Ácido Nicotínico en las plantas, mientras que en los animales predomina la Nicotinamida. Se encuentra principalmente en la levadura, el Hígado (no Mamíferos), las aves, la Frutos Secos y las Legumbres (Granos, Fríjol), Vegetales de hoja (Brócoli, Tomate, Zanahoria, Patatas dulces, Espárrago, Setas, Plátano), Nueces.

También se le encuentra en la Lúcuma. El Triptófano, precursor de la Niacina, se encuentra abundantemente en la carne (no Mamífero) y los huevos, pescado.

La ingesta diaria recomendada de Niacina es de 2 – 12 mg/día para niños, 14 mg/día para mujeres adultas, 16 mg/día para hombres adultos y 18 mg/día para mujeres embarazadas o lactantes.

La deficiencia severa de Niacina en la dieta causa la enfermedad de la Pelagra, mientras que la deficiencia moderada disminuye el metabolismo, causando una disminución en la tolerancia al frío. Dietas deficientes en Niacina tienden a ocurrir sólo en áreas donde las personas ingieren Maíz como alimento principal (el Maíz es un grano bajo en Niacina), y en cuyo procesamiento no se utiliza Calcio (como Hidróxido de Calcio) para aumentar su disponibilidad.

El Hidróxido de Calcio es utilizado en el tratamiento del Maíz, para liberar el Triptófano, proceso llamado Nixtamalización, con lo que se busca incrementar la disponibilidad de la Niacina y favorecer su absorción en el Intestino.

En estudios clínicos se ha comprobado la eficacia tópica de la Niacina como tratamiento para la piel grasosa y el acné, al lograrse una significativa disminución en la cantidad de sebo que las Células Epiteliales producían.

," [307]
...

---

[307] **Ref. Bibliográfica #:** 32, 44, 55.

"...

Además, de manera anecdótica, se han registrado múltiples testimonios de considerable mejoría en casos de acné y/o de piel grasosa al consumir en forma de suplemento Niacina en una dosis de 500 mg a 1 000 mg al día.

El consumo de Niacina en dosis excesivamente altas puede ocasionar reacciones tóxicas agudas peligrosas para la vida. Más de (500 mg) puede ser peligroso. Dosis extremadamente altas de Niacina también pueden causar Maculopatía por Niacina, un engrosamiento de la Mácula y Retina del ojo, lo cual conduce a visión borrosa y ceguera.

> **Vitamina B4 (Adenina):** La Adenina ($C_5H_5N_5$) es una de las cinco bases nitrogenadas que forman parte de los ácidos nucleicos (ADN y ARN) y en el código genético se representa con la letra A. Las otras cuatro bases son la Guanina, la Citosina, la Timina y el Uracilo. En el ADN la Adenina siempre se empareja con la Timina. Forma los nucleósidos Adenosina (Ado) y Desoxiadenosina (dAdo), y los nucleótidos Adenilato (AMP) y Desoxiadenilato (dAMP). Es un derivado de la Purina (es una base Púrica) en la que un Hidrógeno ha sido sustituido por un grupo Amino (NH_2).

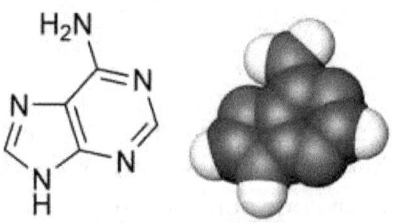

También forma parte de la molécula de Trifosfato de Adenosina (ATP), que constituye la fuente principal de energía a nivel celular, y está presente en muchas sustancias naturales como la Remolacha, el Té y la orina.
" [308]
...

---

[308] Ref. Bibliográfica #: 32, 44, 55.

"...
> **Vitamina B5 (Ácido Pantoténico):** Es una vitamina hidrosoluble requerida para mantener la vida (nutriente esencial). El Ácido Pantoténico es necesario para formar la Coenzima A (CoA) y es considerado crítico en el metabolismo y Síntesis de Carbohidratos, Proteínas y Grasas. En su estructura química es una Amida entre D – Pantotenato y Beta – Alanina.

Pequeñas cantidades de Ácido Pantoténico son encontradas en casi todos los alimentos, con altas cantidades en Cereales de grano completo, Legumbres, levaduras de Cerveza, Jalea Real, huevos, carne (no Mamíferos). Es comúnmente encontrado como un análogo de alcohol, la provitamina Pantenol y como Pantotenato de Calcio.

Sólo el isómero Dextrorotatorio (d+) del Ácido Pantoténico posee actividad biológica. La forma Levorotatoria (l-) puede antagonizar los efectos del isómero D. El Ácido Pantoténico es usado en la síntesis de la Coenzima A (CoA).

Esta coenzima puede actuar como un grupo Acetyl transportador para formar Acetyl CoA y otros componentes relacionados; ésta es una forma de transportar átomos de Carbono dentro de la célula. La transferencia de átomos de Carbono por la CoA es importante en la respiración celular, así como, en la biosíntesis de muchos compuestos importantes como los ácidos grasos, Colesterol y Acetilcolina. Dado que el Ácido Pantoténico participa en una amplia gama de papeles biológicos importantes, es considerado esencial en todas las formas de vida. Por lo tanto, la deficiencia de Ácido Pantoténico puede tener numerosos y amplios efectos como se discutirá más adelante.
" [309]
...

---

[309] **Ref. Bibliográfica #:** 32, 44, 55.

"...
El Pantotenato en la forma de Pantetina es considerado la forma más activa de la vitamina en el organismo, pero es inestable a altas temperaturas o cuando es almacenada por largos periodos, como el Pantotenato de Calcio que es la forma más usual de la vitamina B5 vendida como suplemento dietario. 10 mg de Pantotenato de Calcio es equivalente a 9.2 mg de Ácido Pantoténico.

Se requiere una ingesta de 5 mg/día en los adultos de vitamina B5.

Grupo	Edad	Requerimientos (mg/día)
Lactantes	0 – 6 meses	1.7
Bebés	7 – 12 meses	2
Niños	4 – 8 años	3
Niños	9 – 13 años	4
Adolescentes	14 – 18 años	5
Adultos	19 y más	5
Embarazadas		6
Lactancia		7

> **Vitamina B6 (Piridoxina):** Es una vitamina hidrosoluble, esto implica que se elimina a través de la orina, y se ha de reponer diariamente con la dieta. Se encuentra en el Germen de Trigo, carne (no Mamífero), huevos, pescado, Verduras, Legumbres, Nueces, Coliflor, Plátano, Judías Verdes, pan integral, alimentos ricos en Granos Integrales, al igual que en los panes y Cereales enriquecidos.

Los derivados fosforilados del Piridoxal y la Piridoxina (Fosfato de Piridoxal – PLP y Fosfato de Piridoxamina – PMP) respectivamente, desempeñan funciones de coenzima.

..."[310]

---

[310] **Ref. Bibliográfica #:** 32, 44, 55.

"...
Participan en muchas reacciones enzimáticas del metabolismo de los aminoácidos y su función principal es la transferencia de grupos Amino; por tanto, son coenzimas de las Transaminasas, enzimas que catalizan la transferencia de grupos Amino entre aminoácidos; dichas coenzimas actúan como transportadores temporales de grupos Amino.

Entre las funciones de esta vitamina se encuentran que interviene en la elaboración de sustancias cerebrales que regulan el estado de ánimo, como la Serotonina, pudiendo ayudar, en algunas personas, en casos de depresión, estrés y alteraciones del sueño.

Esta vitamina es muy popular entre los deportistas ya que incrementa el rendimiento muscular y la producción de energía. Eso es debido a que cuando hay necesidad de un mayor esfuerzo favorece la liberación de Glucógeno que se encuentra almacenado en el Hígado y en los músculos. También puede colaborar a perder peso ya que ayuda a que nuestro cuerpo consiga energía a partir de las grasas acumuladas.

Se necesita en mayor cantidad cuando se siguen dietas altas en proteínas. Es necesaria para que el cuerpo fabrique adecuadamente anticuerpos y Eritrocitos (Glóbulos Rojos). Es muy importante para una adecuada absorción de la vitamina B12 y del Magnesio. La Diabetes Gestacional y la lactancia se han relacionado con una deficiencia de vitamina B6 que provocaría un bajo nivel de Insulina que dificultaría la entrada de Hidratos de Carbono en las células. Las personas diabéticas a menudo observan que necesitan menos Insulina si toman vitamina B6, por lo que deben vigilar sus niveles de Glucosa y adecuar la dosis de Insulina.

Alivia las náuseas. También ayuda en caso de tendencia a espasmos musculares nocturnos, calambres en las piernas y adormecimiento de las extremidades. Puede ayudar a reducir la sequedad de boca ocasionada por la toma de medicamentos y/o drogas (sobre todo por algunos Antidepresivos).
..." [311]

---

[311] **Ref. Bibliográfica #:** 32, 44, 55.

"...
Interviene en la síntesis de ADN y ARN. Mantiene el funcionamiento de las células nerviosas ya que interviene en la formación de Mielina. Favorece la absorción de Hierro.

> **Vitamina B7 y B8 (Biotina, Vitamina H, Vitamina I):** Es una vitamina estable al calor, soluble en agua, alcohol y susceptible a la oxidación que interviene en el metabolismo de los Hidratos de Carbono, grasas, aminoácidos y Purinas.

La Biotina es importante como un cofactor de enzimas que intervienen en la catálisis de reacciones metabólicas esenciales para sintetizar ácidos grasos, en la gluconeogénesis y en el metabolismo de la Leucina.

La Biotina se encuentra en la célula unida con resto específico de Lisina (un aminoácido) formando la Biocitina; la Biocitina se une covalentemente a ciertas enzimas relacionadas con la formación o la utilización del Dióxido de Carbono, y ejerce así función de coenzima.

Actúa en la transferencia (aceptor y donador) de Dióxido de Carbono en numerosas Carboxilasas y Decarboxilasas: Piruvato Carboxilasa; Acetil – CoA Carboxilasa Alfa y Beta; Propionil – CoA Carboxilasa; Metilcrotonil – CoA Carboxilasa; Geranoil – CoA Carboxilasa; Urea Carboxilasa; Oxaloacetato Decarboxilasa; Metilmalonil – CoA Decarboxilasa. Glutaconil – CoA Decarboxilasa. Metilmalonil – CoA Carboxitransferasa.
" [312]
...

---

[312] **Ref. Bibliográfica #:** 32, 44, 55.

"...

La Biotina es usada en el crecimiento celular, la producción de ácidos grasos y en el metabolismo de grasas y aminoácidos. Juega un papel en el Ciclo del Ácido Cítrico o Krebs, el cual es un proceso en donde la energía bioquímica es generada durante la respiración aeróbica. La Biotina no sólo asiste en varias conversiones químicas y metabólicas, sino también ayuda a transferir Dióxido de Carbono. La Biotina participa también en el mantenimiento de los niveles de azúcar en la sangre o Glucemia.

Se recomienda una ingesta de 200 – 300 ug/día de esta vitamina.

Las fuentes principales de la vitamina la constituyen alimentos derivados de origen animal, (vísceras de no Mamíferos), Leche de Soya y derivados, así como, la levadura; yema de huevo, Setas, Coliflor, Patata, Plátano, Uva, Sandía, Aguacate, Fresa, Cacahuete, Almendra, Nueces, Guisantes secos, pescado, Pollo, Jalea Real. Adicional al 50 % proveniente de la microflora intestinal.

> **Vitamina B9 (Ácido Fólico, Folacina, Folato, Ácido Pteroil – L – Glutámico, Vitamina M):** Es una vitamina hidrosoluble necesaria para la formación de proteínas estructurales y Hemoglobina (y por esto, transitivamente, de los Glóbulos Rojos). Es una vitamina del complejo B que se encuentra en algunos alimentos enriquecidos y en forma sintética (es decir, más fácil de asimilar).

El Ácido Fólico ($C_{19}H_{19}N_7O_6$) no posee actividad coenzimática, pero sí su forma reducida, el Ácido Tetrahidrofólico (FH_4 o TFH). Actúa como transportador intermediario de grupos con un átomo de Carbono, especialmente grupos Formilo, que se precisa en la Síntesis de Purinas, compuestos que forman parte de los Nucleótidos, sustancias presentes en el ADN y el ARN, y necesarias para su síntesis durante la Fase S del Ciclo Celular, y por lo tanto para la división celular; también actúa en la transferencia de grupos Metenilo y Metileno.
," [313]
...

---

[313] **Ref. Bibliográfica #:** 32, 44, 55.

"...

El Ácido Terahidrofólico también actúa en la ruta de las Pirimidinas, al modificar el anillo de Uridina para formar la Tiamina al ceder un grupo Metilo.

El Ácido Fólico es efectivo en el tratamiento de ciertas Anemias y la Psilosis. Se encuentra en las Verduras de hoja verde, Legumbres, Frutos Secos y granos enteros, como las Almendras y la levadura de Cerveza. El Ácido Fólico se pierde en los alimentos conservados a temperatura ambiente y durante la cocción. A diferencia de otras vitaminas hidrosolubles, el Ácido Fólico se almacena en el Hígado y no es necesario ingerirlo diariamente.

Las causas de su carencia son la mala alimentación y un déficit de hidratación del Folato genético que es asintomático hasta que la mujer se queda embarazada.

Si la mujer tiene suficiente Ácido Fólico en el cuerpo antes de quedarse embarazada, esta vitamina puede prevenir deformaciones en la placenta que supondrían el aborto, defectos de nacimiento en el Cerebro (Anencefalia) y la Columna Vertebral (Espina Bífida) del bebé por mal cierre del Tubo Neural en los extremos Cefálico y Caudal respectivamente.

La Espina Bífida, un defecto de nacimiento en la columna, puede producir la Parálisis de la parte inferior del cuerpo, la falta de control del Intestino y la Vejiga, y dificultades en el aprendizaje.
..." [314]

---

[314] **Ref. Bibliográfica #:** 32, 44, 55.

"...

Si el feto sufre déficit de Ácido Fólico durante la gestación también puede padecer Anemia Megaloblástica, ser prematuro o presentar bajo peso al nacer. La madre puede sufrir Eclampsia, un proceso que cursa con Hipertensión y Albuminuria. El Ácido Fólico también ayuda a mantener una Matriz sana.

Las Legumbres (Garbanzos, Lentejas, etc.); Vegetales de hoja verde como la Espinaca, Escarola, Berro, Guisantes, Alubias secas; Cereales fortificados, Frutos Secos, Semillas de Girasol, Zanahoria, Pepino, pescado son fuentes ricas en Ácido Fólico. En las plantas se presenta como Ácido Fólico al que se le unen siete Ácidos Glutámicos y que en el Intestino humano se hidroliza por acción de la Folilpoliglutamatohidrolasa, a su forma Monoglutámica, o Ácido Fólico, y así puede pasar a la sangre. Algunos Cereales para el desayuno son fortificados con el 25 al 100 % del requerimiento diario de Ácido Fólico. La carne es pobre en Ácido Fólico, pero el Hígado (no Mamífero) y el pescado azul son ricos en este ácido. El Ácido Fólico debe usarse durante el primer trimestre del embarazo.

Se recomienda una ingesta diaria de 400 ug de Folato o 1 mg (1 µg de Folato en los alimentos = 0.6 µg de Ácido Fólico de suplementos y alimentos fortificados).

- **Vitamina B10 (Vitamina R).**
- **Vitamina B11 (Vitamina S).**

- **Vitamina B12 (Cianocobalamina):** Es un complejo hexacoordinado de Cobalto. Cuatro posiciones de coordinación están ocupadas por un macro ciclo de Corrina. Una de las posiciones axiales se completa con un grupo Cianuro (CN-). Una cadena lateral del anillo de Corrina compuesta por una Amida, un grupo Fosfato, una Ribosa y un nucleótido completa la coordinación a través del resto 5.6 – Dimetilbenzimidazol en su extremo. La Corrina, el grupo Fosfato y el CN- proporcionan cada uno una carga negativa, presentándose el Cobalto en estado de oxidación +3. El complejo resulta ser de bajo espín.
," [315]
...

---

[315] **Ref. Bibliográfica #:** 32, 44, 55.

"...

La vitamina B12 ($C_{63}H_{88}CoN_{14}O_{14}P$) es producida por microorganismos que viven en simbiosis en las raíces de las plantas, huevo, pescado y Carne Blanca. Las concentraciones de vitamina B12 que están presentes en los tejidos animales son demasiado bajas para su uso en la producción comercial. La síntesis química tampoco es práctica ya que requiere 70 etapas de reacción. La producción comercial se lleva a cabo en la actualidad enteramente por fermentación. La producción industrial de vitamina B12 está destinada a la elaboración de suplementos y para enriquecer alimentos.

Sin la intervención del ser humano existen diferentes cantidades de vitamina B12 en: huevo, aves, marisco, ciertas Algas de color rojo y verde (la Nori sería una de ellas) y la Chlorella. Aloe Vera.

La función de la vitamina B12 está relacionada con la Síntesis de Metionina y Timidina en la duplicación del ADN y con la Síntesis de Acetil CoA para la mielinizacion del SNC.
," [316]
...

---

[316] Ref. Bibliográfica #: 32, 44, 55.

"...
Si hay un déficit de B12 o de factor intrínseco, se verá afectada la Síntesis de ADN, por defecto en la producción de Purinas y Pirimidinas, y por lo tanto la duplicación celular, puede causar alguna clase de Anemia Megaloblástica, si hay algún déficit de factor intrínseco, la Anemia se denomina Perniciosa.

> **Vitamina B13 (Ácido Pirimidincarboxílico).**
> **Vitamina B14 (Unión de las Vitaminas B10 y B11).**

> **Vitamina B15 (Ácido Pangámico):** Es una vitamina hidrosoluble y un Antioxidante. Por tanto protege las células.

Contribuye a descontaminar el Hígado, limpiándolo de toxinas y protegiéndolo de la Cirrosis, dado que es un agente transmetilador. Contribuye, además al incremento del potencial oxigenador de los tejidos. Es como una dosis de "Oxígeno al instante".

Ayuda a neutralizar los venenos que elimina el cuerpo y a la Síntesis de las Proteínas, estimula las respuestas del Sistema Inmunitario, baja los niveles de Colesterol en la sangre, alivia los síntomas de la angina y del Asma, protege de los agentes contaminantes, acelera la recuperación de la fatiga, evita la resaca, neutraliza el deseo de alcohol y prolonga el promedio de vida de las células.

Su deficiencia provoca desorden glandular y nervioso, enfermedades del Corazón y disminución de la oxigenación de los tejidos. Se encuentra en la levadura de Cerveza (128 mg/100 g). Germen de Trigo (70 mg/100 g). Salvado de Trigo (40 mg/100 g). Semillas de Sésamo, Semillas de Calabaza y los Cereales Integrales.

> **Vitamina B17 (Amigdalina, Laetril, Nitrilosida):** Se compone de dos unidades de Glucosa (azúcar), una unidad de Benzaldehído y una de Cianuro, estrechamente ligadas. Al estar ligadas dentro de la molécula de B17, estas dos últimas se vuelven totalmente inertes y sin efecto sobre los tejidos vivos.
..." [317]

---

[317] Ref. Bibliográfica #: 32, 44, 55.

"...

$$\text{[Estructura química: CH}_2\text{OH, OH, HO, OH, O, H}_2\text{, C, O, OH, HO, OH, H, C, CN]}$$

Al estar en presencia de tejidos sanos donde abunda la enzima Rodanasa, ésta neutraliza al Cianuro y lo transforma en subproductos que generan nutrientes benéficos para el organismo; a la vez, oxida el Benzaldehído y lo convierte en un compuesto no tóxico: el Ácido Benzoico. En sobredosis, esta sustancia puede ser peligrosa.

Se encuentra naturalmente en las Semillas del Damasco (Albaricoque, Chabacano), Manzana, Uva, Sandías, ciertas Nueces y, particularmente en las Almendras. Este glicósido se aisló inicialmente de semillas del Árbol Prunus Dulcis (Almendro). La Ortomedicina lo relacionó inicialmente con la cura del Cáncer.

➢ **Vitamina B22:** Presente en el Aloe Vera.

- **Vitamina C:** Es un enantiómero L del Ácido Ascórbico o Antiescorbútica, es un nutriente esencial para los mamíferos. La presencia de esta vitamina es requerida para un cierto número de reacciones metabólicas en todos los animales y plantas y es creada internamente por casi todos los organismos, siendo los humanos una notable excepción. Su deficiencia causa Escorbuto en humanos, de ahí el nombre de Ascórbico que se le da al ácido. Es también ampliamente usado como aditivo alimentario.

..." [318]

---

[318] **Ref. Bibliográfica #:** 32, 44, 55.

"...

El farmacóforo de la vitamina C es el ion Ascorbato. En organismos vivos, el Ascorbato es un Antioxidante, pues protege el cuerpo contra la oxidación, y es un cofactor en varias reacciones enzimáticas vitales.

Las personas que consumen dietas ricas en Ácido Ascórbico ($C_6H_8O_6$) de fuentes naturales, como frutas y Vegetales son más saludables y tienen menor mortalidad y menor número de enfermedades crónicas. El consumo adicional de Ascorbato a través de suplementos puede no resultar beneficioso en algunos casos.

En humanos, la vitamina C es un potente Antioxidante, actuando para disminuir el estrés oxidativo; un substrato para la Ascorbato – Peroxidasa, así como, un cofactor enzimático para la biosíntesis de importantes bioquímicos. Esta vitamina actúa como agente donador de electrones para 8 diferentes enzimas.

Tres enzimas participan en la hidroxilación del Colágeno. Estas reacciones adicionan grupos Hidroxilos a los aminoácidos Prolina o Lisina en la molécula de Colágeno (vía Prolin – Hidroxilasa y Lisi – Hidroxilasa), con ello permiten que la molécula de Colágeno asuma su estructura de triple hélice. De esta manera la vitamina C se convierte en un nutriente esencial para el desarrollo y mantenimiento de tejido de cicatrización, vasos sanguíneos, y cartílago.

," [319]
...

---

[319] **Ref. Bibliográfica #: 32, 44, 55.**

"...

Dos enzimas son necesarias para la Síntesis de Carnitina. Esta es necesaria para el transporte de ácidos grasos hacia la Mitocondria para la generación de ATP. Las tres enzimas remanentes tienen funciones en la participación en la biosíntesis de Norepinefrina a partir de Dopamina, a través de la enzima Dopamina – Beta – Hidroxilasa. Otra enzima adiciona grupos Amida a hormonas Peptídicas, incrementando enormemente su estabilidad. Otra modula el metabolismo de la Tirosina.

Los tejidos biológicos que acumulan más de 100 veces el nivel sanguíneo de vitamina C, son las Glándulas Adrenales, Pituitaria, Timo, cuerpo lúteo, y la Retina. Aquellas con 10 a 50 veces la concentración presente en el Plasma incluyen el Cerebro, Bazo, Pulmón, Testículos, Nódulos Linfáticos, Mucosa del Intestino Delgado, Leucocitos, Páncreas, Riñón y Glándulas Salivares.

La vitamina C ayuda al desarrollo de dientes y encías, huesos, cartílagos, a la absorción del Hierro, al crecimiento y reparación del Tejido Conectivo normal (piel más suave, por la unión de las células que necesitan esta vitamina para unirse), a la producción de Colágeno (actuando como cofactor en la hidroxilación de los aminoácidos Lisina y Prolina), metabolización de grasas, la cicatrización de heridas.

Su carencia ocasiona el Escorbuto, también resulta esta vitamina un factor potenciador para el Sistema Inmune aunque algunos estudios ponen en duda esta última actividad de la vitamina C. Los Glóbulos Blancos contienen 20 a 80 veces más vitamina C que el Plasma Sanguíneo, y la misma fortalece la capacidad citotóxica de los Neutrófilos (Glóbulos Blancos).

La vitamina C es esencial para el desarrollo y mantenimiento del organismo, por lo que su consumo es obligatorio para mantener una buena salud.
,, [320]
..."

---

[320] **Ref. Bibliográfica #:** 32, 44, 55.

"...

La vitamina C sirve para evitar el envejecimiento prematuro (proteger el Tejido Conectivo, la piel de los vasos sanguíneos.) Facilitar la absorción de otras vitaminas y minerales. Como Antioxidante. Evitar las enfermedades degenerativas tales como Arteriosclerosis, Cáncer, Enfermedad de Alzheimer. Evitar las Enfermedades Cardíacas. Controlar la intoxicación por Plomo.

La vitamina C es inhibidora de la formación de compuestos N – Nitrosos cancerígenos y de otros agentes como la Dimetilhidracina, el Benzopireno y el Metilcolantreno. Funciona como un basurero de Radicales Ácidos Libres (RÁL), neutralizando las toxinas inmunosupresoras producidas por las enfermedades infecciosas.

La administración de suplementos de vitamina C es poco recomendable, porque, entre otras cosas, un consumo excesivo puede provocar alteraciones gastrointestinales.

Se recomienda una dosis diaria entre 400 – 500 mg. Nunca se debe exceder de los 2 000 mg/ día.

Los principales alimentos que contienen vitamina C son las Fresas (95 mg/taza); la Papaya (85 mg/taza); el Kiwi (70 mg/pieza); todos los Cítricos: la Naranja (70 mg/pieza); el Mango (45 mg/taza). En cuanto a Verduras, el Pimiento crudo (rojo o verde), el Brócoli y la Col rizada también son ricos en esta vitamina. Algo más lejos quedan el Aguacate (24 mg/pieza) y la Alcachofa (30 mg/pieza), Tomate, Nabo, Boniato, Papa, Melón, Coliflor, Arándano, Piña, Guayaba, Fruta Bomba, Uva, etc.

- **Vitamina D (Calciferol, Calcitriol):** Es Antirraquítica, heterolípido insaponificable del grupo de los esteroides. Se le llama también Vitamina Antirraquítica ya que su déficit provoca Raquitismo.

..." [321]

---

[321] **Ref. Bibliográfica #:** 32, 44, 55.

"...
Es una provitamina soluble en grasas y se puede obtener de dos maneras mediante la ingestión de alimentos que contengan esta vitamina, por ejemplo: el huevo; y por la transformación del Colesterol o del Ergosterol (propio de los Vegetales) por las Radiaciones solares.

Se estima entre 1 000 y 2 000 UI diarias la cantidad de vitamina D suficiente para un individuo sano adulto.

La vitamina D es la encargada de regular el paso de Calcio (Ca^{2+}) a los huesos. Por ello si la vitamina D falta, este paso no se produce y los huesos empiezan a debilitarse y a curvarse produciéndose malformaciones irreversibles: el Raquitismo. Esta enfermedad afecta especialmente a los niños.

La vitamina D representa un papel importante en el mantenimiento de órganos y sistemas a través de múltiples funciones, tales como: la regulación de los niveles de Calcio y Fósforo en sangre, promoviendo la absorción intestinal de los mismos a partir de los alimentos y la reabsorción de Calcio a nivel renal. Con esto contribuye a la formación y mineralización ósea, siendo esencial para el desarrollo del esqueleto. Sin embargo, en dosis muy altas, puede conducir a la resorción ósea.

También inhibe las secreciones de la Hormona Paratiroidea (PTH) desde la Glándula Paratiroides y afecta el Sistema Inmune por su rol inmunosupresor, promoción de fagocitosis y actividad Antitumoral.

La deficiencia de Vitamina D puede resultar del consumo de una dieta no equilibrada, aunada a una inadecuada exposición solar; también puede ocurrir por desórdenes que limiten su absorción, o condiciones que limiten la conversión de vitamina D en metabolitos activos, tales como alteraciones en Hígado o Riñón, o raramente por algunos desordenes hereditarios."[322]
...

---

[322] **Ref. Bibliográfica #:** 32, 44, 55.

"...
La deficiencia de la vitamina D ocasiona disminución de la mineralización ósea, conduciendo a enfermedades blandas en los huesos, tales como Raquitismo en niños y Osteomalacia en adultos, incluso se asocia con la aparición de Osteoporosis. Por otra parte, algunas investigaciones indican que la deficiencia de vitamina D está vinculada a la merma de la función cognitiva y al Cáncer.

Hay varias formas de esta vitamina: la vitamina D2 se deriva del Ergosterol en la dieta, mientras que la vitamina D3 se deriva del Colesterol vía 7 – Dehidrocolesterol. Los Rayos Ultravioletas (UV) de la luz solar son los responsables de la producción de ambas formas de vitamina.

No obstante, en ciertas partes del mundo con limitada cantidad de luz solar existe la posibilidad de que la cantidad de vitamina D no sea siempre suficiente.

El color de la Epidermis dado por la Melanina presente en los Melanocitos es una forma de protección que filtra los excesos de Radiación UV particularmente intensa en las zonas intertropicales, en donde por presión evolutiva hay un predominio natural de pigmentaciones oscuras de la piel.

Sin embargo en las zonas comprendidas entre los trópicos y los círculos polares la Radiación UV del Sol al ser más baja ha significado una presión evolutiva como para que surgieran grupos poblacionales (hace unos 40 mil años) con piel e incluso ojos y cabellos claros.

Las vitaminas D2 y D3 se encuentran de forma natural en algunos alimentos, aunque siempre aportando cantidades limitadas, siendo mucho mayor la aportación producida por la piel al exponerse a UV.
" [323]
...

---

[323] Ref. Bibliográfica #: 32, 44, 55.

"...

¿Cuánta vitamina D necesitamos?: por encima de 150 ng/ml es tóxico. (30 – 60 ng/ml es óptimo), (20 –29 ng/ml es suficiente), (9 – 19 ng/ml es carencia) Raquitismo, mayor riesgo de Cáncer, fallos en las respuestas antimicrobianas.

Esta presente de forma natural en el Aceite de Pascado (Aceite de Hígado de Bacalao), pescados (Arenque, Salmón, Sardinas, Atún), huevo (20 UI), Soya, Setas.

Se ha encontrado que el Calcitriol induce la muerte de células cancerosas en vivo. Por tanto tiene una actividad Anticancerígena, se piensa que estos efectos son mediados a través de los receptores de vitamina D, expresados en células cancerígenas y podrían relacionarse con su habilidad inmunomoduladora.

- **Vitamina E (Tocoferol):** El α – Tocoferol es una vitamina liposoluble que actúa como Antioxidante a nivel de la Síntesis del Pigmento Hemo, que es una parte esencial de la Hemoglobina de los Glóbulos Rojos. La vitamina E se encuentra en muchos alimentos, principalmente de Origen Vegetal, sobre todo en los de hoja verde (el Brócoli, las Espinacas); semillas, entre ellos la Soja; el Germen de Trigo y la levadura de Cerveza; también puede encontrarse en alimentos de Origen Animal como la yema de huevo.

Normalmente se suele considerar un aporte de vitamina a los aceites vegetales. Algunas dietas que emplean desayunos de Cereales aportan una gran cantidad de vitamina E al cuerpo. Algunos de los alimentos considerados como fuentes de vitamina E son Aceite de Girasol (50 – 62 mg/100 g). Aceite de Nueces (39 mg/100 g). Aceite de Sésamo (28 mg/100 g). Avellanas (27 mg/ 100 g). Aceite de Soja (17 – 25 mg/100 g). Nueces (25 mg/100 g). Almendras (25 mg/100 g). Aceite de Oliva (12 mg/100 g). Escorzonera (6 mg/100 g). Espirulina (1,7 mg/100 g)."[324]

...

---

[324] **Ref. Bibliográfica #: 32, 44, 55.**

"...

El enranciamiento oxidativo que ocurre en algunos alimentos destruye las vitaminas liposolubles, particularmente las vitaminas A y E (Tocoferoles).

Todas las acciones de los Tocoferoles parecen estar determinadas por su carácter de agente Antioxidante, y que en particular previene las reacciones de peroxidación de Lípidos (enranciamiento).

El enranciamiento de Lípidos Insaturados consiste en una serie compleja de reacciones. Al final los Radicales Oxigenados dan lugar a su vez a una serie de compuestos (Aldehídos, ácidos y Cetonas) que son los responsables de las características desagradables de los productos enranciados, como el mal olor. Además, inducen en otras estructuras (proteínas de membrana, por ejemplo) alteraciones que comprometen gravemente su función. Los Tocoferoles actúan rompiendo la cadena de reacciones, actuando de forma que ofrecen un Hidrógeno fácilmente sustraíble a los Radicales Oxigenados, impidiendo así que sea sustraído de los Lípidos.

La vitamina E es uno de los bloqueadores más efectivos de los Radicales Oxigenados (Libres u Oxidantes) en las membranas lipidias. Es un inhibidor de la formación de compuestos N – Nitrosos cancerígenos. Los bajos niveles de esta vitamina promueven la formación de Cáncer.

La ingestión diaria recomendada es para un adulto de 15 mg o 25 UI. Para los niños es de aproximadamente 10 UI.

- **Vitamina K (Fitomenadiona):** Es Antihemorrágica, es un grupo derivado de 2 – Metil – Naftoquinonas. Son vitaminas humanas, lipofílicas (solubles en Lípidos) e hidrofóbicas (insolubles en agua), principalmente requeridas en los procesos de coagulación de la sangre. Pero también sirve para generar Glóbulos Rojos (sangre)."[325]

...

---

[325] **Ref. Bibliográfica #:** 32, 44, 55.

"...

La vitamina K2 (Menaquinona) es normalmente producida por una bacteria intestinal, y la deficiencia dietética es extremadamente rara, a excepción que ocurra una lesión intestinal o que la vitamina no sea absorbida.

Se conocen 3 formas: Natural, Filoquinona presente en plantas verdes; Menaquinona, que se produce en la flora intestinal; y el compuesto sintético Menadinona. Ésta última es liposoluble (se diluye en grasas) y las 2 anteriores también se obtienen de forma soluble (hidrofílicas, se diluyen en agua).

La vitamina P y K está involucrada en la carboxilación de ciertos residuos Glutámicos de proteínas que forman residuos Gamma – Carboxiglutamatos (Gla – residuos). Estos residuos modificados se sitúan dentro de los dominios específicos de la proteína llamados los Dominios de Gla. Los residuos Gla usualmente están implicados en la unión del Calcio. Los residuos Gla son esenciales para la actividad biológica de todas las proteínas conocidas como Proteínas Gla.

Hasta el momento 14 proteínas humanas con dominio Gla han sido descubiertas y juegan un papel clave en la regulación de tres procesos fisiológicos. Coagulación de la sangre (Protrombina – Factor II), Factores VII, IX, X, Proteína C, Proteína S y Proteína Z). Metabolismo Óseo, Osteocalcina, también llamada Proteína Gla Ósea (BGP), y Proteína Gla de la Matriz (MGP). Biología vascular.

La referencia de ingesta dietética considerada adecuada para un hombre adulto de vitamina K es de 120 microgramos/día.

No se debe superar esta cantidad bajo ningún concepto ya que pueden llegar a ser, sus compuestos, cancerígenos. El cuerpo humano almacena vitamina K, así que no es necesario suplementar diariamente.
" [326]
...

---

[326] **Ref. Bibliográfica #:** 32, 44, 55.

"...

Un derivado de la vitamina K3, la Menadiona Bisulfito, ha demostrado grandes propiedades Anticancerígenas para el tratamiento de tumores cancerígenos duros, al actuar en conjunto, con el Ácido Ascórbico por vías parenterales.

La Filoquinona (vitamina K1) es la mayor forma dietética de la vitamina. Se encuentra en Verduras de hoja verde oscura (Espinaca, Col rizada, Brócoli, Col de Bruselas), Lechuga, Aguacate, Germen de Trigo, alimentos orgánicos, Cereales, algunas frutas como el Kiwi, Cambur o Bananas, Carne Blanca, huevos, productos de Soja y algunos aceites vegetales (Soja, Algodón y Oliva) por lo que también se encuentra en algunos tipos de mayonesa.

Dos cucharadas de Perejil contienen un 153 % de la Cantidad Diaria Recomendada (CDR) de vitamina K, al igual que el Aceite de Oliva, que posee considerables cantidades.

La deficiencia de la vitamina K puede ocurrir por alteraciones en la absorción intestinal, lesiones en el tracto gastrointestinal (como podría ocurrir en obstrucción del conducto biliar), ingesta terapéutica o accidental de Antagonistas de la vitamina K o muy raramente por deficiencia nutricional. Como resultado de un defecto adquirido de deficiencia de vitamina K, los residuos Gla no se forman o se forman incompletamente y por lo tanto las Proteínas Gla son inactivas.

Debido a la ausencia de control de los tres procesos antes mencionados, pudiendo ocasionar: riesgo de hemorragia interna masiva y descontrolada, calcificación del cartílago y severa malformación del desarrollo óseo o deposición de Sales de Calcio insoluble en las paredes de los vasos arteriales. La deposición de Calcio en tejidos blandos, incluyendo paredes arteriales, es muy común, especialmente en aquellos que sufren Arteriosclerosis, sugiriendo que la deficiencia de vitamina K es más común de lo que previamente se pensaba.
..."[327]

---

[327] **Ref. Bibliográfica #:** 32, 44, 55.

"...
Nunca se deben utilizar suplementos vitamínicos que aporten más de 400 mg de vitaminas por día, ya que puede volverse tóxico y ocasionar la muerte progresivamente.

Utilizar la suplementación de la dieta con micronutrientes en forma pura contenida en medicamentos como píldoras, polvos y líquidos no siempre es recomendable. Existen varios estudios que contraindican la suplementación por ejemplo con Betacaroteno, pues en lugar de prevenir el Cáncer de Pulmón, aumenta su incidencia."[328]
...

---

[328] Ref. Bibliográfica #: 32, 44, 55.

5··3··4··6 Otros factores importantes a tener en cuenta en la nutrición diaria

"...

- **Omega – 3:** Los Ácidos Grasos Omega – 3 son Ácidos Grasos Esenciales (el organismo humano no los puede fabricar a partir de otras sustancias) Poliinsaturados, que se encuentran en alta proporción en los tejidos de ciertos pescados, por regla general pescado azul: Sardinas (1:7), Atún, Chincharro, Macarelas, Jurel, Arenque), Aceite de Pescado, Aceite de Hígado de Bacalao, pescados de agua fría (Salmón); y en algunas fuentes vegetales como las Semillas de Lino, la Semilla de Chía, Semilla de Salvia, Semilla de Calabaza, el Sacha Inchi (variedad del Maní que contiene 48 % de Omega – 3), Semilla de Cáñamo (3:1) y las Nueces.

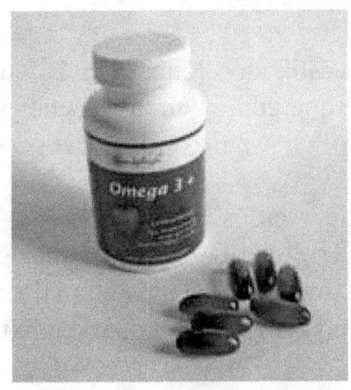

Se ha demostrado experimentalmente que el consumo de grandes cantidades de Omega – 3 aumenta considerablemente el tiempo de coagulación de la sangre, lo cual explica el beneficio contra las Enfermedades Cardiovasculares, reduce el Colesterol, reducen los Triglicéridos; Antinflamatorio, disminuye los procesos autoinmunes.

..." [329]

---

[329] Ref. Bibliográfica #: 26, 32, 44, 55.

"...
Algunas experiencias sugieren también que el consumo de Omega – 3 tiene efectos benéficos sobre el Cerebro. Altas cantidades podrían disminuir los efectos de la depresión.

Sin embargo se debe tener cuidado al ingerir Aceites de Pescado como suplemento alimenticio, por el riesgo de consumir cantidades peligrosas de Dioxinas, Mercurio y otros metales pesados presentes en muchos pescados (debido a la contaminación de los mares).

El Omega – 3 es un objetivo añadido a ciertos alimentos funcionales que son enriquecidos artificialmente con Omega – 3 como puede ser la Leche de Soja.

El Ácido Omega – 3 es Antinflamatorio (beneficioso), el Ácido Omega – 6 es Proinflamatorio hay que evitarlo ya que interfiere en la absorción del Omega – 3.

Un estudio del investigador Joan Sabaté demostró que los Ácidos Grasos Omega – 3 que contienen las Nueces son más efectivos para reducir el Colesterol en sangre que los del pescado.

Los compuestos de Ácidos Grasos Omega – 3 pueden utilizarse para reducir los Triglicéridos, como alternativa a un Fibrato y añadido a una Estatina, en pacientes con Hiperlipidemia Combinada (Mixta) no controlada convenientemente con una Estatina sola.

..." [330]

---

[330] **Ref. Bibliográfica #:** 26, 32, 44, 55.

"...

Ácidos Grasos Omega – 3:

Nombre común	Nombre del Lípido	Nombre químico
Ácido Alfa – Linolénico (ALA)	18:3 (n-3)	Octadeca – 9, 12, 15 – Trienoico
Ácido Estearidónico	18:4 (n-3)	Octadeca – 6, 9, 12, 15 – Tetraenoico
Ácido Eicosatetraenoico	20:4 (n-3)	Eicosa – 8, 11, 14, 17 – Tetraenoico
Ácido Eicosapentaenoico (EPA)	20:5 (n-3)	Eicosa – 5, 8, 11, 14, 17 – Pentaenoico
Ácido Docosapentaenoico	22:5 (n-3)	Docosa – 7, 10, 13, 16, 19 – Pentaenoico
Ácido Docosahexanoico (DHA)	22:6 (n-3)	Docosa – 4, 7, 10, 13, 16, 19 – Hexaenoico

La concentración de Triglicéridos superior a 10 mmol/L se asocia a Pancreatitis Aguda, por consiguiente, al reducir la concentración, se reduce el riesgo. Debe tenerse en cuenta el contenido graso de los componentes de Omega – 3 (incluyendo los excipientes del preparado) durante el tratamiento de la Hipertrigliceridemia.

➢ **Diabetes Mellitus tipo 2:** La administración de suplementos AGPI Omega – 3 para Diabetes tipo 2 disminuye los Triglicéridos y el Colesterol VLDL, pero puede aumentar el Colesterol LDL (aunque los resultados no fueron significativos en subgrupos) y no posee ningún efecto estadísticamente significativo en los controles glucémicos o en la Insulina en ayunas.
„ [331]
..."

---

[331] **Ref. Bibliográfica #:** 32, 44, 55.

"...
- **Enfermedad de Crohn:** Los Ácidos Grasos Omega – 3 son seguros y pueden ser efectivos para el mantenimiento de la remisión en la EC cuando se administran en cápsulas con cubierta entérica.

- **Colitis Ulcerosa:** El uso de Ácidos Grasos Omega – 3 para el mantenimiento de la remisión en la Colitis Ulcerosa puede ser efectivo.

- **Claudicación intermitente:** Los Ácidos Grasos Omega – 3 parecen tener beneficios hematológicos en las personas con Claudicación intermitente. La administración de suplementos puede tener efectos adversos como el aumento en los niveles de Colesterol total y LDL.

- **Prevención y el tratamiento de las Enfermedades Cardiovasculares:** El consumo de Ácidos Grasos Omega – 3 en la dieta o como suplementos puede ser beneficioso en los eventos cardiovasculares combinados o en los casos de Cáncer en las personas con (o en alto riesgo de presentar) Enfermedades Cardiovasculares, o en la población general.

- **Fibrosis Quística:** Dichos suplementos pueden proporcionar algunos beneficios con relativamente pocos efectos adversos. Puede existir un efecto terapéutico significativo.

- **Trastorno Bipolar:** Los resultados de un estudio mostraron efectos positivos de los Ácidos Omega – 3 como tratamiento adyuvante para los síntomas de depresión, pero no para la manía en el Trastorno Bipolar.

- **Prevención de la demencia:** Existe un creciente cúmulo de pruebas a partir de estudios biológicos, observacionales y epidemiológicos que sugiere un efecto protector de los Omega – 3 contra la demencia.

- **Esquizofrenia:** La administración de suplementos de Omega – 3 parece producir efectos beneficiosos contra esta enfermedad."[332]
...

---

[332] Ref. Bibliográfica #: 26, 32, 44, 55.

"...

- **Omega – 6:** También es Esencial, pero tienden a consumirse en exceso en las dietas modernas (10:1), sobre todo por su inclusión en productos de comida elaborada. Este se encuentra en las carnes (en mayor proporción en las Rojas), alimentos grasos, piel de animales; en algunos Cereales; Nueces, pan integral, huevos, aves de corral y en la mayoría de los aceites vegetales.

Los estudios han demostrado que ambos Ácidos Grasos (Omega – 3 y Omega – 6), no sólo hay que tomarlos en cantidades suficientes, además hay que guardar una cierta proporción entre ambos tipos. Se encontró que los humanos evolucionaron consumiéndolos en una proporción de uno a uno (1:1), por lo que ésta sería la proporción óptima que brinda numerosos beneficios para la salud, una proporción mayor de 1:2 no es óptima ni 2:1.

Sin embargo algunos estudios de nutrición demuestran que las dietas occidentales, pueden tener proporciones de 10:1 (lo cual tiene consecuencias negativas para la salud) e incluso hasta de 30:1. Disminuyendo esta razón al menos a 5:1 entre Omega – 6 y Omega – 3 beneficia a los Asmáticos, de 4:1 ayuda a prevenir Enfermedades Cardiovasculares hasta en un 70 %, 2 – 3:1 Artritis Reumatoide y Cáncer Colorrectal.

Recientes estudios publicados en Psychosomatic Medicine (equipo dirigido por la Dra. Janice K. Kiecolt – Glaser, de la Ohio State University), hallaron que cuanto más alto era el nivel de Ácidos Grasos Omega – 6 en la sangre de los participantes en el estudio, más probabilidades tenían de sufrir síntomas de depresión y tener altos niveles de sustancias sanguíneas inflamatorias (sustancias que incluyen el Factor Alfa de Necrosis Tumoral y la Interleukina 6).

- **IL – 6 (Interleucina – 6):** Es una Glucoproteína segregada por los Macrófagos, Células T, Células Endoteliales y Fibroblastos. Localizada en el Cromosoma 7, su liberación está inducida por la IL – 1 y se incrementa en respuesta a TNFα. Es una Citocina con actividad Antiinflamatoria y Proinflamatoria." [333]
..."

---

[333] **Ref. Bibliográfica #:** 32, 44, 55.

"...
El medicamento contra la Artritis Reumatoide que bloquea la IL – 6 se llama Tocilizumab.

Es un pirógeno endógeno que estimula en la Hipófisis la producción de ACTH. Interviene en la producción de Inmunoglobulinas, en la diferenciación de Linfocitos B, activa a los Linfocitos T Citotóxicos, Células Plasmáticas, modula la Hematopoyesis y es la responsable, junto con la IL – 1, de la Síntesis de Proteínas de Fase Aguda en el Hígado, en especial Fibrinógeno. La Interleucina – 6 junto con la IL – 1 actúan con proteínas de la Fase Aguda, por esta razón aumenta el sedimento de Eritrocitos.

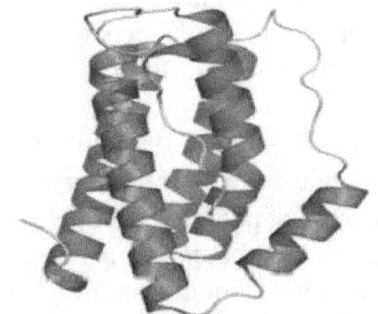

Interleukin 6 (Interferón, Beta 2).

Los riesgos de alta concentración o consumo de Omega – 6 están asociados con ataques al Corazón, ACV, Artritis, Osteoporosis, inflamación, cambios de ánimo, Obesidad y Cáncer. Los medicamentos modernos están hechos para tratar y controlar los efectos dañinos de los Omega – 6.

,, 334
...

---

[334] **Ref. Bibliográfica #:** 32, 44, 55.

"...

Ácidos Grasos Omega – 6:

Nombre común	Nombre del Lípido	Nombre químico
Ácido Linoleico	18:2 (n-6)	Ácido 9, 12 – Octadecadienoico
Ácido γ - Linolénico	18:3 (n-6)	Ácido 6, 9, 12 – Octadecatrienoico
Ácido Eicosadienoico	20:2 (n-6)	Ácido 11, 14 – Eicosadienoico
Ácido Dihomo – Gamma – Linolénico	20:3 (n-6)	Ácido 8, 11, 14 – Eicosatrienoico
Ácido Araquidónico	20:4 (n-6)	Ácido 5, 8, 11, 14 – Eicosatetraenoico
Ácido Docosadienoico	22:2 (n-6)	Ácido 13, 16 – Docosadienoico
Ácido Adrénico	22:4 (n-6)	Ácido 7, 10, 13, 16 – Docosatetraenoico
Ácido Docosapentaenoico	22:5 (n-6)	Ácido 4, 7, 10, 13, 16 – Docosapentaenoico
Ácido Caléndico	18:3 (n-6)	Ácido 8E, 10E, 12Z – Octadecatrienoico

Nota: #:# indica el número de Carbono y los enlaces dobles, así por ejemplo 18:2 indica, 18 Carbonos y 2 enlaces dobles.

- **Omega – 9:** Son un tipo de Ácido Graso Insaturado encontrados en algunos alimentos. Algunos estudios sugieren que estos ácidos grasos están relacionados con el Cáncer de Mama. Los efectos biológicos del Omega – 9 son generalmente mediados por sus interacciones con los Omega – 3 y Omega – 6; tienen un doble enlace C=C en la posición Omega – 9. Algunos Omega – 9 son componentes comunes de la grasa animal y del aceite vegetal.

..." [335]

---

[335] **Ref. Bibliográfica #:** 32, 44, 55.

"...
Dos importantes Ácidos Grasos Omega – 9, son:

> **Ácido Oleico:** (18:1 Omega – 9) que es el componente principal del Aceite de Oliva y de otras Grasas Monoinsaturadas.

> **Ácido Erúcico:** (22:1 Omega – 9) encontrado en Canola (Brassica Napus), Semillas de Erysimum, Semillas de Mostaza (Brassica). Las Canola con alto contenido de Ácido Erúcico sirven comercialmente para uso en pinturas y barnices como secante y protector.

A diferencia de los Omega – 3 y Omega – 6, Omega – 9 no se clasifican como Ácidos Grasos Esenciales (EFA). Eso se debe a que pueden ser sintetizados por el cuerpo humano por lo que no son esenciales en la dieta, y a que la falta de un doble enlace Omega – 6 los lleva a participar en las reacciones que formarán los Eicosanoides. Bajo severas condiciones de privación de los EFA, los mamíferos alargan y desaturan Ácido Oleico para hacer Ácido Eicosatrienoico (20:3 Omega – 9). Esto también ocurre en menor extensión en vegetarianos y semivegetarianos.

Ácidos Grasos Omega – 9:

Nombre común	Nombre del Lípido	Nombre químico
Ácido Oleico	18:1 (n-9)	9 – Ácido Octadecenoico
Ácido Eicosenoico	20:1 (n-9)	11 – Ácido Eicosenoico
Ácido Eicosatrienoico	20:3 (n-9)	5, 8, 11 – Ácido Eicosatrienoico
Ácido Erúcico	22:1 (n-9)	13 – Ácido Docosenoico
Ácido Nervónico	24:1 (n-9)	15 – Ácido Tetracosenoico

" [336]
...

---

[336] Ref. Bibliográfica #: 26, 32, 44, 55.

"...

- **Homocisteína:** Es un aminoácido sulfurado producido en el organismo a partir del aminoácido Metionina que se encuentra en la dieta ($C_4H_9N_1O_2S_1$). Esta presente en pequeñas cantidades en la sangre, se transforma normalmente en Glutatión y S – Adenosyl – Metionina (SAME) siempre que existan cantidades de vitaminas del complejo B, Ácido Fólico y otros nutrientes (Zinc, Selenio). El Glutatión es el Antioxidante más importante y un elemento vital para la inmunidad y funcionamiento del Hígado. Participa en más de 40 reacciones bioquímicas esenciales en el organismo. Si no existen estas condiciones, la Homocisteína se vuelve tóxica predisponiendo el daño del ADN celular.

Se recomienda chequearse constantemente este valor (prueba de sangre) ya que si aumenta por encima de sus niveles normales (10 mmol/L.) indica presencia de alguna patología cancerígena, si los niveles están normales (6 mmol/L.) o por debajo del normal, no hay porque preocuparse.

- **Selenio (Se):** Juega un importante papel en el metabolismo de la Glutación Peroxidasa una enzima protectora de los daños oxidativos producidos por los Radícales Libres, es Antioxidante.

Está presente en el aminoácido Selenocisteína y también se puede encontrar como Selenometionina, reemplazando al Azufre de la Cisteína y la Metionina respectivamente. Forma parte de las enzimas Glutatión Peroxidasa y Tiorredoxina Reductasa.

Es Antioxidante, ayuda a neutralizar los Radicales Libres, induce la Apoptosis, estimula el Sistema Inmunológico e interviene en el funcionamiento de la Glándula Tiroides.

Las investigaciones realizadas sugieren la existencia de una correlación entre el consumo de suplementos de Selenio y la prevención del Cáncer en humanos.

..."[337]

---

[337] **Ref. Bibliográfica #:** 32, 44, 55.

"...

Aún es tema de investigación, pero se sabe que la forma química en la que se encuentra el Selenio (Selenito, Selenato o Selenoaminoácidos) afecta a su absorción y a su posible toxicidad. Los datos actuales apuntan a que la forma orgánica (formando parte de proteínas como Selenoaminoácidos) es la más beneficiosa para los animales. Además, potencia el buen humor.

La deficiencia de Selenio es relativamente rara, pero puede darse en pacientes con disfunciones intestinales severas o con nutrición exclusivamente parenteral, así como, en poblaciones que dependan de alimentos cultivados en suelos pobres en Selenio.

Los alimentos del mar (pescados y mariscos) son ricos en Selenio; Cereales, granos, Lenteja; Cáscara de la Papa; Pan, huevo, Cangrejo, Calabaza, Girasol, Cacao, carne (Blanca).

La ingesta diaria recomendada para adultos es de 55 – 70 µg (60 mg de Selenio por día para mujeres y hombres); más de 400 µg puede provocar efectos tóxicos (Selenosis).

- **Hierro, Calcio, Zinc y los Folatos:** Son minerales protectores contra determinados tipos de Cáncer. El Calcio previene la Osteoporosis (pero no se pueden ingerir altas dosis ya que inhibe la acción de la vitamina D), el valor permisible de Calcio es 1 000 mg diarios en los hombres.

..."[338]

---

[338] Ref. Bibliográfica #: 32, 44, 55.

5··3··4··7 Factores que contribuyen a la aparición de Células Cancerígenas en nuestro organismo

"...

- **Grasas:** La ingestión de excesivas cantidades de Grasas de Baja Densidad LDL (incluyendo los tan cotizados Chicharrones de pellejo de Pollo frito y los Chicharrones de Puerco) y el escaso consumo de frutas y Vegetales (fuente de fibra dietética), son motivos de preocupación y alarma.

- **La Contaminación de los Alimentos:** Los alimentos pueden estar contaminados con sustancias cancerígenas como las Micotoxinas (toxinas procedentes de hongos, Cereales, Oleaginosas y otros alimentos en forma de Aflatoxinas); adicción de preservantes y colorantes industriales; presencia de plaguicidas y fertilizantes, etc.

Los hongos son mayoritariamente organismos aerobios, y se encuentran prácticamente en todas partes. Consumen materia orgánica y se reproducen por esporas. Cuando las condiciones de humedad y temperatura son las adecuadas, proliferan y forman colonias que pueden resultar en altas concentraciones de Micotoxinas. No se sabe exactamente el motivo por el cual los hongos segregan Micotoxinas, ya que no son necesarias para el crecimiento o desarrollo del hongo. Es posible que contribuyan a la expansión del hongo al debilitar a los organismos competidores. La producción de toxinas depende de las condiciones tanto internas como externas del hongo; varían enormemente en la severidad de sus efectos, dependiendo de la susceptibilidad del organismo infectado, su metabolismo y sus defensas.

Los efectos de las Micotoxinas en animales y personas son diversos e incluyen enfermedades y problemas de salud, depresión del Sistema Inmunológico, irritación y alergias. El término general para la intoxicación por Micotoxinas es Micotoxicosis.
..." [339]

---

[339] **Ref. Bibliográfica #:** 26, 32, 44, 55, 68.

" ...

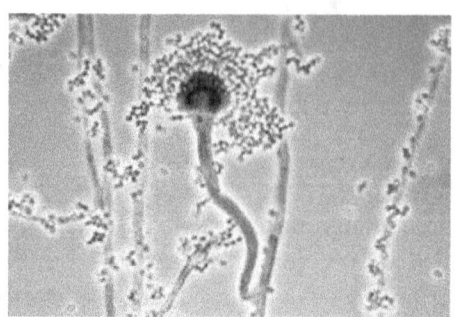

Aspergillus es uno de los principales grupos de hongos responsables de la producción de Micotoxinas nocivas para plantas y animales.

En algunos casos, la Micotoxicosis puede ocasionar la muerte. Los síntomas y efectos de la Micotoxicosis dependen del tipo de Micotoxinas, la edad, estado de salud y el sexo del individuo afectado.

Los efectos sinérgicos de las Micotoxinas con factores genéticos, la dieta e interacciones con otras sustancias tóxicas no han sido completamente investigados; se considera posible que las deficiencias vitamínicas, la sub – alimentación, el alcoholismo y las enfermedades infecciosas puedan influir en el efecto de las Micotoxinas.

Las Micotoxinas causan efectos mediante su ingestión, contacto con la piel o inhalación. Pueden inhibir la Síntesis de Proteínas, dañar el Sistema Inmunitario, los Pulmones e incrementar la sensibilidad a las toxinas bacterianas.

Las Micotoxinas pueden contaminar la cadena alimentaria a raíz de la infección de productos agrícolas destinados al consumo humano o de animales domésticos. Las Micotoxinas son bastante resistentes a la descomposición y a la destrucción durante la digestión, por lo cual permanecen en la cadena alimentaria y en los productos lácteos. Resisten incluso a la cocción y a la congelación.

... ," [340]

---

[340] **Ref. Bibliográfica #: 26, 32, 44, 55.**

"...
Las toxinas más comunes en los productos agrícolas son producidas por especies de los géneros Aspergillus, Penicillium, y Fusarium, entre otros. Estas Micotoxinas suelen causar Micotoxicosis Primarias, cuando los productos contaminados se ingieren directamente, o Secundarias, resultantes de la consumición de carne o leche proveniente de animales contaminados.

Los edificios también albergan hongos y las personas que habitan o trabajan en edificaciones con una alta concentración de moho pueden sufrir diversos problemas de salud resultantes de la exposición a Micotoxinas.

El trabajo en explotaciones agrarias conlleva un riesgo especialmente elevado de contaminación por Micotoxinas, alcanzándose concentraciones peligrosas más a menudo que en viviendas y otros ambientes de trabajo. Los principales organismos responsables de la producción de Micotoxinas en edificios son los pertenecientes a los géneros Alternaria, Aspergillus, Penicillium, y Stachybotrys. Stachybotrys Chartarum es muy común en edificios, siendo el mayor productor de Micotoxinas en interiores; se lo asocia con alergias e inflamaciones del Sistema Respiratorio. Una ventilación adecuada y el control de la humedad en edificios y oficinas son cruciales para limitar el crecimiento de moho.

Las Aflatoxinas son un tipo de Micotoxinas, producidas por especies de hongo del género Aspergillus. El término genérico Aflatoxina puede referirse a cuatro tipos diferentes de Micotoxinas, conocidas como B1, B2, G1 y G2. La Aflatoxina B1 es el grupo con mayor toxicidad; es un carcinogénico potente y se lo asocia en particular con el Cáncer. Las Aflatoxinas se encuentran con más frecuencia en artículos provenientes de áreas tropicales y subtropicales, como el Algodón, Cacahuetes (Maní), Especias, Pistachos y Maíz.

La concentración máxima permisible de Aflatoxinas establecida por la FAO y la OMS es de 15 µg/kg.
" [341]
...

---

[341] Ref. Bibliográfica #: 26, 32, 44, 55.

"...

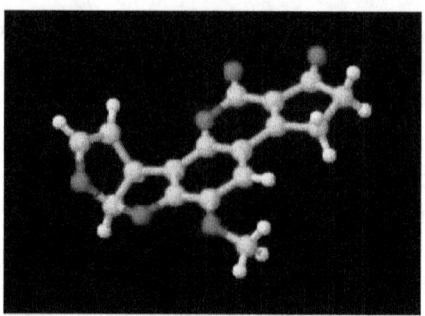

Estructura tridimensional de la Aflatoxina B_1.

En las industrias de piensos y de la alimentación se ha convertido en práctica corriente añadir arcillas activadas, como las Bentonitas y Zeolitas, por sus propiedades como agentes adsorbentes y secuestradores de Micotoxinas (aditivos capaces de revertir los efectos adversos de las Micotoxinas).

Puesto que no todas las Micotoxinas se adhieren a estos agentes, el método más prometedor para su control es la desactivación química antes de la cosecha por medio de enzimas como la Esterasa, y Epoxidasa; organismos, como ciertas levaduras o bacterias.

Otros métodos de control consisten en la separación física, lavado, molido, tratamiento térmico, extracción con disolventes e irradiación. Este último método es efectivo contra el crecimiento de moho y la consiguiente producción de toxinas.

"El nivel actual de sustancias químicas en los alimentos y el agua potable, así como, el interior y exterior ambientales han disminuido nuestro umbral de resistencia a las enfermedades y ha alterado nuestro metabolismo corporal, causando disfunciones enzimáticas, deficiencias nutricionales y perturbaciones hormonales".
Marshall Mandell M. D.

..." [342]

---

[342] Ref. Bibliográfica #: 26, 32, 44, 55, 68.

"...

En el cuerpo humano, las zonas de acumulación de toxinas son: nervios, piel, Riñones, Hígado, Pulmones, Vías Respiratorias, Cerebro, dentadura, Tiroides, Corazón, Sistema Digestivo y huesos.

- **Los Alimentos Chatarra:** Como el Pelly, Chupa – Chupa, helados, dulces o repostería envasada o en conserva (galletas, caramelos, bombones, sorbetos, etc.), denominados Chucherías, y los refrescos con aditivos alimentarios, en especial los que poseen Ciclamato de Sodio (E 952) o Sacarina (E 954) que son endulzantes proclive, por acción secundaria, a la formación de tumores en Vejiga y Sistema Urinario. El Ciclamato de Sodio se utiliza en una gran cantidad de productos, desde bebidas gaseosas (Coca Cola) hasta yogurt o dentífricos, entre otros.

La comida basura o comida chatarra contiene, por lo general, altos niveles de grasas, Sal, condimentos o azúcares (que estimulan el apetito y la sed, lo que tiene un gran interés comercial para los establecimientos que proporcionan ese tipo de comida) y numerosos aditivos alimentarios, como el Glutamato Monosódico (GMS, E 621 – $C_5H_8NNaO_4$), potenciador del sabor (productos como la Salsa de Tomate, los Caldos de Pollo, el queso, y el Jamón Serrano son de por sí muy ricos en Glutamato. Debido a que los Glutamatos son importantes neurotransmisores en el Cerebro humano, llevando a cabo un importante papel en el aprendizaje y la memoria, existen estudios de neurólogos sobre posibles efectos colaterales del GMS en la dieta).

La Tartracina (E 102) por su parte, utilizada como colorante alimentario, está relacionada con un gran porcentaje de los casos de Síndrome de ADHD (Hiperactividad) en los niños, cuando ha sido utilizada en combinación con los Benzoatos (E 210 – 215). Así mismo, las personas asmáticas también pueden experimentar síntomas tras el consumo de este aditivo, ya que se sabe actúa como un agente liberador de Histamina.

,," [343]
...

---

[343] **Ref. Bibliográfica #:** 26, 32, 44, 55, 68.

"...
La Tartracina, es empleada en bebidas, purés instantáneos, Patatas Fritas, repostería, sopas instantáneas, helados, caramelos, chicles, mermeladas, yogur, gelatinas y muchos otros productos a base de Glicerina, Limón y Miel. Se trata del colorante amarillo de las Paellas y de diversas preparaciones.

La Tartracina, puede producir reacciones alérgicas, tipo Angioedema, Asma, Urticaria, lesiones purpúricas y Shock Anafiláctico, increíblemente es usado en la industria farmacéutica como colorante en píldoras o capsulas, ¡después dicen algunos que una pastilla es mejor a un Té o Cocimiento de Plantas Medicinales!

El consumo excesivo de golosinas coloreadas con Tartracina por niños, es un tema que merece toda la atención de los padres y es parte del debate en Salud Pública en la Unión Europea (la HACSG no recomienda su uso).

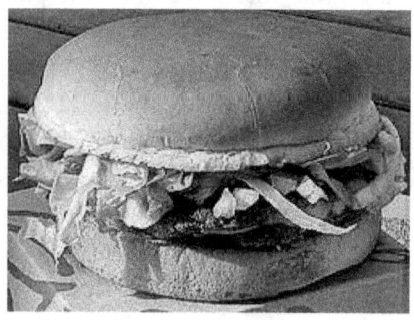 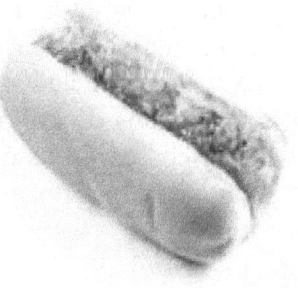

Potencialmente todos los alimentos (mal combinados) son perjudiciales para la salud, pero la comida basura o chatarra lo hace en mayor medida por necesitarse menores cantidades para producir efectos adversos, o por consumirse en mayores cantidades, dada su facilidad de consumo (comida rápida) o el prestigio social de su consumo (ligado a formas de ocio juvenil).

..." 344

---

[344] **Ref. Bibliográfica #:** 26, 32, 44, 55, 68.

"...

También puede ocurrir que determinados grupos de población, o los que padecen determinadas enfermedades previas, sean más sensibles a sus efectos.

Suele relacionarse el consumo de comida basura con la Obesidad, las enfermedades del Corazón, la Diabetes del tipo II, las caries y la celulitis.

La comida chatarra le brinda al consumidor grasas, Colesterol, azúcares y Sal, mientras una verdadera comida debe proveer fibras, proteínas, Carbohidratos, vitaminas y minerales necesarios para el rendimiento del cuerpo humano, por supuesto, por separado recuerden.

Los restaurantes de comida rápida nos brindan desde luego este tipo de comidas, pero además las cadenas de supermercados también ofrecen dicha comida chatarra. En este sentido, las investigaciones sobre procesos socioculturales y nutrición nos pueden ayudar a comprender este fenómeno, pues se enfocan en los procesos de cambio a gran escala, como la Globalización, Modernización, Urbanización, los cambios en el rol de la mujer, y los cambios tecnológicos, para entender cómo estos procesos afectan la comida y la nutrición.

Las características económicas, culturales y políticas de un país tienen estrecha relación con su forma de alimentarse. Por eso es importante considerar la influencia de estos factores en la nutrición.

Además, el predominio de la Obesidad ha incrementado mucho, a pesar de una aparente disminución en las porciones de calorías consumidas, como la grasa, en la dieta de los niños. No podemos decir que la Obesidad y enfermedades adyacentes, son causadas en su totalidad por la comida chatarra, pero sí es un factor principal del problema masivo de Obesidad en los niños.

..."[345]

---

[345] **Ref. Bibliográfica #:** 32, 44, 55, 68.

"...

Un combo grande de comida chatarra (Hamburguesa doble con Jamón y queso, Papas fritas, Coca Cola y un sabroso helado al final) puede contener 9200 kJ (2200 kcal) [genial para los estimados Nutricionistas], las cuales, a una tasa de 350 kJ (85 kcal) por milla, requerirían de un Maratón de 100 Km para ser quemadas.

Otra posible causa de la Obesidad es la vida sedentaria que han adoptado los niños en la actualidad, fatal combinación para su salud. Hoy día por lo general, vemos en los niños problemas de nutrición. Esto contribuye a problemas sociales y psicológicos en el desarrollo del niño. El Índice de Obesidad, problemas cardiacos y hasta repercusiones psicológicas se ven reflejados en los niños a causa de la malnutrición que impera en la sociedad moderna.

El mecanismo de propaganda de los restaurantes de comida rápida hace que este índice tenga más revuelo, creando así graves problemas de salud en los niños. El gran poder de la influencia publicitaria, crea un desplazamiento de valores nutricionales que cualquier niño necesita en su desarrollo, causando así los problemas antes mencionados.

La comida chatarra en sí, es una mercancía, que a los ojos de las industrias debe venderse a gran escala para obtener lucro de ella, no importa el valor nutricional de la misma o el bienestar para su salud, sino la mayor cantidad de ventas posibles. La comida chatarra es reflejo de una economía que se basa en una sociedad consumista. Por eso, desde muchos puntos de vista, la comida chatarra es un daño y no un bien para la sociedad.

Algunos de los alimentos chatarra, comunes en muchos hogares son: Hamburguesas, Salchichas, Patatas fritas, productos congelados para la preparación en Microondas, bebidas gaseosas, dulces entre otros.
" [346]
...

---

[346] **Ref. Bibliográfica #:** 32, 44, 55.

"...
Este tipo de comida es muy popular por lo sencillo de su elaboración (sometida habitualmente a procesos industriales) y conservación (en muchos casos no necesita refrigeración y su fecha de caducidad suele ser larga), su precio relativamente barato, su amplia distribución comercial que la hace muy fácilmente accesible y la presión de la publicidad. También porque no suele requerir ningún tipo de preparación por parte del consumidor final o esta es escasa, es cómoda de ingerir y tiene una gran diversidad de sabores.

- **Los alimentos procesados:** Que contengan o no Nitratos o Sal de Nitro (Perro Caliente, Jamón curado, Ahumados, Salame o Salazón; fiambres, embutidos, Jamonada, Mortadela, Hamburguesas, Picadillos, etc.). El E 249 (KNO_2 – Nitrito de Potasio) y E 250 ($NaNO_2$ – Nitrito de Sodio), son utilizados en la industria alimentaria como aditivos, fijador de color y conservantes.

Estas sustancias generan la formación de Nitrosaminas en los alimentos. Las carnes tratadas con Nitrito Sódico poseen en crudo una coloración roja – púrpura a resultas de la reacción química entre el Nitrito y la Mioglobina existente en el músculo que produce la Nitrosomioglobina. Al cocer (o asar) la carne este color torna a un rosado característico debido a la reacción del Nitrosomioglobina en Nitrosomiocromo.

Estas sustancias pueden llegar a ser (CR) mutagénicas o teratogénicas dando lugar a patologías cancerígenas.

- **Carne Roja:** El consumo de Carne Roja y todos sus derivados constituye el 35 % de todos los tipos de Cáncer. Ya fue analizado.

- **Condimentadores:** Uso de sazonadores, colorantes, preservantes y saborizantes industriales (no tienen nada que ver con los naturales) en la elaboración de la alimentación.

..." [347]

---

[347] Ref. Bibliográfica #: 32, 44, 55.

"...

- **Los alimentos Marinados o en Escabeche:** Colocar los alimentos en un preparado de aceite, vinagre, condimentos, Sal, Pimienta, etc. por más de 2 horas (crean reacciones de tipo ácidas). No pasa lo mismo si utilizamos exclusivamente, zumo de Limón y Naranja, Cebolla, Ajo, Cebollino, Perejil todos de forma natural.

- **La leche:** Todos sus derivados (Leche en Polvo, Descremada, Pasteurizada; productos lácteos) menos la Leche de Soya que es muy beneficiosa y la única recomendada.

La leche, además de lo ya estudiado, causa que el organismo produzca mucus, especialmente en el conducto intestinal. Las células cancerígenas se alimentan de mucus. Eliminando la leche o sustituyéndola por la Leche de Soya, las células cancerígenas no tienen que comer; por consiguiente se mueren.

- **Tabaquismo:** Ocasiona el (30 %) de todos los tipos de Cáncer. Fumar aumenta 14 veces (95 %) el riesgo de Cáncer de Pulmón. Está directamente relacionado con la aparición de 29 enfermedades, de las cuales, 10 son diferentes tipos de Cáncer; del (90 %) de las Bronquitis; y, multiplica por 4 veces la probabilidad (más del 50 %), de presentar las Enfermedades Cardiovasculares (Coronarias y Cerebrovascular).

Actualmente la forma de consumo más habitual es la inhalación de los productos de combustión del Tabaco. En el extremo del cigarrillo que se está quemando, se alcanzan temperaturas de hasta 100° C, en él, se han reconocido cerca de 5 000 compuestos químicos en las distintas fases (gaseosa, sólida o de partículas) del humo del Tabaco o Cigarro, de ellos al menos 100 son cancerígenos (como los 4 – Aminobifenoles, Níquel, Monóxido de Carbono, Dióxido de Carbono, Nitrosaminas, Amoníaco), y las partículas en suspensión (Alquitrán y Nicotina)."[348]

..."

---

[348] **Ref. Bibliográfica #:** 32, 44, 55, 68.

El Cáncer y su Cura Holística

"...

Además, entre otros compuestos químicos, se han identificado los siguientes:

✓ **DDT (Dicloro Difenil Tricloroetano):** Utilizado como insecticida (un cancerígeno potencial para el hombre, afecta principalmente el Sistema Nervioso Periférico y Central y al Hígado).

✓ **Propano ($CH_3CH_2CH_3$):** Combustible para naves espaciales, aviones y propelente de aerosoles Antitranspirantes (desodorantes spray). Altamente tóxico.

✓ **Benceno (C_6H_6):** Puede causar somnolencia, mareo y aceleración del latido del corazón o Taquicardia, además de vómitos, irritación del Estómago, mareos, convulsiones y la muerte; además, tiene efectos nocivos sobre la Médula Ósea y puede causar una disminución en el número de Hematíes, lo que conduce a padecer Anemia. El Benceno también puede producir hemorragias y daños en el Sistema Inmunitario, aumentando así las posibilidades de contraer infecciones por inmunodepresión. Menstruaciones irregulares, así como, disminución en el tamaño de sus Ovarios. El Departamento de Salud y Servicios Humanos (DHHS) ha determinado que el Benceno es un reconocido carcinógeno en seres humanos, puede producir Leucemia, así como, Cáncer de Colon.

✓ **Benzopireno ($C_{20}H_{12}$):** Es un HPA potencialmente carcinógeno (a – Benzopireno) ya analizado.

✓ **Óxido Nítrico (NO):** Agente altamente tóxico, es considerado un Radical Libre. Al nivel ambiental puede producir la Lluvia Ácida a altas concentraciones y participa en la depleción de la Capa de Ozono.

✓ **Butano (C_4H_{10}):** Utilizado como gas domestico. Altamente tóxico.
"[349]
...

---

[349] Ref. Bibliográfica #: 32, 44, 55.

"...
- ✓ **Arsénico ($_{33}$As):** Altamente tóxico empleado como semiconductores en la industria electrónica. Puede causar efectos crónicos por su acumulación en el organismo. Se ha atribuido al Arsénico propiedades cancerígenas.

- ✓ **Cianuro de Hidrógeno (HCN):** Que fue nada más y nada menos, que el gas utilizado por los Nazis en las tristemente célebres Cámaras de Gas de exterminio de Judíos en los campos de concentración. Su toxicidad se debe al ion Cianuro CN^-, que inhibe la respiración celular.

- ✓ **Nicotina ($C_{10}H_{14}N_2$):** Es un compuesto orgánico, un alcaloide encontrado en la planta del Tabaco, con alta concentración en sus hojas. Constituye cerca del 5 % del peso de la planta. Se sintetiza en las zonas de mayor actividad de las raíces de las plantas del Tabaco y es trasportada por la savia a las hojas verdes. El depósito se realiza en forma de sales de ácidos orgánicos.

Es un potente veneno e incluso se usa en múltiples insecticidas (fumigantes para invernaderos). En bajas concentraciones, la sustancia es un estimulante y es uno de los principales factores de adicción al Tabaco. Es soluble en agua y polar.

Todos los Tabacos y Cigarros del mundo contienen entre 1 y 2 mg o más de Nicotina. Al inhalar el humo, el fumador promedio ingiere 0.8 mg de Nicotina por cigarrillo.

La molécula alcanza pronto el Cerebro del fumador. Al inhalar, el humo hace llegar la Nicotina a los Pulmones junto con las partículas de Alquitrán asociadas; de ahí, pasa a la sangre. Entre 10 a 60 segundos después, la Nicotina atraviesa la Barrera Hematoencefálica y penetra en el Cerebro.
"[350]
...

---

[350] **Ref. Bibliográfica #:** 32, 44, 55, 68.

"...

Su efecto es funesto en el Segmento Ventral del Mesencéfalo y en el Nucleus Accumbens del Prosencéfalo, en las áreas que forman parte del Sistema de Recompensa. La Nicotina se vincula aquí a los Receptores Nicotínicos de la Acetilcolina (nAChR) de las Neuronas. Imita al neurotransmisor Acetilcolina, que suele acoplarse a esas proteínas canaliculares y, de ese modo, provoca que las Neuronas liberen abundante Dopamina.

La Nicotina se metaboliza en el Hígado por medio del grupo de enzimas del Citocromo P450 (CYP) (enzimas que tienen la función de eliminar sustancias que no son sintetizadas por el propio organismo), y se convierte en Cotinina para eliminarse por la orina.

En los seres humanos, del 70 al 80 % de la Nicotina es metabolizada por el CYP2A6, del que se han identificado tres variantes: la normal CYP2A6*1, y otras dos asociadas con una actividad reducida de la enzima. Existen por lo menos otros 3 metabolitos de la Nicotina además de la Cotinina, Nornicotina y Aminocetonas. Se ha visto que la Nicotina tiende a acumularse, al igual que la Nornicotina.

Esto podría tener relación con enfermedades como Parkinson y Alzheimer en las que se ha demostrado que la tasa de pacientes con estas patologías es mayor en la población de fumadores.

✓ **Alquitrán:** Es una sustancia bituminosa, grasa, oscura y de olor fuerte, que se obtiene de la destilación de ciertas materias orgánicas, principalmente de la hulla, el Petróleo, la turba, los huesos y de algunas maderas resinosas.

Se utiliza principalmente en la elaboración de diversos productos, como jabones, pinturas, Cigarros (donde aparece como residuo de la combustión), plásticos, Asfalto (para la pavimentación) y productos químicos, así como, combustible.

..." [351]

---

[351] **Ref. Bibliográfica #:** 32, 44, 55.

El Cáncer y su Cura Holística

"...

El Alquitrán es un residuo negro y pegajoso compuesto por miles de sustancias químicas, algunas de las cuales se consideran carcinogénicas o están clasificadas como residuos tóxicos. Entre las sustancias que componen el Alquitrán del Tabaco, se encuentran los HAP, Aminas Aromáticas (AH) y compuestos inorgánicos.

Es importante señalar que el Alquitrán obstruye los Pulmones y afecta a la respiración, siendo al igual que los otros componentes de los Cigarrillos, causante de la toxicidad de éstos.

La exposición involuntaria al humo del Tabaco o Cigarro por personas que no fuman (fumadores pasivos), producen al año la muerte de miles de personas que no fuman.

Fumar un sólo cigarrillo da lugar a una elevación del Ritmo Cardíaco, la Frecuencia Respiratoria y la Tensión Arterial. El humo produce una reacción irritante en las Vías Respiratorias. La producción de moco y la dificultad de eliminarlo es la causa de la tos. Debido a la inflamación continua se produce Bronquitis Crónica.

También produce una disminución de la capacidad pulmonar, produciendo al fumador, mayor cansancio y disminución de resistencia en relación a un ejercicio corporal.

- **Alcoholismo:** Ocasiona el (14 %) de todos los tipos de Cáncer. El compuesto químico Etanol (C_2H_6O), conocido como Alcohol Etílico, es un alcohol que, mezclado con el agua en cualquier proporción a la concentración de 95 % en peso, forma una mezcla azeotrópica. Es principal producto de las bebidas alcohólicas.

," 352
...

---

[352] **Ref. Bibliográfica #:** 32, 44, 55.

"...
Atendiendo a la elaboración se pueden distinguir entre bebidas producidas por fermentación alcohólica: Vino (15º), Cerveza (5º), Hidromiel y Sake en las que el contenido en alcohol no supera los 15º; y las producidas por destilación, generalmente a partir de un producto de fermentación Licores (50º), Aguardientes (60º), etc.

Entre ellas se encuentran bebidas de muy variadas características, y que van desde los diferentes tipos de Brandy y Licor, hasta los de Whisky, Anís, Tequila, Ron, Vodka, Cachaça, Vermouth y Ginebra entre otras.

El Etanol puede afectar al Sistema Nervioso Central, provocando estados de euforia, desinhibición, mareos, somnolencia, confusión, ilusiones (como ver doble o que todo se mueve de forma espontánea). Al mismo tiempo, baja los reflejos. Con concentraciones más altas ralentiza los movimientos, impide la coordinación correcta de los miembros, pérdida temporal de la visión, etc.

En ciertos casos se produce un incremento en la irritabilidad del sujeto intoxicado como también en la agresividad; en otra cierta cantidad de individuos se ve afectada la zona que controla los impulsos, volviéndose impulsivamente descontrolados y frenéticos. Finalmente, conduce al coma y puede provocar muerte.

Entre los efectos a corto plazo del consumo se incluyen la embriaguez y la deshidratación. A largo plazo puede provocar cambios en el metabolismo del Hígado y el Cerebro y producir Alcoholismo (adicción al alcohol).

La ebriedad afecta al Cerebro, causando trastornos del habla, torpeza y reflejos retardados. El alcohol estimula la producción de Insulina, lo que acelera el metabolismo de la Glucosa y puede resultar en una bajada del azúcar en la sangre (Hipoglicemia), que provoca irritabilidad (y para los diabéticos la muerte).
" [353]
...

---

[353] Ref. Bibliográfica #: 32, 44, 55, 68.

"...
La intoxicación severa por alcohol puede resultar fatal por depresión respiratoria.

El nivel de la embriaguez corriente equivale a (0.08 %) de contenido de alcohol en sangre, aunque se suele producir el vómito o la pérdida de conciencia bastante antes de alcanzar ese nivel en la mayoría de la gente. Los bebedores que presentan una alta tolerancia crónica al alcohol (CR alto) pueden llegar a alcanzar tasas incluso superiores al 0.40 %. Esto puede llevar a un envenenamiento por alcohol y a la muerte, si se alcanza una concentración en la sangre de 0.55 % (5 g de alcohol por litro de sangre) podría matar a la mitad de los afectados por Paro Cardiorrespiratoria tras afectación Bulbar).

La muerte puede también ser causada por asfixia si el vómito, un resultado frecuente de la ingesta excesiva, obstruye la Tráquea y el individuo está demasiado ebrio para responder. Una respuesta apropiada de primeros auxilios a una persona inconsciente y ebria es ponerla en posición de recuperación.

El alcohol además limita la producción de la Hormona Antidiurética (ADH) en el Hipotálamo y la posterior secreción de esta hormona desde la Hipófisis Posterior. Otra acción del alcohol es que inhibe a la Vasopresina, una hormona sintetizada por el Hipotálamo y luego liberada por la Neurohipófisis. Esta hormona es la responsable de mantener el balance de los líquidos en el cuerpo, ordenando al Riñón que reabsorba agua de la orina.

Si la función de la Vasopresina falla el Riñón empieza a eliminar más agua de la que ingiere y provoca que el organismo busque el agua en otros órganos. Esto provoca que las Meninges (membranas que cubren el Cerebro) pierdan agua y por tanto aparezca el dolor de cabeza.

" [354]
...

---

[354] **Ref. Bibliográfica #:** 32, 44, 55, 68.

"...

El alcohol disminuye los niveles de vitamina B1 del organismo por lo que puede llevar a la Enfermedad de Wernicke – Korsakoff, que provoca alteraciones de los sentimientos, pensamientos y memoria de la persona. Los afectados confunden la realidad con sus invenciones. El alcohol daña las Células Cerebrales, así como, a los Nervios Periféricos, de forma irreversible.

Aumenta la producción de ácido gástrico que genera irritación e inflamación en las paredes del Estómago por lo que, a largo plazo, pueden aparecer úlceras, hemorragias y perforaciones de la pared gástrica.

El Cáncer de Estómago ha sido relacionado con el abuso del alcohol. También provoca Cáncer de Laringe, Esófago y Páncreas. Provoca Esofagitis, una inflamación del Esófago, Varices Esofágicas Sangrantes y Desgarros de Mallory – Weiss. Puede producir Pancreatitis Aguda, una enfermedad inflamatoria severa del Páncreas, con peligro de muerte. Puede provocar Pancreatitis Crónica, que se caracteriza por un intenso dolor permanente. Otras alteraciones posibles son la Diabetes tipo II y Peritonitis.

El Hígado es el órgano encargado de metabolizar el alcohol, que es transformado por las enzimas del Hígado primero en Acetaldehído y después en Acetato y otros compuestos. Este proceso es lento y no está exento de daños (el Acetaldehído despolariza las proteínas, oxida los Lípidos, consume vitaminas del grupo B y daña los tejidos).

Al irritarse la Célula Hepática es posible que se produzca Hepatitis Alcohólica, debido a la destrucción celular e inflamación tisular. Con el tiempo, el Hígado evoluciona (Hígado Graso o Esteatosis) para adaptarse a la sobrecarga metabólica, pudiendo llegar a Hepatitis y más tarde a la Cirrosis Hepática, producto de la muerte celular y la degeneración del órgano.
" [355]
...

---

[355] **Ref. Bibliográfica #:** 32, 44, 55, 68.

"...

Esta grave enfermedad puede degenerar finalmente en Cáncer de Hígado y producir la muerte. Otros signos de alteración hepática son la Ictericia, un tono amarillento que adquiere la piel y la Esclerótica, y los edemas, acumulación de líquido en las extremidades.

Altera la función del Riñón, reduciendo los niveles de la Hormona Antidiurética, provocando deshidratación y tomando agua de otros órganos como el Cerebro, lo cual genera dolor de cabeza. Inhibe la producción de Glóbulos Blancos y Rojos. Sin la suficiente cantidad de Glóbulos Rojos para transportar Oxígeno, sobreviene la Anemia Megaloblástica.

La falta de Glóbulos Blancos origina una falla en el Sistema Inmunitario, aumentando el riesgo de infecciones bacterianas y virales. Disminuye la libido y la actividad sexual. Puede causar Infertilidad y disfunción eréctil, así como, hipertrofiar las Glándulas Mamarias en la mujer. Altera las hormonas femeninas en las mujeres por lo que trastorna el Ciclo Menstrual y produce Infertilidad. Provoca una alteración de las hormonas creando hormonas anormales.

- **Sedentarismo y exceso de peso corporal:** Constituye la formación del (20 %) de todos los tipos de Cáncer. La Obesidad es la enfermedad crónica de origen multifactorial que se caracteriza por acumulación excesiva de grasa o hipertrofia general del Tejido Adiposo en el cuerpo; es decir cuando la reserva natural de energía de los humanos y otros mamíferos, almacenada en forma de grasa corporal se incrementa hasta un punto donde está asociada con numerosas complicaciones como ciertas condiciones de salud o enfermedades y un incremento de la mortalidad.

"[356]
...

---

[356] **Ref. Bibliográfica #:** 32, 44, 55, 68.

"...
La Obesidad forma parte del Síndrome Metabólico siendo un factor de riesgo conocido, es decir predispone, para varias enfermedades, particularmente Enfermedades Cardiovasculares, Diabetes Mellitus tipo II, apnea del sueño, Ictus, Osteoartritis, así como, a algunas formas de Cáncer, padecimientos dermatológicos y gastrointestinales, Hipertensión Arterial, niveles altos de Colesterol y de Triglicéridos en la sangre (Hiperlipidemia Combinada).

- ✓ **Cardiovascular:** Insuficiencia Cardiaca Congestiva, Corazón aumentado de tamaño y las arritmias y mareos asociados, Cor Pulmonar, várices y Embolismo Pulmonar.

- ✓ **Endocrino:** Síndrome de Ovario Poliquístico, desórdenes menstruales e Infertilidad.

- ✓ **Gastrointestinal:** Enfermedad de Reflujo Gastro – Esofágico, Hígado Graso, Colelitiasis, Hernia y Cáncer Colorrectal.

- ✓ **Renal y Génito - Urinario:** Disfunción eréctil, Incontinencia Urinaria, Insuficiencia Renal Crónica, Hipogonadismo (hombres), Cáncer Mamario y Cáncer Uterino.

- ✓ **Obstétrico:** Sufrimiento Fetal Agudo con Muerte Fetal Intrauterina.

- ✓ **Tegumentos (piel y apéndices):** Estrías, Acantosis Nigricans, Linfedema, celulitis, carbúnculos, intertrigo.

- ✓ **Músculo Esquelético:** Hiperuricemia (que predispone a la Gota), pérdida de la movilidad, Osteoartritis, dolor de espalda.

- ✓ **Neurológico:** Accidente Cerebrovascular, Meralgia Parestésica, dolores de cabeza, Síndrome del Túnel del Carpo, demencia, Hipertensión Intracraneal Idiopática.

- ✓ **Respiratorio:** Disnea, Apnea Obstructiva del Sueño o Síndrome de Pickwick, y Asma.

..." [357]

---

[357] **Ref. Bibliográfica #:** 32, 44, 55, 68.

"...
- ✓ **Psicológico:** Depresión, baja autoestima, desorden de cuerpo dismórfico, estigmatización social.

- **La exposición a las Radiaciones Ionizantes:** Son aquellas radiaciones con energía suficiente para ionizar la materia, extrayendo los electrones de sus estados ligados al átomo.

  Las Radiaciones Ionizantes pueden provenir de sustancias radiactivas, que emiten dichas radiaciones de forma espontánea, o de generadores artificiales, tales como los generadores de Rayos X y los Aceleradores de Partículas.

  Las procedentes de fuentes de Radiaciones Ionizantes que se encuentran en la corteza terráquea de forma natural, pueden clasificarse como compuesta por Partículas Alfa (núcleo de Helio), Beta (Electrones y Positrones de alta energía), Rayos Gamma o Rayos X (Fotones u Ondas Electromagnéticas que proceden de la desexcitación de Electrones atómicos). Otras Radiaciones Ionizantes naturales pueden ser los Neutrones o los Muones.

  Las Radiaciones Ionizantes interaccionan con la materia viva, produciendo diversos efectos. Se utilizan en las aplicaciones médicas, siendo la aplicación más conocida los aparatos de Rayos X, en diagnóstico (Radiografía y Gammagrafía), en tratamientos (Radioterapia en Oncología) y mediante el uso de fuentes (Cobaltoterapia).

  Las radiaciones naturales proceden de radioisótopos que se encuentran presentes en el aire (como por ejemplo el ^{222}Rn o el ^{14}C), el cuerpo humano contiene (^{14}C y el ^{235}U), los alimentos contienen (^{24}Na y ^{238}U), la corteza terrestre (y por tanto las rocas y los materiales de construcción obtenidos de éstas, como el ^{40}K), o del espacio (Radiación Cósmica). Todas estas son radiaciones no producidas por el hombre; estas radiaciones constituyen más del 80 % de exposición involuntaria del cuerpo humano, si hay bajo CR ante estas radiaciones puede sobrevenir una patología cancerígena."[358]
...

---

[358] Ref. Bibliográfica #: 32, 44, 55, 68.

"...

Como ya se ha dicho, los seres vivos están expuestos a niveles bajos de Radiación Ionizante procedente del Sol, las rocas, el suelo, fuentes naturales del propio organismo, de ciertos productos de consumo y de materiales radiactivos liberados desde hospitales.

Los trabajadores expuestos a mayor cantidad de radiaciones son los Astronautas (debido a la Radiación Cósmica), el personal médico o de Rayos X, los investigadores, los que trabajan en una instalación radiactiva o nuclear.

Además, se recibe una exposición adicional con cada examen de Rayos X y de medicina nuclear (Resonancia Magnética o TAC), y la cantidad depende del tipo y del número de exploraciones. Las Radiaciones Ionizantes aumentan la probabilidad de contraer Cáncer, y esta probabilidad aumenta con la dosis recibida (CR). La dosis eficaz de radiación utilizada por estos procedimientos son de aproximadamente (10 mSv = 0.01 Sv = 1 Rem), que es casi la misma proporción que una persona, en promedio, recibe de Radiación Cosmica en tres años.

La exposición a altas dosis de Radiación Ionizante puede causar quemaduras de la piel, caída del cabello, náuseas, enfermedades y la muerte. Está demostrado que una dosis de 3 a 4 Sv produce la muerte en el 50 % de los casos. El valor neutral (no dañino) de Radiaciones Ionizantes para el cuerpo humano es de 0 a 0.25 Sv al día.

> **Sievert (Sv):** Es una unidad derivada del Sistema Internacional (SI) que mide la dosis de radiación absorbida por la materia viva, corregida por los posibles efectos biológicos producidos. Esta unidad da un valor numérico con el que se pueden cuantificar los efectos estocásticos producidos por las Radiaciones Ionizantes.

..." 359

---

[359] **Ref. Bibliográfica #:** 32, 44, 55.

"...
$1\text{ Sv} = 1\text{ J/kg}^{-1} = 1\ 000\text{ mSv}.$
$1\text{ Sv} = 100\text{ Rem}.$
$1\text{ Gy} = 100\text{ Rad}.$
$1\text{ Rad} = 0.01\text{ Gy}.$
$1\text{ Rem} = 0.01\text{ Sv}.$

Síntomas en los humanos a causa de la radiación acumulada durante un mismo día (los efectos se reducen si el mismo número de Sieverts se acumula en un periodo más largo):

- ✓ **0 – 0.25 Sv:** Ninguno.

- ✓ **0.25 – 1 Sv:** Algunas personas sienten náuseas y pérdida de apetito, y pueden sufrir daños en la Médula Ósea, Ganglios Linfáticos o en el Bazo.

- ✓ **1 – 3 Sv:** Náuseas entre leves y agudas, pérdida de apetito, infección, pérdida de Médula Ósea más severa, así como, daños en Ganglios Linfáticos, Bazo, con recuperación solo probable.

- ✓ **3 – 6 Sv:** Náusea severa, pérdida de apetito, hemorragias, infección, diarrea, descamación, Esterilidad, y muerte si no se trata.

- ✓ **6 – 10 Sv:** Mismos síntomas, más deterioro del SNC. Muerte probable.

- ✓ **Más de 10 Sv:** Parálisis y muerte.

Síntomas en humanos por radiación acumulada durante un año, en milisieverts (mSv):

- ✓ **2.5 mSv:** Radiación Cósmica Media Mundial Anual.

- ✓ **5.5 – 10.2 mSv:** Valores naturales medios en Guarapari (Brasil) y en Ramsar (Irán). Sin efectos nocivos graves.

" [360]
...

---

[360] **Ref. Bibliográfica #:** 32, 44, 55.

"...
- ✓ **6.9 mSv:** Escáner CT.

- ✓ **50 – 250 mSv:** Límite para trabajadores de prevención y emergencia, respectivamente aún, con trajes especiales para ello.

- ✓ **Más de 250 mSv:** Muerte probable.

Por lo tanto, no se haga estudios de este tipo por gusto, el valor riesgo – beneficio a veces es necesario, si no queda otro remedio, pero el notable aumento de pruebas de este tipo por la Medicina Occidental, es un factor de alarma. Pacientes oncológicos, una vez diagnosticada su enfermedad, no se realicen más estudios radioactivos, empeorará su situación.

- **Contaminación Ambiental:** Es la alteración nociva del estado natural de un medio como consecuencia de la introducción de un agente totalmente ajeno a ese medio (contaminante), causando inestabilidad, desorden, daño o malestar en un ecosistema, en el medio físico o en un ser vivo.

- ➢ **Contaminación Atmosférica:** El escape de humo de los motores de combustión interna; la polución industrial; los productos químicos utilizados en la Agricultura; la quema de Carbón, así como, de combustibles fósiles (Petróleo y derivados); Cromo Hexavalente que es cancerígeno; contaminación radioactiva, etc.

Los gases contaminantes del aire más comunes son el Monóxido de Carbono (CO); Dióxido de Azufre (SO_2), gas irritante y tóxico; Clorofluorocarbonos (CFC); Óxidos de Nitrógeno (NO) producidos por la industria y por los gases derivados de la combustión de los vehículos, etc. Los fotoquímicos como el Ozono (O_3) y el Esmog se aumentan en el aire por los Óxidos de Nitrógeno e Hidrocarburos y reaccionan a la luz solar.

..." [361]

---

[361] **Ref. Bibliográfica #:** 32, 44, 55.

"...

El Esmog es una forma de contaminación originada a partir de la combinación del aire con contaminantes durante un largo período de altas presiones (Anticiclón), que provoca el estancamiento del aire y, por lo tanto, la permanencia de los contaminantes en las capas más bajas de la atmósfera, debido a su mayor densidad. Existen dos tipos de Esmog:

- ✓ **Esmog Gris, Sulfuroso, Reductor, Industrial, Lluvia Ácida:** Es muy típico en grandes urbes industriales, debido a la contaminación por Óxidos de Azufre procedentes de la combustión del Carbón, que reacciona con el vapor de agua de la atmósfera, formando Ácido Sulfuroso y una gran variedad de partículas sólidas en suspensión. Origina una espesa niebla cargada de contaminantes, con efectos muy nocivos para la salud de las personas, la supervivencia de los Vegetales y la conservación de edificios, estatuas y otros materiales, principalmente en las zonas urbanas dentro del país.

- ✓ **Esmog Sulfuroso o Húmedo:** Se conoció tras el estudio de la contaminación en Londres en 1952. Su origen se debe a la elevada concentración de SO_2 en núcleos urbanos y su combinación con nieblas. Esto da lugar a una neblina de color pardo – gris sobre la ciudad que produce alteraciones respiratorias. También es otro tipo de problema ecológico.

- ✓ **Esmog Fotoquímico:** Se dio por primera vez en Los Ángeles en 1943, cuando una combinación de Óxidos de Nitrógeno y compuestos orgánicos volátiles procedentes del escape de los vehículos reaccionaban, catalizados por la radiación solar, para formar Ozono y Nitrato de Peroxiacilo (PAN). A la vez se oscurecía la atmósfera, tiñendo sus capas bajas de un color pardo rojizo y cargándola de componentes dañinos para todos los seres vivos y diversos materiales. Surge de las reacciones de Óxidos de Nitrógeno, Hidrocarburos y Oxígeno con la energía proveniente de la Radiación Ultravioleta.

" [362]
..."

---

[362] **Ref. Bibliográfica #:** 32, 44, 55, 68.

"...

Este Esmog reduce la visibilidad, irritando los ojos y el Aparato Respiratorio. En zonas muy pobladas, el índice de mortalidad suele aumentar durante periodos de Esmog, sobre todo cuando una inversión térmica crea sobre la ciudad una cubierta (la llamada Boina) que impide la disipación del Esmog. Éste se produce con más frecuencia en ciudades con costa o cercanas a ella, o en ciudades situadas en valles amplios, con zonas arbóreas abundantes. Su mayor incidencia se produce en las horas centrales del día, cuando la Radiación Solar es mayor, acelerando la producción de los contaminantes secundarios. Se ve favorecido por situaciones Anticiclónicas, fuerte insolación y vientos débiles que dificultan la dispersión de los contaminantes.

El Esmog es un problema en una gran cantidad de ciudades y continúa dañando la salud humana. El Dióxido de Azufre, el Dióxido de Nitrógeno y el Monóxido de Carbono son especialmente dañinos para personas en edad avanzada, niños y personas con problemas cardiacos o pulmonares como Enfisema, Bronquitis y Asma.

Puede inflamar las Vías Respiratorias, disminuyendo la capacidad de trabajo de los Pulmones. Causa falta de aliento y dolor cuando se inhala fuertemente, así como, tos y silbidos de las Vías Respiratorias. También causa irritaciones en los ojos y en la nariz; seca las membranas protectoras de la mucosa de la nariz y la garganta, interfiriendo con la habilidad del cuerpo para luchar contra las enfermedades; y por lo tanto, incrementando la susceptibilidad a ellas.

El material particulado o el polvo contaminante en el aire se mide por su tamaño en Micrómetros, y es común en erupciones volcánicas.

Sus principales afectaciones son el Calentamiento Global, Lluvia Ácida y Cáncer.

" [363]
...

---

[363] **Ref. Bibliográfica #:** 32, 44, 55.

"...
> **Contaminación de las Aguas:** Aguas residuales (residuos humanos no tratados); productos químicos residuales de las industrias:

✓ **Bifenilos Policlorados (PCB):** Las principales vías de ingestión de PCBs en los humanos son la inhalación y la comida, sobre todo en alimentos propensos a estar contaminados como pescados y mariscos, sobre todo en los productos hidrobiológicos ya que estos desechos poseen gran adhesión en el agua y los animales orgánicos.

Los PCBs, una vez ingeridos, se acumulan principalmente en tejidos ricos en Lípidos, como puede ser el Tejido Adiposo, el Cerebro, Hígado, etc. Se produce una transferencia de la madre al feto durante la gestación, y esta contaminación del feto puede dar lugar a una ralentización del neurodesarrollo y afectar a la función Tiroidea al situarse en receptores específicos para estas hormonas. Se especula con la posibilidad de efectos adversos incluso en niveles no tóxicos para el resto de la población adulta.

Los síntomas derivados de una intoxicación por PCBs son náuseas, vómitos, pérdida de peso, dolores en el bajo vientre, incremento de secreciones oculares, Ictericia, edemas, cansancio, pigmentación de las uñas, etc., además de efectos hepatotóxicos a medio y largo plazo. Pueden producir carcinogénesis y efectos mutagénicos y teratogénicos (malformaciones del feto).

✓ **Dioxinas y Polifenoles:** Recientemente se ha encontrado una asociación de las Dioxinas con la génesis de la Endometriosis, una enfermedad ginecológica caracterizada por el crecimiento del Tejido Endometrial por fuera de la Cavidad Uterina y que puede ocasionar dolor pélvico, Dismenorrea o dolor menstrual e Infertilidad. El problema con este tipo de sustancias es que no se eliminan con facilidad (tardan 5 años en reducirse a la mitad) ni se degradan y, por tanto, van acumulándose en los tejidos.

✓ Petróleo, entre muchos otros que son cancerígenos.
,, [364]
...

---

[364] **Ref. Bibliográfica #:** 32, 44, 55.

"...

> **Contaminación de los Suelos:** Los productos químicos utilizados en la Agricultura; Polibromodifenil Éteres (PBDE) son una clase de compuestos bromados de extenso uso como retardantes de llama en plásticos y espumas, incluidas las carcasas de plástico de equipos electrónicos. Los PBDEs son sustancias químicas medioambientalmente persistentes. Se pueden detectar PBDEs en el aire y el polvo de interiores tanto en el centro de trabajo como en casa.

También se encuentran casi en cualquier parte del medio ambiente, incluidos los sedimentos, en peces de agua dulce y marina, en los huevos de aves e incluso en Ballenas de océanos profundos y en el Ártico.

Los Perfluorocarbonos (PFC) se utilizan en los compuestos electrónicos, en la medicina (cirugía ocular, Ultrasonidos), equipos de refrigeración y extintores. Permanecen hasta 50 000 años antes de degradarse. Tienen gran incidencia en el Cáncer de Pulmón.

Entre los contaminantes del suelo más significativos se encuentran los Hidrocarburos como el Petróleo y sus derivados, los metales pesados (Mercurio, Cadmio, Plomo, Cobre, Zinc, Estaño, Cromo, Vanadio, Bismuto, Aluminio) frecuentes en baterías, el Metil Pert – Butil Éter (MTBE), los herbicidas y plaguicidas generalmente rociados a los cultivos industriales y monocultivos y organoclorados producidos por la industria; Cianuro. También los vertederos y cinturones ecológicos que entierran grandes cantidades de basura de las ciudades. Esta contaminación puede afectar a la salud de forma directa y al entrar en contacto con fuentes de agua potable.

- **Exposición al Sol:** La excesiva exposición al Sol en los horarios de 10 a.m. a 4 p.m. eleva la aparición de Cáncer de Piel.

,, 365
..."

---

[365] **Ref. Bibliográfica #:** 32, 44, 55.

"...

Los Rayos Ultravioleta (UV) son una forma invisible de radiación. Pueden penetrar la piel y dañar las células. Las quemaduras de Sol son un signo de daño en la piel. Las quemaduras solares se producen cuando la cantidad de exposición al Sol o a otra fuente de UV excede la capacidad del pigmento protector del cuerpo, la Melanina, para proteger la piel (CR). Las quemaduras de Sol son tan graves como las quemaduras térmicas y pueden tener los mismos efectos sistémicos, como ampollas, edema y fiebre. El bronceado tampoco es saludable. Aparece después que los rayos del Sol ya mataron algunas células y dañaron otras.

Los UV pueden causar lesiones en la piel durante cualquier estación del año y a cualquier temperatura. También pueden causar problemas en los ojos, arrugas, manchas en la piel y Cáncer de Piel.
..." [366]

- **Tener una dieta Hiperácida:** Basada en la ingesta diaria de alimentos ácidos que producen Acidosis a corto, mediano o largo plazo. Estos alimentos son:

Azúcar y todos sus derivados (el pH de la azúcar es de 2.1, o sea, altamente acidificante). Carnes Rojas (todas). La leche y todos sus derivados (Lactosa). Sal refinada. Harina refinada y todos sus derivados (productos de panadería, la mayoría se elaboran con Grasas Saturadas, Margarina, Sal, azúcar y conservantes). Margarina, Queso Crema, Mayonesa. Vinagre. Mantequilla. Manteca. Café. Bebidas gaseadas todas, principalmente las de Cola y refrescos instantáneos (observe como al echar un chorro de refresco gaseado o instantáneo en el piso, una vez que se seque, el piso quedará manchado y corroído), ¿qué pasará entonces por dentro de su organismo? Alimentos envasados industrialmente o en conservas. Alcohol. Papa. Yuca. Pellejo de Aves. Hígado (de Mamíferos). Combinar frutas con proteínas y Carbohidratos.

---

[366] **Ref. Bibliográfica #:** 32, 44, 55.

5··3··4··8 Factores beneficiosos para la prevención del Cáncer y para su tratamiento (Alcalinización)

- **Verduras, Hortalizas y Vegetales:** Todas crudas o levemente cocidas, 100 g al día. Las ensaladas de Verduras, Hortalizas y Vegetales se les adiciona jugo de Limón, Naranja Agria o Dulce solamente (no aceite, vinagre ni sal). Recomiendo hacerlas por tipo de sabor, ejemplo, ensalada de sabores amargo, astringente, dulces, agrias, y picantes independientes (no mezclar sabores). No mezclarlas con las frutas en una misma comida. Se pueden mezclar con la Carne Blanca, huevo (independientes, no juntos), así como, con los Carbohidratos (o uno u otro, no ambos).

- **Frutas:** Todas, 400 g al día. Realizar ensaladas de frutas o cócteles de fruta con las frutas de sabor dulce única y exclusivamente (ya que si se utiliza una combinación incorrecta producen reacciones químicas ácidas al ser metabolizadas, afectando al Hígado y al Cerebro). Se recomienda comerse los hollejos de la Naranja, Mandarina, Toronja, Limón.

El Aguacate ¡ojo!, se consume sólo, o sea, sin acompañarlo con otra fruta, Verdura, Hortaliza, Vegetal y menos con proteína animal ni Carbohidratos; no agregarle aceite ni vinagre ni sal. ¡No combina con nadie!

Los cítricos se consumen solos, preferentemente por la mañana (son "Oro en la mañana, Plata al mediodía, y Plomo en la noche", recuerdo ¡proverbio chino!), por eso se recomienda su ingestión antes de las 2 de la tarde.

Las frutas dulces pueden comerse a cualquier hora del día. No deben consumirse como postres. No deben mezclarse con otros alimentos. No comer Tomates (paciente oncológico).

- **Jugos:** De frutas todos, sin azúcar o endulzarlos con Miel de Abeja (si lo mezclamos con azúcar se produce una incompatibilidad electrolítica), néctar de frutas y compotas de frutas caseras (no en conserva). No calentar los jugos de fruta pues se destruyen sus propiedades. Hacer jugos de Vegetales (como de Pepino, Zanahoria, Remolacha, Apio, Berro, Calabaza, etc).

Consumirlos acabados de hacer, no mezclar frutas de diferente sabor (excepto las dulces); no mezclar Vegetales, Verduras u Hortalizas (de diferente sabor); no agregar azúcar, no consumir después de las comidas. Consumirlos solos. No ingerir Jugo de Tomate (paciente oncológico).

- **Sazón:** Utilizar para sazonar los alimentos las Especias de forma natural: Alcaravea, Culantro, Cilantro, Cardamomo, Perejil, Apio, Romero, Comino, Orégano, Clavo de Olor, Nuez Moscada, Cúrcuma, Bija, Curry, Mostaza, Cebolla, Cebollino, Ajo Porro, Ajo, Ají, Pimiento (Ají Pimienta, Ají Cachucha, Chile). Jengibre.

- **Semillas:** Consumir abundantes semillas como las de Linaza, Calabaza, Girasol, Ajonjolí (Sésamo), Almendra, Nueces, Maní, Cacao. Todas son una excelente fuente de Ácidos Grasos Esenciales, proteínas, hormonas vegetales y fibra. No consumir las semillas del Tomate ni su cáscara, ni las del Ají. No mezclarlas con otros alimentos a no ser con los Cereales. No tostarlas, secarlas al Sol y luego molerlas.

- **Cereales:** Consumir Cereales Integrales: Mijo; Maíz, Arroz Integral, Centeno, Cebada, Salvado de Trigo, Germen de Trigo, Harina de Trigo, Espelta; Crackers de Arroz; Pan de Pita sin Levadura y la Avena, todos deben consumirse cocinados. Pueden mezclarse diferentes tipos de Cereales en un mismo alimento, así como, con los productos de la Soya (Yogurt y Leche de Soya).

Se pueden mezclar con los Vegetales, Hortalizas y Verduras. No mezclar con la Carne Blanca, huevo ni Carbohidratos, menos con productos lácteos (leche y derivados). Los Nutricionistas tienen su filosofía: ¡nosotros, los Chinos, tenemos la nuestra!

- **Farináceos:** Son los Carbohidratos: Arroz, Pastas (Espaguetis, Coditos, Tallarines, Fideos), Pan Integral, Pan de Ajonjolí, Galletas de Ajonjolí). Se pueden mezclar con las Legumbres (1 ó 2 comidas a la semana), Verduras, Vegetales y Hortalizas. No mezclar con la proteína animal (Carne Blanca ni huevo).

Las pizzas son una pésima opción ya que contiene, mezclados, ingredientes como Carbohidratos (harina), Levadura o Bicarbonato, Tomate, grasa y queso, una combinación nefasta. El paciente oncológico no puede ingerirlas ni las pastas ni el pan blanco.

- **Viandas:** Consumir viandas: Papa (la Papa se consume sola bien en puré o en ensalada con Ajo y Cebolla. No se le puede agregar aceite, vinagre ni Sal; no agregar huevo ni carne ni pescado). Malanga, Boniato, Chopo, Ñame (todos ellos en puré o ensalada igual que la Papa). Se pueden consumir junto con Vegetales, Hortalizas y Verduras. No agregar azúcar en el caso del Boniato (este ya contiene azúcar). El paciente oncológico debe evitar la Papa y la Yuca ya que acidifican al organismo.

- **Sopas:** Consumir sopas de Vegetales, Hortalizas y Verduras (Cebolla, Ajo, Setas), puede agregársele Carne Blanca o huevo (independientemente, no juntos). Los ajiacos, caldosas o caldos que contengan viandas no deben tener Papa ni Yuca. No agregar carne ni pescado.

- **Carne Blanca:** Consumir carnes blancas: Gallina, Pollo, Conejo, Pavo, Oca, Faisán, Ganso, Guineo, Iguana, Caguama, Cocodrilo, Rana, Maja; pescados de mar, pescados de río, moluscos, crustáceos. Cocinarlos al vapor, asadas en casuela, Salteados. No freír. No consumir junto con Carbohidratos, Cereales ni con otras proteínas (un solo tipo de proteína por comida). Consumirlas con Vegetales, Verduras y Hortalizas.

- **Pescado:** Consumir pescado (azul): Macarela, Jurel, Chinchorro, Atún, Arenque, Salmón, Pargo, Tilapia, Carpa, Serrucho, Lisa, Rabirrubia, Bacalao, Bonito, Sardinas, Agujas, Cigua, Claria; así como, los mariscos y moluscos: Almeja, Caracol, Ostras, Ostión, Langosta, Langostino, Cangrejo, Calamar, Camarón, Jaiba. Cocinarlos al vapor, Salteados o asados en cazuela. No freír. No mezclarlo con Carbohidratos (Cereales) ni con otras proteínas (un solo tipo de proteína por comida). Consumirlos con Vegetales, Verduras y Hortalizas.

- **Huevo:** Consumir huevo, se recomienda que sea Pasado por Agua (al vapor). No freír. Se puede hacer en ensalada junto con Cebolla, Ajo, Ají, Cebollino, Ajo Porro, y otras de las sazones antes mencionadas. No consumir junto con Carbohidratos, Cereales ni con Carne Blanca. Se puede comer junto con Vegetales, Verduras y Hortalizas. Los pacientes oncológicos no puede comer huevo frito ni tortillas, tampoco mayonesa ni dulces (que en su mayoría se preparan con huevos).

- **Granos y Legumbres:** Alfalfa, Habas, Alubias, Guisantes (Chícharos 1 vez a la semana), Frijoles (Negros, Colorados, Bayos, Garbanzos, Lenteja, Soya), Judías Verdes (Ejotes). Piti Púa. Comer con Vegetales, Verduras y Hortalizas. No mezclar con Carne Blanca ni huevo. Se puede comer con Carbohidratos (Arroz) solamente 2 veces a la semana y colados. No comer Habichuela (pacientes oncológicos).

- **Soya, Soja (Glycine Max):** Consumir derivados de la Soya: Yogurt de Soya, Leche de Soya, Picadillo de Soya (sin condimentar). Se puede comer con los Cereales, Verduras, Hortalizas y Vegetales. No mezclar con Carne Blanca, huevo ni Carbohidratos.

"...

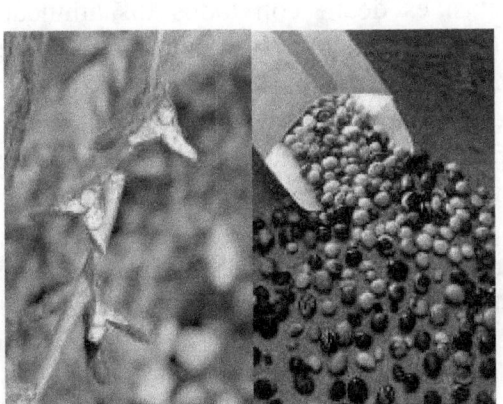

> **Composición química de la semilla de Soya:**

Valor nutricional por cada 100 g: Energía: 450 kcal (1870 kJ). Carbohidratos: 30.16 g. Azúcares: 7.33 g. Fibra alimentaria: 9.3 g. Grasas: 19.94 g. Proteínas: 36.49 g. Agua: 8.54 g. Vitamina A: 1 µg (0 %). Vitamina B6: 0.377 mg (29 %). Vitamina B12: 0 µg (0 %). Vitamina C: 6 mg (10 %). Vitamina K: 47 µg (45 %). Calcio: 277 mg (28 %). Hierro: 15.70 mg (126 %). Magnesio: 280 mg (76 %). Potasio: 1797 mg (38 %). Sodio: 2 mg (0 %). Zinc: 4.89 mg (49 %).

Entre el aceite y el contenido de proteínas suman el 60 % aproximadamente del peso seco de la Soja (proteína 40 % y aceite 20 %). El resto se compone por un 35 % de Carbohidratos y cerca del 5 % ceniza.

..." [367]

---

[367] **Ref. Bibliográfica #:** 32, 44, 55.

"...
La Soja es un alimento muy rico en proteína. Algunos de sus derivados se consumen en substitución de los productos cárnicos, ya que su proteína es de muy buena calidad, casi equiparable a la de la carne. Los adultos necesitan ingerir con la dieta 8 aminoácidos (los niños 9) de los 20 necesarios para fabricar proteínas. Las proteínas más completas, es decir, con todos los aminoácidos necesarios, suelen encontrarse en los alimentos de Origen Animal. Sin embargo, la Soja aporta los 8 aminoácidos esenciales en la edad adulta, aunque el aporte de Metionina sea algo escaso; pero esto puede compensarse fácilmente incluyendo Cereales y huevos en la alimentación diaria (independientes, no juntos).

La mayoría de la proteína de Soja es un depósito de proteína relativamente estable al calor. Esta estabilidad al calor permite resistir cocción a temperaturas muy elevadas a derivados de la Soja tales como el Tofu, el Jugo de Soja y las proteínas vegetales texturizadas para ser hechas.

Los principales Carbohidratos solubles, Sacáridos, de Soja madura son: el Disacárido Sacarosa (2.50 – 8.20 %), el Trisacárido Rafinosa (0.10 – 1 %) compuesto por una molécula de Sucrosa conectada a una molécula de Galactosa, y el Tetrasacárido Estaquiosa (1.40 – 4.10 %) compuesto por una Sucrosa conectada a dos moléculas de Galactosa. Los Oligosacáridos Rafinosa y Estaquiosa protegen la viabilidad de la semilla de Soja de la desecación pero no son digeribles y por lo tanto contribuyen a la flatulencia y molestias abdominales en humanos y otros animales Monogástricos. Los Oligosacáridos no digeridos son degradados en el Intestino por microbios nativos produciendo gases tales como Dióxido de Carbono, Hidrógeno, Metano, etc. (igual que el resto de las Legumbres).

..." [368]

---

[368] **Ref. Bibliográfica #:** 32, 44, 55.

"...
El gran valor proteínico de la Legumbre (posee los ocho aminoácidos esenciales) lo hace un gran sustituto de la carne en culturas Veganas (personas que se abstienen de consumir carne de Origen Animal). De la Soja se extraen subproductos como la Leche de Soja o la Carne de Soja.

Es alimento de consumo habitual en países orientales como China y Japón, tanto fresca (como vainas cocidas) como procesada. De ella se obtienen distintos derivados como el Aceite de Soja, la Salsa de Soja, los Brotes de Soja, el Tōfu, Nattō o Miso. Del grano de Soja se obtiene el Poroto Tausí que es el Fríjol de Soja salado y fermentado, muy usado en platos chinos. Algunos derivados:

✓ **Leche de Soja:** Producto tradicional asiático. Se obtiene remojando, moliendo y filtrando la Soja. Puede adquirirse en comercios, aunque también se comercializan aparatos para producirla en el hogar.

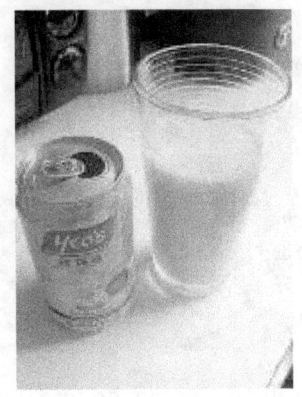

Constituye una alternativa a la leche, especialmente en la dieta Vegana y en dietas Hipolipídicas (bajas en contenido graso), debido a su apariencia blanquecina y a su aporte de proteínas. Nutricionalmente es de mediana digestión, carece de altos niveles de Colesterol y tiene la mitad de grasas y calorías, la misma cantidad de vitamina B y más Hierro que la Leche de Vaca.
..." [369]

---

[369] **Ref. Bibliográfica #:** 32, 44, 55.

"...
La calidad y cantidad de sus proteínas es superior a la de la carne, el huevo o la Leche de Vaca. Igual que esta última, también tiene componentes alergénicos, aunque es apta para intolerantes a la Lactosa.

Las que se comercializan actualmente, suelen estar enriquecidas con la vitamina B12, de difícil obtención en una dieta Vegetariana estricta. Se usa en multitud de recetas, substituyendo en ocasiones productos que Vegetarianos estrictos y Veganos no consumen por este elemento, como en el caso de la Lactonesa, substituto de la mayonesa, realizado con leche. Se consume desde hace 2 000 años (un dato interesante para los estimados Nutricionistas).

✓ **Tofu ó Queso de Soja:** Leche de Soja coagulada con sales de Magnesio o Patada o Vinagre; la humedad es variable según las preparaciones y crianza.

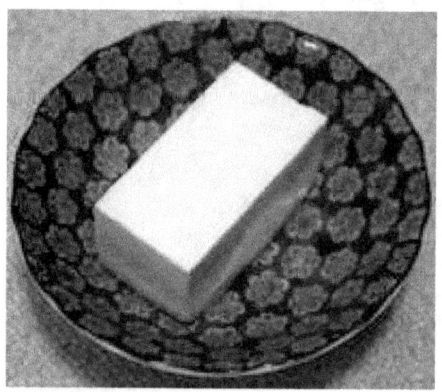

El Tofu es muy empleado en la cocina japonesa, que le ha dado fama en Occidente, pero su uso está también muy extendido en China y en la cocina asiática en general. Si se cocina con alguna Especia, el Tofu toma el sabor de la misma, lo que hace de él un buen ingrediente para guisos y sopas especiadas. Ningún producto animal interviene en su elaboración, siendo por ello ampliamente usado como sustituto de la carne por los Vegetarianos.
„ 370
..."

---

[370] **Ref. Bibliográfica #:** 32, 44, 55.

"...
- ✓ **Tempeh:** El Tempeh es un producto alimenticio procedente de la fermentación de la Soja que se presenta en forma de pastel. Es un producto originario de Indonesia, donde es muy popular, en especial en la Isla de Java, donde se considera un alimento sencillo que proporciona proteínas a la dieta normal, es posible encontrarlo en otras gastronomías del Sureste asiático igualmente. Al igual que el Tōfu, el Tempeh está elaborado de granos de Soja, sin embargo el Tempeh tiene otras características nutricionales y de textura. El proceso de fermentación de la Soja retiene todas las proteínas, posee más fibra y vitaminas comparado con el Tofu, así como, una textura más firme y fuerte sabor. A causa de su valor nutricional se emplea internacionalmente en las dietas Vegetarianas como un sucedáneo de la carne.

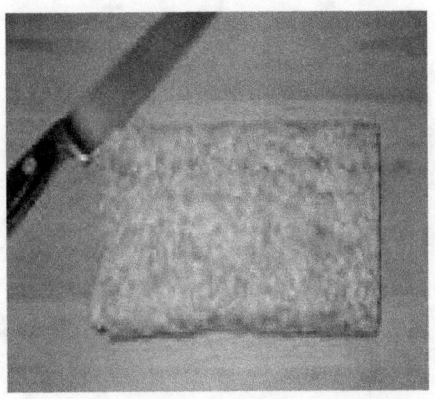

La proteína de la Soja en el Tempeh comienza a ser más digestivo como resultado del proceso de fermentación. En particular, los Oligosacáridos que se asocian frecuentemente con los gases y la indigestión, todos estos efectos se reducen mediante la cultura del Rhizopus. En las formas tradicionales de elaboración del Tempeh se hacía que la bacteria que elaboraba la vitamina B12 estuviera presente durante el proceso. En los países de la cultura occidental es muy común el empleo de la Rhizopus Oligosporus.

,, 371
...

---

[371] **Ref. Bibliográfica #:** 32, 44, 55.

"...
➢ Beneficios y propiedades de la Soya:

- ✓ Reduce la tasa de azúcares en sangre (tratamiento de Diabetes).
- ✓ Fuente de proteínas en la alimentación.
- ✓ Previene los trastornos cardiovasculares.
- ✓ Alivia los trastornos de la Menopausia y menstruales por presentar: Isoflavonoides (con acción Hipocolesterolizante), Fitoestrogenos (Estrógenos de origen vegetal).
- ✓ Previene la Osteoporosis por la reducción de Estrógenos femeninos.

Por su composición lipídica, se obtienen derivados como la Lecitina, utilizada como ingrediente por la industria agroalimentaria.

➢ Advertencias del consumo de Soya:

Algunas investigaciones de fuentes independientes desaconsejan su uso como sustituto de alimentos de Origen Animal (lácteos, carnes) en embarazadas, adolescentes y niños menores de 5 años y que algunos investigadores sostienen que la elevada proporción de Fitoestrógenos en la Soja puede acarrear problemas hormonales cuando se la usa en la alimentación humana, en particular en niños, este efecto se produciría únicamente cuando la Soja no es parte de una dieta equilibrada.

Entre otros aspectos de la Soja a tener en cuenta, existe la interacción de los Fitoestrógenos y la calidad de esperma, que según un estudio realizado por investigadores de la Escuela de Salud Pública de Harvard (Estados Unidos) ésta reduce notablemente el número de espermatozoides. Se estudió la alimentación que realizaba un grupo de 99 hombres entre el año 2000 y el año 2006. Se analizó la incidencia que presentaba el consumo de distintos productos basados en Soja, en la cantidad de espermatozoides." [372]
...

---

[372] Ref. Bibliográfica #: 32, 44, 55.

"...
Los resultados no han dejado lugar a dudas, a mayor cantidad de estos alimentos, menor era la concentración de esperma, en cambio, los niveles de esperma no variaban en aquellas personas que no consumían alimentos con base de Soja.

Los investigadores hablan de una diferencia muy significativa, una reducción de hasta 41 millones menos de espermatozoides por milímetro cúbico, teniendo en cuenta que los valores normales se encuentran entre los 80 y los 120 millones de espermatozoides por milímetro cúbico.

Existe evidencia científica de que las Isoflavonas de la Soja no tienen efectos Feminizantes en el hombre, como tampoco provocan desequilibrios hormonales. La ingestión de proteína de Soja ligada a Isoflavonas no afecta al nivel total de Testosterona ni a la calidad del esperma. Aunque las moléculas de Isoflavonas son muy similares a los Estrógenos, sus efectos sobre el organismo son muy distintos.
..." [373]

Por lo tanto, los niños menores de 7 años, no deben comer Soya en todas sus variantes, ni las personas con riesgo de Infertilidad. El resto incluyendo a los pacientes oncológicos, si pueden ingerirlas.

- **Pastas caseras (pastica):** Se puede consumir un poco de pasta casera con el Pan Integral, (no agregar frutas, Carne Blanca, menos derivados de salazón ni ahumados eso queda eliminado de su dieta, ni pescado o mariscos). Se puede hacer Pastas o Cremas de Vegetales, Verduras y Hortalizas (Pasta de Ají). Siempre utilizar aceite vegetal para su elaboración y Vinagre de Sidra de Manzana (o algún vinagre montado en casa, en un pomo de cristal, hecho solamente con cáscara de Plátano, Agua de Arroz y un poco de azúcar prieta).

---

[373] **Ref. Bibliográfica #:** 32, 44, 55.

- **Aceite:** Utilizar para la elaboración de los alimentos aceite vegetal. Los aceites vegetales no tienen Colesterol ni Triglicéridos, al contrario, contienen sustancias que reducen el Colesterol (LDL) de la sangre como los Ácidos Grasos Esenciales y las Grasas Insaturadas (Poliinsaturadas y Monoinsaturadas), así cómo, vitamina E que es un Antioxidante celular y vitamina A.

    Los recomendados son: Aceite de Girasol; Aceite de Oliva; Aceite de Maíz; Aceite de Nuez; Aceite de Soya; Aceite de Germen de Trigo. No utilizar aceite quemado o refrito, ya que sus propiedades cambian y las Grasas Insaturadas se convierten en Grasas Saturadas, las cuales tienen el efecto contrario y forman los complejos de Nitrosaminas, HPA y otros ya analizados. Nunca utilizar Manteca (pellejo de Puerco o de Pollo), aquí si los Nutricionistas ¡se quemaron!, sin ofender.

- **Cocimientos:** Injerir cocimientos de hierbas (ver Herbología Médica) y Té Verde. El Té Verde es un Antitumoral muy efectivo y junto al Curry que es Antioxidante (Cúrcuma, N – Acetyl – Cisteina) deberían de estar presentes en todas las comidas, pues elevan el Glutatión (Antioxidante sintetizado por nuestro cuerpo) y elimina el efecto tóxico de las Nitrosaminas.

    Se debe, después de comer proteína animal, tomar un vaso de agua con una cucharada de Vinagre de Sidra de Manzana para evitar el envejecimiento del Ácido Clorhídrico en el Estómago. Se recomienda tomar un vaso de Té Verde caliente después de las comidas o simplemente agua caliente.

- **Suplementos:**

"...

➢ **VidatoX 30 CH:** En el año 1985, un equipo de científicos de la Facultad de Ciencias Médicas de Guantánamo, Cuba, encabezado por Misael Bordier Chibas inició los estudios sobre la posible aplicación del veneno del Escorpión Azul (Rhopalurus Junceus) en el tratamiento del Cáncer.

Se le llama Alacrán Azul por la característica peculiar de tener un tono azul en su cola y en su aguijón, también es conocido como Alacrán Colorado porque en todo su cuerpo presenta un color rojizo oscuro.

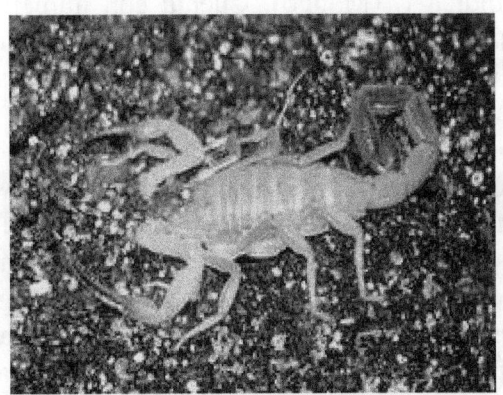

Rhopalurus Junceus.

Producto de esta labor surgió un medicamento natural denominado Escozul y VidatoX. Estudios más recientes llevados a cabo en los Laboratorios Biológicos Farmacéuticos en La Habana han confirmado la viabilidad de producir medicamentos Anticancerígenos partiendo de esa sustancia.

..."[374]

---

[374] Ref. Bibliográfica #: 32, 44, 55. Grupo Empresarial "LABIOFAM S.A.". Medicamento Homeopático.

"...

En el caso del VidatoX 30 CH, su composición consiste en Solución Hidroalcohólica al 33 % de veneno de Rhopalurus Junceus 30 CH (cada 20 gotas), utilizado como terapia complementaria para el tratamiento de síntomas provocados por los efectos del Cáncer y alivio del dolor, empleando 5 gotas sublinguales cada 12 horas y presentado en un estuche por un frasco de vidrio ámbar con retapa – cuentagotas con 30 ml y estuche por 6 a 12 frascos de vidrio ámbar con retapa – cuentagotas con 30 ml cada uno. Es vendido en todas las farmacias nacionales de forma liberada.

> **Vimang:** Producto natural cubano obtenido mediante el extracto de la corteza de variedades seleccionadas de las especies de la familia Mangifera Indica L (Mango). Cuenta con numerosas propiedades medicinales, que ha sido fruto del conocimiento etnomédico y gracias a la colaboración científica de numerosas instituciones nacionales como internacionales.

Es una marca comercial registrada que cubre varios tipos de formulaciones dirigidas al incremento de las funciones de los mecanismos Antioxidantes del organismo humano, tanto en personas presuntamente sanas con factores de riesgo (ambientales, nutricionales o etarios) como en personas sometidas a periodos de elevado estrés físico o psíquico por enfermedades crónicas o transmisibles. El ingrediente activo de estas formulaciones consiste en una mezcla de definida de Polifenoles, Terpenoides, Esteroides, ácidos grasos y microelementos que se extraen de variedades estudiadas del árbol del Mango.

La composición única de esta mezcla, donde se destaca la presencia de Manguiferina y Ácido Manguiferónico como componentes mayoritarios, es lo que le imparte propiedades únicas a estas formulaciones como suplemento Antioxidante y como cosmético o Dermoestimulante para los procesos de envejecimiento de la piel.

," 375
...

---

[375] **Ref. Bibliográfica #:** 32, 44, 55. Grupo Empresarial "LABIOFAM S.A.". Medicamento Homeopático.

"...

Los estudios químico – analíticos, farmacológicos y toxicológicos, tanto del ingrediente activo como de las formulaciones, permiten asegurar que se está en presencia de un nuevo producto de eficacia comprobada y del que no se conoce evento adverso alguno después de más de 20 años de experimentación, lo que lo convierte en el producto de elección más atractivo de la actualidad para el fortalecimiento de los mecanismos de protección Antioxidante del organismo humano, tanto en personas sanas como enfermas.

Estudios etnofarmacológicos del extracto de Mangifera Indica L:

Los productos de Vimang han surgido del conocimiento etnomédico documentado varios países y, en particular, de la experiencia acumulada durante más de 20 años en la población cubana. Los estudios etnofarmacológicos partieron de la evaluación de los índices de calidad de vida en más de 400 personas que recibieron el tratamiento con Vimang, por períodos que variaron entre 6 y 18 meses, donde los pacientes con neoplasias fueron los más frecuentes.

El empleo de extractos de Mangifera Indica L de hojas y tallos ha sido descrito en la Medicina Tradicional como Analgésico para el tratamiento de diversos dolores.

Las conclusiones de estos estudios fueron las siguientes:

Está indicado como suplemento dietético natural para mejorar la calidad de vida de personas enfermas o sometidas a elevados niveles de estrés físico y mental. Los estudios desarrollados han demostrado que se trata de un producto de alto valor nutricional por la presencia de Oligoelementos vitales; posee además, propiedades Quimiopreventivas de las enfermedades degenerativas, así como, efectos Sedante y Analgésico que contribuyen a elevar la calidad de vida de pacientes afectados de diversas patologías." [376]

...

---

[376] **Ref. Bibliográfica #:** 28, 32, 44, 55. Grupo Empresarial "LABIOFAM S.A.".

"...
Los estudios realizados con pacientes indican que se logran índices superiores al 95 % en los tres aspectos estudiados (mejoría de calidad de vida, estado general del paciente e índice de depresión). En forma de crema contribuye a eliminar las manchas en la piel y a la restauración de los tejidos.

✓ **Neoplasias:** En 123 personas con diagnóstico de Cáncer se logró una mejoría en los índices de la calidad de vida en el 87.3 % de los pacientes tratados. La evaluación del estado general del paciente se hizo mediante parámetros clínicos y bioquímicos, así como, por entrevistas al paciente periódicamente. Las mejorías observadas fueron la normalización de los parámetros hematológicos, la disminución del dolor y del volumen de las zonas inflamadas, así como, un aumento de las capacidades vitales del paciente.

✓ **Otras patologías:** En 297 personas con diagnósticos muy variados (afecciones del Tracto Gastrointestinal, Enfermedades Respiratorias Agudas, Infertilidad, Diabetes Mellitus, Hiperplasia Prostática, afecciones dermatológicas, infecciones microbianas en diversas localizaciones, Lupus Eritematoso y otros) se obtuvo una mejoría en los índices de la calidad de vida en el 100 % de los pacientes tratados. La calidad de vida se evalúa a través de la calificación del estado general del paciente: clínico y epidemiológico. Los resultados más significativos se obtuvieron en pacientes con infecciones microbianas en piel, Diabetes tipo II, Asma Bronquial, Hiperplasia Prostática, Psoriasis, Infertilidad, Polineuropatías y Lupus Eritematoso, fundamentalmente.

..."[377]

---

[377] Ref. Bibliográfica #: 28, 32, 44, 55. Grupo Empresarial "LABIOFAM S.A.".

"...

Estudios farmacológicos del Vimang:

El estudio farmacológico del ingrediente activo y las formulaciones Vimang ha estado dirigido a la comprobación de sus propiedades como producto Antioxidante, Anticancerígeno, Antitumoral de amplio espectro, dadas las evidencias obtenidas en el estudio etnomédico, que permiten demostrar no solo su participación en los mecanismos Antioxidantes del organismo humano, sino además, cómo estas propiedades Antioxidantes influyen en importantes sistemas fisiológicos, a través de la demostración de sus propiedades Inmunomoduladora, Analgésica, Antinflamatoria, Vasorelajadora y Espasmolítica.

La demostración de estas propiedades ha permitido fundamentar los efectos tan significativos del Vimang sobre los índices de calidad de vida, cuyos resultados han sido incluso comparables a los productos similares existentes en la práctica médica para el tratamiento del dolor y la inflamación (Indometacina y Naproxeno Sódico) con la ventaja de no presentar alteraciones de la mucosa gástrica por su ingestión durante períodos prolongados de tratamiento.

El efecto de prevención Antioxidante del Vimang viene dado por la presencia de elementos importantes que se unen a proteínas que participan en el mecanismo de prevención endógeno.

La administración diaria de Vimang por vía oral permite disponer de un suplemento de Hierro que puede aumentar la eficiencia de eliminación de los Radicales Libres por parte de las proteínas que requieren de este elemento (Hierro) y participan en el mecanismo de prevención Antioxidante, tales como, la Ferritina, Transferrina y Mioglobina (Antianémicos).

- ✓ **Ferritina (FTL):** Es la principal proteína almacenadora de Hierro en los vertebrados. Su cuantificación en sangre y fluidos se utiliza en medicina principalmente para el diagnóstico de las Anemias Ferropénicas. Su valor es proporcional a los depósitos de Hierro." [378]

...

---

[378] **Ref. Bibliográfica #:** 28, 32, 44, 55. Grupo Empresarial "LABIOFAM S.A.".

"...

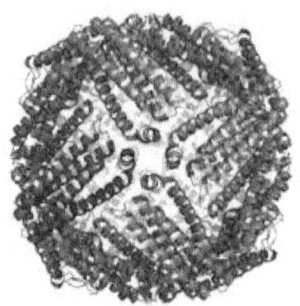

La deficiencia de Hierro es la causa más común de todas las deficiencias nutricionales, es además, la causa más frecuente de Anemia en la práctica de la medicina general y de la Hematología.

Se ha tomado como supuesto que más del 95 % de las anemias en una población aparentemente sana, se debe a deficiencia de Hierro, determinándose en pocos estudios, su confirmación a través de la prueba terapéutica o por otros exámenes de laboratorio.

En general, los valores bajos de Ferritina están acompañados de niveles bajos de Hierro. El embarazo es otra situación con valores disminuidos de Ferritina. Los valores altos indican niveles altos de Hierro, que se asocian a otras enfermedades como Hemocromatosis, Hemosiderosis, Intoxicación por Hierro o Anemias Megaloblástica y Hemolítica. La medición del valor de la Ferritina se utiliza también para el control de los depósitos de Hierro en la Insuficiencia Renal Crónica.

Tiene la forma de una esfera ahuecada o con una cavidad interna, que constituye la parte proteica denominada Apoferritina, y que forma la cubierta que protege al Hierro que se encuentra en su interior. En otras palabras, la molécula sin el Hierro se denomina Apoferritina, con un peso molecular de 430 000 a 480 000 Daltons; y la molécula con el Hierro se denomina Ferritina, y tiene un peso molecular de 900 000 Da.
..." [379]

---

[379] Ref. Bibliográfica #: 28, 32, 44, 55. Grupo Empresarial "LABIOFAM S.A.".

"...
Su vida media es de aproximadamente 50 a 75 horas. Se encuentra presente en grandes concentraciones en el Hígado, el Bazo, la Médula Ósea y el músculo esquelético. Pero también ha sido identificada en muchos otros tejidos en casi todas las células corporales, incluyendo los Leucocitos, el Plasma e incluso tejidos neoplásicos (como marcador tumoral).

La importancia fundamental de la Ferritina es la de poder mantener almacenado el Hierro en los depósitos. El Hierro iónico no unido es tóxico y el Hierro es esencial para la vida y debe ser conservado.

Por lo tanto, el poder ser almacenado en los tejidos no solo evita su toxicidad, sino que puede ser utilizado cuando el organismo lo requiera. Ahora bien, la Ferritina en los tejidos está completamente saturada con Hierro, permitiendo de esta manera que el Hierro libre pueda ser incorporado inmediatamente.

- ✓ **Transferrina – TF (Siderofilina):** Es la proteína transportadora específica del hierro en el Plasma.

Se trata de una Beta 2 Globulina, de forma elipsoidal y con un peso molecular que varía entre los 70 000 y los 95 000 Da. La función principal de la Transferrina, como ya se dijo, es la de unir estrechamente el Hierro en forma férrica, además de unir a otros metales. La Transferrina es sintetizada en el Sistema Retículo Endotelial (SRE), pero principalmente en el Hígado. Tiene una vida media de 8 a 10 días y se encuentra en el Plasma saturada con Hierro en una tercera parte normalmente.

..."[380]

---

[380] **Ref. Bibliográfica #:** 28, 32, 44, 55. Grupo Empresarial "LABIOFAM S.A.".

"...

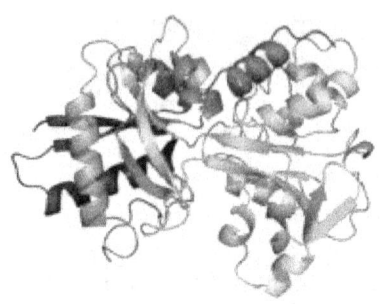

El Hierro que se absorbe en los alimentos, es transportado en la sangre por la Transferrina y almacenado en Ferritina, para ser utilizado en la Síntesis de Citocromos y de enzimas que contienen Hierro como la Mioglobina y la Hemoglobina.

Entre las primeras, son utilizadas frecuentemente la concentración del Hierro plasmático cuyo límite inferior es 60 µg/dl, la capacidad total de saturación de la Transferrina por Hierro cuyos límites normales son de 300 a 360 µg/dl y el porcentaje de saturación de Transferrina obtenida multiplicando por 100 la concentración de Hierro plasmático y dividiéndolo por la capacidad total de saturación de Transferrina.

Este último índice, considerado como el más exacto de los tres, presenta en la deficiencia de Hierro, niveles entre 15 y 16 %. La concentración de Porfirina no Saturada con Hierro (Protoporfirina) de los Eritrocitos es otra prueba diagnóstica y se encuentra aumentada por encima de 100 µg/dl en pacientes con deficiencia de Hierro. Se ha señalado, que tanto el porcentaje de saturación de Transferrina como la concentración de Protoporfirina miden el grado de deficiencia Eritropoyética. En cambio la concentración de Ferritina en el Plasma mide el grado de depleción tisular de Hierro, estableciéndose como límite inferior una concentración > de 12 µg/L.

"[381]
...

---

[381] **Ref. Bibliográfica #:** 28, 32, 44, 55. Grupo Empresarial "LABIOFAM S.A.".

"...

- ✓ **Mioglobina (MB):** Es una hemoproteína muscular, estructuralmente y funcionalmente muy parecida a la Hemoglobina, es una proteína relativamente pequeña constituida por una cadena polipeptídica de 153 residuos aminoacídicos que contiene un grupo Hemo con un átomo de Hierro, y cuya función es la de almacenar y transportar Oxígeno. También se denomina Miohemoglobina o Hemoglobina Muscular.

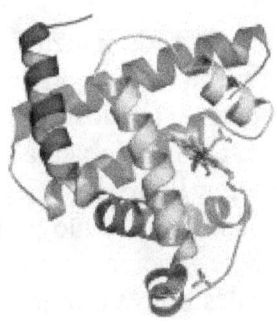

Las mayores concentraciones de Mioglobina se encuentran en el músculo esquelético y en el músculo cardíaco, donde se requieren grandes cantidades de O_2 para satisfacer la demanda energética de las contracciones.

La capacidad de la Mioglobina y la Hemoglobina para enlazar Oxígeno depende de la presencia de un componente no polipeptídico, denominado Grupo Hemo. Este grupo confiere a la Hemoglobina y a la Mioglobina su color característico. A las unidades no polipeptídicas que se requieren para la actividad biológica de las proteínas se les denomina Grupos Prostéticos. A las proteínas conjugadas sin su característico Grupo Prostético se les llama Apoproteínas.

El Grupo Hemo consta de una parte orgánica y un átomo de Hierro. La parte orgánica es la Protoporfirina y está formada por cuatro Grupos Pirrólicos.

..." [382]

---

[382] **Ref. Bibliográfica #:** 28, 32, 44, 55. Grupo Empresarial "LABIOFAM S.A.".

"...

Los cuatro Pirroles están unidos por medio de puentes Meteno para formar un anillo Tetrapirrólico. A este anillo están enlazados cuatro Metilos, dos Vinilos y dos cadenas laterales de Propionato.

Otro suplemento importante para este efecto preventivo es el Cobre, que cumple una función similar a la del Hierro, pero a través de su unión a la Albúmina, Metalotioneínas y Ceruloplasmina.

Un elemento presente en las formulaciones de Vimang que cumple un efecto Quimiopreventivo importante es el Selenio, cuyo contenido alcanza incluso la dosis diaria recomendada como suplemento nutricional. El Selenio actúa también como un cofactor enzimático de la Glutation Peroxidasa, enzima que participa en los mecanismos de reparación del daño oxidativo, por lo que este elemento cumple la doble función de prevenir y reparar los efectos causados por los Radicales Libres (Anticancerígeno y Antitumoral).

Por otra parte, se ha demostrado que el Selenio ejerce un efecto Quimiopreventivo contra el Cáncer y se ha reportado que la deficiencia de Selenio en el organismo humano es un factor de riesgo para contraer esta enfermedad.

La presencia de Cobre y Zinc como microelementos complementa las acciones preventiva y reparadora del mecanismo Antioxidante del Vimang, como cofactores enzimáticos de la Superóxido Dismutasa y otras metaloenzimas. La deficiencia de estos microelementos en Plasma humano se ha correlacionado con la ocurrencia de diversas enfermedades y patologías inflamatorias, entre las que se destaca la Neuritis Oftálmica y Periférica.

Finalmente, el suplemento de Calcio y Magnesio, aunque no alcanza los niveles de dosis recomendados como suplemento nutricional, constituyen elementos adicionales que, junto a la presencia de Hierro, Cobre, Zinc y Selenio, le otorgan a los productos Vimang un alto valor como suplemento dietético.

..." [383]

---

[383] Ref. Bibliográfica #: 28, 32, 44, 55. Grupo Empresarial "LABIOFAM S.A.".

"...

La principal propiedad Antioxidante de los productos Vimang viene dada por su efecto protector, debido a la presencia mayoritaria de Polifenoles, Terpenoides y Ácidos Grasos Poliinsaturados. Los componentes mayoritarios de las formulaciones Vimang son la Manguiferina y el Ácido Manguiferónico. El primero es una Xantona Glicosilada, mientras que el segundo tiene un grupo Carboxilo adyacente a la función de la Célula Cetónica. De estos dos componentes el más estudiado ha sido la Manguiferina, cuya estructura cumple con los 4 requisitos que se han descrito en la literatura científica para lograr la mejor biodisponibilidad por la vía oral.

Elementos presentes en el ingrediente activo de las formulaciones Vimang

Elemento	Contenido por dosis unitaria (mg)	Contenido por dosis diaria media (mg)
Selenio	50 a 60	200 a 240
Cobre	5 a 10	20 a 40
Zinc	5 a 10	20 a 40
Hierro	40 a 60	160 a 240
Calcio	250 a 300	1000 a 1200
Magnesio	30 a 50	120 a 200

Se presenta farmacéuticamente en Cápsulas de 300 mg (3 a 4 cápsulas diarias, las cuales deben ser ingeridas antes de los alimentos); Crema Dermoestimulante al 30 % (se aplica una capa fina sobre la zona de la piel que se desea estimular y se frota suavemente para garantizar su penetración. La dosis recomendada es de 3 a 4 aplicaciones diarias, la última antes de dormir); Jarabe 120 ml (una cucharada después de cada comida) y Extracto Acuoso.

," 384
...

---

[384] **Ref. Bibliográfica #:** 28, 32, 44, 55. Grupo Empresarial "LABIOFAM S.A.".

"...
> **Espirulina (Spirulina, Arthrospira):** Es una bacteria perteneciente al grupo Cyanobacteria (anteriormente conocido como Cyanophyta o como grupo de las Algas Verde – Azules). Se trata de un alga fotosintética pluricelular minúscula de color verde – azulosa de apenas medio milímetro de longitud. Habita el planeta desde hace 3 mil millones de años, crece u se multiplica en aguas saladas alcalinas de ciertos lagos de África, Asia Subtropical y América.

La Espirulina es un alimento de elevado valor nutricional para animales y seres humanos. En los suplementos nutricionales, están principalmente integradas dos especies de Cianobacterias: Arthrospira Platensis y Arthrospira Maxima.

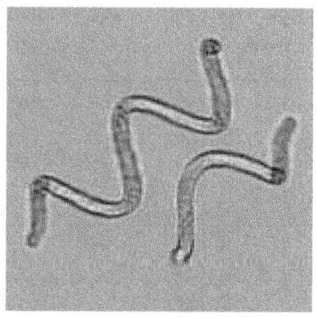

El empleo de la Spirulina para la alimentación no es algo nuevo, puesto que existen evidencias de que los Aztecas las consumían procedentes del Lago de Texcoco. Asimismo otras culturas de la zona del Lago Chad, como los Kanenmbu, también incluían en su dieta habitual Spirulina en forma de galletas.

Las crónicas de la conquista de México mencionan una especie de vegetación que se formaba en la superficie de las aguas del Lago de Texcoco y era recogida por los Aztecas que, después de secarla y asarla, la consumían como alimento con el nombre de Tecuitlatl que en lengua quiere decir "Producto de Piedra" pues habían observado que solo se formaba en aguas con alto contenido de sales minerales.

..." [385]

---

[385] Ref. Bibliográfica #: 28, 32, 44, 55. Grupo Empresarial "LABIOFAM S.A.".

"...

El Tecuitlatl de los Aztecas es la Spirulina (Spirulina Máxima) y es un alga cianofícea que en los últimos años ha sido objeto de crecientes investigaciones. Sosa Texcoco, S.A. conocía de la existencia del alga y a partir de 1967, junto con otras entidades, realiza estudios y experimentos para se lleve a cabo el aprovechamiento industrial de la Spirulina.

En España, la Spirulina habita de forma salvaje en el Parque Nacional de Doñana (Huelva) cuya población junto con otras bacterias es la dominante en los primeros meses de verano desplazando a algas clorofitas como parte del fitoplancton principalmente en la Laguna de Santa Olalla.

A pesar de que esta bacteria no es originaria de España se cree que llegó transportada por flamencos desde las lagunas volcánicas africanas en sus migraciones, puesto que es en su superficie donde crece con mayor profusión, debido a la ausencia de competidores provocada por la alcalinidad y salinidad de sus aguas.

La humanidad conoce esta bacteria desde hace siglos, pero es en la última mitad del siglo XX cuando empieza a emplearse industrialmente. De hecho su cultivo industrial no se inició hasta 1962 en la zona del Chad. Se trata de un cultivo idóneo para zonas áridas en las que la salinidad del agua la hace no apta para su empleo agrícola tradicional.

Hoy por hoy su principal empleo es para alimentación y mayoritariamente se consume en crudo en forma de Tabletas de Spirulina prensada. De hecho es muy fácil encontrarla en nuestros supermercados en la zona de suplementos dietéticos. Sus principales consumidores son los vegetarianos debido a dos características: su elevado contenido en proteínas de alto valor biológico y su contenido en vitamina B12. También se emplea como fuente de pigmentos como son la Ficocianina o Xantofilas o de Ácidos Grasos Poliinsaturados.
" [386]
...

---

[386] **Ref. Bibliográfica #:** 32, 44, 55. Grupo Empresarial "LABIOFAM S.A.".

"...
Debido al alto contenido en proteínas también se ha estudiado el reemplazo de proteína de Soja con Spirulina para alimentación animal, de hecho el sobrenombre de Spirulina es "Proteína Unicelular". Además se suele utilizar la Spirulina como alimento de peces de fondo.

Espirulina seca, valor nutricional por cada 100 g:

- **Energía:** 290 kcal (1 210 kJ).
- **Carbohidratos:** 23.9 g.
- **Grasas:** 5.38 g (Saturadas: 2.65 g, Monoinsaturadas: 0.675 g, Poliinsaturadas: 2.08 g).
- **Proteínas:** 57.47 g.
- **Agua:** 4.68 g.
- **Vitamina A:** 29 µg (3 %), β – Caroteno: 342 µg (3 %).
- **Tiamina (vit. B1):** 2.38 mg (183 %).
- **Riboflavina (vit. B2):** 3.67 mg (245 %).
- **Niacina (vit. B3):** 12.82 mg (85 %).
- **Ácido Pantoténico (vit. B5):** 3.48 mg (70 %).
- **Vitamina B6:** 0.364 mg (28 %).
- **Vitamina E:** 5 mg (33 %).
- **Calcio:** 120 mg (12 %).
- **Hierro:** 28.5 mg (228 %).
- **Magnesio:** 195 mg (53 %).
- **Manganeso:** 1 900 mg (95 %).
- **Fósforo:** 118 mg (17 %).
- **Potasio:** 1 363 mg (29 %).
- **Sodio:** 1 048 mg (70 %).
- **Zinc:** 2 mg (20 %).

..."[387]

---

[387] Ref. Bibliográfica #: 32, 44, 55. Grupo Empresarial "LABIOFAM S.A.".

"...
Sus características nutricionales son las siguientes:

- ✓ **Proteínas:** Alrededor de un 65 a 70 % en peso seco está formado por proteínas. Lo más importante es su composición de todos los aminoácidos esenciales y 9 no esenciales, además, su disponibilidad es muy alta, por ejemplo para la Lisina se ha descrito un 85 % de biodisponibilidad.

- ✓ **Glúcidos:** Entre un 8 y un 14 % de azúcares complejos naturales, principalmente en forma de Polisacáridos de los que sus monómeros mayoritarios son Glucosa, Galactosa, Manosa y Ribosa.

- ✓ **Lípidos:** Aproximadamente 7 % en forma de Ácidos Grasos Esenciales, pero tanto su cantidad como composición varía en función de las condiciones de cultivo, principalmente luz y Nitrógeno. Si la luz es escasa aumentará el contenido de Lípidos como reserva de energía.

- ✓ **Ácidos nucleicos:** Su bajo contenido en ácidos nucleicos hace de la Spirulina un producto idóneo para suplementación en pacientes con antecedentes o predisposición a la Gota, puesto que en el metabolismo de los ácidos nucleicos se genera Ácido Úrico.

- ✓ **Vitaminas:** Al tratarse de organismos fotoautótrofos tiene elevadas concentraciones de pigmentos, entre ellos β – Caroteno, esto es, provitamina A, todas las vitaminas del complejo B, vitamina E.

En Cuba se comercializa en nuestras farmacias el Spirel, un Suplemento Nutricional Vigorizante y Energético a base de Spirulina Platensis utilizado en el tratamiento de enfermedades causadas por déficit de proteínas, vitaminas, minerales y Oligoelementos, contribuyendo a equilibrar el organismo.

," 388
...

---

[388] **Ref. Bibliográfica #:** 32, 44, 55. Grupo Empresarial "LABIOFAM S.A.".

"...

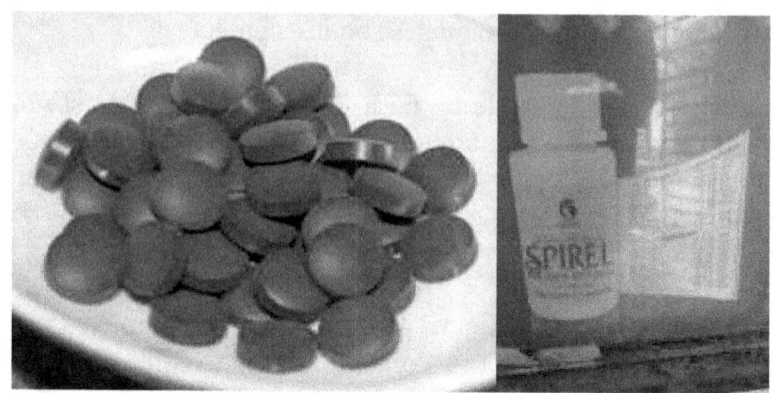

Composición para 6 tabletas:

- **B – Caroteno (provitamina A):** 3.31 mg (110 %).
- **Tiamina (vit. B1):** 74.4 mcg (5.3 %).
- **Riboflavina (vit. B2):** 91.2 mcg (5.3 %).
- **Niacina (vit. B3):** 336 mcg (1.8 %).
- **Ácido Pantoténico (vit. B5):** 2.4 mcg (0.024 %).
- **Piridoxina (vit. B6):** 19.2 mcg (0.96 %).
- **Biotina (vit. B7):** 0.12 mcg (0.03 %).
- **Ácido Fólico (vit. B9):** 0.24 mcg (0.06 %).
- **Cianocobalamina (vit. B12):** 7.2 mcg (120 %).
- **A – Tocoferol (vit. E):** 240 mcg (0.8 %).
- **Inositol:** 1.53 mcg.
- **Potasio (K):** 31.2 mg (0.89 %).
- **Calcio (Ca):** 27.24 mg (2.72 %).
- **Fosforo (P):** 20.16 mg (2.01 %).
- **Sódio (Na):** 15.6 mg (0.65 %).
- **Magnesio (Mg):** 10.56 mg (2.77 %).
- **Hierro (Fe):** 3.84 mg (21.3 %).
- **Zinc (Zn):** 480 mcg (3.2 %).
- **Manganeso (Mn):** 120 mcg (4.0 %).
- **Cobre (Cu):** 26.4 mcg (1.32 %).
- **Cromo (Cr):** 6.48 mcg (3.24 %).
- **Selenio (Se):** 0.48 mcg (0.43 %).
- **Germanio (Ge):** 0.14 mcg.

" [389]
...

---

[389] **Ref. Bibliográfica #:** 32, 44, 55. Grupo Empresarial "LABIOFAM S.A.".

"...

Esta microalga posee un pigmento azul denominado Ficocianina, Antioxidante por excelencia que activa el Sistema Inmune al cual se le atribuyen propiedades Antitumorales y Antinflamatorias, entre otras bondades. Como carece de Celulosa dura en la pared celular, proporciona mejor digestibilidad de la proteína (95 %), por lo que favorece a los individuos con mala absorción intestinal.

Los Ácidos Grasos Esenciales se encuentran en proporción mayoritaria dentro de los Lípidos constituyentes. En particular, el Ácido Linolénico es precursor de las Prostaglandinas (PGE), y en algunas investigaciones se ha encontrado una disminución de este ácido graso y la PGE en enfermedades degenerativas. Se ha podido comprobar también un efecto beneficioso del Ácido Linolénico en las Artritis, la Obesidad, el Alcoholismo, enfermedades neurosiquiátricas y en estados inflamatorios.

Como otras algas, absorbe y forma complejos orgánicos naturales con Oligoelementos muy importantes, los que son fácilmente asimilados por el organismo. Los minerales inorgánicos son necesarios para la reconstrucción estructural de los tejidos corporales, y participan en procesos como la acción de los sistemas enzimáticos, la contracción muscular, las reacciones nerviosas y la coagulación de la sangre.

El Selenio, el Zinc y el Cobre, por ejemplo, forman parte de funciones bioquímicas importantes en la preservación de la estructura y función de los tejidos en el Sistema Nervioso Central, además de poseer una marcada acción Antioxidante. De Hierro (elemento esencial para la producción normal de Hemoglobina) tiene unas 20 veces mayor contenido que los alimentos comunes más ricos.

Estudios acerca de la biodisponibilidad de Hierro presente en el alga plantean que es absorbido en un 60 % más que el presente en las tabletas de Sulfato Ferroso.

..." [390]

---

[390] **Ref. Bibliográfica #:** 32, 44, 55. Grupo Empresarial "LABIOFAM S.A.".

"...

Una ventaja de la Espirulina sobre otras algas es su bajo contenido de Yodo y Sodio, lo que hace que mayor número de personas puedan consumirla.

Es uno de los alimentos más ricos en Beta – Carotenos (Provitamina A), constituyente que, junto con la vitamina E y el Superóxido Dismutasa, protegen a las células contra deterioro causado por los Radicales Libres (Antioxidante). La vitamina A es esencial para las Células Epiteliales y para un crecimiento normal. Este efecto Antioxidante protege al Cristalino, evitando así la aparición de Cataratas.

En general, la vitamina E se absorbe limitadamente, por lo que su déficit en el organismo es frecuente. Se conoce que esta vitamina es esencial para proteger la integridad y estabilidad de la Membrana Axonal. Las vitaminas del importante complejo B tienen funciones estrechamente relacionadas, por lo que el déficit de cualquiera de ellas afecta el metabolismo de las otras.

Excepto la Niacina, sintetizada a partir del Triptófano en el organismo humano, estas vitaminas deben obtenerse de fuentes exógenas (Vegetales, Carne Blanca) o a partir de los microorganismos de la flora intestinal, como es el caso de la B12. La vitamina B1 (factor más importante en el metabolismo del Sistema Nervioso Central) no solo es aportada directamente por la Espirulina, sino que su absorción se hace más eficiente por el incremento que produce de los Lactobacilos.

El Ácido Fólico y la vitamina B12 (Cianocobalamina) son vitaminas con funciones cooperadas en la Síntesis de Nucleótidos Purínicos y Pirimidínicos, y en la obtención de Metionina. El déficit de Ácido Fólico y vitamina B12 tiene su causa más común en una alimentación insuficiente, pudiendo aparecer desórdenes polineuropáticos y neurosiquiátricos. Los requerimientos de vitamina B12 diarios se alcanzan con solo ingerir 3 g de Espirulina, sin necesidad de adicionar ningún otro producto de origen natural." [391]
...

---

[391] Ref. Bibliográfica #: 32, 44, 55. Grupo Empresarial "LABIOFAM S.A.".

"...

Contiene los ocho aminoácidos esenciales, es decir, aquellos que deben ser tomados en los alimentos, pues el organismo humano no puede sintetizarlos. La Síntesis de las Proteínas Humanas los requiere en su conjunto, y son necesarias para favorecer el crecimiento y mantener la salud. La abundante cantidad de Metionina presente posibilita la formación de Colina, precursor de la Mielina, y junto a la Cisteína constituyen la fuente de Azufre para la conversión del Cianuro en Tiocianato, por lo que juega una función de desintoxicación en relación con el Cianuro.

Su contenido de Fenilalanina justifica su empleo en dietas de adelgazamiento. Este aminoácido actúa como supresor natural del apetito, pues produce una sustancia conocida como Colecistokinina, la que actúa rápidamente sobre el Hipotálamo, centro que controla la sensación de apetito. La Ficocianina (presente en altas concentraciones en esta alga) ejerce efectos Antioxidantes y Antinflamatorios demostrados.

Spirel, puede incorporarse a cualquier persona desde los niños, mujeres embarazadas y hasta personas mayores de edad, además puede asimilarse normalmente en la dieta vegetariana, es un Vigorizante natural para niños, ancianos y convalecientes al poseer un alto valor nutritivo y energético. A su vez, incrementa la lactancia en las madres. Tiene efectos beneficiosos en pacientes que sufren de Pancreatitis, Hepatitis y Cirrosis. Baja los niveles de Colesterol. Incrementan la actividad defensiva de los Macrófagos por su capacidad de transformar la Arginina en Ornitina por lo que fortalece la respuesta inmunológica ante cualquier infección del organismo.

Esta microalga ayuda al Riñón en su cometido de eliminar metales pesados procedentes de la polución medio – ambiental, así como, suavizar los efectos secundarios producidos por algunos fármacos. También por su excelente y variada composición natural, Spirulina no produce efectos secundarios, no es tóxica, no es doping y no crea dependencia.
" [392]
...

---

[392] **Ref. Bibliográfica #:** 32, 44, 55. Grupo Empresarial "LABIOFAM S.A.".

"...
Investigaciones realizadas desde la década del 1980, indican que produce buenos resultados cuando se emplea como suplemento dietético en pacientes con afecciones intestinales o renales, Diabetes Mellitus, acné, Enfermedades Cardiovasculares, Cáncer o Sida. El consumo de vitaminas y minerales en esta fuente natural es ventajoso con respecto a sus análogos sintéticos, ya que se encuentran enlazados a complejos de proteínas, Hidratos de Carbono, Lípidos y Quelatos, que en su conjunto son fácilmente asimilables por el organismo.

Reportes científicos señalan efectos beneficiosos de la Espirulina en el tratamiento de algunas enfermedades que presentan desórdenes neuropáticos asociados, como la Diabetes, algunos tipos de tumores y Anemias, bien sea por el control de los niveles de azúcar en sangre, por su efecto Antioxidante o por el aporte de grandes cantidades de Hierro, Ácido Fólico y vitamina B12, respectivamente. También posee actividad Antiviral contra varios virus patógenos.

➢ **Ferrical:** Suplemento dietético, Reconstituyente humano.

Sirope rico en Fructosa de Caña de Azúcar (44 %), Miel de Abeja (35.5 g); Proteínas Hidrolizadas de Eritrocitos Equinos (34 g); sustancias auxiliares (22 %).

Composición nutricional en 100 ml: proteínas (8.0 g); Hierro Grupo Hemo (28 mg); Carbohidratos (28 g); minerales (0.42 g); vitaminas del complejo B (0.035 g); valor energético (144 kcal).

Aporte de proteínas, vitaminas y minerales. Mejoramiento del apetito. Restaurador del estado nutricional. Aporte de aminoácidos esenciales. Ayuda a la inmunidad (aporte de Glutaminas). Suplemento dietético. Mejora signos y síntomas de la Anemia.

✓ **Adultos:** Una cucharada (8 ml) diaria en almuerzo y comida (no entre comidas).
..." [393]

---

[393] **Ref. Bibliográfica #:** 32, 44, 55. Grupo Empresarial "LABIOFAM S.A.".

"...

- ✓ **Niños:** 2 cucharadas (16 ml), en almuerzo y comida (no entre comidas).

- ✓ **Frascos de PET:** 200 ml, 250 ml, 500 ml y 1 L. (Venta liberada en todas las farmacias).

- ➢ **Glucosamina ($C_6H_{13}NO_5$):** La Glucosamina es un amino azúcar que actúa prominentemente como precursor de la síntesis bioquímica en la glicosilación de las proteínas y de los Lípidos. La Glucosamina se encuentra principalmente en el exoesqueleto de los crustáceos y otros artrópodos, en los hongos y en otros muchos organismos, siendo el Monosacárido más abundante. Se sintetiza comercialmente mediante la hidrólisis de exoesqueletos de crustáceos. La Glucosamina también es utilizada de forma bastante común en el tratamiento de la Artritis y la Artrosis, a pesar de que su aceptación como medicamento terapéutico sea variable. Aparece en la literatura también como Quitosamina.

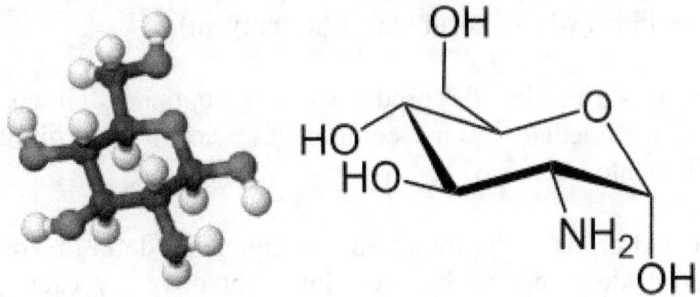

La Glucosamina oral se emplea en el tratamiento de la Artritis y la Artrosis ya que es el precursor de los Glicosaminoglicanos y los Proteoglicanos, se puede decir que favorecen al desarrollo de los tejidos cartilaginosos servida como suplemento dietético se emplea también en la reconstrucción de los cartílagos.

Su empleo en la Osteoartritis es aparentemente seguro, como muestran los resultados obtenidos hasta el momento en diversos ensayos clínicos.
," [394]
...

---

[394] **Ref. Bibliográfica #:** 32, 44, 55. Grupo Empresarial "LABIOFAM S.A.".

"...

Dado que la Artritis y la Osteoartritis son Enfermedades Autoinmunes en las cuales la Glucosamina ha demostrado su efecto beneficioso, se está ensayando su efecto Inmunomodulador en otras Enfermedades Autoinmunes, Esclerosis Múltiple (EAE), Lupus Eritematoso Sistémico (LES), Esclerodermia, etc.

La Glucosamina puede hacer descender la efectividad de determinados fármacos empleados en el tratamiento de la Diabetes tales como la Gliburida (DiaBeta, Glynase, Micronase); la Glipizida (Glucotrol); la Glimepirida (Amaryl); la Acarbosa (Precose); la Nateglinida (Starlix); la Metformina (Glucophage); la Pioglitazona (Actos); la Rosiglitazona (Avandia) y la Insulina. Por lo que los pacientes Diabéticos deben monitorear los niveles de Glicemia si consumen Glucosamina.

El Hidrocloruro de Glucosamina puede disminuir también la efectividad de algunos fármacos empleados en el tratamiento del Cáncer (Quimioterapéuticos), como pueden ser la Etoposida (VP16, VePesdfdid) y la Doxorubicina (Adriamycin).

Existen variedades de productos que contienen Glucosamina e incluso, pueden estar combinadas con Condroitina como Suplemento Dietético.

La Condroitina es un importante componente de la mayoría de los tejidos de vertebrados e invertebrados y está presente principalmente en aquellos que poseen una gran matriz extracelular, como los que forman los Tejidos Conectivos del cuerpo, cartílago, piel, vasos sanguíneos, así como, los ligamentos y los tendones. El Condroitín Sulfato aporta al cartílago sus propiedades mecánicas y elásticas, y le proporciona a este tejido mucha de su resistencia a la compresión.

" [395]
...

---

[395] **Ref. Bibliográfica #:** 32, 44, 55.

Condroitín Sulfato.

Por cada 3 tabletas contiene 1 500 mg de Glucosamina y 1 200 mg de Sulfato de Condroitín.

Ingerir una tableta diaria, preferentemente con la comida. Las personas alérgicas a los mariscos deben tener cuidado al ingerir estas sustancias.

- **Interferón:** El Interferón es una proteína producida naturalmente por el Sistema Inmunitario de la mayoría de los animales como respuesta a agentes externos, tales como virus y células cancerígenas. El Interferón pertenece a la clase de las Glicoproteínas como las Citocinas.

En los seres humanos hay tres tipos principales de Interferón: El primer tipo está compuesto por 14 diferentes isoformas del Interferón Alfa, e isoformas individuales Beta, Omega, Épsilon y Kappa. El segundo tipo consiste en el Interferón Gamma. Recientemente se ha descubierto una tercera clase de Interferón, el Lambda, con 3 isoformas diferentes.

Existen hongos en la naturaleza como Lingzhi o El Hongo de la Inmortalidad (Ganoderma Lucidum) que favorecen en forma natural la producción de Interferón Gamma en el cuerpo humano.

---

[396] **Ref. Bibliográfica #:** 32, 44, 55. FDC Vitamins, LLC 2008.

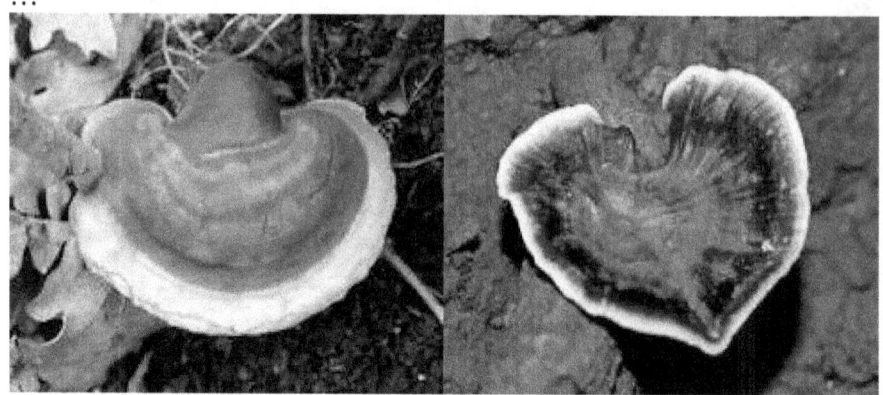

"...

Es muy utilizado por los Alquimistas chinos para curar numerosas enfermedades debido a su amplia composición química y sus beneficios orgánicos.

Es una fuente de Polisacáridos biológicamente activos con propiedades medicinales gigantescas, además contiene: Ergosterol, Cumarina, Manitol, Lactonas, Alcaloides Chuang, Ácidos Grasos Insaturados, vitaminas y minerales.

A diferencia de muchos otros hongos, que tienen hasta un 90 % de contenido de humedad, este sólo contiene alrededor de 75 % de agua.

Otros componentes encontrados en este hongo son: Adenosina (Reductor de la agregación plaquetaria, Analgésico y Relajante muscular); Ganoderan A, B (Polisacáridos Hipoglicémicos reductores de azúcar en la sangre); Ganoderan C (Polisacárido Hipoglicémico reductor de azúcar en la sangre); Polisacárido Cardiotónico; GL-I (Polisacárido con propiedades Antitumorales); Beta – D – Glucan (Polisacárido Inmunoestimulante); FA, FI, FI1A (Polisacáridos con propiedades Antitumorales); Ganodermadiol (Triterpeno Antihipertensivo Inhibidor de la Enzima Convertidora de Angiotensina – ECA)."[397]
...

---

[397] **Ref. Bibliográfica #:** 32, 44, 55. FDC Vitamins, LLC 2008.

"...

Además, Ácido Ganodérico B (Triterpeno que ha demostrado Inhibir la Síntesis del Colesterol); G, A, B, D, F, H, K, S Triterpeno Antihipertensivo (Inhibidor de la ECA); G, A, B, C-2, D Triterpeno (Inhibe la liberación de Histamina); Ganodosterone (Esteroide natural Antihepatotóxico); Ling Zhi-8 (Proteína Amplía el espectro Antialérgico, Inmunomodulador); RS (Triterpeno Antihepatotóxico); Ácido Ganodérico Mf (Triterpeno Inhibidor de la Síntesis de Colesterol); Ácido Ganodérico T-O (Triterpeno Inhibidor de la Síntesis de Colesterol); Acido Oleico (Ácido Graso, Inhibe la liberación de Histamina No Saturada); Germanio Orgánico (Incrementa la oxigenación sanguínea, promueve el metabolismo y previene la degeneración tisular); LANOSTAN (Favorece la eliminación de Alergenos); p53 (Importante inhibidor de la invasión de células tumorales).

El Lingzhi se hierve durante dos horas, en rodajas o finamente pulverizado ya sea fresco o seco, se añade a una olla de agua hirviendo, el agua es entonces llevada a ebullición, el recipiente debe de estar cubierto. El líquido resultante debe ser de sabor bastante amargo, si se utilizan los de color rojo son más amargos que los de color negro.

Los extractos alcohólicos tienen varios efectos medicinales, incluyendo propiedades Antivirales en un número de estudios científicos. Científicamente, las Tinturas de Lingzhi pueden ser más efectivas que las Infusiones de Lingzhi para algunas dolencias, aunque prevalecen los Té en la Medicina Tradicional China.

Este hongo es mágico, es una verdadera lástima que en Cuba no existan.

El Interferón α y el Interferón γ se administran generalmente mediante inyecciones intramusculares. La inyección de Interferón en los músculos, venas o bajo la piel es comúnmente bien tolerada."[398]
...

---

[398] **Ref. Bibliográfica #:** 32, 44, 55.

"...

El Interferón Alfa ha sido usado en el tratamiento de la Hepatitis C y de la Leucemia Mielógena Crónica. El Interferón β es utilizado en el tratamiento y control de la Esclerosis Múltiple. Por un mecanismo aún desconocido, inhibe la producción de las Citocinas de Th1 y la activación de Monocitos. También tiene una labor importante en el Shock Séptico.

En Cuba se puede encontrar en las siguientes variantes:

✓ **Interferón Alfa – 2B Recombinante:** (Bulbo de 3, 5 y 10 millones de U): Tratamiento de enfermedades virales como infecciones por el Virus del Papiloma Humano (Papilomatosis Respiratoria Recurrente); Condiloma Acuminado; Hepatitis Viral (Subaguda, Insuficiencia Hepática Aguda de lactante, Subfulminante, Crónica tipo B y otras Hepatitis Crónicas); personas infectadas con el VIH SIDA; Dengue; Leucemia Mieloide Crónica; Linfoma No Hodgkin.

Dosis en adultos: 3 a $6/10^6$ U (diaria o de 1 a 3 veces a la semana) vía intramuscular, durante 6 semanas (o hasta que ocurra la remisión de la enfermedad), combinada con la aplicación tópica de la Crema de Interferón Alfa Recombinante (20 000 U por g) 3 veces al día.

➢ **PV-2:** Es un medicamento extraído a base de la esencia del Noni (cada tableta contiene 0.25 g de Morinda Royoc). Complemento Alimenticio, Antioxidante, Vigorizante, Estimulante, Revitalizador, Antiestrés. Tomar de 2 a 3 tabletas diariamente acompañando las comidas.

En el Noni se encuentran diversos principios químicos como: Escopoletina, Serotonina, Damnacantal, Terpenos, Esteroles, Xeronina, Ácido Ascórbico, Ácido Linoléico, Bioflavonoides, Glucopiranosas, Acubina, Asperulósido, Ácidos Caproico y Caprílico, Quercetin; Hierro, Zinc, Norepinefrina y Selenio entre otros.

..." [399]

---

[399] **Ref. Bibliográfica #:** 9, 32, 44, 55.

"...

Los sanadores tradicionales empleaban todas las partes de la planta del Noni, flores, corteza, raíces y especialmente, el fruto para tratar problemas de salud que iban desde las aftas hasta el Reumatismo. Las Lombrices Intestinales, fiebres y las infecciones de la piel eran algunas de las enfermedades más comunes tratadas con esta panacea polinesia.

Las hojas, flores, frutos y corteza se emplean como Tónicos, Antipiréticos y Descongestivos del tracto respiratorio. El Emplasto de las hojas se utiliza para la tos, y el zumo de las mismas se aplica como tópico para la Artritis. Se comercializa como Suplemento Dietético para estos y otros usos, incluyendo aún el tratamiento del Cáncer por posible efecto Antiangiogénico (es decir, supresor de la vascularización de tumores malignos).

El Noni es un estabilizador del pH, neutraliza la acidez, lo que hace posible la estabilidad de la función del Páncreas, Hígado, Riñones, Vejiga, Sistema Reproductor Femenino, etc.

Es eficaz contra 7 clases diferentes de bacterias perjudiciales y es eficaz contra los hongos y los parásitos.

Por lo tanto puede ayudar a mejorar condiciones como la Diabetes o Hipoglucemia, Colesterol, calambres menstruales, presión sanguínea alta o baja, Gota, Artritis, etc.

Los beneficios basados en los testimonios de personas que consumen el Noni y alegan sentir mejorías son: adicciones, tumores, úlceras, quemaduras del Sol, SIDA, alergias, Artritis, Asma, mejor circulación, resfriados, constipación, tos, depresión, Diabetes, drogadicción, migrañas, Esclerosis Múltiple, dolor en los músculos, Sistema Digestivo, energía, presión alta, infecciones; Cáncer en el Hígado, Cáncer en el Riñón, Cólico Menstrual, Cáncer de Próstata.

Se puede encontrar en jugo, néctar, tabletas, cápsulas, crema y Té."[400]
...

---

[400] **Ref. Bibliográfica #:** 9, 32, 44, 55. Grupo Empresarial "LABIOFAM S.A.".

"...

> **Polivit y Multivit:** Suplementos vitamínicos: vitamina A (2 500 UI), Clorhidrato de Tiamina (2.5 mg), Riboflavina (1.6 mg), Nicotinamida (20.0 mg), Ácido Fólico (0.25 mg), vitamina B6 (2.0 mg), vitamina B12 (0.006 mg).

Escoja uno de ellos (yo les he recomendado estos aunque Usted puede escoger otros) pero siempre siga las indicaciones del prospecto. Nunca mezcle más de un suplemento vitamínico – minerálico, el exceso de vitaminas puede ser perjudicial y además, la interacción de componentes homogéneos con otros heterogéneos puede producir reacciones indeseadas. Los pacientes oncológicos deben verificar en ellos, la cantidad de Sodio (que debe de ser mínima o preferentemente ausente) y el Selenio (que debe de ser abundante). Ojo con las interacciones medicamentosas, o sea, si está tomando algún otro medicamento, deberá tener cuidado y verificar las interacciones de cada uno de ellos antes de ingerir un suplemento.

- **Setas:** Consumir setas o hongos comestibles como el Champiñón (Agaricus Bisporus), Oronja (Amanita Caesarea), Gurumelo (Amanita Ponderosa), Oreja de Judas (Auricularia Aurícula – Judae), Seta de Calabaza (Boletus Edulis) entre otros; así como, el Bambú comestible. Estos se pueden mezclar con los Vegetales, Verduras, Hortalizas. Pueden mezclarse con la Carne Blanca. Pueden mezclarse con los Carbohidratos (o uno u otro, no ambos).

El Hummus (Puré de Garbanzos con Zumo de Limón) o Tahina (Pasta de Semillas de Sésamo) puede ser una opción para comer el Pan integral u otros Cereales. La receta básica es una mezcla de Garbanzos cocidos con Tahina, Ajo y Zumo de Limón en proporción variable, aunque una base habitual es: 500 g de Garbanzos, una o dos cucharadas soperas de Tahina, uno o medio diente de Ajo y el Zumo de medio Limón. Se hace con ello un puré de cierta consistencia, al que se añaden Especias como Comino, Coriandro o Alcaravea si se desea. En el momento de servir (frío o tibio), se aliña con Aceite de Oliva y Pimentón. [401]
..."

---

[401] **Ref. Bibliográfica #:** 9, 32, 44, 55. Grupo Empresarial "LABIOFAM S.A.".

"...

En ocasiones, previamente se frotan los Garbanzos cocidos dentro de su agua de cocción para que se desprenda la piel, que se retira (colar). El Hummus queda entonces más fino.

- **Miel:** Consumir Miel de Abeja (es sumamente alcalinizante). Consumirla sola o para endulzar los jugos, compotas. De no tener, utilizar Melaza de Caña, Melado de Caña o una pizca de azúcar prieta (como último remedio).

La Miel es un fluido dulce y viscoso producido por las Abejas a partir del néctar de las flores o de secreciones de partes vivas de plantas o de excreciones de insectos chupadores de plantas. Las Abejas lo recogen, transforman y combinan con la enzima Invertasa que contiene la saliva de las Abejas y lo almacenan en los panales donde madura. Además la Miel es una secreción que fue consumida anteriormente por éstas.

Las características físicas, químicas y organolépticas de la Miel vienen determinados por el tipo de néctar que recogen las Abejas. La Miel tiene sus cualidades reconocidas y utilizadas por los seres humanos desde tiempos remotos, como alimento y para endulzar naturalmente dos veces mayor que el Azúcar de Caña.

Al ser rica en azúcares como la Fructosa, la Miel es higroscópica (absorbe humedad del aire). La Miel virgen también contiene enzimas que ayudan a su digestión, así como, diversas vitaminas y Antioxidantes. Por esto suele recomendarse el consumo de la Miel a temperaturas no superiores a 60° C, pues a mayor temperatura empieza a perder propiedades beneficiosas al volatilizarse algunos de estos elementos.

La Miel tiene muchas propiedades terapéuticas (Havsteen 2002). Se puede usar externamente debido a sus propiedades Antimicrobianas y Antisépticas.

..."[402]

---

[402] **Ref. Bibliográfica #:** 26, 32, 44, 55, 68.

"...

Así, la Miel ayuda a cicatrizar y a prevenir infecciones en heridas o quemaduras superficiales. También es utilizada en cosmética (cremas, mascarillas de limpieza facial, tónicos, etcétera) debido a sus cualidades Astringentes y Suavizantes.

Debido a su contenido de azúcares simples, de asimilación rápida, la Miel es altamente calórica (cerca de 3.4 kcal/g), por lo que es útil como fuente de energía rápida.

Las Abejas añaden además una enzima llamada Glucosa Oxidasa. Cuando la Miel es aplicada sobre las heridas esta enzima produce la liberación local de Peróxido de Hidrógeno altamente Cicatrizante.

Es usada para el alivio sintomático del resfriado. Estudios en personas de entre 2 y 18 años con infecciones en las Vías Respiratorias demostraron que es capaz de aliviar las membranas irritadas en la parte posterior de la garganta y que tiene efectos Antioxidantes y Antivirales.

Además, un informe de la Organización Mundial de la Salud (OMS) la considera segura, fuera del período de la lactancia, para aliviar la tos. Los catarros se combaten en algunos países endulzando con Miel al Zumo de Limón o el Té de Cebolla. La Organización Mundial de la Salud recomienda el uso de Miel para el alivio de la tos en niños mayores de un año.

Es altamente perdurable, no caduca. Gracias a su alta concentración de azúcar, mata a las bacterias por Lisis Osmótica. Las levaduras aerotransportadas no pueden prosperar en la Miel debido a la baja humedad que contiene. El efecto preservante de la Miel se debe a su baja concentración de agua y es idéntico al que permite la prolongada conservación de los dulces y de las frutas en almíbar donde el alto contenido en azúcar disminuye el contenido de agua." [403]
...

---

[403] Ref. Bibliográfica #: 32, 44, 55.

"...

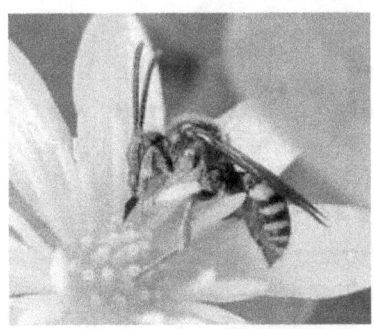

Componente	Rango	Contenido típico
Agua	14 – 22 %	18 %
Fructosa	28 – 44 %	38 %
Glucosa	22 – 40 %	31 %
Sacarosa	0.2 – 7 %	1 %
Maltosa	2 – 16 %	7.5 %
Otros azúcares	0.1 – 8 %	5 %
Proteínas y aminoácidos	0.2 – 2 %	-
Vitaminas, enzimas, hormonas, ácidos organitos y otros	0.5 – 1%	-
Minerales	0.5 – 1.5 %	-
Cenizas	0.2 – 1 %	-

El contenido en minerales es muy pequeño. Los más frecuentes son Calcio, Cobre, Hierro, Magnesio, Manganeso, Zinc, Fósforo y Potasio. Están presentes también alrededor de la mitad de los aminoácidos existentes, ácidos orgánicos (Ácido Acético, Ácido Cítrico, entre otros) y vitaminas del complejo B, vitamina C, D y E. La Miel posee también una variedad considerable de Antioxidantes (Flavonoides y Fenólicos).

..." [404]

---

[404] **Ref. Bibliográfica #:** 32, 44, 55.

"...

> **Azúcar de Mesa (Sacarosa). ¿Polémicas?:** El azúcar cuya fórmula química es ($C_{12}H_{22}O_{11}$), también llamado Azúcar Común o Azúcar de Mesa. La Sacarosa es un disacárido formado por una molécula de Glucosa y una de Fructosa, que se obtiene principalmente de la Caña de Azúcar o de la Remolacha.

En ámbitos industriales se usa la palabra azúcar o azúcares para designar los diferentes Monosacáridos y Disacáridos, que generalmente tienen sabor dulce, aunque por extensión se refiere a todos los Hidratos de Carbono.

El azúcar es una importante fuente de calorías en la dieta alimenticia moderna, pero es frecuentemente asociado a calorías vacías, debido a la completa ausencia de vitaminas y minerales.

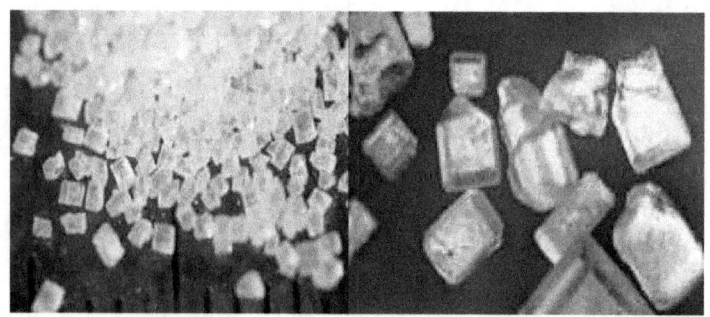

La azúcar blanca es sometida a un proceso de purificación químico, haciendo pasar a través del jugo de Caña, gas de Dióxido de Azufre (SO_2) que es un gas irritante y tóxico, afecta sobre todo las mucosidades y los Pulmones provocando ataques de tos. Si bien éste es absorbido principalmente por el sistema nasal, la exposición de altas concentraciones puede irritar el tracto respiratorio, causar Bronquitis y congestionar los Conductos Bronquiales de los asmáticos que provienen de la combustión del Azufre.

..." [405]

---

[405] **Ref. Bibliográfica #:** 32, 44, 55.

"...

La azúcar prieta (morena, negra o cruda) se obtiene del jugo de la Caña de Azúcar y no se somete a refinación, sólo Cristalizado y Centrifugado. Este producto integral, debe su color a una película de Melaza que envuelve cada cristal. Normalmente tiene entre 96 y 98 grados de Sacarosa. Su contenido de mineral es ligeramente superior al azúcar blanca, pero muy inferior al de la Melaza. El azúcar rubia, es menos oscuro que el azúcar moreno o crudo y con un mayor porcentaje de Sacarosa.

Nunca utilice la azúcar blanca ya que es un alimento muerto que perdió todos sus componentes y solo queda el elemento que endulza, la Sacarosa: molécula incompleta que saca del organismo al ser metabolizada, elementos minerales como Calcio, Potasio, Magnesio, etc. Es muy dañina para huesos, dientes, uñas y para el Páncreas, así como, favorece la Osteoporosis. Se debe disminuir la ingesta de azúcares, Monosacáridos, pan blanco y los refrescos. ¡Los pacientes oncológicos no pueden ingerir azúcar de ninguna (blanca, rubia o prieta), todo lo deben de endulzar con Miel de Abeja!

La entrada de azúcar blanca en sangre provoca que la Insulina y el IGF1 aumenten y por consiguiente incrementan la incidencia de Cáncer.

Nunca ingerir la Miel con las comidas, sino 1 hora antes o después, preferentemente por la mañana (fue el desayuno de los Emperadores Chinos durante milenios). Si vamos a guardar los jugos de frutas o los zumos de Vegetales en el refrigerador, no lo deben de hacer ya con la Miel incluida, sino que, se debe de echar la Miel en el vaso en el mismo momento en que se va a tomar el jugo.

Evite todos los edulcorantes artificiales, ya que son tóxicos para el Hígado y causan Hipoglucemia y fatiga (Sacarina, Aspartame, Sucralosa, Ciclamato, Neotame, Acesulfame K, Stevia, Sorbitol, Xilitol, Isomalt, etc.).

,, 406
..."

---

[406] **Ref. Bibliográfica #:** 32, 44, 55, 68.

"...

Existen sustitutos del azúcar como la Sacarina pero estos están hechos con Aspartamo ($C_{14}H_{18}N_2O_5$), que es un edulcorante no calórico de 150 a 200 veces más dulce que el azúcar. Es el Metiléster de 2 aminoácidos naturales, el Ácido Aspártico y la Fenilalanina, que en condiciones normales (Estómago) se hidroliza liberando ambos aminoácidos y bajo ciertas condiciones de pH elevado (Acidosis Metabólica) puede descomponerse en Metanol cuyo metabolito hepático, el formaldehído, podría resultar tóxico y cancerígeno.

- **Sal Yodada:** Utilizar la Sal Yodada solamente 2 – 3 g al día (una cucharadita ras de las de Café). ¡El paciente oncológico no puede consumir la Sal de Mesa en las comidas, sustitúyala por el Limón. Recuerde que las células tumorales necesitan Sodio para vivir, si elimina el Sodio la haces polvo!

El organismo dispone de un sistema regulador de las necesidades de Sal (Cloruro de Sodio – NaCl), esta regulación se efectúa a nivel del Cerebro, el cual avisa de la necesidad de aumentar la ingestión de Sal en caso de carencia, haciéndonos sentir ganas de comer algo salado.

La Sal pura posee cerca de 60.66 % de peso de Cloro elemental y un 39.34 % de Sodio (a veces aparece aproximado como un 60 – 40).

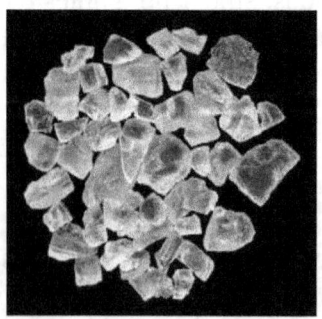 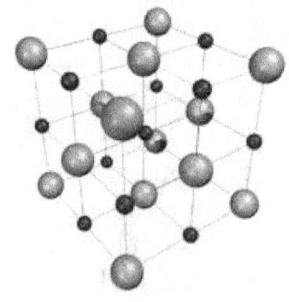

,, 407
..."

---

[407] Ref. Bibliográfica #: 32, 44, 55, 68.

"...

Se han realizado investigaciones acerca del consumo de Sal en los humanos, y se ha podido comprobar que el 10 % de la Sal que se ingiere proviene de forma natural de los alimentos, el 15 % proviene de lo que se añade durante la elaboración casera de los alimentos y el 75 % proviene de lo que añaden las industrias alimentarias en el procesado de los alimentos. Estos estudios demuestran que la población actual ingiere cerca de 10 g de Sal (10.7 g de Sal en los hombres 8 g para las mujeres), cifras superiores a las normales (2 – 3 g/día).

Los consumidores de Carne Roja ya ingieren la cantidad mínima de Sal requerida a diario ya que la carne suele contener sales entre las fibras. La solución salina requerida para la elaboración y preservación de ciertos alimentos depende de su naturaleza por ejemplo el queso y la Mantequilla usa cerca de un 2 % de su peso en Sal, la carne emplea un 6 % y el pescado llega hasta un 20 %. La Sal que contiene un adulto se puede transformar en aproximadamente un cuarto de kilo.

Un consumo elevado de Sal atrofia las papilas gustativas, disminuyendo la sensibilidad para el sabor salado sobre todo en el periodo de 1 a 4 años de vida, por ello se indica que al menor se le debe de dar comida baja en Sal (Hiposódicas).

Su consumo elevado favorece la aparición de enfermedades del Aparato Circulatorio, Hipertensión Arterial, Arteriosclerosis, etc. Otra enfermedad relacionada con el consumo de Sal es la Cistitis Fibrosa, irritación del Estómago, Cáncer de Estómago, Enfermedad de Ménière. 600 g de Sal ingeridos de una sola vez causa la muerte inmediata.

"La Sal es aconsejable consumirla durante todo el año, a cualquier edad y a temperatura ambiente, pero su uso y consumo debe ser moderado".
Lémery. Siglo XVIII.

,, 408
..."

---

[408] Ref. Bibliográfica #: 32, 44, 55, 68.

"...
- **Vino Tinto o Rojo:** Se recomienda el consumo (única bebida alcohólica recomendada) solamente de 2 copas de Vino Tinto o Rojo (250 a 300 ml/día) en los hombres y 1 copa (125 a 150 ml/día) en las mujeres (preferentemente con las comidas o después de ellas).

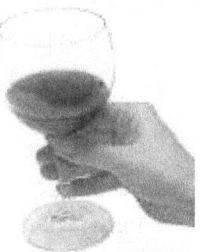

Para comprender lo que es el vino desde el punto de vista de sus componentes hay que distinguir la composición de los compuestos cuando es una Uva, al ser mosto y posteriormente vino.

El mosto antes de la fermentación se compone principalmente de agua y azúcares, así como, ácidos (Málico, Acético, Succínico y Tartárico), además otros componentes químicos en menor cantidad son responsables de la composición final del vino. La fermentación alcohólica transformará gran parte de los azúcares del mosto en Alcohol Etílico, pero dejará otros compuestos interesantes (Glicerina).

Los principales Carbohidratos presentes en el mosto son la Glucosa y la Fructosa, otros Carbohidratos se encuentran en la Uva pero en proporciones insignificantes.

Las Antocianinas son las responsables principales del color rojo en el vino. Las Antocianinas se encuentran en diversas frutas cumpliendo una misión similar. Este compuesto químico se encuentra en la capa exterior de la piel de la Uva y durante el proceso de maceración se extrae antes que los Taninos."[409]
...

---

[409] Ref. Bibliográfica #: 32, 44, 55, 68.

"...

Las Antocianinas son un grupo de Glicósidos de la Cianidina (azul), la Delfinidina (azul, puede verse en Berenjenas, Granadas, Fruta de la Pasión), la Malvidina (púrpura), la Pelargonidina (rojo), la Peonidina (rosado) y la Petunidina. Durante la maceración la proporción de Antocianinas azules cambia hasta virar desde colores púrpura – rojizos a anaranjados. En los vinos jóvenes el color es debido principalmente a las Antocianinas, pero como son compuestos químicos no estables se van enlazando con los Taninos formando polímeros más estables y con capacidad de pigmentación.

Por regla general la presencia de una concentración de azúcares de menos de 1.5 g/litro hace que el paladar no detecte el sabor dulce, por encima de un 0.2 % del volumen los sentidos empiezan a detectar el sabor dulce del vino.

Hipócrates menciona su uso como Desinfectante de las heridas o como un vehículo de otras drogas. De la misma forma Galeno ilustra ejemplos de su uso en medicina como Tonificante y Estimulante de la digestión.

La MTCh lo reconoce como Tonificante y Estimulante de la digestión, es Antioxidante, Ansiolítico (Hipnoinductor y Tranquilizante); favorece el Sistema Circulatorio (inhibe la formación de trombos) y especialmente favorece al Corazón debido a la presencia de Polifenoles, como el Resveratrol, disminuyendo el llamado Colesterol malo (LDL) e incrementando el Colesterol bueno (HDL).

Reduce la incidencia de la Diabetes Mellitus tipo II. Salvatore P. Lucia, profesor de medicina de la Escuela de Medicina de la Universidad de California, enseña que el vino es la más antigua bebida dietética y el más importante agente medicinal en uso continuado a través de la historia de la humanidad.

..." [410]

---

[410] **Ref. Bibliográfica #:** 32, 44, 55.

"...

En realidad, pocas otras sustancias disponibles al hombre se han recomendado tan extensamente por sus facultades curativas como los vinos.

Ha sido usado extensamente en el tratamiento de enfermedades del Sistema Digestivo, siendo particularmente provechoso en la Anorexia, la Hipoclorhidria sin Gastritis y la Dispepsia Hiposténica. La Insuficiencia Hepática Secundaria responde favorablemente al Vino Blanco Seco. El contenido de Tanino y las propiedades Antisépticas ligeras del vino lo hacen valioso en el tratamiento del Cólico Intestinal, la Colitis Mucosa, el Estreñimiento Espasmódico, la diarrea y muchas enfermedades infecciosas del Sistema Gastrointestinal.

El Vino de Arroz (Mǐjiǔ) se utilizaba en China por los Alquimistas desde el 4800 a.C. con fines medicinales. Se refiere a una bebida alcohólica elaborada de arroz.

El Vino de Arroz suele tener un contenido alcohólico entre 18 – 25 % (superior al vino: 10 – 14 %), y es de contenido superior al de la Cerveza: 4 – 8 %.

- **Ajo:** Se recomienda el consumo de 1 diente de Ajo diario en ayuna. El Ajo contiene Allicina que es Antioxidante, Antibiótico, Antihipertensivo, Expectorante y Fungicida.

Se utiliza en el tratamiento de la Toxoplasmosis, SIDA; Enfermedades Cardíacas (reduce el bloqueo de las arterias), Arteriosclerosis, HTA; Hiperlipidemia; Reumatismo, Artritis y Artrosis, Artralgia, Neuralgia, Ciática; Cáncer; Diabetes Mellitus; reversión del estrés y la depresión; reduce los niveles de Colesterol; reduce la incidencia de Enfermedades Cerebrovasculares (ACV), Ictus Cerebral; ronquera y tos; Bronquitis, Aerofagia, Dispepsia, espasmos abdominales, Amenorrea; Otitis; Cólera, Tifus.

..." [411]

---

[411] **Ref. Bibliográfica #:** 32, 44, 55, 68, 74.

"...
> **Composición química del Ajo:** Energía: 150 kcal (620 kJ). Carbohidratos: 33.06 g. Azúcares: 1.00 g. Grasas: 0.5 g. Proteínas: 6.36 g. Niacina (Vit. B3): 0.7 mg (5 %). Ácido Pantoténico (B5): 0.596 mg (12 %). Vitamina B6: 1.235 mg (95 %). Vitamina C: 31.2 mg (52 %). Calcio: 181 mg (18 %). Hierro: 1.7 mg (14 %). Magnesio: 25 mg (7 %). Fósforo: 153 mg (22 %). Sodio: 17 mg (1 %). Zinc: 1.16 mg (12 %). Contiene dos sustancias altamente volátiles, la Aliina y el Disulfuro de Alilo.

Fitoquímicos	Nutrientes
Alicina	Calcio
Beta – Caroteno	Folato
Beta – Sitosterol	Hierro
Ácido Caféico	Magnesio
Ácido Clorogénico	Manganeso
Diail Disulfida	Fósforo
Ácido Ferúlico	Potasio
Geraniol	Selenio
Quemferol	Zinc
Linalool	Vitamina B1 (Tiamina)
Ácido Oleanólico	Vitamina B2 (Riboflavina)
Ácido P – Cumárico	Vitamina B3 (Niacina)
Floroglucinol	Vitamina C
Ácido Fítico	
Quercetina	
Rutina	
S – Allyl Cisteína	
Saponina	
Ácido Sinápico	
Estigmasterol	
Aliina	

,, [412]
...

"...

- ✓ **Sulfóxido:** (2.3 %); derivados del Alquilcisteïna como Alliínes (Alilalliína, Propenilalliína y Metilalliína), aceites esenciales: (0.2 – 0.3 %) como la Garlicina o el Sulfóxido de Alilcisteïna del bulbo intacto. Cuando el bulbo es triturado o partido, la Alliína (inodora) hidroliza por la Alliinasa produciendo Allicina (responsable del olor característico del Ajo), que se transforma rápidamente en Disulfuro de Alilo.

- ✓ **Polisacáridos homogéneos:** Fructosanes (hasta un 75 %).
- ✓ **Saponinas Triterpénicas:** (0.07 %).
- ✓ **Sales minerales:** (2 %) Hierro, Sílice, Azufre y Yodo.
- ✓ **Vitaminas:** Pequeñas cantidades de vitaminas (A, B1, B3, B6, C) y Adenosina.

De acuerdo a los efectos medicinales buscados, varía la forma en que deben ser ingeridos, ya que el Ajo posee diferentes propiedades crudo o cocido. Cuando el Ajo crudo es cortado o machacado, se produce la combinación de la Aliína con la Alinasa, lo que produce una sustancia denominada Alicina. Ésta tiene varios efectos benéficos, en cambio si el Ajo es cocinado, este compuesto se destruye.

En el proceso de cocción se liberan compuestos diferentes, como la Adenosina y el Ajoeno, que poseen cualidades Anticoagulantes y, se supone, reducen el nivel de Colesterol.

- ✓ **Alicina:** Es el producto de la conversión de la Aliína, que se encuentra en el Ajo, por intermedio de la catálisis de la enzima Alinasa. Es un compuesto azufrado que posee diversas actividades farmacológicas de interés.

Alicina ($C_6H_{10}OS_2$). S – Alil – 2 – Propentiosulfinato. [413]

..."

---

[413] Ref. Bibliográfica #: 32, 44, 55.

"...

A diferencia de la creencia popular, la Alicina no se encuentra naturalmente en el Ajo, sino que cuando ocurre fractura del bulbo, se corta o machaca, se libera la Aliína, compuesto que al ponerse en contacto con la enzima Alinasa da formación a la sustancia. La Aliína se encuentra en cantidades que oscilan entre el 0.22 – 0.24 % del peso del Ajo y es un aminoácido que no forma parte estructural de ninguna proteína y no es esencial bioquímicamente para la nutrición humana.

Los efectos Antibióticos se atribuyen a la Alicina. Se ha demostrado actividad in vitro contra Candida Albicans, algunas especies de Trichomonas, Staphylococcus Aureus, Escherichia Coli, Salmonella Typhi, S. Paratyphi, Shigella Dysenterica y Vibrio Cholerae.

Se ha demostrado que la Alicina es un agente Hipoglucémico tanto en exámenes animales como humanos. Se ha sugerido que los compuestos Hipoglucemientes del Ajo poseen un efecto tolerante a la Insulina, debido a los grupos Tioles, compitiendo por la Insulina con los compuestos inactivos.

La Alicina ha demostrado un efecto Hipolipemiante. Esta acción fue el motivo de la investigación de la actividad Antitrombótica del Ajo. Tiene propiedades Antioxidantes y eliminador de Radicales Libres.

En virtud de ser un compuesto muy poco estable, la Alicina pierde sus propiedades rápidamente por lo que debe consumirse el Ajo fresco mezclado con Miel, por ejemplo, o cocido. Si el Ajo se calienta por encima de los 60° C se pierden sus propiedades. Tiene fuerte poder oxidativo que pudiera causar daño en las células intestinales.

La Alicina se presenta en forma de perlas conteniendo 66 mg de Ajo pulverizado, con un mínimo de 2.94 mg de Alicina.

„ 414
...

---

[414] **Ref. Bibliográfica #:** 32, 44, 55.

"...

> **Dentro de las acciones beneficiosas del Ajo podemos encontrar:**

✓ **Hipolipemiante:** Disminuye el nivel de Colesterol LDL en la sangre (Colesterol malo), produciendo un efecto Cardioprotector, y no afecta a los niveles de Triglicérido cardiosaludables y necesarios para el cuerpo. De esta manera el Ajo contribuye en la prevención de Enfermedades Coronarias y Accidentes Vasculares Cerebrales.

✓ **Vasodilatador Periférico:** Este efecto causa un aumento del calibre de los vasos y se produce por una reducción de agentes vasopresores como las Prostaglandinas y Angiotensina II, y por una activación de una Óxido Nítrico Sintetasa que produce Óxido Nítrico.

✓ **Antihipertensivo:** Este efecto Hipotensor del Ajo es causado por el efecto Vasodilatador. En dosis elevadas, el ajo provoca un descenso de la Tensión Arterial, tanto de la máxima como la mínima.

✓ **Antiagregante Plaquetario:** Impide la tendencia excesiva de las Plaquetas sanguíneas a agruparse formando coágulos, y también actúa como Fibrinolítico (deshace la Fibrina que es la proteína que forma los coágulos sanguíneos). De esta manera se consigue aumentar la fluidez en la sangre y hace que sea recomendable a todas aquellas personas que han sufrido embolias y trombosis.

✓ **Hipoglucemiante:** El Ajo normaliza el nivel de Glucosa sanguínea y por lo tanto, es bueno que lo utilicen los diabéticos y los obesos.

✓ **Antibiótico y Antiséptico general:** El Ajo tiene también una acción Antibiótica contra varios microorganismos (Escherichia Coli, Salmonella Typhimurium, estafilococos y estreptococos, diversos hongos, y otros virus). El poder bactericida del Ajo en el conducto intestinal es selectivo por lo que a diferencia de los Antibióticos sintéticos, regula la flora intestinal y no la destruye, ya que sólo actúa sobre las bacterias patógenas.

"[415]
...

---

[415] Ref. Bibliográfica #: 32, 44, 55.

"...

- ✓ **Estimulante de las defensas:** El Ajo aumenta la actividad de las células defensivas del organismo, Linfocitos y Macrófagos, por tanto estimula la respuesta inmunológica y ayuda al Sistema Inmunitario del organismo a resistir las infecciones. De esta manera, actualmente cada vez más se está utilizando el Ajo como complemento en el tratamiento del Sida.

- ✓ **Anticancerígeno:** Hay estudios que han demostrado que el Ajo bloquea la formación de potentes agentes cancerígenos, como la Nitrosamina, que pueden producirse durante la digestión y la elaboración de determinados alimentos. Se sabe que la Alliicina, uno de sus principios activos, impide la proliferación de la bacteria Helicobacter Pylori, relacionada con las Úlceras de Estómago y que puede favorecer el desarrollo de Cáncer de Estómago.

- ✓ **Vermífugo:** El Ajo actúa contra los parásitos intestinales, especialmente contra Enterobius Vermiculare, pequeños gusanos blancos que provocan picor anal en los niños.

- ✓ **Tonificante y Depurativo:** El Ajo activa reacciones químicas del metabolismo y favorece los procesos de excreción de sustancias de deshecho.

- ✓ **Desintoxicante:** Especialmente destinado para los tratamientos para dejar de fumar. Normaliza la Tensión Arterial elevada del fumador y ayuda a vencer el deseo por fumar.

➢ **Existen productos farmacéuticos a base de Ajo:**

- ✓ **Tintura de Ajo al 20 %:** (1 frasco x 30 ml). Código del Producto: 4400005. Metabolitos Secundarios: Aminoácidos, Azufre, Alcaloides, Flavonoides y Saponinas. (Puede ser un sustituto del Metronidazol en tabletas, del Tiabendazol en tabletas de 500 mg, del Tinidazol en tabletas de 500 mg y del Acido Acetilsalicílico en tabletas de 500 mg).

," 416
...

---

[416] **Ref. Bibliográfica #:** 11, 31, 74.

"…

- ✓ **Tintura de Ajo al 50 %:** (1 frasco x 30 ml). Metabolitos Secundarios: Aminoácidos, Azufre, Alcaloides, Flavonoides y Saponinas.

- ✓ **Gotas de Ajo al 20 %:** (20 % x 30 ml, 1 frasco x 30 ml). Código del Producto: 4400005.

- ✓ **Jarabe de Ajo:** (1 frasco x 120 ml). Código del Producto: 4400006.

- ✓ **Jarabe de Ajo:** (1 frasco x 120 ml). Código del Producto: 4500166.

> **Formas de consumo:**

- ✓ **Zumo:** "El Zumo del Ajo se utiliza contra los callos, Sarna, Tiña. Constituye además un Antiséptico o Antipútrido muy popular" (Grosourdy). En gotas contra la sordera. Este jugo se utiliza también contra el dolor de las picadas de Alacranes.

- ✓ **Dientes:** "Los dientes de Ajo son Vermicidas, la Infusión de Ajo se utiliza contra el Cólera, catarros pulmonares, ahogo, Disnea, Hidropesía, en las fiebres cutáneas; como Antiescorbútico y Tenuífugo. Los dientes de Ajos machacados y aplicados sobre el cutis determinan una potente rubefacción y luego la vesicación acompañada de ulceritas. También se mezclan con Cataplasmas Madurativos a fin de hacerlas más activas" (Grosourdy).

"Se usa como Estimulante en casos de fiebres y tos, esta considerado como muy beneficioso en las afecciones de la piel y su jugo se emplea para tratar la sordera y la Tuberculosis. Aplicado localmente el Ajo actúa como Rubefaciente e Irritante, cuando se le da uso interno actúa como Carminativo causando un aumento de la secreción gástrica. Si se da una dosis muy fuerte puede producir náuseas, vómitos, cólicos y actuar de modo Laxante."[417]
…

---

[417] **Ref. Bibliográfica #:** 11, 13, 31, 74. Cura Tibetana del Ajo (MPG), anónimo.

"...
En pequeñas dosis ayuda en la digestión, a causa de su acción en la secreción de jugos gástricos. En caso de inflamaciones crónicas de los Bronquios, el Ajo es usado en forma de Cataplasma aplicado al pecho y administrado como Cocimiento" (Asenjo).

> **Tratamientos y Curas de Ajo:**

✓ **Tratamiento 1:** Echar 10 gotas de Tintura de Ajo (prepararla con alcohol de 90° y Ajos machacados, dejar en reposo 11 días tapado, colar, y dejar por 2 días más en reposo) en un vaso de agua y tomar en el almuerzo durante 30 días.

✓ **Tratamiento 2:** Echar 20 gotas de Tintura de Ajo en un vaso de agua y beberla en ayunas durante 30 días.

✓ **Tratamiento 3:** Llevar el siguiente régimen utilizando la Tintura de Ajo en un vaso de agua:

Día	Desayuno (Gotas)	Almuerzo (Gotas)	Comida (Gotas)
1	1	2	3
2	4	5	6
3	7	8	9
4	10	11	12
5	13	14	15
6	16	17	18
7	12	11	10
8	9	8	7
9	6	5	4
10	3	2	1
11	15	16	17
12	18	19	20
13	21	22	23
14	24	25	25
15 - 30	25	25	25

..." [418]

---

[418] Ref. Bibliográfica #: 11, 13, 31, 74. Cura Tibetana del Ajo (MPG), anónimo.

El Cáncer y su Cura Holística

"...O, 350 g de dientes de Ajos, triturados y macerados en ¼ L de Agua Ardiente, Tequila o Coñac de 70°; colocar esta cantidad en un recipiente de cristal con tapa en el refrigerador durante 10 días, luego, filtrar el líquido por una gasa o lienzo fino y volverlo a colocar en el refrigerador por 2 días más; tomar antes de las tres comidas principales de la forma siguiente:

Día	Desayuno (Gotas)	Almuerzo (Gotas)	Comida (Gotas)
1	1	2	3
2	4	5	6
3	7	8	9
4	10	11	12
5	13	14	15
6	16	17	18
7	17	16	15
8	14	13	12
9	11	10	9
10	8	7	6
11	5	4	3
12	2	1	25
13 - 30	25	25	25

Y se mantendrá tomando 25 gotas tres veces al día hasta terminar el frasco. ¡Estos tratamientos solo se pueden realizar una vez cada 5 años, los pacientes oncológicos lo pueden hacer!

Los 3 tratamientos son efectivos contra la Hipertensión Arterial, problemas circulatorios, Arteriosclerosis; absorbe todo tipo de tumores internos y externos (Cáncer); Diabetes, Cálculos Renales, Isquemias, Sinusitis, Enfermedades Broncopulmonares.

..." [419]

---

[419] Ref. Bibliográfica #: 32, 44, 55, 74. Cura Tibetana del Ajo (MPG), anónimo.

"...
Mejora el Sistema Inmunológico, disminuye el Colesterol, mejora el metabolismo y el peso corporal (Obesidad); cura el Diafragma y el Miocardio; dolor de cabeza, Trombosis Cerebral; Artritis y Artrosis Reumatoidea; Gastritis y ulceras de Estómago; Hemorroides; disturbios de la vista y los oídos.

> **Advertencias:** La toxicidad del Ajo es muy escasa. El uso del Ajo en dosis elevadas, especialmente crudo o en extractos, está desaconsejado en casos de hemorragia, ya sea de causa traumática (heridas, accidentes, etc.) o menstrual (reglas abundantes). Así pues, debido a su acción Anticoagulante, dosis altas de Ajo pueden prolongar las hemorragias y dificultar los procesos de coagulación. Asimismo, su ingestión continuada y abusiva (habitualmente más de tres o cuatro grandes al día) puede provocar una cierta irritación en el Estómago y así originar dolores abdominales, náuseas, vómitos, diarreas, etc. Puede también generar estos mismos efectos en personas que ingieren Ajo teniendo el Estómago vacío. No es aconsejable la ingestión durante la lactancia, ya que los Sulfóxidos pueden acceder a la leche materna y conferirle un sabor desagradable, pero no se conoce en detalle cómo afecta su ingesta en niños.

Se recomienda utilizarlo como condimento, al natural, en todas las comidas.

- **Cebolla:** "Se recomienda el consumo de mucha Cebolla (60 Cebollas al día durante un año elimina el Cáncer de Riñón y todas sus patologías)". Se recomienda utilizarla como condimento en todas las comidas.

..." 420

---

[420] **Ref. Bibliográfica #:** 15, 32, 44, 55, 74.

"...
- ➤ **Composición Química por 100 g:** Energía: 43 kcal. Agua: (89 %). Glúcidos: (7.1 %). Lípidos: (0.2 %). Proteínas: (1.3 %). Fibras: (2.1 %). Calcio: 25 mg. Magnesio: 10 mg. Potasio: 170 mg. Hierro: 0.3 mg. Vitamina C: 7 mg. Vitamina B1: 0.06 mg. Vitamina B3: 0.3 mg. Vitamina B6: 0.14 mg. Vitamina B9: 0.02 mg. Vitamina E: 0.14 mg. Azufre, Sodio, Fósforo, Cloro, Cobalto, Cobre, Yodo, Níquel, Silicio, Zinc, Bromo, Selenio. Además alberga un aceite esencial que contiene una sustancia volátil llamada Alilo, con propiedades Bactericidas y Fungicidas.

- ✓ **Aminoácidos:** Ácido Glutamínico, Argenina, Lisina, Glicina...etc.
- ✓ **Aceite esencial con muchos componentes sulfurosos:** Disulfuro de Atilpropilo, Metilaliína, Cicloaliína, etc.
- ✓ **Ácido Tiopropiónico.**
- ✓ **Quercetina:** Tratamiento de la debilidad capilar.
- ✓ **Aliina:** En menor cantidad que el Ajo.

- ➤ **Propiedades Medicinales:**

La Cebolla es un alimento que debe ser incluido definitivamente en nuestra alimentación. Posee una potente acción contra el Reumatismo, de manera similar al Ajo (ambas se encuentran en la misma familia taxonómica). Esta disuelve el Ácido Úrico (responsable de la enfermedad de la Gota, que afecta a los Riñones y las articulaciones), lucha contra las infecciones gracias a sus sales de Sosa y su Potasa, que Alcalinizan la sangre.

La Cebolla, sobre todo la roja, ayuda a prevenir la Osteoporosis, gracias a su alto contenido de Antocianidina, Cianidina, Flavonoides, Quercetina, Antioxidante de la familia del Poli Fenol, cuya actividad es superior a la de las Isoflavinas.

..." [421]

---

[421] **Ref. Bibliográfica #:** 32, 44, 55, 74.

"...

Sus otras virtudes principales son: la misma abundancia de Quercitina protege al Sistema Cardiovascular. Limitación de las infiltraciones de líquido seroso en los órganos, lo que corre peligro de provocar edemas. Eficacia demostrada sobre el Sistema Urinario y sobre la Próstata, el mejor tránsito, la limitación de las infecciones.

Además contiene Fósforo (facilitando el trabajo intelectual), Silicio (el cual mejora la elasticidad para las arterias) y compuestos que favorecen la fijación del Calcio en los huesos. Sin contar las vitaminas A, B, C, más los beneficios en Azufre, Hierro, Yodo, el Potasio, y dosis moderadas de Sodio.

Es Diurética, Antiséptica, Emenagoga, reguladora del Ciclo Menstrual; reduce la Agregación Plaquetaria (peligro de Trombosis), el Colesterol, Triglicéridos y el Ácido Úrico; de manera general, favorece el crecimiento, retrasa la vejez y refuerza las defensas orgánicas, sobre todo frente a agentes infecciosos (refuerza el Sistema Inmunológico); Cardiotónica, Hipoglucemiante.

Estimula el apetito y regulariza las funciones del Estómago, es Diurética por lo tanto es un medio importante como Depurativo del organismo. También es muy buena para todas las afecciones respiratorias, cuando tenemos tos, catarro, resfrío, Gripe, Bronquitis.

Es interesante su contenido en Glucoquinina, una sustancia Hipoglicemiante considerada la Insulina vegetal, pues ayuda a combatir la Diabetes. Sus enzimas favorecen la fijación de Oxígeno por parte de las células, colaborando en la función respiratoria.

...," [422]

---

[422] **Ref. Bibliográfica #:** 32, 44, 55, 74.

..."

Para aquellos que son diabéticos, incorporar la Cebolla a su tratamiento es muy importante ya que ellos necesitan depurar su sangre y la Cebolla ayuda a depurarla, desinfectándola, ya que actúa eliminando las impurezas de la sangre, tornándola más limpia y pura y por lo tanto con más defensas. Estimula numerosas funciones orgánicas, pues es Diurética, Cardiotónica e Hipoglucemiante.

Edemas, Oligurias (escasa formación de orina); congestión de los órganos pelvianos en la mujer y Prostatismo en el hombre. Enfermedades infecciosas; convalecencia; Astenia. Trastornos cardiacos; Hipertensión; Arteriosclerosis. Resfriados, Gripe, Bronquitis y tos. Digestiones lentas y flatulencia con Hipoclorhidria (disminución de jugos gástricos, pero se desaconseja en caso de Hiperclorhidria y ardores). Fermentaciones intestinales; Estreñimiento; parásitos intestinales. Nerviosismo, Insomnio, depresiones menores. Diabetes; Reumatismo; Obesidad y celulitis.

> **Formulas Medicinales:**

✓ **Crema de Cebolla:** (1 frasco x 30 g). Código del Producto: 4500051. (Puede ser un sustituto de la Heparina).

✓ El zumo de Cebolla se indica en los edemas, congestiones de los órganos pélvicos, y contra las alteraciones de la Próstata. Combate la Bronquitis, Diabetes, Insomnio, Obesidad, celulitis. Cálculos Biliares y Renales; enfermedades de las vías urinarias y respiratorias.

✓ Si nos preparamos el jugo de 1 Cebolla junto con el jugo de 1 Limón y 2 cucharadas de Miel y lo tomamos caliente nos ayudará a recuperarnos. No debemos olvidar que las Cebollas crudas o cocidas o también su jugo, funcionan muy bien en caso de Estreñimiento.

..." [423]

---

[423] **Ref. Bibliográfica #:** 11, 32, 44, 55, 74.

"...
- ✓ Es un gran desinfectante, por lo tanto comerla sobre todo cruda, nos ayuda a protegernos contra las enfermedades infecciosas. Otras de sus propiedades es que nos ayuda a combatir la caspa y la caída del cabello, haciéndonos fricciones en la cabeza, con su jugo frecuentemente.

- ➤ **Advertencias:** El consumo excesivo de Cebolla cruda provoca un molesto olor que queda impregnado en la persona que realiza la ingesta, olor que puede permanecer varias horas en la boca del individuo. Además, se sabe que el consumir Cebolla con Limón y Sal, aumentan dicho aroma. Después de haber comido Cebolla (sobre todo cruda, que es la que más olor de boca deja) es útil enjuagarse la boca muy bien varias veces (unas 5) con agua antes de lavarse los dientes con la pasta dental. De esta forma gran parte de lo que huele se irá disuelto en el agua y será bastante difícil distinguir el olor a Cebolla en el aliento.

- **Alcachofa (Cynara Cardunculus var. Scolymus):** "Se recomienda el consumo de mucha Alcachofa (60 Alcachofas al día durante un año elimina el Cáncer de Hígado y todas sus patologías)". Se recomienda utilizarla en todas las comidas. ¡En Cuba es muy difícil encontrarla, pero sería indispensable su ingestión por los pacientes oncológicos!

- ➤ **Composición química por cada 100 g:** Energía: 50 kcal (220 kJ). Carbohidratos: 10.51 g. Azúcares: 0.99 g. Fibra alimentaria: 5.4 g. Grasas: 0.34 g. Proteínas: 2.89 g. Tiamina (Vit. B1): 0.05 mg (4 %). Riboflavina (Vit. B2): 0.089 mg (6 %). Niacina (Vit. B3): 0.111 mg (1 %). Ácido Pantoténico (B5): 0.24 mg (5 %). Vitamina B6: 0.081 mg (6 %). Ácido Fólico (Vit. B9): 89 µg (22 %). Vitamina C: 7.4 mg (12 %). Calcio: 21 mg (2 %). Hierro: 0.61 mg (5 %). Magnesio: 42 mg (11 %). Manganeso: 0.225 mg (11 %). Fósforo: 73 mg (10 %). Potasio: 276 mg (6 %). Zinc: 0.4 mg (4 %).

,, 424
..."

---

[424] **Ref. Bibliográfica #:** 15, 32, 44, 55.

"...

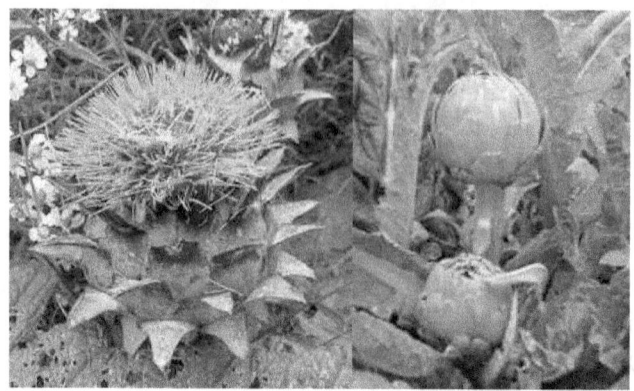

Tras el agua, el componente mayoritario de las Alcachofas son los Hidratos de Carbono, entre los que destaca la Inulina y la fibra. Los minerales mayoritarios son el Sodio, el Potasio, el Fósforo y el Calcio; y entre las vitaminas destaca la presencia de B1, B3 y pequeñas cantidades de vitamina C.

Sin embargo, lo más destacable de su composición son una serie de sustancias que se encuentran en pequeña cantidad, pero dotadas de notables efectos fisiológicos positivos:

✓ **Cinarina:** Sustancia ácida con efecto Colerético, es decir, con capacidad para aumentar la secreción biliar. La Cinarina además de Hidrocolerético es Hipocolesterolemiante y disminuye el cociente Beta – Alfa de las lipoproteínas. También es Diurético, provoca mayor expulsión de orina.

✓ **Esteroles:** Con capacidad para limitar la absorción del Colesterol en el Intestino.

..." [425]

"...

> **Propiedades Medicinales:**

En MTCh se utiliza profusamente para tratar la Anemia, la Diabetes, el Estreñimiento, los Cálculos de la Vesícula Biliar, la Gota o el Reuma a base de Alcachofas (o del jugo resultante de la cocción de sus hojas). Además de ser Digestiva, esta Verdura es altamente Diurética y muy rica en minerales, vitaminas y fibra. Por otro lado, su bajo contenido en calorías y su efecto contra el Hígado Graso hace que sea especialmente aconsejable en dietas adelgazantes.

- **Sábila (Aloe Vera):** Consumir Sábila (bien pelada y picada en forma de comprimido, ingiriendo 2 pedacitos en la mañana y dos antes de acostarse, o en formas de supositorio) o bien peladas y en forma de jugo con Miel o sola.

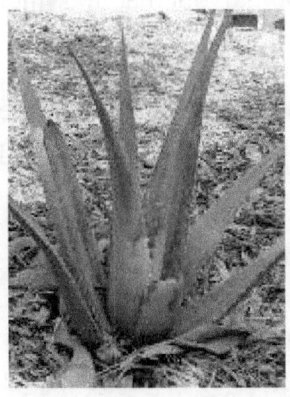

Actualmente, hay más de 250 diversas variedades reconocidas de Aloe, de las cuales, solamente tres o cuatro tienen características curativas o medicinales significativas. La más potente de éstas, rica en vitaminas, minerales, aminoácidos, y enzimas es Barbadensis Molinero del Aloe, conocido comúnmente como Aloe Vera.

..." 426

---

[426] **Ref. Bibliográfica #:** 32, 44, 55.

"...

Una de las aplicaciones farmacéuticas, más antiguamente registrada, se puede encontrar en una tablilla sumeria de arcilla del año 2100 a.C., pero hay informes de dibujos de la planta en las antiguas paredes de templos egipcios desde el año 4000 a.C.

Algunas especies, Aloe Maculata, Aloe Arborescens y en especial Aloe Vera, se utilizan en medicina alternativa por contener el Principio Activo Aloina y como botiquín doméstico de primeros auxilios. Tanto la pulpa transparente interior como la resina amarilla exudada al cortar una hoja se usa externamente para aliviar dolencias de piel.

Investigaciones sugieren que Aloe Vera puede reducir significativamente la curación de heridas en comparación a los protocolos de tratamiento normales. El gel que se encuentra en las hojas se usa para calmar quemaduras menores, heridas y diversas afecciones cutáneas, como el eccema y la Tiña.

Su efecto Calmante es casi inmediato, además de aplicar sobre las heridas una capa que reduce los cambios producidos por cualquier infección. Algunos estudios indican que los extractos poseen un significativo efecto Antihiperglucémico y pueden ser útiles en el tratamiento de la Diabetes tipo II.

> **Componentes químicos:**

✓ **Aloemodina:** Regula el funcionamiento de la Mucosa Intestinal.
✓ **Aloeoleína:** Mejora úlceras duodenales y estomacales. Disminuye la acidez.
✓ **Aloetina:** Neutraliza el efecto de las toxinas microbianas.
✓ **Aloína, Barbaloína:** 15 – 30 %. Alivia el Estreñimiento.
✓ **Aminoácidos:** Intervienen en la formación de proteínas.
✓ **Carricina:** Refuerza el Sistema Inmune y ayudaría a las defensas.
✓ **Creatinina:** Resulta fundamental en las reacciones de almacenaje y transmisión de la energía.

..." [427]

---

[427] **Ref. Bibliográfica #:** 32, 44, 55, 74.

"...
- ✓ **Emolina, Emodina:** Generan Ácido Salicílico de efecto Analgésico y Antifebril.
- ✓ **Fosfato de Manosa:** Agente de crecimiento de los tejidos con efecto Cicatrizante.
- ✓ **Minerales:** Calcio, Magnesio, Fósforo, Potasio, Zinc, Cobre.
- ✓ **Mucílago:** Actividad Emoliente sobre la piel.
- ✓ **Saponinas:** Antiséptico.
- ✓ **Fitosteroles:** De acción Antiinflamatoria.
- ✓ **Mucopolisacáridos:** Responsables de la hidratación celular.
- ✓ **Hormonas vegetales:** Estimulan el crecimiento celular y la cicatrización.
- ✓ **Enzimas:** Intervienen en la estimulación de las defensas del organismo.
- ✓ **Materia resinosa:** 16 – 63 %.
- ✓ **Cenizas:** 1 – 4 %.
- ✓ **Agua:** 10 – 20 %.

"Las propiedades Purgativas del Aloe se deben principalmente a la presencia de Glucósido Antroquinónico, Barbaloína, que al ser hidrolizado se desdobla en azúcar Dextra – Arabinosa, Aloe – Anodina y un producto de reducción, el Antracnol de Aloe – Anodina" (Asenjo).

"Las pencas de la Sábila se usan como pectoral con buenos resultados. Después de machacadas convenientemente y despojadas de su corteza, se les remueve con agua frecuentemente hasta que la pulpa haya perdido todo su sabor amargo, y entonces se exprime por una tela fuerte; hecho esto, se pone ese residuo, bagazo o pulpa, llamado Cristal de Sábila, a hervir con bastante agua durante 1 horas, el líquido se vuelve jarabe concentrándolo al fuego con 2 partes de azúcar (prieta). Se emplea en dosis de 2 a 4 cucharadas por día o bien sirve para hacer ponches Pectorales; es casi remedio santo en principios de constipados o catarros de poca gravedad. Es Drástica, Hipostenizante, Entérica, Antiblenorrágica, Antidisentérica, Antihipocondríaca, Antialmorránica, Cicatrizante y eficaz contra las quemaduras" (Grosourdy).
"[428]
...

---

[428] **Ref. Bibliográfica #:** 11, 13, 31, 32, 44, 55, 74.

"...

"Se usa como Purgante en pequeñas dosis. Se emplea también como Tónico y Emenagogo. Se prescribe en las Dispepsias, como Derivativo en las congestiones, como Antihelmíntico y contra las Hemorroides pero siempre en cortas dosis, de 1 a 2 decigramos"
(Gómez Pamo)

> **Productos Medicinales:**

✓ **Crema de Aloe:** (25 % x 30 g, 1 frasco x 30 g). Código del Producto: 4500013. (Puede ser un sustituto del Clobetasol en crema; Idoxuridina en crema dérmica).

✓ **Crema de Aloe:** (50 % x 30 g, 2 frascos x 30 g). Código del Producto: 4500014. (Puede ser un sustituto del Clobetasol en crema; Idoxuridina en crema dérmica).

✓ **Jarabe de Aloe:** (50 % x 120 ml, 2 frascos x 120 ml). Código del Producto: 4500015. (Puede sustituir al Ketotifeno, tabletas de 1 mg; Difenhidramina compuesta en Jarabe; Teofilina tabletas de 170 mg).

✓ **Óvulos de Aloe:** (5 unidades, 2 sobres x 5 g). Código del Producto: 4500018.

✓ **Aloe, Ungüento Rectal:** (2 frascos x 30 g). Código del Producto: 4500020. (Puede ser un sustituto del Venatón en Ungüento Rectal).

✓ **Aloe Extracto Acuoso:** Metabolitos Secundarios: Polisacáridos, Antraquinonas. (Puede ser un sustituto del Gel de Hidróxido de Aluminio).

> **Advertencias:** "Debe evitarse el uso del Aloe en las congestiones del Útero, Menstruación, durante el embarazo y Nefritis y Hematuria" (Asenjo).

," [429]
...

---

[429] **Ref. Bibliográfica #:** 11, 13, 32, 44, 55, 74.

"...
Se le atribuye efectos beneficiosos contra las enfermedades del Hígado, si se toma el jugo extraído de sus hojas varias veces al día. "Resulta recomendable para curar las úlceras cancerosas, en las heridas atónicas, y en todas las llagas de carácter maligno" (Morra).

"El polvo de la raíz en dosis de 5 a 10 cg excita el apetito y produce una ligera evacuación intestinal, excita la secreción biliar. Como Purgante enérgico en caso de congestión intestinal o de Ascitis (derrame de líquido en la Cavidad Peritonial), se recomienda usar el polvo de la raíz de la Sábila a la dosis de ½ g tomado 3 veces al día. Con ello se elimina una abundante cantidad de líquido por el organismo mediante la orina y las evacuaciones intestinales, que favorece la circulación sanguínea y disminuye el trabajo del Corazón" (Álvarez González).
..." [430]

- **Agua:** Tomar mucha agua (mínimo 8 – 10 vasos de agua al día). Recuerde que el agua limpia los filtros de nuestro organismo (P, H, R). No se recomienda beber agua fría después de las comidas o en las comidas ya que solidifica las grasas liquidas de los alimentos, retrasando la digestión, estas recubren el Intestino contribuyendo a la formación de Cáncer. Se recomienda tomar agua del tiempo o caliente 15 a 20 minutos después de los alimentos o tomar un Té Verde caliente después de los alimentos. Las personas que no toman agua corren el riesgo de que sus células se encojan por deshidratación y sus membranas se sequen siendo un factor para la aparición de la Enfermedad de Alzheimer.

- **No fumar:** Además de eliminar el Tabaco o Cigarro, los pacientes oncológicos deben de estar siempre atentos, a no encontrarse cerca de un fumador (fumador pasivo), ya que puede ser tan o más perjudicial que el propio hecho de fumar. Si viven cerca de ambientes altamente contaminados (polución ambiental), es necesario que tomen medidas protectoras de sus Vías Respiratorias (Pañuelos húmedos o filtros de aire).

---

[430] **Ref. Bibliográfica #:** 15, 32, 44, 55, 68, 74.

"..."

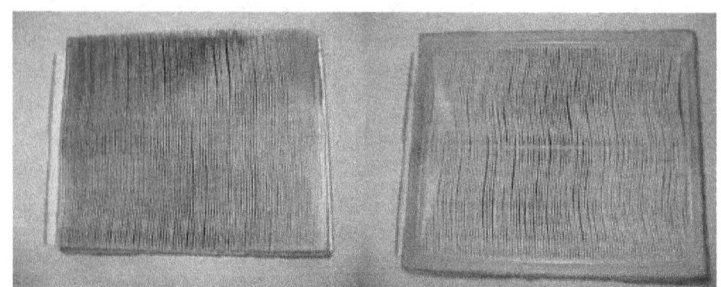

Filtros de Aire (de fibras de papel, algodón y espuma) que se pueden colocar en ventanas.

"..." [431]

- **Hacer ejercicio físico:** Controlar el peso corporal en un rango de 18.5 kg/m^2 a 24.9 kg/m^2. Se recomienda la practica de Tai Chi Chuan (Tai Ji Quan) ya que este Arte Marcial Chino se enfoca en técnicas para controlar la respiración (retoma la Respiración Abdominal del niño menor de 1 año) que permite hiperoxigenar a nuestro organismo, llegando el Oxígeno, no solo al nivel celular, sino dentro de los propios huesos (Médula Ósea), permitiendo rejuvenecer a todo nuestro organismo. Recuerde que el Oxígeno es tóxico para las células tumorales ya que ellas viven en un medio Anaeróbico. El Yoga también es recomendado en igual medida.

- **No exponerse a Radiaciones Ionizantes innecesarias:** Esto quiere decir, que no se haga estudios radiológicos o magnéticos por gusto (Resonancia Magnética, TAC, Rx), como ya hemos explicado. Evite la Quimioterapia, la Radioterapia y otras terapias altamente contaminantes que pueden, en el mejor de los casos, eliminar el tumor presente, pero más adelante ocasionarán un daño irreversible en su organismo.

---

[431] Ref. Bibliográfica #: 15, 32, 44, 55, 68.

- **Protegerse de las Radiaciones Solares:** Usar Protector Solar con SPF (Factor de Protección Solar) de 15 o más, así como, sombrero, gorra, gafas o espejuelos oscuros, ropa que cubra la mayor parte de su cuerpo, en fin todo lo que pueda protegerlo de las Radiaciones Ultravioletas (UV), sobre todo, en el horario de 10:00 a.m. a 4:00 p.m.

- **Cocción:** Se recomienda elaborar los alimentos en cazuelas de Aluminio ya que reducen el riesgo de carbonización y la formación de Aminas. Se recomienda utilizar la energía eléctrica para cocinar, así como, el gas licuado elaborando los alimentos por vapor de agua o Salteados (1 a 3 minutos). El uso de Microondas, no se recomienda pero si se va a utilizar no se deben de colocar embases de plástico o derivados de este. Deben ponerse los alimentos en fuentes refractarias que resistan el calor como la porcelana, barro, cristal, etc. En cualquier caso, la cazuela debe de estar siempre tapada. Se recomienda no cocinar demasiado los alimentos ya que mientras más se cocinen, mientras más temperatura adquieran, mayor será la formación de estos compuestos y se destruirán las enzimas. ¡Recalco!

- ¿Cómo va a comer el paciente oncológico entonces?

    Les pongo algunos ejemplos:

> **Lunes:**

✓ **Desayuno (6:00 a 8:00 a.m.):** Jugo de Cítricos (Limón, Naranja Agria o Dulce, Toronja, Mandarina, Lima), Piña, Cereza, Ciruela, Tamarindo, Maracuyá. (Escoja uno de ellos y tome 1 vaso grande sin azúcar. (Puede endulzarlos con Miel o en vez, ingerir 2 cucharadas de Miel de Abeja sola). Observe que no se ingiere nada más.

✓ **Merienda (10:00 a.m.):** Cocimiento de las hierbas (ver Herbología Médica).

✓ **Almuerzo (12:00 a 1:00 p.m.):** Arroz, Fríjoles (Negros, Colorados, Garbanzos, Judía, Lenteja). Escoja uno, elabórelos como se indicó en el epígrafe de las Legumbres, cuélelo (no batidos). Ensalada de Vegetales, Verduras y Hortalizas de sabor amargo. Té Verde caliente.

✓ **Merienda (3:00 p.m.):** Una fruta madura, un cóctel o una ensalada de frutas de sabor dulces. (Escoja uno).

✓ **Comida (7:00 a 8:00 p.m.):** Sopa de Vegetales (Acelga, Cebolla, Ajo, Cebollino, Col, Brócoli, Espinaca, Calabaza, puede tener fideos). (No agregar Arroz). Té Verde caliente.

> **Martes:**

✓ **Desayuno (6:00 a 8:00 a.m.):** Jugo o Zumo de Hortalizas (Pepino, Remolacha o Zanahoria). Escoja uno o mezcle los tres, tome 1 vaso grande sin azúcar. (Puede endulzarlos con Miel o en vez, ingerir 2 cucharadas de Miel de Abeja sola). Observe que no se ingiere nada más.

- ✓ **Merienda (10:00 a.m.):** Cocimiento de las hierbas (ver Herbología Médica).

- ✓ **Almuerzo (12:00 a 1:00 p.m.):** Arroz al Curry (para 2 libras de Arroz emplear 1 cucharadita de Café de Curry y media cucharadita de Cúrcuma, se pueden utilizar las Especias antes mencionadas todas al natural disueltas en el agua del Arroz). Ensalada de Vegetales, Verduras y Hortalizas de sabor astringente. (No agregar Carne Blanca). Té Verde caliente.

- ✓ **Merienda (3:00 p.m.):** Una fruta madura, un cóctel o una ensalada de frutas de sabor dulces (escoja uno).

- ✓ **Comida (7:00 a 8:00 p.m.):** Sopa de Pescado (los mencionados), condimentar con las Especias al natural exclusivamente. Té Verde caliente.

> **Miércoles:**

- ✓ **Desayuno (6:00 a 8:00 a.m.):** Yogurt de Soya con Avena, Avellana, Almendra, Trigo (u otro Cereal). Tome 1 vaso grande. No agregar azúcar. Observe que no se ingiere nada más.

- ✓ **Merienda (10:00 a.m.):** Cocimiento de las hierbas (ver Herbología Médica).

- ✓ **Almuerzo (12:00 a 1:00 p.m.):** Salteado de Pollo con Vegetales, Verduras y Hortalizas (Zanahoria, Berenjena, Pepino, Acelga, Setas), utilizar las Especias al natural. Té Verde caliente.

- ✓ **Merienda (3:00 p.m.):** Una fruta madura, un cóctel o una ensalada de frutas de sabor dulces (escoja uno).

- ✓ **Comida (7:00 a 8:00 p.m.):** Espaguetis (o cualquier otra pasta), con Salsa de Cebolla, Ajo, Apio y Perejil y el resto de las Especias al natural. Ensalada de Vegetales, Verduras y Hortalizas de sabor dulce. Té Verde caliente. (No utilizar Salsa de Tomate, Salsa China, Salsa Inglesa, Salsa de Soya).

➤ **Jueves:**

✓ **Desayuno (6:00 a 8:00 a.m.):** Jugo de Cítricos (Limón, Naranja Agria o Dulce, Toronja, Mandarina, Lima), Piña, Cereza, Ciruela, Tamarindo, Maracayá. Escoja uno, tome 1 vaso grande sin azúcar. (Puede endulzarlos con Miel o en vez, ingerir 2 cucharadas de Miel de Abeja sola). Observe que no se ingiere nada más.

✓ **Merienda (10:00 a.m.):** Cocimiento de las hierbas (ver Herbología Médica).

✓ **Almuerzo (12:00 a 1:00 p.m.):** Salteado de Pescado con Vegetales (Ajo, Cebolla, Cebollino y las demás Especias al natural). Té Verde caliente.

✓ **Merienda (3:00 p.m.):** Una fruta madura, un cóctel o una ensalada de frutas de sabor dulces (escoja uno).

✓ **Comida (7:00 a 8:00 p.m.):** Arroz con Vegetales (Acelga, Zanahoria, Apio, Espinaca, Perejil, Cebollino, Ajo, Cebolla, u otras Especias al natural, Frijolitos Chinos y Setas). Ensalada de Vegetales, Verduras y Hortalizas de sabor agrio. Té Verde caliente. (No utilizar Salsa China, Inglesa ni de Soya).

➤ **Viernes:**

✓ **Desayuno (6:00 a 8:00 a.m.):** Jugo o Zumo de Hortalizas (Pepino, Remolacha o Zanahoria). Escoja uno o mezcle los tres, tomar 1 vaso grande sin azúcar. (Puede endulzarlos con Miel o en vez, ingerir 2 cucharadas de Miel de Abeja sola). Observe que no se ingiere nada más.

✓ **Merienda (10:00 p.m.):** Cocimiento de las hierbas (ver Herbología Médica).

✓ **Almuerzo (12:00 a 1:00 p.m.):** Arroz con Vegetales (Col, Acelga, Cebolla, Cebollino, Ajo, Zanahoria), condimentar con Especias al natural. Salteado de Berenjena con Pepino. Té Verde caliente.

- ✓ **Merienda (3:00 p.m.):** Una fruta madura, un cóctel o una ensalada de frutas de sabor dulces (escoja uno).

- ✓ **Comida (7:00 a 8:00 p.m.):** Puré de viandas con Vegetales (Malanga, Boniato o Plátano) escoja uno. Agregar Ajo, Cebolla y el resto de las Especias al natural). Té Verde caliente. (No hacer el puré con Papa ni Yuca, no agregar Carne Blanca).

➢ **Sábado:**

- ✓ **Desayuno (6:00 a 8:00 a.m.):** Yogurt de Soya con Avena, Avellana, Almendra, Trigo (u otro Cereal). Tomar 1 vaso grande sin azúcar. (Puede endulzarlos con Miel o en vez, ingerir 2 cucharadas de Miel de Abeja sola). Observe que no se ingiere nada más.

- ✓ **Merienda (10:00 a.m.):** Cocimiento de las hierbas (ver Herbología Médica).

- ✓ **Almuerzo (12:00 a 1:00 p.m.):** Salteado de Conejo con Vegetales, Verduras y Hortalizas. Utilizar las Especias al natural. Té Verde caliente.

- ✓ **Merienda (3:00 p.m.):** Una fruta madura, un cóctel o una ensalada de frutas de sabor dulces (escoja uno).

- ✓ **Comida (7:00 a 8:00 p.m.):** Sopa de Arroz (condimentar con Especias al natural y puede tener Vegetales, Hortalizas y Verduras). Té Verde caliente. (No agregar Carne Blanca).

➢ **Domingo:**

- ✓ **Desayuno (6:00 a 8:00 a.m.):** Jugo de Cítricos (Limón, Naranja Agria o Dulce, Toronja, Mandarina, Lima), Piña, Cereza, Ciruela, Tamarindo, Maracayá. (Escoja uno). Tomar 1 vaso grande sin azúcar. (Puede endulzarlos con Miel o en vez, ingerir 2 cucharadas de Miel de Abeja sola). Observe que no se ingiere nada más.

✓ **Merienda (10:00 a.m.):** Cocimiento de las hierbas (ver Herbología Médica).

✓ **Almuerzo (12:00 a 1:00 p.m.):** Salteado de Mariscos con Setas. Utilizar las Especias al natural. Té Verde caliente.

✓ **Merienda (3:00 p.m.):** Una fruta madura, un cóctel o una ensalada de frutas de sabor dulces (escoja uno).

✓ **Comida (7:00 a 8:00 p.m.):** Sopa de Ajo con Cebolla (condimentar con Especias al natural). Té Verde caliente.

Esto es sólo un ejemplo de equilibrar nuestros alimentos y convertir su dieta en Alcalina, Usted puede variar los platos y recetas según su paladar pero siempre respetando las combinaciones ejemplificadas y todo lo que hemos venido explicado acerca de los alimentos.

Seguramente al llegar aquí Usted exclamó:
¿Y qué voy a comer?
¡No puedo comer nada!
¡Me voy a morir de hambre!

Pues ya ve que no se trata de que no coma nada, sino de que combine bien la amplia gama de alimentos que sí puede ingerir, de esta manera logrará que el medio extracelular e intracelular se torne Alcalino provocando la muerte obligatoria de las células cancerígenas, ya que ellas no pueden hacer 2 mutaciones, o sea, una vez que hayan mutado de Aeróbicas a Anaeróbicas, ya no podrán hacer el proceso inverso pues la Síntesis del Pirúvico, modificó su información ADN y ARN a un nivel irreversible.

¡Si se le acaban los ácidos, sencillamente se mueren!

¡Recuerde!

"...

- **Proteínas:** Son aquellos alimentos que contienen al menos un 15 % de material proteínico, estos pueden ser:

  ✓ **Concentrados:** Carne, pescado, aves, huevo, leche, queso, etc. (Proteína Animal).

  ✓ **Ligeras:** Frutos Secos, Legumbres (Judías, Guisantes, derivados de la Soya), Aguacate, Cereales Integrales, etc. (Proteína Vegetal).

- **Carbohidratos:** Son aquellos alimentos que contienen al menos un 20 % de féculas y/o azúcares.

  ✓ **Féculas:** Maní, Plátano, Papa; todos los productos a base de pastas (Espaguetis, Fideos, Macarrones), pan, tartas y pasteles, pizzas; Arroz, Cereales Integrales o refinados, etc.

  ✓ **Azúcares:** Azúcar integral, morena, de Caña, Fructosa, Miel, Jarabe de Acre, frutas, Pasas dulces (Dátiles, Pasas, Higos, Ciruelas), etc.

- **Grasas:** Son los aceites de Origen Animal o Vegetal.

  ✓ **Animal:** Mantequilla, Nata, Manteca, Sebo, carnes grasosas. (Manteca de Puerco), Carne Roja y Blanca. Grasa Animal.

  ✓ **Vegetal:** Aceite de Oliva, de Soya, de Girasol, de Sésamo, de Maíz, de Cártamo, todos los aceites de Frutos Secos. Aceites Vegetales.

- **Vegetales:** Lechuga, Apio, Coliflor, Col, Espinaca, Pepino, Espárrago, Cebolla, Berenjena, Nabo, Berro, Ajo Porro, Calabacín, Judías Verdes, Pimientos Verdes, Rábano, Zanahoria, Remolacha, Alcachofa, etc.

  ✓ **Excepciones:** La Papa se cuenta como Fécula y los Tomates como Frutas Ácidas.

," [432]

...

---

[432] **Ref. Bibliográfica #:** 32, 44, 55, 68.

"...
- **Frutas:**

  ✓ **Ácidas:** Naranja, Toronja, Lima, Limón, Fresa, Arándanos, Piña, Tomate, etc.

  ✓ **Subácidas:** Manzana, Pera, Melocotón, Cereza, Uva, Albaricoque, Nectarina, Ciruela, etc.

  ✓ **Melones:** Sandía, Melón, Papaya.

  ✓ **Excepciones:** Los Plátanos se cuentan como Féculas; los Higos, Dátiles, Pasas y Ciruelas secas se cuentan como Azúcares.
..." [433]

Todos los alimentos que vayamos a ingerir durante el día, se deberán de comer en el horario de 12:00 a 8:00 p.m., ya que en ese horario el Estómago se encuentra listo para comenzar su transformación (Proceso Digestivo).

De 8:00 p.m. a 4:00 a.m., comienza el Proceso de Asimilación o de Absorción (donde el Hígado, La Vesícula Biliar, el Bazo y el Páncreas realizan sus funciones), los Procesos Metabólicos también comienzan a funcionar en este horario al igual que la regeneración celular.

De 4:00 a.m. a 12:00 p.m. le corresponde al Proceso de Eliminación (donde los Riñones, Vejiga, Intestino Delgado, Intestino Grueso, Colon y Piel eliminan las toxinas y los desechos). El Corazón y los Pulmones trabajan las 24 horas.

Si se interrumpe este ciclo, todos los alimentos se estancarán y comenzarán a podrirse y fermentar generando subproductos químicos tóxicos, ácidos y Radicales Libres.

---

[433] **Ref. Bibliográfica #:** 32, 44, 55, 68.

El dicho Occidental de:

"Desayunar como un Rey, almorzar como un Príncipe y comer como un Mendigo".

No está del todo mal, a no ser por la parte de "desayunar". Si lo hace, como habitualmente lo está haciendo, interrumpirá el Proceso de Eliminación y todas las toxinas comenzarán a regarse por su organismo.

Hasta las 12:00 p.m., solamente Usted podrá ingerir, frutas, Vegetales, Hortalizas o Verduras crudas, en zumos o jugos para facilitar la evacuación y limpieza de sus toxinas, ya que estas no necesitan del Estómago para su metabolización, pasando directamente hacia los Intestinos que en ese momento, están en su máximo esfuerzo por eliminar todos estos productos de desecho, por lo que la entrada de estos nuevos nutrientes constituye la "pala" que ayudará a mover la "montaña".

Si ingiere alimentos después de pasadas las 8:00 p.m., detendrá todos los procesos, obligando nuevamente a que el Estómago (que debe cesar sus transmisiones en ese momento), comience a segregar de nuevo Ácido Clorhídrico, la capa de moco gástrico se incrementa debido a que debe de proteger las paredes del Estómago como defensa a tal acidez, el Hígado debe parar sus funciones para concentrarse en los nuevos nutrientes que le están llegando y en fin se forma un cuello de botella en sus Intestinos que acabará colapsando de algún modo su agotado Sistema Digestivo y Metabólico.

5··4 Ayunos e Irrigaciones Colónicas

"...

"La enfermedad es el resultado de una interrupción del flujo espontáneo de la inteligencia de la naturaleza dentro de nuestra fisiología. Cuando violamos la ley de la naturaleza y no podemos librarnos adecuadamente del resultado de esta interrupción, entonces tenemos enfermedad".
Virender Sodhi M. D.

De todos los órganos del cuerpo, el que peor sufre las consecuencias de los hábitos dietéticos malsanos es el Colon. La naturaleza diseñó al Colon para que funcionara como un sistema de alcantarillado por el que los residuos de la digestión pudieran ser prontamente eliminados del organismo. La mala combinación de los alimentos lo convierte, en vez de en una alcantarilla, en un pozo negro estancado, acumulándose durante años de 2 a 5 kg de desechos tóxicos en los pliegues del Colon.

"Purgar los Intestinos elimina la fuente del veneno y permite así que la sangre y la energía se regeneren naturalmente. Limpiando los Intestinos reparamos al cuerpo."
Chai Yu Hua.

- **V. E. Irons, explica:**

Cuando los alimentos tóxicos procedentes del Estómago llegan al Colon, al cabo de 12 a 18 horas, este se encuentra preparado para recibirlos recubierto de una capa de mucosidades que impiden que el cuerpo absorba estas toxinas y se envenene (Toxemia). Luego, al eliminar las toxinas esta capa de mucosidades se va desintegrando hasta ser eliminada también.

..."[434]

---

[434] Ref. Bibliográfica #: 68.

"...

Este es el mecanismo de defensa natural del Colon, pero sucede que con la ingestión diaria de toxinas (provocada por la combinación incompatible de alimentos), día tras día, mes tras mes, año tras año, este mecanismo se altera superponiendo capas y capas de mucosidades (ya que no hay tiempo de poder eliminar todas las toxinas ni las capas) llegando a un recubrimiento de 3, 6 y hasta 12 mm en los pliegues, volviéndose duras y negras.

Esto produce que se reduzca la luz del Colon y que continuamente se filtren las toxinas al torrente sanguíneo por Ósmosis. Cuando esta incrustación de mucosidades alcanza una presión crítica, produce una bolsa que se hincha como un globo hacia el exterior, provocando lo que se llama Diverticulosis. La Colitis y el Cáncer son las siguientes etapas de deterioro del Colon debido a estas condiciones.

Prácticamente el único sitio donde puede verse hoy un Colon normal y sano es en un libro de Anatomía.

- **Dr. Harvey Kellogg, célebre cirujano de Battle Creek, Michigan, EE.UU. escribió:**

En las 22 000 operaciones que he realizado personalmente, ni una sola vez he encontrado un Colon normal.

..." [435]

---

[435] **Ref. Bibliográfica #: 68.**

"...

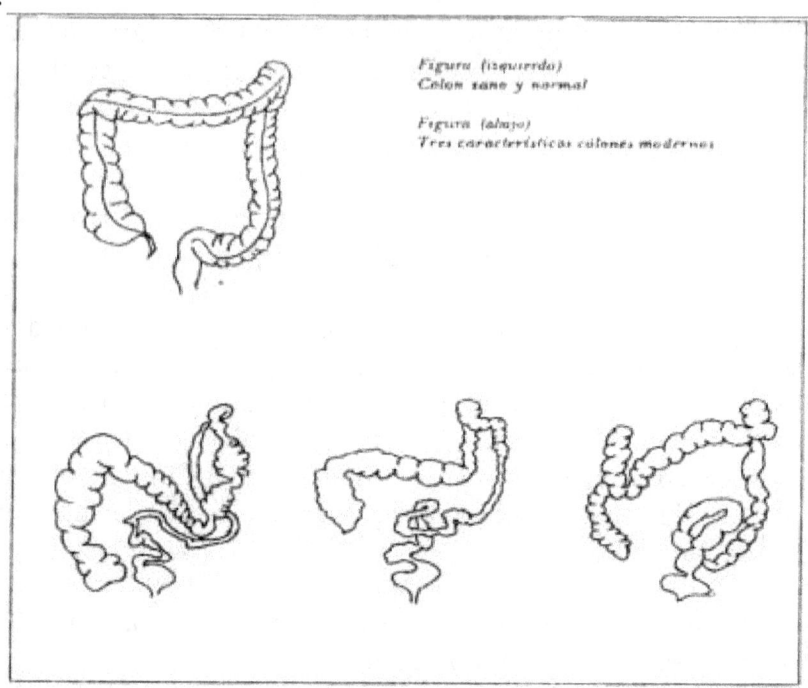

Hay un 95 % de probabilidades de que usted esté contemplando un reflejo de su propio Colon en los 3 ejemplos inferiores de la imagen. Todo lo que entra debe de salir tarde o temprano, entretanto, puede pasarse años pudriéndose dentro del cuerpo y causarle graves enfermedades o incluso matarle.

"La correcta eliminación de los alimentos no digeridos y otros productos de desecho es tan importante como la correcta digestión y asimilación de la comida... El régimen más perfecto no dará mejores resultados que el más malo si el sistema de alcantarillado, que es el Colon, se haya obstruido por una acumulación de residuos corrompidos."
Dr. Walter. *"Colon Health: The Key to a Vibrant Life"*.
¡A los 116 años de edad!

," [436]
...

---

[436] Ref. Bibliográfica #: 68.

"...
La toxemia es el verdadero culpable de casi todas las dolencias crónicas y enfermedades degenerativas.

5··4··1 Ayuno

"...
Se llama ayuno al acto de abstenerse voluntariamente de todo tipo de comida y en algunos casos de ingesta de líquidos, por un período de tiempo.

"Cuando quiere ponerle aceite nuevo al motor de su coche, no se limita a verterlo encima del aceite sucio, sino que primero extrae todo el lubricante viejo. Lo menos que puede hacer es tratar a su cuerpo con el mismo respeto y atención con la que usted conduce su auto".

El ayuno es uno de los mecanismos curativos naturales más antiguos del mundo. Todos los animales, menos el hombre, ayunan instintivamente cuando están enfermos. Galeno e Hipócrates recomendaban el ayuno para todas las enfermedades graves y como excelente régimen preventivo. Pitágoras exigía a sus discípulos que ayunaran durante 40 días para purificar cuerpo y mente, Platón y Aristóteles hacían lo mismo.

El ayuno es una respuesta natural y universal ante la enfermedad y la debilidad, no un rollo cultural o religioso.

El ayuno terapéutico ha constituido siempre una parte muy importante de los regimenes de enseñanza Taoístas. Los maestros hacían ayunar a sus discípulos durante periodos prolongados, para que purificaran el cuerpo y la mente, antes de exponerles sus técnicas más avanzadas.

Dentro de sus principales ventajas se encuentran:

✓ Al no ingerir alimentos, los sistemas naturales de desintoxicación del organismo tienen la oportunidad de purgar al cuerpo de sustancias nocivas que se pudiesen haber acumulado.

„ [437]
...

---

[437] **Ref. Bibliográfica #:** 32, 44, 55, 68.

"...
- ✓ Al limpiarse el tracto intestinal la eficiencia de la digestión aumenta, resultando esto en una más completa asimilación de los nutrientes ingeridos.

- ✓ Al ingresar en un estado de ayuno avanzado, el Cerebro segrega Grelina, un químico cerebral que tiene un efecto Nootrópico (estimulante de la memoria). Además según estudios, el ayuno intermitente promueve la secreción de Neurotrofinas, las cuales son muy importantes en el proceso de Neurogénesis.

"Yo ceo que el proceso de desintoxicación mediante una dieta especial de limpieza como jugos y ayunos de agua son el eslabón perdido para el rejuvenecimiento corporal, así como, para prevenir enfermedades crónicas tales como Cáncer, problemas cardiovasculares, Artritis, Diabetes y Obesidad. La alimentación moderna con exceso de proteína animal, grasas, cafeína, alcohol y sustancias químicas inhiben la función óptima de nuestras células y tejidos. La limpieza de toxinas y productos de desecho restaurará la óptima función y la vitalidad".
Elson Haas M. D.

Los indicadores de que el organismo necesita de una desintoxicación son: dolor de cabeza, dolores articulares, problemas respiratorios, dolores de espalda, síntomas alérgicos, insomnio, malhumor, alergias alimentarias, estados artríticos, Estreñimiento, Hemorroides, congestión de los senos nasales, úlceras, Psoriasis, acné, entre muchos otros que constituyen una alerta y nos indican que algo no esta bien.

El ayuno desencadena un proceso de limpieza y desintoxicación verdaderamente sorprendente que llega hasta la última célula y el último tejido del organismo. A las 24 horas de suspender la ingestión de alimentos, las enzimas dejan de entrar en el Estómago y se dirigen hacia los Intestinos y al torrente sanguíneo, por lo que van destruyendo todo tipo de productos de desecho, tales como células muertas y enfermas, microbios intestinales, subproductos del metabolismo y sustancias contaminantes.
,,[438]
...

---

[438] Ref. Bibliográfica #: 68.

"...

Todos los órganos y glándulas del organismo reciben un merecido descanso durante el cual, se purifican y rejuvenecen sus tejidos y se regulan y equilibran sus funciones. Todo el canal digestivo se vacía y lo que sale por su extremo inferior seguramente que sorprenderá y asqueará a quienes ayunan por primera vez.

La sangre tiene la función de transportar Oxígeno y nutrientes a todas las células del cuerpo y debe también retirar los desechos metabólicos de las células para que sean excretados por los Riñones y los Pulmones. Así mismo, la sangre es un vigilante inmunológico del cuerpo, que hace circular las enzimas, los Glóbulos Blancos y otros factores inmunitarios durante las 24 horas del día, en misiones de búsqueda y eliminación de los invasores.

Si no se limpia el organismo de estas toxinas de forma regular, la Toxemia se vuelve cada vez más grave hasta que el cuerpo es incapaz de seguir soportándola y, o bien, se purga espontáneamente en forma de diarrea, Acné, erupciones, mancha marronas, sudor maloliente, hedor corporal, Halitosis y demás manifestaciones; o bien renuncia a la lucha y pasa al Cáncer, una Tuberculosis o cualquier otra enfermedad.

El ayuno también restablece el pH de la sangre, equilibrio acido – básico. Cuando la Acidosis en sangre alcanza niveles intolerables, la corriente sanguínea deposita el ácido en las articulaciones en forma de cristales que luego forman espolones, que literalmente, sueldan las articulaciones y sustituyen al Líquido Sinovial que las lubrica naturalmente, la consecuencia es una dolorosa e incapacitante Artritis, Artrosis, Osteoporosis, Reumatismo, Gota, etc.

El ayuno permite que las enzimas entren en las articulaciones y disuelvan dichos cristales, con lo que se restaura el Líquido Sinovial y se recobra la movilidad de la articulación, también se elimina la Acidosis de la sangre. De hecho, cuando se realiza un ayuno de 3 días, se perciben una serie de sensaciones que no son más que la entrada de estos cristales ácidos y otras toxinas en masa al torrente sanguíneo para ser eliminados.

¿Padece usted de Impotencia o Esterilidad? Quizás haría bien en buscar al culpable en su Colon. Los Cólones obstruidos e intoxicados afectan negativamente a la sexualidad masculina y femenina al oprimir, y por tanto, perturbar, los órganos y glándulas sexuales." [439]

...

---

[439] **Ref. Bibliográfica #: 68.**

"...

"Todos los médicos saben que la libre circulación de la sangre y la Energía Vital son los más importantes factores de la salud. Pero si el Estómago y los Intestinos están bloqueados, entonces la sangre y la energía se estancaran".
Dr. Chang Tsung Cheng. Dinastía Sung (960 – 1279 d.C.)

El método Taoísta para la limpieza del Colon consiste en ayunos combinado con potentes hierbas purgantes que disuelven las mucosidades y dragan los residuos del Colon, plasmados en el Clásico de Medicina Interna del Emperador Amarillo.

5··4··2 Irrigaciones Colónicas
"...

"Quienes deseen alcanzar la longevidad deben mantener limpio su Intestino; quienes deseen retrasar la muerte deben mantener su Intestino libre de obstrucciones."
Ko Hung. Alquimista y Escritor Taoísta.

- **Enema (Lavado).** Es el procedimiento de introducir líquidos en el recto y el Colon a través del ano. Los enemas pueden llevarse a cabo por razones médicas o de higiene, con fines diagnósticos, o como parte de terapias alternativas o tradicionales.

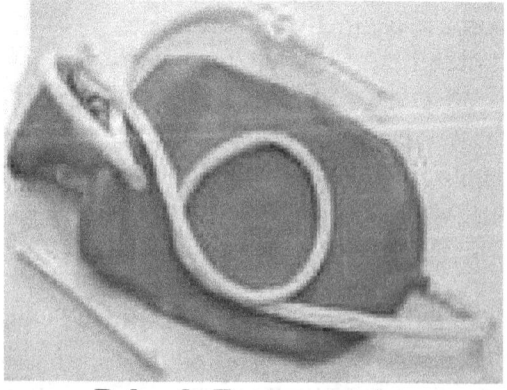

Bolsa de Enema común.

„ 440
...

---

[440] Ref. Bibliográfica #: 32, 44, 55, 68.

"...

Los enemas evacuantes que generalmente actúan de inmediato (15 a 20 minutos máximo), se usan para tratar la retención fecal, eliminación de fecalomas, o el Estreñimiento. Los enemas evacuantes se realizan con agua, Solución Salina, emulsiones con aceite o Glicerina, Soluciones Hipertónicas. Generalmente todas estas sustancias se aplican a temperatura corporal (37° C).

Estos métodos se limitan exclusivamente a la limpieza del recto y de una Porción del Colon Descendente, pero no llegan a las Proporciones Transversal ni Ascendente.

La Irrigación Colónica en cambio, envía un chorro de agua a lo largo de toda la longitud del Colon en un flujo continuo. En lugar de un par de litros, la Irrigación Colónica hace pasar por el Colon 20 litros de agua durante una sola sesión.

Para esto se emplea el Sistema Colema Board (este aparato puede solicitarse a Colema Boards, Inc, P. O. Box 229, Anderson, California 96007. EE.UU. a un costo de $135 dólares).

Aunque el cubano inventa y no va a tomarse el trabajo de irlo a buscar allá y es muy fácil de hacer, basta con una tanqueta de 25 litros de agua, una Escalera de Tijeras de 1.5 metros, un banco que de la altura de la taza del baño, un tablón fuerte, una manguera y un pitón de lavado normal.

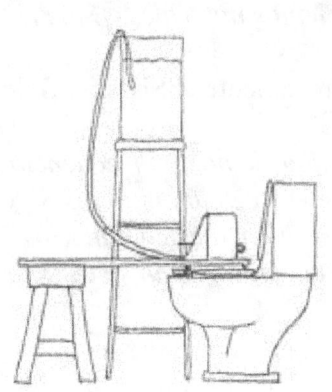 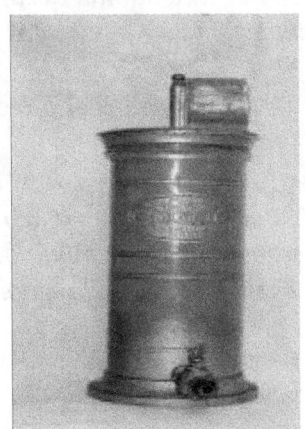

Sistema Colema Board.   **Irrigador Éguisier.**

„ 441
...

---

[441] **Ref. Bibliográfica #:** 32, 44, 55, 68.

"...

Este sistema se puede hacer en la casa, funciona por gravedad y la misma persona puede realizarlo sin necesidad de un ayudante. La altura máxima del recipiente para los (Enemas, Bolsas, Tanques, etc.), no debe ser mayor de 50 cm con respecto al cuerpo, para evitar el colapso cardíaco por exceso de Presión Intracolónica. Es bueno, que los Tanques tengan llaves que permitan regular el flujo de agua como en el caso del Irrigador Éguisier.

En 1935, a los 40 años de edad, V. E, Irons presentó una rara y dolorosa enfermedad, una Artritis que se conoce hoy como Espondilosis Anquilosante. Esta afección se debe al Calcio no asimilado (como el que lleva la Leche Pasteurizada), que se deposita en las vértebras de la columna, donde gradualmente forma unos espolones que hacen que toda la espalda se encorve hacia delante, hasta que, al cabo de 10 ó 20 años, la víctima queda encorvada de por vida.

Cuando le comunicaron que su enfermedad no tenía cura, Irons comenzó a investigar por su propia cuenta y, como cualquier persona que busque durante un determinado tiempo, la verdadera causa de una Enfermedad Degenerativa Crónica, la encontró acechando en su propio Colon obstruido:

"A los 2 meses ya no sentía dolor al desplazarme; a los 14 meses prácticamente habían desaparecido los espolones. Y todo gracias a la limpieza, al ayuno y a los alimentos naturales. ¡Sin medicamentos!"

En 1981, Irons eligió calurosamente el Sistema Colema Board:

"Mi hijo Robert, de 7 años de edad, se da con frecuencia Irrigaciones Colónicas sin ayuda de nadie. Yo he cumplido los 87 y las practico constantemente. De modo que, si se haya usted entre los 7 y los 87, no creo que tenga el menor problema... Es un sistema absolutamente seguro".

..." [442]

---

[442] Ref. Bibliográfica #: 68.

El Cáncer y su Cura Holística

"...

Hacen falta exactamente 7 días para limpiar toda la corriente sanguínea y el Sistema Linfático por medio del ayuno. Por tanto, no ha de comer nada durante 7 días, pero no sentirá hambre debido a que estará tomando los llamados Limpiadores Intestinales (Zumo de Zanahoria, Remolacha, Pepino y Rábano), esto hace que se retenga humedad ablandando y retirando los productos residuales y las capas de mucosidades alojadas en los pliegues del Colon. El zumo debe tomarse 8 veces al día cada 3 horas 1 vaso, se le puede agregar a esta mezcla una cucharadita ras de Bentonita y 300 cc de Zumo de Hierba de las Calenturas.

En una escala mayor, hacen falta 7 meses para restaurar el equilibrio del Sistema Endocrino mediante ejercicios y una alimentación correcta, y 7 años para sustituir todas las células del cuerpo.

- **Bentonita:** La Bentonita es una arcilla de grano muy fino (coloidal) del tipo de Montmorillonita que contiene bases y Hierro. El tamaño de sus moléculas es 500 veces inferior a la de una molécula de agua y tienen una carga negativa de 200 veces mayor que la positiva.

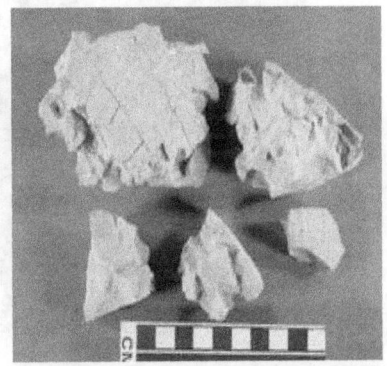

El tipo más normal es la Cálcica. La Sódica se hincha cuando toma contacto con el agua. El Hierro que contiene siempre le da color, aunque existe también una Bentonita blanca. Existen diversos tipos de Bentonita que varían tanto en la plasticidad como en la dureza. Es una arcilla muy pegajosa con un alto grado de encogimiento (los enlaces entre las capas unitarias permiten la entrada de una cantidad superior de agua) y tiene tendencia a fracturarse durante la cocción y el enfriado.

Se utiliza en la industria del vino como clarificante proteico, en la eliminación de toxinas de los alimentos. En los humanos tiene un efecto Desintoxicante a nivel físico.

..."[443]

---

[443] **Ref. Bibliográfica #:** 32, 44, 55, 68.

"...

La Bentonita es como una esponja magnética que absorbe las toxinas de todo el Aparato Digestivo. Debido al tamaño de sus moléculas, le permite acceder a todos los tejidos donde ni siquiera el agua puede penetrar, mientras que su poderosa carga negativa le permite absorber hasta 200 veces su propio peso en tóxicos iones positivos (los contaminantes siempre se presentan en forma de iones positivos) fácilmente neutralizados por los iones negativos activos.

- **Zaragatona (Plantago Psyllium; Hierba de las Calenturas, Hierba de las Pulgas, Llantén de Perro):** Es una especie herbácea natural de la zona occidental del Mediterráneo, sobre todo España y Marruecos, también se la halla en el Sur de Asia.

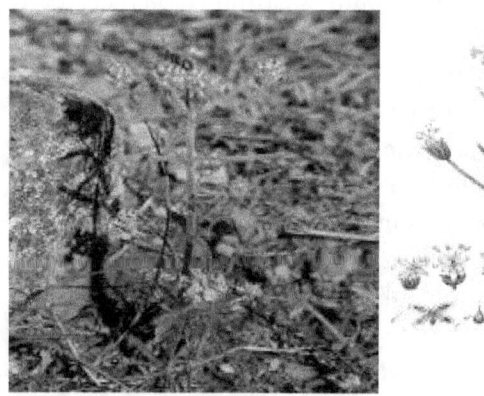 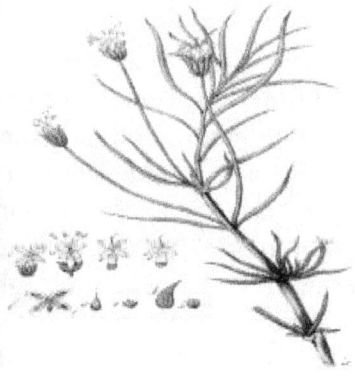

Se encuentra en tierras de cultivo, junto a las carreteras, en lugares pisoteados, en campos ricos en abonos orgánicos o granjas. Se utilizan medicinalmente las semillas de esta planta.

Las semillas contienen Mucílagos (12 % – 15 %), formados fundamentalmente por Xylosa, Ácido Galacturónico, Arabinosa y Ramnosa, que dan la propiedad Laxante, pero a diferencias de otras especies de Plantago, estas no contienen Almidón; también tiene trazas de Alcaloides como son la Plantagonina, la Indicaína, la Colina, la Noscapina y la Indicamina; encontramos Fitosteroles como el Beta – Sitosterol, Campestrol, Estigmasterol.
,, 444
..."

---

[444] Ref. Bibliográfica #: 32, 44, 55, 68, 74.

"...

También Oligoelementos, Sales de Potasio, Aceite Insaturado (5 a 10 %), proteínas (15 – 18 %) y un Glicósido Iridoide la Aucubina al que se le atribuye propiedades protectoras para el Hígado.

Contiene Mucílagos que en contacto con el agua aumenta su volumen hasta 4 veces, por lo que es un excelente Laxante mecánico que actúa como lubricante que permite el deslizamiento de la material fecal. Recomendado en caso de falta de Peristaltismo Intestinal. Por vía externa en forma de compresas para tratar Reumatismo, quemaduras y úlceras. Puede bajar el Colesterol total y LDL gracias a su contenido en Psyllium.

Normalmente los Limpiadores Intestinales se pueden incorporar a la dieta diaria tomando 1 vaso en la mañana y otro en la noche, de esta manera se beneficiará su organismo notablemente.

- **Desintoxicación y Limpieza del Colon y los Intestinos:** Junto con este sistema de ayuno de 7 días, se realizaran 2 Irrigaciones Colónicas por día, una en la mañana y otra en la tarde: echar 20 litros de agua, preferentemente destilada o de lluvia, en un recipiente refractario (Porcelana, Barro o Aluminio) junto con 40 cucharadas (800 g) de polvo de Café (sin tostar, solamente secar al Sol el grano y luego molerlo), cocinar a fuego vivo por 3 minutos y luego 7 minutos a fuego lento. Colar por una tela y se deja reposar hasta que alcance una temperatura de 38° – 40° C (temperatura corporal o ambiental); acostarse en posición fetal sobre el lado derecho en el Sistema Colema Board y comenzar la Irrigación Colónica.

Este proceso va a estimular las naturales contracciones peristálticas del Intestino y contiene ácidos que ayudan a desprender las mucosidades y limpiar las paredes del Colon. El Café puede sustituirse por Jugo de Ajo fresco, Zumo de Limón (en ambos casos 1 L preparado de igual manera que el Café); Bentonita o Sales de Epsom (Sulfato de Magnesio) 800 g.
..." **445**

---

[445] **Ref. Bibliográfica #:** 32, 44, 55, 68, 74.

"...

Este ayuno se realizará 1 vez al año, mientras que se recomienda un ayuno de 24 horas, 1 vez a la semana, con Limpiadores Intestinales e Irrigación Colónica.

En el caso de existir Cáncer de Colon y Pólipos colocar Enemas (uno al medio día y otro en la noche) alternadamente junto con las Irrigaciones Colónicas en la siguiente forma: recoger 1 L de orina y poner el Enema única y exclusivamente con esto. Al día siguiente, recoger 1 L de orina y ponerlo a hervir hasta que se consuma la mitad para obtener una concentración de 2:1, póngase este medio litro. Al día siguiente, recoja 1 L de orina y hiérvalo hasta que se consuma un cuarto de manera que quede una concentración de 4:1, póngase este cuarto de litro. Repose dos días y repita los últimos dos días para completar los 7 días de tratamiento.

Esto es como si a usted lo estuvieran operando sin bisturí, si siente ardentía al ponerse los Enemas es que el orine esta actuando sobre los Pólipos cancerosos u otros benignos que pudieran existir en toda esta zona, así como, en Divertículos, etc. Este tratamiento es indicado por el Médico Cirujano Hindú Malajov quien se vio afectado por 3 tumores de Colon, 2 cancerosos y uno en desarrollo. Este médico advierte que se deben revisar las heces fecales para observar como los Pólipos son expulsados.

Después de efectuado este sistema de limpieza y desintoxicación se debe mantener tomando caldos de Vegetales, Hortalizas y Verduras durante un mes, junto con los limpiadores intestinales y las ensaladas crudas de Vegetales, Hortalizas y Verduras; agregue las Legumbres y los Cereales según se indicaron. Después de este primer mes, puede agregar las frutas según se indicaron, los farináceos y la Carne Blanca según se indicaron.

..." [446]

---

[446] Ref. Bibliográfica #: 68.

"...
En todo caso siempre debe respetar que de 04:00 a 12:00 h es el horario en que se produce la desintoxicación (horario de limpieza), en este horario se recomienda comer solo jugos de frutas, Verduras, Vegetales y Hortalizas, nada más. De 12:00 a 20:00 h es el horario de la digestión en donde deben hacerse las comidas fundamentales (almuerzo de 12:00 a 13:00 h y cena de 19:00 a 20:00 h.). De 20:00 a 04:00 h es el horario de asimilación, se recomienda no comer absolutamente nada en este horario, solo tomar agua y no mucha para que no afecte el sueño.

- **Desintoxicación y limpieza del Hígado:**

"Las consecuencias de no cuidar el Hígado incluyen Obesidad, una mayor ocurrencia de enfermedades cardiovasculares, fatiga crónica, dolores de cabeza, problemas digestivos, alergias y muchos otros males. Y aunque el Sistema Inmunológico protege nuestro organismo de muchos peligros, es el Hígado el que protege al Sistema Inmunológico de la sobrecarga".
Dra. Sandra Cabot. "The Liver Cleansing Diet".

El Hígado es el principal órgano del cuerpo encargado de consumir las grasas. Siguiendo esta terapia de desintoxicación el metabolismo mejorará a pasos agigantados y se empezará a quemar grasas. Dentro de los síntomas que indican una necesidad de desintoxicación del Hígado se encuentran: mala digestión, hinchazón abdominal, náuseas después de las comidas con grasa, aumento del volumen alrededor del abdomen, Estreñimiento. Síndrome del Colon Irritable; mal aliento, lengua cubierta de saburra; cambios de humor, depresión. Condiciones alérgicas, fiebre, urticaria, erupciones cutáneas, Asma. Dolores de cabeza, tensión alta, retención de líquidos. Hipoglucemia, fatiga, mareo. Cálculos en la Vesícula Biliar (Colesterol endurecido), inflamación de la Vesícula.
," [447]
...

---

[447] **Ref. Bibliográfica #:** 17, 68.

"...

Después de haber realizado el tratamiento de limpieza y desintoxicación del Colon y luego de esperar 1 mes, deberá comenzar con la Limpieza del Hígado, para ello seleccionará una semana del mes siguiente que coincida con la fase de la Luna Llena (no debe ser en los meses de Septiembre, Octubre y Noviembre ya que en esta etapa, el Hígado tiene un Biorritmo Circadiano muy bajo y por tanto no tiene fuerza propia para iniciar una limpieza que pudiera resultar, si se comenzara en esta fecha, nula) y: durante los 4 primeros días se deberá de bañar con agua caliente con Sal (en la concentración indicada en la sección de Hidroterapia) durante 20 minutos y luego enjuagarse con agua de la ducha al tiempo durante 20 minutos, esto realizará un masaje térmico y una Diálisis Percutánea eliminando Ácido Úrico, grasa y otros desechos por la piel. A continuación se colocará una bolsa con agua caliente 2 horas después del almuerzo y comida sobre el Hígado por 2 horas para ablandar las materias toxicas alojadas en este y en la Vesícula Biliar. Durante toda la semana se alimentará con Zumo de Zanahoria y Remolacha (en la forma indicada) en la mañana y luego con frutas frescas y ensaladas de Vegetales, Hortalizas y Verduras crudas (sin aceite, vinagre ni Sal; sólo con Limón, Ajo y Cebolla). Se colocara dos Enemas (sólo con agua destilada) uno en la mañana en ayunas y otro en la noche.

Puede tomar Cocimiento de Alfalfa y de Hojas de Cebada que le dan al Hígado una inyección de Clorofila que actúa tanto como Tónico y limpiador del Hígado (también se puede hacer Cocimientos con las Plantas Medicinales protectoras del Hígado).

Prepare en una botella de cristal de 1 L (1 000 ml), 100 ml con Aceite de Oliva y el resto (900 ml) con Zumo de Limón maduro. A partir de las 20:00 h se tomará 1 cucharada de este preparado cada 20 minutos (si hay vómitos negrusco o verdoso significa que la membrana estomacal comprometida ha sido eliminada) hasta las 04:00 h. En el intervalo entre cucharadas deberá realizar ejercicios de respiración profunda tapándose la fosa de la nariz izquierda y respirando por la fosa derecha 10 veces y luego cambiar."[448]
...

---

[448] Ref. Bibliográfica #: 17, 68.

"...
A partir de las 23:00 h puede comenzar a tener diarreas, esto quiere decir que ha comenzado la expulsión de los desechos tóxicos. Al 7mo día, termine el tratamiento y repose 1 mes incorporando el resto de los alimentos paulatinamente como en el caso de la Limpieza del Colon.

- **Desintoxicación y Limpieza de la Vesícula Biliar:** Al efectuar los tratamientos anteriores, ya la Vesícula se limpia también pero si existe alguna patología de Cálculos Biliares o Úlceras Duodenales o Gástricas se debe continuar con el siguiente tratamiento: seleccione una semana del mes siguiente al descanso, colocar 2 Enemas diarios uno en la mañana y otro en la noche con agua destilada solamente; tomar una cucharadita de Aceite de Oliva virgen todas las mañanas en ayunas, a la hora desayunar con jugo de cítricos, mantenga la dieta durante toda la semana con Vegetales, Hortalizas y Verduras crudas (sin aceite, vinagre ni Sal; sólo Limón, Ajo y Cebolla); Semillas de Trigo, Cereales Integrales; Puré de Malanga (independientes, no juntos).

Después de estos 7 días y durante los 10 días posteriores, incluya las frutas maduras en la merienda y el resto de los alimentos como se indicó a temperatura ambiente. Durante estos 3 tratamientos se puede tomar cualquier cantidad de agua separada de las comidas.

- **Desintoxicación y Limpieza de los Riñones:** La Limpieza de los Riñones se debe de realizar en verano: seleccionará una semana y comenzará a comer Melón única y exclusivamente cada vez que tenga hambre. Por lo general, a partir de 3er día sobre las 17:00 a las 21:00 h, se comienzan a expulsar las piedras o arenillas de los cálculos que es la hora de activación del Biorritmo Circadiano de los Riñones y Vejiga. Se debe de bañar (de la forma indicada) y comer Melón en esta hora para facilitar la Diuresis durante la expulsión y dilatar los conductos urinarios para facilitar su salida. De tener mucha hambre se puede comer un pedacito de pan integral a la hora del almuerzo y la comida.
,, [449]
..."

---

[449] Ref. Bibliográfica #: 17, 68.

"...

El Melón es capaz de eliminar cualquier Cálculo Renal, este tratamiento se puede combinar con el Agua de Coco, Zumo de Limón con agua tomado media hora entes de cada comida (ataca las infecciones renales, ayuda a combatir la Artritis y Acidosis corporal, hace bajar de peso, actúa contra el Colesterol y es un Depurativo sanguíneo, su combinación con el Agua de Coco es inmejorable). También se puede tomar el cocimiento de Guisazo de Caballo (5 ó 6 raíces machacadas y hervidas en medio litro de agua durante 5 a 10 minutos) es excelente contra determinados Cálculos Renales (al igual que el Mastuerzo, la Chaya, Caña Mexicana, Nitro, etc.). Se puede triturar un trocito de Vástago de Plátano, licuar en la batidora con Agua de Coco, colar, añadir el Zumo de 1 Limón y endulzar con Miel de Abeja (limpieza renal y desintoxicación del cuerpo) tomar 1 ó 2 vasos al día alejado de la comida. También se puede tomar 1 vaso de Guarapo de Caña con 2 cucharadas de Miel de Abeja (limpia los Riñones y alimenta). Se puede alternar el tratamiento comiendo Calabaza tierna hervida (sin Sal, aceite ni vinagre; sólo con Ajo y Cebolla). Se puede tomar cocimiento de Rabo de Gato (20 hojitas machacadas en 1 L de agua, hervir por 5 minutos) tomar 2 vasos al día. El penacho de la Zanahoria licuado en agua limpia los Riñones y mejora la vista, tomar 1 vaso diariamente.

Después de una desintoxicación severa, el organismo experimenta notables cambios:

"En un principio, puede ocurrir dolor de cabeza y la lengua perder la saburra. Pasadas unas semanas, se aclara la piel, aunque pudiera mancharse en el ínterin. Los ojos se tornan brillantes, el Cerebro funciona mejor, la digestión es más eficiente, aumenta el nivel energético y usted puede recobrar un sentimiento de juventud muy claramente.
Dr. Chaitow.

," [450]
..."

---

[450] **Ref. Bibliográfica #:** 17, 68, 74.

El Cáncer y su Cura Holística

"...
Cualquier tipo de modalidad de desintoxicación que usted escoja asegúrese de estar tranquilo, no pasar frío y no realizar esfuerzos innecesarios; este es un tiempo en el cual usted debe permitir que toda su energía se enfoque en el proceso de limpieza y reparación".
Dr. Chaitow.

"Administrar medicamentos contra una enfermedad que ya se ha declarado es como tratar de reprimir una revuelta que ya ha estallado. Tal actitud es comparable a la conducta de una persona que solo empieza a excavar un pozo cuando ya está sedienta, o que empieza a forjar sus armas cuando ya está iniciado el combate. ¿No son estas acciones demasiado tardías?"
Chi Po. Clásico de Medicina Interna del Emperador Amarillo.

"Si pudiera vivir mi vida de nuevo, la dedicaría a demostrar que los gérmenes buscan su hábitat natural, los tejidos enfermos, en vez de ser la causa de la enfermedad del tejido. Por poner un ejemplo, los mosquitos buscan el agua corrompida, pero no son la causa de que el agua se corrompa".
Rudolf Virchow. Pionero de la Patología Celular.

"La causa primaria de la enfermedad no son los gérmenes. Antes bien, creo que la enfermedad es causada por una toxemia que produce el deterioro y la descomposición de las células, dejando así campo libre para el asalto y la manipulación de los gérmenes. En casi todos los casos, la utilización de fármacos para el tratamiento de los pacientes resulta perjudicial. Los medicamentos producen a menudo graves efectos secundarios, y a veces incluso crean nuevas enfermedades. La enfermedad puede curarse mediante el adecuado recurso a una correcta alimentación.
Dr. Henry G. Bieler. *"Food is Your Best Medicine" Capítulo 4.*
," [451]
...

---

[451] **Ref. Bibliográfica #: 68.**

OTRAS TERAPIAS NECESARIAS Y COMPLEMENTARIAS

6··1 Oligoterapia

"...
    La Oligoterapia es un sistema que lo podemos enmarcar dentro de los Sistemas de Salud Complementarios o Naturales y, dentro de este grupo, en los denominados Elementos Dinamizados o Elementos Vibracionales.
    Este sistema se basa en el uso de Oligoelementos para restablecer o mejorar diferentes alteraciones fisiológicas del organismo. Recordemos que los Oligoelementos son elementos minerales que están en nuestro organismo en cantidades muy pequeñas, pero que son imprescindibles para que se produzcan correctamente las reacciones bioquímicas de nuestro metabolismo. Actúan como catalizadores enzimáticos y equilibran reacciones fisiológicas del organismo. Existen 2 grupos de Oligoelementos:

- **Principales o Diatésicos:** Son el grupo más relevante ya que se relacionan con los terrenos humanos. Existe la Diátesis I (Hiperreactiva) relacionada con el Manganeso (Mn); la Diátesis II (Hiporreactiva) relacionada con el Manganeso – Cobre (Mn – Cu); la Diátesis III (Diatónica) relacionada con el Manganeso – Cobalto (Mn – Co); la Diátesis IV (Anérgica) relacionada con el Cobre – Oro – Plata (Cu – Au – Ag) y la Diátesis V (Síndrome Desadaptación) relacionada con el Zinc – Cobre (Zn – Cu) y el Zinc – Níquel – Cobalto (Zn – Ni – Co).

- **Secundarios:** Son los Oligoelementos no Diatésicos que tienen unas funciones específicas en cualquier tipo de terreno humano. Algunos ejemplos: el Aluminio, el Bismuto, el Cobalto, el Níquel, etc. Dentro del grupo de los Oligoelementos Secundarios encontramos minerales que se encuentran en el organismo en cantidades importantes como el Magnesio o el Fósforo.
..." [452]

---

[452] Ref. Bibliográfica #: 15, 32, 44, 55.

"...

Pero cuando se trabaja con Oligoelementos las dosis dadas de ese mineral son inferiores al Número de Avogadro, y por ese motivo se pueden considerar Oligoelementos.

El sistema de la Oligoterapia está directamente e indisociablemente vinculado al estudio de los terrenos humanos. Dichos terrenos componen el corpus de conocimiento que engloba las diferentes tipologías (Asténica, Atlética y Pícnica), Constituciones (Carbónica, Fosfórica, Sulfúrica y Fluórica), temperamentos (Bilioso, Nervioso, Sanguíneo, Linfático y Raquídeo), las propias Diátesis (I, II, III, IV, V), y otras. Cada una de ellas, tiene unas determinadas características muy específicas referentes a particulares tendencias mórbidas, predominio de un tipo de tejido embrionario, tendencias conductuales psicológicas, tropismos alimentarios, etc.

Los Oligoelementos son bioelementos presentes en pequeñas cantidades (menos de un 0.05 %) en los seres vivos y tanto su ausencia como una concentración por encima de su nivel característico, puede ser perjudicial para el organismo, llegando a ser hepatotóxicos. A parte de los cuatro grandes elementos de los que se compone la vida en la Tierra: Oxígeno, Hidrógeno, Carbono y Nitrógeno presentes en los organismos moleculares, existen una gran variedad de elementos químicos esenciales. Los agregados químicos requieren de una erosión primaria para disgregarse.

Las bacterias juegan un papel esencial al ser capaces de absorber desde los minerales primarios los nutrientes, que luego van ascendiendo en la cadena trófica. Las plantas absorben los minerales disueltos en el suelo, que son en consecuencia recolectados por los herbívoros y así los minerales se van transmitiendo entre los seres vivos.

,, [453]
..."

---

[453] **Ref. Bibliográfica #**: 32, 44, 55.

El Cáncer y su Cura Holística

"...

Tabla Periódica y los elementos de la dieta:

- ✓ Los 4 elementos básicos para la vida (H, C, N, O).
- ✓ No se sabe si funcionan en el organismo (B, Si, F).
- ✓ Elementos traza esenciales (Mo, Mn, Fe, Co, Ni, Cu, Zn, Se, I).
- ✓ Elementos importantes (Na, Mg, K, Ca, P, S, Cl).

,, 454
...

---

[454] Ref. Bibliográfica #: 32, 44, 55.

"...

✓ **Calcio:** Es necesario para el músculo, el Corazón, el Aparato Digestivo, la formación de huesos y la generación de nuevas células de sangre. Las fuentes más importantes de Calcio son la Col, Moringa, Judía, leche, pescado, Nueces, y semillas.

Dosis diaria recomendada	Descripción	Dolencia por insuficiencia	Exceso
1300 mg	Esencial	Hipocalcemia	Hipercalcemia

✓ **Cloro:** Es necesario para la producción del Ácido Clorhídrico en el Estómago y también se requiere en algunas funciones celulares. La Sal es la fuente más común, al disociarse el Cloruro Sódico en Cloro y Sodio.

Dosis diaria recomendada	Descripción	Dolencia por insuficiencia	Exceso
2300 mg	Esencial	Hipocloremia	Hipercloremia

✓ **Cobre:** Estimula el Sistema Inmunitario y es un componente de varias encimas redox, incluyendo la Cytochrome c Oxidasa. Podemos obtenerlo en los Vegetales verdes, el pescado, los Guisantes, Lentejas, el Hígado, los moluscos y los crustáceos.

Dosis diaria recomendada	Descripción	Dolencia por insuficiencia	Exceso
900 μg	Oligoelemento	Deficiencia de Cobre	Toxicidad por Cobre

✓ **Fósforo:** Es un componente de los huesos (Apatita) y de las células además de formar parte de los procesos de obtención de energía. En contextos biológicos aparece generalmente como Fosfato.

Dosis diaria recomendada	Descripción	Dolencia por insuficiencia	Exceso
700 mg	Esencial	Hipofosfatemia	Hiperfosfatemia

" [455]
...

---

[455] **Ref. Bibliográfica #:** 32, 44, 55.

"...
- ✓ **Hierro:** Forma parte de la molécula de Hemoglobina y de los Citocromos que forman parte de la cadena respiratoria. Su facilidad para oxidarse le permite transportar Oxígeno a través de la sangre combinándose con la Hemoglobina para formar la Oxihemoglobina. Se necesita en cantidades mínimas porque se reutiliza, no se elimina. Fuentes de Hierro son el Hígado de muchos animales, semillas, Lentejas, etc.

Dosis diaria recomendada	Descripción	Dolencia por insuficiencia	Exceso
18 mg	Traza	Anemia	Hemocromatosis

- ✓ **Magnesio:** Es requerido para el procesamiento del ATP y para los huesos. El Magnesio se encuentra en las Nueces, Soja y en la masa del Cacao entre otros.

Dosis diaria recomendada	Descripción	Dolencia por insuficiencia	Exceso
420 mg	Esencial	Hipomagnesemia	Hipermagnesemia

- ✓ **Manganeso:** El Manganeso tiene un papel tanto estructural como enzimático. Está presente en distintas enzimas, destacando el Superóxido Dismutasa de Manganeso (Mn – SOD), que cataliza la dismutación de Superóxidos.

Dosis diaria recomendada	Descripción	Dolencia por insuficiencia	Exceso
2.3 mg	Oligoelemento	Deficiencia de Manganeso	Manganismo

..."[456]

---

[456] Ref. Bibliográfica #: 32, 44, 55.

"...
- ✓ **Molibdeno:** Se encuentra en una cantidad importante en el agua de mar en forma de Molibdatos (MoO_4^{2-}), y los seres vivos pueden absorberlo fácilmente de esta forma. Tiene la función de transferir átomos de Oxígeno al agua. También forma la Xantina Oxidasa, la Aldehída Oxidasa y el Sulfito Oxidasa.

Dosis diaria recomendada	Descripción	Dolencia por insuficiencia	Exceso
45 µg	Oligoelemento	Deficiencia de Molibdeno	

- ✓ **Potasio:** Es un electrolito sistémico y esencial en la regulación del ATP con el Sodio. Las fuentes incluyen Legumbres, piel de Patata, Tomates, Plátanos, etc.

Dosis diaria recomendada	Descripción	Dolencia por insuficiencia	Exceso
4700 mg	Esencial	Hipopotasemia	Hiperpotasemia

- ✓ **Selenio:** El Dióxido de Selenio es un catalizador adecuado para la oxidación, hidrogenación y deshidrogenación de compuestos orgánicos. Factor esencial en la actividad de enzimas Antioxidantes como el Glutatión Peroxidasa.

Dosis diaria recomendada	Descripción	Dolencia por insuficiencia	Exceso
55 µg	Oligoelemento	Deficiencia de Selenio	Seleniosis

," [457]
...

---

[457] **Ref. Bibliográfica #:** 32, 44, 55.

"...
- ✓ **Sodio:** Es necesario en la regulación de la Adenosin Trifosfato con el Potasio. El marisco, la leche, las Espinacas, entre otros, son fuentes de Sodio, además de la Sal. ¡Omitir pacientes oncológicos!

Dosis diaria recomendada	Descripción	Dolencia por insuficiencia	Exceso
1500 mg	Esencial	Hiponatremia	Hipernatremia

- ✓ **Yodo:** Se necesita no solo para la síntesis de las Hormonas Tiroídeas, Tiroxina y la Triiodothironina y para prevenir la Gota, además es probablemente Antioxidante y tiene un papel importante en el Sistema Inmune.

Dosis diaria recomendada	Descripción	Dolencia por insuficiencia	Exceso
150 µg	Oligoelemento	Deficiencia de Yodo	Yodismo

- ✓ **Zinc:** Es necesaria para producir varias enzimas: Carboxypeptidasa, Anhidrasa Carbónica, etc.

Dosis diaria recomendada	Descripción	Dolencia por insuficiencia	Exceso
11 mg	Traza	Deficiencia de Zinc	Toxicidad por Zinc

Los siguientes elementos son considerados como Oligoelementos:

- ➢ **Azufre (S):** Importante, Esencial. Ayuda a la combustión del azúcar, forma huesos, desintoxica, hace crecer el cabello y tonifica, es Antioxidante y necesario para muchos aminoácidos y, por consiguiente, también para las proteínas. Se encuentra en: Cerezas, Albaricoques, Naranjas, Peras, Melocotones, Avellanas, Almendras, etc.
," [458]
...

---

[458] Ref. Bibliográfica #: 32, 44, 55.

"...

➤ **Boro (B):** Oligoelemento. Mantenimiento de la estructura de la pared celular en los vegetales. Manzana, Pera, Uva, Nueces, Col, etc. El cuerpo humano contiene al menos 0.7 mg por kilo de peso de Boro obtenido del consumo de agua y Vegetales. Un humano consume en su ingesta diaria unos 0.8 a 2.5 mg de Boro por kilo de peso sin que se manifieste algún síntoma por esto. Dietas forzadas de 5 g al día pueden causar náuseas, diarrea y vómitos, algunas literaturas sugieren que 20 g al día de Boro puede ser mortal en organismos sensibles. Se puede considerar como esencial para el metabolismo de Calcio, Cobre, Magnesio y la fijación de Nitrógeno.

➤ **Bromo (Br):** Es considerado como Esencial aunque no se conocen exactamente las funciones que realiza. Se encuentra en: Manzana, Uva, Higos, etc.

➤ **Calcio (Ca):** Esencial. Dosis diaria 1 300 mg (1.3 g.). Se encuentra en el medio interno de los organismos como ion Calcio (Ca^{2+}) o formando parte de otras moléculas; en algunos seres vivos se halla precipitado en forma de esqueleto interno o externo. Los iones de Calcio actúan de cofactor en muchas reacciones enzimáticas, intervienen en el metabolismo del Glucógeno, y junto al Potasio y el Sodio regulan la contracción muscular. El porcentaje de Calcio en los organismos es variable y depende de las especies, pero por término medio representa el 2.45 % en el conjunto de los seres vivos; en los Vegetales, sólo representa el 0.00 7 %.

El Calcio actúa como mediador intracelular cumpliendo una función de segundo mensajero; por ejemplo, el ion Ca^{2+} interviene en la contracción de los músculos y es imprescindible para la coagulación de la sangre. También está implicado en la regulación de algunas enzimas Quinasas que realizan funciones de fosforilación, por ejemplo la proteína Quinasa C (PKC), y realiza unas funciones enzimáticas similares a las del Magnesio en procesos de transferencia de Fosfato (por ejemplo, la enzima Fosfolipasa A_2).
..." [459]

---

[459] **Ref. Bibliográfica #:** 32, 44, 55.

"...

Se requiere Calcio en la transmisión nerviosa y en la regulación de los latidos cardíacos. El equilibrio adecuado de los iones de Calcio, Sodio, Potasio y Magnesio mantiene el tono muscular y controla la irritabilidad nerviosa.

Algunas de sus sales son bastante insolubles, por ejemplo el Sulfato de Calcio ($CaSO_4$), Carbonato de Calcio ($CaCO_3$), Oxalato de Calcio (CaC_2O_4), etc. y forma parte de distintos biominerales. Así, en el ser humano, está presente en los huesos como Hidroxiapatito Cálcico [$Ca_{10}(OH)_2(PO_4)_6$] El Calcio interviene en la formación de las placas de algunas arterioesclerosis. Estas sustancias son formadoras de Cálculos Renales y Biliares cuando el Sistema Renal se encuentra dañado o cuando los ácidos impiden su correcta filtración.

El Calcio esquelético o el almacenado en los huesos, se distribuye entre un espacio relativamente no intercambiable, que es estable y del espacio rápidamente intercambiable, el cual participa en las actividades metabólicas. El componente intercambiable puede considerarse una reserva que se acumula cuando la dieta proporciona una ingesta adecuada de Calcio. Se almacena principalmente en los extremos de los huesos largos y se moviliza para satisfacer el aumento de las necesidades de crecimiento, del embarazo y de la lactancia.

En ausencia de dicha reserva, el Calcio debe sustraerse de la misma reserva ósea; si la ingesta inadecuada de Calcio se prolonga resulta en una estructura ósea deficiente. El Calcio se presenta en los huesos bajo la forma de Hidroxiapatita, una estructura cristalina que consiste de Fosfato de Calcio que se arregla alrededor de una matriz orgánica de proteína Colagenosa para proporcionar fuerza y rigidez.

..."[460]

---

[460] **Ref. Bibliográfica #:** 32, 44, 55.

"...
Muchos otros iones se presentan, como Flúor, Magnesio, Zinc y Sodio. Los iones minerales se difunden dentro del líquido extracelular, bañando los cristales y permitiendo el depósito de nuevos minerales. Los mismos tipos de cristales se presentan en el esmalte y la Dentina de los dientes, allí hay poco intercambio de minerales y el Calcio no está disponible con facilidad para los periodos de deficiencia.

En el proceso de formación y remodelación ósea participan las Células Osteclásticas (Células de Resorción Ósea) y los Osteoblastos (Células Formadoras), controladas a su vez, por diversas hormonas sistémicas (Parathormona y Calcitonina), el estado nutricional de vitamina D y Factores Reguladores de Crecimiento.

Este Calcio consta de tres fracciones distintas: Calcio Libre o Ionizado, Calcio Aniónico que se une a Fosfatos y Calcio unido a proteínas, principalmente Albúmina o Globulina. El Calcio Ionizado es quien realiza la mayoría de funciones metabólicas. Su concentración está controlada principalmente por la Parathormona, la Calcitonina y la vitamina D. El Calcio Sérico se mantiene en niveles muy estrechos de 8.8 a 10.8 mg/dl.

El Calcio se absorbe principalmente en el Duodeno y también a lo largo del tracto gastrointestinal. La absorción ocurre por dos métodos principales: un sistema de transporte saturable activo, ocurre en el Duodeno y Yeyuno Proximal y controlado mediante la acción de la vitamina D3 o $1.25(OH)_2D3$ (vitamina D activa), esta vitamina actúa como una hormona y aumenta la captación de Calcio en el borde en cepillo de la célula de la mucosa intestinal al estimular la producción de una proteína que se une al Calcio.

Un segundo mecanismo de transporte es pasivo, no saturable e independiente de la vitamina D, ocurre a lo largo de todo el Intestino.
..." [461]

---

[461] **Ref. Bibliográfica #:** 32, 44, 55.

"...
El Calcio sólo se absorbe si está en una forma hidrosoluble y no se precipita por otro componente de la dieta como los Oxalatos.

Diversos factores influyen de manera favorable en la absorción de Calcio, entre ellos; la vitamina D en su forma activa, pH ácido, la Lactosa (azúcar de la leche) y existen otros que afectan la absorción como la carencia de la vitamina D, el Ácido Oxálico (contenido en el Ruibarbo, Espinaca, Acelgas, Malanga), el Ácido Fítico (compuesto que contiene Fósforo y se encuentra en las cáscaras de los granos de Cereales), la fibra dietética, medicamentos, mala absorción de grasas y el envejecimiento.

Normalmente la mayor parte del Calcio que se ingiere se excreta en las heces y la orina en cantidades iguales aproximadamente. La excreción urinaria del Calcio varía a través del ciclo vital y con la velocidad del crecimiento esquelético. El Calcio fecal se correlaciona con la ingesta. La ingesta de Cafeína y Teofilina también se relacionan con la excreción de Calcio.

Las pérdidas cutáneas ocurren en la forma de sudor y exfoliación de la piel. La pérdida de Calcio en el sudor es de aproximadamente 15 mg/día. La actividad física extenuante con sudoración aumentará las pérdidas, incluso en las personas con bajas ingesta. La inmovilidad del cuerpo por reposo en cama por tiempo prolongado también aumenta las pérdidas de Calcio en respuesta a la falta de tensión sobre los huesos.

Cuando la deficiencia es a largo plazo y desde etapas tempranas de la vida, puede causar entre otras consecuencias: deformidades óseas (Osteomalacia, Raquitismo y Osteoporosis).

La Osteoporosis es un trastorno metabólico en el que la masa ósea se reduce sin cambios en la composición corporal, conduciendo a un riesgo incrementado para fracturas con la más minina tensión.
," [462]
...

---

[462] **Ref. Bibliográfica #:** 32, 44, 55.

"...

Los factores de riesgo son diversos incluyendo deficiente captación de Calcio, o poca ingesta de Calcio durante los periodos máximos de crecimiento, poca actividad física, alto consumo de Café y Cigarrillos entre otros.

La Osteomalacia, suele relacionarse con una deficiencia de vitamina D y un desequilibrio coincidente en la captación de Calcio y Fósforo. Se caracteriza por una incapacidad para mineralizar la matriz ósea. Lo que resulta en una reducción del contenido mineral del hueso.

La deficiencia de Calcio también puede conducir al Raquitismo, una enfermedad relacionada con la malformación de los huesos en niños, debido a una mineralización deficiente de la matriz orgánica. Los huesos raquíticos no pueden sostener el peso y tensión ordinaria, que resultan en un aspecto de piernas arqueadas, rodillas confluentes, tórax en quilla y protuberancia frontal del cráneo.

Los niveles muy bajos de Calcio en sangre aumentan la irritabilidad de las fibras y los centros nerviosos, lo que resulta en espasmos musculares conocidos como calambres, una condición llamada Tetania. Además, puede provocar otras enfermedades (Hipertensión Arterial, Hipercolesterolemia, Cáncer de Colon y Recto.

Por su parte, una ingesta elevada de Calcio y la presencia de un elevado nivel de vitamina D, puede constituir una fuente potencial de Hipercalcemia, es posible que esto favorezca a la calcificación excesiva en huesos y tejidos blandos. También estas ingestas elevadas intervienen con la absorción de Hierro, lo mismo para el Zinc.

..." [463]

---

[463] **Ref. Bibliográfica #:** 32, 44, 55.

"...

Requerimientos dietéticos recomendados	
Grupo de Edades	RDA
Lactantes 6 meses	400 mg
6 – 12 meses	600 mg
1 – 10 años	800 – 1200 mg
11 – 18 años	1200 – 1500 mg
25 – 30 años	1000 mg (mujeres) 800 mg (hombres)
+ 50 años	1000 – 1500 mg (mujeres posmenopáusicas)

Las fuentes más importantes de Calcio son las Verduras de hojas verdes como la Col, Brócoli, Nabo; Judía, Soya; leche y derivados (yogurt, queso); pescado (Salmón), Almeja; Sandías, Nueces, Uva, Fresa, Avellana, Almendra, Coco, Caimito, Plátano; semillas; Moringa Oleífera, etc.

> **Cloro (Cl):** Esencial. Dosis diaria 2 300 mg (2.3 g.). Es necesario para la producción del Ácido Clorhídrico en el Estómago y también se requiere en algunas funciones celulares, ayuda a la digestión, favorece el crecimiento. La Sal es la fuente más común, al disociarse el Cloruro Sódico en Cloro y Sodio; Dátiles, Nueces, Avellana, Almendra.

> **Cobalto (Co):** Esencial. El Cobalto es esencial en todos los animales, incluyendo los humanos. Forma parte de la Cobalamina (vitamina B12). Una deficiencia de Cobalto puede llevar a Anemia. Pese a ello, la Anemia secundaria al déficit de Cobalto es muy raro, debido a que sólo basta con consumir dosis trazas del elemento para mantener la correcta homeostasis. Además, el Cobalto es un elemento que se encuentra en varios alimentos, siendo difícil un déficit por baja ingesta. Las proteínas basadas en la Cobalamina usan el anillo de Corrina para mantener unido el Cobalto. La Coenzima B12 proporciona el enlace C – Co, el cual participa en las reacciones.
..." [464]

---

[464] Ref. Bibliográfica #: 32, 44, 55.

"...

> **Cobre (Cu):** Oligoelemento, Esencial. Dosis diaria 900 µg. Estimula el Sistema Inmunitario, contribuye a la formación de Glóbulos Rojos y al mantenimiento de los vasos sanguíneos, es un componente de varias encimas redox, incluyendo la Cytochrome C Oxidase, indispensable para la formación de los huesos, la Lisil Oxidasa y la Superóxido Dismutasa; Antinflamatorio, útil contra la Artritis.

El desequilibrio de Cobre en el organismo cuando se produce en forma excesiva ocasiona una enfermedad hepática conocida como Enfermedad de Wilson, el origen de esta enfermedad es hereditario, y aparte del trastorno hepático que ocasiona también daña al Sistema Nervioso. Puede producirse deficiencia de Cobre en niños con una dieta pobre en Calcio, especialmente si presentan diarreas o desnutrición. También hay enfermedades que disminuyen la absorción de Cobre, como la Enfermedad Celiaca, la Fibrosis Quística o al llevar dietas restrictivas.

Podemos obtenerlo en los Vegetales de hojas verdes; pescado, mariscos, moluscos y los crustáceos (Ostras); Guisantes, Lentejas, Legumbres; Hígado; Uva, Pera, Naranja, Almendra, Avellana, etc.

> **Cromo (Cr):** Esencial. La cantidad diaria recomendada para el Cromo es de 50 – 200 µg/día. Potencia la acción de la Insulina (por lo que se los ha denominado Factor de Tolerancia a la Glucosa debido a esta relación con la acción de la Insulina) y favorece la entrada de Glucosa a las células (la ausencia de Cromo provoca una intolerancia a la Glucosa, y esta ausencia provoca la aparición de diversos problemas). Su contenido en los órganos del cuerpo decrece con la edad. Parece participar en el metabolismo de los Lípidos, en el de los Hidratos de Carbono, así como otras funciones.

Lo podemos encontrar en los Berros, las Algas, las carnes blancas, las Hortalizas; Aceitunas, Cítricos (Naranjas, Limones, Toronjas, etc.); Hígado y los Riñones son excelentes proveedores de Cromo. "[465]
..."

---

[465] **Ref. Bibliográfica #:** 32, 44, 55.

"...

- **Flúor (F):** Se acumula en huesos y dientes dándoles una mayor resistencia; previene las enfermedades contagiosas y protege al Sistema Óseo y los dientes. Pescado; Manzana, Té, Uvas, etc.

- **Fósforo (P):** Esencial. Dosis diaria 700 mg (0.7 g.). Es un componente de los huesos (Apatita) y de las células además de formar parte de los procesos de obtención de energía; nutriente del Cerebro, es sostén nervioso. En contextos biológicos aparece generalmente como Fosfato.

  El Fósforo como molécula de Pi (Fosfato Inorgánico), forma parte de las moléculas de ADN y ARN, las células lo utilizan para almacenar y transportar la energía mediante el Adenosín Trifosfato (ATP). Además, la adición y eliminación de grupos Fosfato a las proteínas, fosforilación y desfosforilación, respectivamente, es el mecanismo principal para regular la actividad de proteínas intracelulares, y de ese modo el metabolismo de las Células Eucariotas tales como los espermatozoides.

  Se encuentra en Manzana, Ciruela, Nueces, Avellana, Almendras; pescado, mariscos y moluscos.

- **Hierro (He):** Traza. Dosis diaria 18 mg (0.018 g.). Forma parte de la molécula de Hemoglobina y de los Citocromos que forman parte de la cadena respiratoria. Su facilidad para oxidarse le permite transportar Oxígeno a través de la sangre combinándose con la Hemoglobina para formar la Oxihemoglobina. Se necesita en cantidades mínimas porque se reutiliza, no se elimina.

  El Hierro ha asumido un papel vital en el crecimiento y en la supervivencia y es necesario no solo para lograr una adecuada oxigenación tisular sino también para el metabolismo de la mayor parte de las células.

  En los adultos sanos el Hierro corporal total es de 3 a 4 g ó 35 mg/kg (hombres); en las mujeres a 50 mg/kg.

..." [466]

---

[466] **Ref. Bibliográfica #:** 32, 44, 55.

"...

Este se encuentra distribuido en dos formas: 70 % (2.8 g) como Hierro funcional (Eritrocitos 65 %); Tisular (Mioglobinas 4 %); Enzimas Dependientes del Hierro (Hem y no Hem 1 %), estas son enzimas esenciales para la función de las Mitocondrias y que controlan la oxidación intracelular (Citocromos, Oxidasas del Citrocromo, Catalasas, Peroxidasas); Transferrina 0.1 %, la cual se encuentra normalmente saturada en $1/3$ con Hierro (la mayor atención con relación a este tipo de Hierro se ha enfocado hacia el Eritrón, ya que su estatus de Hierro puede ser fácilmente medible y constituye la principal fracción del Hierro corporal); 30 % como Hierro de depósito 1 g (Ferritina $2/3$, Hemosiderina $1/3$, Hemoglobina (Transporta el Oxígeno a las células), Transferrina (Transporta el Hierro a través del Plasma), Ferritina (Principal forma de depósito del Hierro en los tejidos).

Estudios recientes de disponibilidad del Hierro de los alimentos han demostrado que el Hierro del Hem es bien absorbido, pero el Hierro no Hem se absorbe en general muy pobremente y este último, es el Hierro que predomina en la dieta de gran cantidad de gente en el mundo. Hem, como Hemoglobina y Mioglobina, presente principalmente en la carne y derivados. La absorción del Hierro Hem no es afectada por ningún factor; ni dietético, ni de secreción gastrointestinal. Se absorbe tal cual dentro del anillo Porfirínico. El Hierro es liberado dentro de las células de la mucosa por la Hem Oxigenasa, enzima que abunda en las células intestinales del Duodeno. La absorción del Hierro no Hem, por el contrario se encuentra afectada por una gran cantidad de factores dietéticos y de secreción gastrointestinal que fueron analizados en el Proceso de la Digestión.

El Hierro procedente de la dieta, especialmente el no Hem, es Hierro Férrico y debe ser convertido en Hierro Ferroso a nivel gástrico antes que ocurra su absorción en esta forma (Hierro Ferroso) a nivel duodenal principalmente.
..."[467]

---

[467] Ref. Bibliográfica #: 32, 44, 55.

"...
Otros factores, independientes de la dieta que pueden influir en la absorción del Hierro son: el tamaño del depósito de Hierro que indica el estado de reserva de Hierro de un individuo. Este es el principal mecanismo de control. Se encuentra influenciado por los depósitos de Hierro y por lo tanto, por las necesidades corporales. Así, reservas aumentadas de Hierro disminuyen su absorción. En este punto el factor más importante que influye en la absorción del Hierro es el contenido de Hierro en las células de la mucosa intestinal (Ferritina local). Es el llamado Bloqueo Mucoso de Granick. El otro factor es la Eritropoyesis en la Médula Ósea que es un estado dinámico de consumo o no de Hierro corporal. Así, decae la absorción del Hierro cuando disminuye la Eritropoyesis.

La absorción del Hierro en forma ferrosa tiene lugar en el Duodeno y en el Yeyuno Superior, y requiere de un mecanismo activo que necesita energía. El Hierro se une a Glucoproteínas de Superficie (o Receptores Específicos de la Mucosa Intestinal para el Hierro), situadas en el borde en cepillo de las células intestinales. Luego se dirige al Retículo Endoplasmático Rugoso (RER) y a los Ribosomas libres (donde forma Ferritina) y posteriormente a los vasos de la lámina propia.

Como puede deducirse, la absorción del Hierro es regulada por la mucosa intestinal, lo que impide que reservas excesivas de Hierro se acumulen. La absorción del Hierro depende también de la cantidad de esta proteína.

El Hierro se encuentra en prácticamente todos los seres vivos y cumple numerosas y variadas funciones. Hay distintas proteínas que contienen el grupo Hemo, que consiste en el ligando Porfirina con un átomo de Hierro. Algunos ejemplos: la Hemoglobina y la Mioglobina, la primera transporta Oxígeno, O_2, y la segunda, lo almacena; los Citocromos, los Citocromos C catalizan la reducción de Oxígeno a agua; los Citocromos P450 catalizan la oxidación de compuestos hidrofóbicos, como fármacos o drogas, para que puedan ser excretados, y participan en la síntesis de distintas moléculas."[468]
...

---

[468] Ref. Bibliográfica #: 32, 44, 55.

"...

Las Peroxidasas y Catalasas catalizan la oxidación de Peróxidos, H_2O_2, que son tóxicos; las proteínas de Hierro – Azufre (Fe/S) participan en procesos de transferencia de electrones.

Ferredoxina (Fe/S).

También se puede encontrar proteínas en donde átomos de Hierro se enlazan entre sí a través de enlaces puente de Oxígeno. Se denominan proteínas Fe – O – Fe. Algunos ejemplos: las bacterias metanotróficas, que emplean el Metano, CH_4, como fuente de energía y de Carbono, usan proteínas de este tipo, llamadas Monooxigenasas, para catalizar la oxidación de este Metano; la Hemeritrina transporta Oxígeno en algunos organismos marinos; algunas Ribonucleótido Reductasas contienen Hierro, catalizan la formación de Desoxinucleótidos.

Los animales para transportar el Hierro dentro del cuerpo emplean unas proteínas llamadas Transferrinas. Para almacenarlo, emplean la Ferritina y la Hemosiderina. El Hierro entra en el organismo al ser absorbido en el Intestino Delgado y es transportado o almacenado por esas proteínas. La mayor parte del Hierro se reutiliza y muy poco se excreta.

Tanto el exceso como el defecto de Hierro, pueden provocar problemas en el organismo. El envenenamiento por Hierro ocurre debido a la ingesta exagerada de esté (como suplemento en el tratamiento de Anemias)."[469]
..

---

[469] **Ref. Bibliográfica #:** 32, 44, 55.

"...

La Hemocromatosis corresponde a una enfermedad de origen genético, en la cual ocurre una excesiva absorción del Hierro, el cual se deposita en el Hígado, causando disfunción de éste y eventualmente llegando a la Cirrosis Hepática. En las transfusiones de sangre, se emplean Ligandos que forman con el Hierro complejos de una alta estabilidad para evitar que quede demasiado Hierro libre. Estos Ligandos se conocen como Sideróforos. Muchos microorganismos emplean estos Sideróforos para captar el Hierro que necesitan. También se pueden emplear como Antibióticos, pues no dejan Hierro libre disponible.

La Siderosis es el depósito de Hierro en los tejidos. El Hierro en exceso es tóxico. El Hierro reacciona con Peróxido y produce Radicales Libres; la reacción más importante es:

$$Fe^{2+} + H_2O_2 \rightarrow Fe^{3+} + OH^- + OH^\bullet$$

Cuando el Hierro se encuentra dentro de unos niveles normales, los mecanismos antioxidantes del organismo pueden controlar este proceso. La dosis letal de Hierro en un niño de 2 años es de unos 3 g. 1 g puede provocar un envenenamiento importante. El Hierro en exceso se acumula en el Hígado y provoca daños en este órgano. Su falta provoca anemia.

Fuentes de Hierro son el Hígado de muchos animales; granos como las Lentejas; Ciruela, Cereza, Albaricoque, Melocotón, Manzana, Pera, Naranja, Fresas, Nueces, Avellana, Almendra; Cañandonga, etc.

➢ **Magnesio (Mg):** Esencial. Dosis diaria 420 mg (0.42 g.). Es requerida para el procesamiento del ATP y para los huesos; necesario en la digestión, permita la transmisión de los estímulos nerviosos a los músculos.
" [470]
...

---

[470] **Ref. Bibliográfica #:** 32, 44, 55.

"...

La mayor parte del Magnesio se encuentra en los huesos y sus iones desempeñan papeles de importancia en la actividad de muchas coenzimas y en reacciones que dependen del ATP. También ejerce un papel estructural, ya que el ion de Mg^{2+} tiene una función estabilizadora de la estructura de cadenas de ADN y ARN. Interviene en la formación de neurotransmisores y neuromoduladores, repolarización de las Neuronas, relajación muscular (siendo muy importante su acción en el músculo cardíaco).

El Magnesio actúa como Energizante y Calmante en el organismo. La pérdida de Magnesio se debe a diversas causas, en especial cuando el individuo se encuentra en circunstancias de estrés físico o mental. El Magnesio que se encuentra en la célula es liberado al torrente sanguíneo, en donde posteriormente es eliminado por la orina y/o las heces fecales. A mayor estrés, mayor es la pérdida de Magnesio en el organismo.

En función del peso y la altura, la cantidad diaria recomendada es de 300 – 350 mg, cantidad que puede obtenerse fácilmente ya que se encuentra en la mayoría de los alimentos. De lo que comemos, solo del 30 – 40 % es absorbido por nuestro cuerpo y depositado en el Intestino Delgado.

El Magnesio es un tranquilizante natural que mantiene el equilibrio energético en las neuronas y actúa sobre la transmisión nerviosa, manteniendo al Sistema Nervioso en buena salud. Ampliamente recomendado para los tratamientos Antiestrés y Antidepresión. Es además un relajante muscular. Otros beneficios: el Magnesio ayuda a fijar el Calcio y el Fósforo en los huesos y dientes; previene los Cálculos Renales ya que moviliza al Calcio; el Magnesio actúa como un Laxante suave y Antiácido; es también efectivo en las convulsiones del embarazo, previene los partos prematuros manteniendo al Útero relajado.
" [471]
...

---

[471] **Ref. Bibliográfica #:** 32, 44, 55.

"...
Interviene en el equilibrio hormonal, disminuyendo los dolores premenstruales; actúa sobre el Sistema Neurológico favoreciendo el sueño y la relajación; autorregula la composición y propiedades internas (Homeostasis); actúa controlando la flora intestinal y nos protege de las enfermedades cardiovasculares, favorable para quien padezca de Hipertensión.

La insuficiencia de Magnesio se puede detectar a través de la irritabilidad y la inestabilidad emocional acompañada de disminución de los reflejos, descoordinación muscular, apatía y debilidad, Estreñimiento, trastornos premenstruales, falta de apetito, náuseas, vómitos, diarreas, confusión, temblores. El déficit provoca y mantiene la Osteoporosis y las caries así como la Hipocalcemia (reducción de Calcio en sangre) y la eliminación renal de Magnesio. El exceso de Calcio disminuye la absorción de Magnesio por lo que no hay que abusar de la leche. El exceso de Fósforo también produce la mala absorción de Magnesio, así como, también los Fosfatos de algunos tipos de salchichas, quesos, helados y todas las bebidas basadas en Cola.

El Magnesio se encuentra en: Frutos Secos (Girasol, Sésamo, Almendras, Pistacho, Avellanas y Nueces). Cereales (Germen de Trigo, levadura, Mijo, Arroz y Trigo). Legumbres (Soja, Alubias, Garbanzos, Judías Blancas y Lentejas). Coco, Cereza, Naranja, Pera, Melocotón, masa del Cacao, Maní. Hortalizas de hojas verdes.

> **Manganeso (Mn):** Oligoelemento, Traza, Esencial. Dosis diaria (1 – 5 mg/día). El Manganeso tiene un papel tanto estructural como enzimático. Está presente en distintas enzimas, destacando el Superóxido Dismutasa de Manganeso (Mn – SOD), que cataliza la dismutación de Superóxidos, O_2^-, la Mn – Catalasa, que cataliza la dismutación de Peróxido de Hidrógeno, H_2O_2; así como en la Concavanila A (de la familia de las Lectinas), en donde el Manganeso tiene un papel estructural. Contribuye al buen funcionamiento del Sistema Nervioso y del Cerebro, interviene en el metabolismo de las grasas.
"[472]
...

---

[472] **Ref. Bibliográfica #:** 32, 44, 55.

"...
Los iones de Manganeso funcionan como cofactores de una serie de enzimas en los organismos superiores, donde son esenciales en la desintoxicación de los Radicales Libres de Superóxido.

El cuerpo humano logra absorber el Manganeso en el Intestino Delgado, acabando la mayor parte en el Hígado, de donde se reparte a diferentes partes del organismo. Alrededor de 10 mg de Manganeso son almacenados principalmente en el Hígado y los Riñones. En el Cerebro humano el Manganeso es unido a metaloproteínas de Manganeso, siendo la más relevante la Glutamina Sintetasa en los Astrocitos.

Se encuentra en la Cereza, Manzana, Uva, Ciruela, etc.

➢ **Molibdeno (Mo):** Oligoelemento, Esencial. Dosis diaria 45 µg. Se encuentra en una cantidad importante en el agua de mar en forma de Molibdatos (MoO_4^{2-}), y los seres vivos pueden absorberlo fácilmente de esta forma. Tiene la función de transferir átomos de Oxígeno al agua. Se encuentra en algunas enzimas con distintas funciones, concretamente en Oxotransferasas (función de transferencia de electrones) como la Xantina Oxidasa (que oxida la Xantina a Ácido Úrico); las Nitrogenasas (función de fijación de Nitrógeno molecular); la Aldehída Oxidasa (que oxida los Aldehídos, así como, las Aminas y los Sulfuros en el Hígado); el Sulfito Oxidasa (que oxida Sulfitos en el Hígado).

El cuerpo humano contiene alrededor de 0.07 mg de Molibdeno por kilogramo de peso. Se presenta en altas concentraciones en el Hígado y los Riñones y en las vértebras. El Molibdeno también está presente en el esmalte de los dientes humanos y puede ayudar a prevenir su deterioro. La ingestión diaria promedio de molibdeno varía entre 0.12 y 0.24 mg, pero depende del contenido de Molibdeno de los alimentos. La toxicidad aguda no se ha visto en los seres humanos, y depende en gran medida del estado químico.
..." [473]

---

[473] **Ref. Bibliográfica #:** 32, 44, 55.

"...
Aunque los datos de toxicidad humana no están disponibles, los estudios en animales han demostrado que la ingesta crónica de más de 10 mg/día de Molibdeno puede causar diarrea, retraso en el crecimiento, infertilidad, y bajo peso al nacer. También puede afectar a los Pulmones, los Riñones y al Hígado. El Tungstato Sódico es un inhibidor competitivo de Molibdeno, y su dieta reduce la concentración de Molibdeno en los tejidos.

La deficiencia dietética de Molibdeno desde su concentración bajo la superficie terrestre se ha asociado con mayores tasas de Cáncer de Esófago en partes de China e Irán. En comparación con Estados Unidos, que tiene una mayor oferta de Molibdeno en el suelo, las personas que viven en estas áreas tienen un riesgo aproximadamente 16 veces mayor para el Carcinoma Esofágico de Células Escamosas.

Un Cofactor de Molibdeno observado en los lactantes, termina con la capacidad del cuerpo para el uso del Molibdeno en las enzimas. Hace que los altos niveles de Sulfito y Ácido Úrico provoquen el daño neurológico. La causa es la incapacidad del cuerpo para sintetizar el Cofactor de Molibdeno, una molécula que se une con cadenas heterocíclicas de Molibdeno en el sitio activo de todas las enzimas conocidas que utilizan el Molibdeno.

Los altos niveles de Molibdeno pueden interferir con la absorción de Cobre, produciendo deficiencia de Cobre. El Molibdeno evita las proteínas plasmáticas de unión al Cobre, y también aumenta la cantidad de Cobre que se excreta en la orina.

La reducción o la deficiencia de Cobre también puede ser inducida deliberadamente con fines terapéuticos por el compuesto de Amonio Tetratiomolibdato, en la que el anión Tetratiomolibdato brillante de color rojo es el agente quelante de Cobre. El Tetratiomolibdato fue utilizado por primera vez en el tratamiento de la Toxicosis de Cobre en los animales."[474]

---

[474] Ref. Bibliográfica #: 32, 44, 55.

"...

Fue entonces cuando se introdujo como un tratamiento en la Enfermedad de Wilson, un trastorno hereditario del metabolismo del Cobre en los seres humanos, que actúa a la vez compitiendo con la absorción de Cobre en el Intestino y el aumento de la excreción. También se ha encontrado para tener un efecto inhibidor de la angiogénesis, posiblemente a través de la inhibición de iones de Cobre, en el proceso de translocación de membrana participando una vía de secreción no clásica. Esto hace que sea un tratamiento interesante de investigación para el Cáncer, la degeneración macular asociada a la edad y otras enfermedades causan un depósito excesivo de Molibdeno en los vasos sanguíneos.

Se encuentra en la Carne de Cerdo, Cordero, el Hígado de Res tienen cada uno alrededor de 1.5 ppm de Molibdeno. Otras fuentes alimenticias significativas son las Judías Verdes, huevos, Semillas de Girasol, Harina de Trigo, Lentejas y granos de Cereales.

> **Níquel (Ni):** No todas las Hidrogenasas contienen Níquel, especialmente en aquellas cuya función es oxidar el Hidrógeno. Parece que el Níquel sufre cambios en su estado de oxidación lo que parece indicar que el núcleo de Níquel es la parte activa de la enzima. El Níquel está también presente en la enzima Metil CoM Reductasa y en Bacterias Metanogénicas. Es Antirreumático. Se encuentra en Peras, Ciruelas, Albaricoque, Uvas, Cerezas, etc.

> **Potasio (K):** Esencial. Dosis diaria 4 700 mg (4.7 g). Es un electrolito sistémico y esencial en la regulación del ATP con el Sodio; purificador del jugo digestivo e Intestinos; es nutriente de los músculos y de las células cerebrales; tonifica al organismo e inmuniza contra las enfermedades.

El Potasio, es el catión mayor del Líquido Intracelular del organismo humano. Está involucrado en el mantenimiento del equilibrio normal del agua, el equilibrio osmótico entre las células y el fluido intersticial y el equilibrio ácido – base, determinado por el pH del organismo."[475]
...

---

[475] **Ref. Bibliográfica #:** 32, 44, 55.

"...

El Potasio también está involucrado en la contracción muscular y la regulación de la actividad neuromuscular, al participar en la transmisión del impulso nervioso a través de los potenciales de acción del organismo humano. Debido a la naturaleza de sus propiedades electrostáticas y químicas, los iones de Potasio son más grandes que los iones de Sodio, por lo que los canales iónicos y las bombas de las membranas celulares pueden distinguir entre los dos tipos de iones; bombear activamente o pasivamente permitiendo que uno de estos iones pase, mientras que bloquea al otro.

El Potasio promueve el desarrollo celular y en parte es almacenado a nivel muscular, por lo tanto, si el músculo está siendo formado (periodos de crecimiento y desarrollo) un adecuado abastecimiento de Potasio es esencial.

Una disminución importante en los niveles de Potasio Sérico (inferior 3.5 meq/L) puede causar condiciones potencialmente fatales conocida como Hipokalemia, con resultado a menudo de situaciones como diarrea, Diuresis incrementada, vómitos y deshidratación. Los síntomas de deficiencia incluyen: debilidad muscular, fatiga, astenia, calambres; a nivel gastrointestinal: íleo, Estreñimiento, anormalidades en el Electrocardiograma, Arritmias Cardiacas, y en causas severas Parálisis Respiratorias y Alcalosis.

La Hiperkalemia, o aumento de los niveles de Potasio por encima de 5.5 meq/L, es uno de los trastornos electrolíticos más graves y puede ser causado por aumento del aporte (oral o parenteral: vía sanguínea), redistribución (del Líquido Intracelular al Extracelular) o disminución de la excreción renal. Por lo general, las manifestaciones clínicas aparecen con niveles mayores a 6.5 meq/L, siendo las principales: cardiovasculares: con cambios en el Electrocardiograma, Arritmias Ventriculares y Asistolia (Paro Cardíaco); a nivel neuromuscular: Parestesias, debilidad, falla respiratoria y a nivel gastrointestinal: náuseas y vómitos." [476]
...

---

[476] **Ref. Bibliográfica #:** 32, 44, 55.

El Cáncer y su Cura Holística

"...

El Potasio es absorbido de forma rápida desde el Intestino Delgado. Entre 80 y 90 % del Potasio ingerido es excretado en la orina, el resto es perdido en las heces. Los Riñones mantienen los niveles normales de Potasio en suero a través de su habilidad de filtrar, reabsorber y excretar Potasio bajo la influencia de la Hormona Aldosterona. Conjuntamente con el Sodio, ambos regulan el balance entre fluidos y electrolitos en el organismo, ya que son los principales cationes del Líquido Intracelular (Potasio) y extracelular (Sodio) de los fluidos corporales totales del organismo.

La concentración del Sodio en el Plasma es cerca de 145 meq/L, mientras que la del Potasio es de 3.5 a 4.5 meq/L (en Plasma). El Plasma es filtrado a través de los Glomérulos de los Riñones en cantidades enormes, cerca de 180 L/día. Diariamente el Sodio y el Potasio ingerido en la dieta debe ser reabsorbido; el Sodio debe ser reabsorbido tanto como sea necesario para mantener el volumen del Plasma y la Presión Osmótica correctamente, mientras que el Potasio debe ser reabsorbido para mantener las concentraciones séricas del catión en 4.8 meq/L (cerca de 190 miligramos).

La bomba de Sodio debe mantenerse siempre operativa para conservar el Sodio. El Potasio debe ser conservado algunas veces, pero dado que las cantidades de Potasio en Plasma son tan pequeñas, y la concentración de Potasio a nivel celular es cerca de tres veces más grande, la situación no es tan crítica para el Potasio. Dado que el Potasio se transporta pasivamente en respuesta a un flujo contrario al Sodio, la orina nunca puede disminuir las concentraciones de Potasio en suero, excepto algunas veces donde se observe una excreción activa de agua.

El Potasio es secretado doblemente y reabsorbido tres veces antes de que la orina alcance los Túbulos Colectores del Riñón. A este punto usualmente se alcanza la misma concentración en Plasma."[477]

...

---

[477] **Ref. Bibliográfica #:** 32, 44, 55.

"...

Si el Potasio fuese eliminado de la dieta, obligaría al Riñón a una excreción mínima de Potasio alrededor de 200 mg/día cuando el Potasio en suero decline a 3.0 meq/L en una semana aproximadamente.

La bomba de Sodio – Potasio es un mecanismo por el cual se consiguen las concentraciones requeridas de iones K^+ y Na^+ dentro y fuera de la célula —concentraciones de iones K^+ más altas dentro de la célula que en el exterior— para posibilitar la transmisión del impulso nervioso.

La ingesta adecuada de Potasio puede ser generalmente garantizada al consumir una variedad de alimentos que contengan Potasio, y la deficiencia es muy rara en individuos que consuman una dieta equilibrada.

Los alimentos que son fuente alta de Potasio incluyen: las Hortalizas (Brócoli, Remolacha, Berenjena Col y Coliflor); Plátanos (aportan 396 mg pc/100 g), el Aguacate o Palta (que aporta 600 mg pc/100 g); las Frutas de Hueso (Uva, Albaricoque, Melocotón, Cereza, Ciruela, Almendra, Avellana, etc.), las Nueces (nos aportan 441 mg de potasio pc/100 g); Legumbres: las Judías o Chauchas (que aportan 1300 mg de Potasio pc/100 g), el Germen de Trigo (que nos aporta unos 842 mg de Potasio pc/100 g), la Soja (aporta 515 mg pc/100 g). Piel de Patata, Tomate.

Las dietas altas en Potasio pueden reducir el riesgo de Hipertensión y la deficiencia de Potasio combinada con una inadecuada ingesta de Tiamina ha producido muertes en ratones experimentales.

Los suplementos de Potasio (Cloruro de Potasio – tabletas, confitab, ampolletas i.v.) en medicina son usados en la mayoría en conjunto con Diuréticos de Asa y Tiazidas, una clase de Diuréticos que disminuye los niveles de Sodio y agua corporal cuando esto es necesario, pero a su vez causan también perdida de Potasio en la orina.
..."[478]

---

[478] **Ref. Bibliográfica #:** 32, 44, 55.

"...
Individuos nefrópatas o que sufran de enfermedad renal, pueden sufrir efectos adversos sobre la salud al consumir grandes cantidades de Potasio. En la Insuficiencia Renal Crónica, los pacientes que se encuentran bajo tratamiento recibiendo Diálisis Renal deben recibir una dieta estricta en el contenido de Potasio aportado, dado que los Riñones controlan la excreción de Potasio, la acumulación de Potasio Sérico por falla renal, puede causar problemas como una Arritmia Cardiaca fatal. La Hipercalemia Aguda puede ser reducida a través de tratamiento con Soda vía oral, Glucosa, hiperventilación y perspiración.

➢ **Selenio (Se):** Oligoelemento. Dosis diaria 55 µg. El Dióxido de Selenio es un catalizador adecuado para la oxidación, hidrogenación y deshidrogenación de compuestos orgánicos. Factor esencial en la actividad de enzimas Antioxidantes como el Glutatión Peroxidasa; protege a las células, retrasa el envejecimiento y previene el Cáncer.

Está presente en el aminoácido Selenocisteína y también se puede encontrar como Selenometionina, reemplazando al Azufre de la Cisteína y la Metionina respectivamente. Forma parte de las enzimas Glutatión Peroxidasa y Tiorredoxina Reductasa.

Es Antioxidante, ayuda a neutralizar los Radicales Libres, induce la Apoptosis, estimula el Sistema Inmunológico e interviene en el funcionamiento de la Glándula Tiroides. Las investigaciones realizadas sugieren la existencia de una correlación entre el consumo de suplementos de Selenio y la prevención del Cáncer en humanos.

Aún es tema de investigación, pero se sabe que la forma química en la que se encuentra el Selenio (Selenito, Selenato o Selenoaminoácidos) afecta a su absorción y a su posible toxicidad. Los datos actuales apuntan a que la forma orgánica (formando parte de proteínas como Selenoaminoácidos) es la más beneficiosa para los animales. Además potencia el buen humor.
..." [479]

---

[479] **Ref. Bibliográfica #:** 32, 44, 55.

"...

La deficiencia de Selenio es relativamente rara, pero puede darse en pacientes con disfunciones intestinales severas o con nutrición exclusivamente parenteral, así como en poblaciones que dependan de alimentos cultivados en suelos pobres en Selenio. La ingesta diaria recomendada para adultos es de 55 – 70 µg; más de 400 µg puede provocar efectos tóxicos (Selenosis).

El Selenio es un micronutriente para todas las formas de vida conocidas que se encuentra en el pan, los Cereales, el pescado, las carnes, las Lentejas, la cáscara de las Patatas y los huevos.

- **Silicio (Si):** Es un Antiséptico orgánico. Se encuentra en la Almendra, Coco, Durazno, Cereza, etc.

- **Sodio (Na):** Esencial. Dosis diaria 1 500 mg (1.5 g.). Es necesario en la regulación de la Adenosina Trifosfato con el Potasio; es Alcalinizante y ayuda a la curación de determinadas enfermedades; influye en la secreción glandular y en la eliminación de toxinas.

El catión Sodio (Na^+) tiene un papel fundamental en el metabolismo celular, por ejemplo, en la transmisión del impulso nervioso (mediante el mecanismo de bomba de Sodio – Potasio). Mantiene el volumen y la osmolaridad. Participa, además del impulso nervioso, en la contracción muscular, el equilibrio ácido – base y la absorción de nutrientes por las membranas.

La concentración plasmática de Sodio es en condiciones normales de 137 – 145 mmol/L. El aumento de Sodio en la sangre se conoce como Hipernatremia y su disminución Hiponatremia.

El Sodio se absorbe en humanos, de manera fácil desde el Intestino Delgado y de allí es llevado a los Riñones, en donde se infiltra y regresa a la sangre para mantener los niveles apropiados. La cantidad absorbida es proporcional a la consumida. Alrededor del 90 – 95 % de la pérdida normal del Sodio es a través de la orina y el resto en las heces y el sudor.
" [480]
...

---

[480] **Ref. Bibliográfica #:** 32, 44, 55.

"...

Se considera que lo normal de la cantidad de Sodio excretada es igual a la cantidad ingerida. La secreción de Sodio se mantiene por un mecanismo que involucra los Riñones (Tasa de Filtración Glomerular, Sistema Renina – Angiotensina), el Sistema Nervioso Simpático, la circulación de Catecolaminas y la presión sanguínea.

Como el catión (ion positivo) predominante del Liquido Extracelular de los fluidos animales y en humanos, el Sodio regula el tamaño de este compartimiento así como el volumen del Plasma. Estos fluidos, como el Plasma Sanguíneo y fluidos extracelulares en otros tejidos bañan las células y realizan funciones de transporte de nutrientes y sustancias de desecho en el organismo. Aunque el sistema para mantener el óptimo balance de Sal y agua en el cuerpo es complejo, una de las principales maneras que el organismo mantiene este balance es a través de Osmoreceptores ubicados en el Hipotálamo, y su acción posterior sobre la Hipófisis para la producción de Vasopresina. Cuando los niveles de Sodio en la sangre no aumentan, los receptores de la sed (Osmoreceptores) estimulan la sensación de sed. Cuando los niveles en la sangre de Sodio son bajos, la excreción de Sodio a través de la orina disminuye.

La pérdida relativa de agua podría causar que las concentraciones de Sodio lleguen a ser más altas de lo normal, una condición conocida como Hipernatremia, que resulta en una sed extraordinaria. Contrariamente, un exceso de agua corporal por mayor ingesta resultará en menor concentración de Sodio en el Plasma, conocido como Hiponatremia, una condición captada por el Hipotálamo a través de sus Osmoreceptores, causando una disminución de la secreción de la Hormona Vasopresina de la Glándula Pituitaria Posterior o Hipófisis; esto conduce a una pérdida de agua a través de la orina, lo cual actúa para restaurar las concentraciones de Sodio en el Plasma hasta niveles normales."[481]

...

---

[481] Ref. Bibliográfica #: 32, 44, 55.

"...
Personas severamente deshidratadas, como las rescatadas del océano o en situaciones de supervivencia en desiertos, usualmente tienen altas concentraciones de Sodio sanguíneo. Esto debe ser cuidadosamente y lentamente retornado a la normalidad, ya que una corrección demasiado rápida de la Hipernatremia puede resultar en daño cerebral con Edema Celular, ya que el agua se mueve rápidamente hacia el interior de las células con un alto contenido osmolar.

Debido a que el Sistema Osmoreceptor – Hipotálamo, ordinariamente trabaja bien sea para causar la ingesta de líquidos o la eliminación del mismo (orina), para restaurar las concentraciones de Sodio a lo normal, este sistema puede ser usado en el tratamiento médico para regular el contenido del fluido corporal total, principalmente para controlar el contenido de Sodio corporal. Por esto, cuando una droga potencialmente Diurética es suministrada puede causar que los Riñones excreten Sodio, el efecto es acompañado por una excreción de agua corporal. Esto sucede porque el Riñón es incapaz de retener eficientemente agua mientras excreta grandes cantidades de Sodio. Adicionalmente, después de la excreción de Sodio, el Sistema Osmoreceptor puede captar bajas concentraciones de Sodio en la sangre y luego dirigir las perdidas urinarias de agua para corregir la Hiponatremia.
Además de esta función, el Sodio juega un importante papel en diversos procesos fisiológicos del organismo humano. Las células animales excitables, por ejemplo, permiten la entrada de Sodio a su interior para causar la despolarización de la Membrana Celular como en el caso de la mutación celular que da lugar al Cáncer. Un ejemplo de esto es la señal de transducción en el Sistema Nervioso Central del humano, el cual depende del movimiento del Sodio a través de la membrana celular en todos los nervios. Algunas neurotoxinas potentes, como las Batracotoxinas, incrementan la permeabilidad del Sodio en la membrana celular de células nerviosas y musculares, causando una masiva e irreversible despolarización de las membranas, lo cual trae consecuencias potencialmente fatales al organismo.
"[482]
...

---

[482] Ref. Bibliográfica #: 32, 44, 55.

"...

Sin embargo, las drogas con efectos más pequeños sobre el movimiento de Sodio en los nervios pueden tener diversos efectos farmacológicos como efectos Antidepresivos, entre otros.

✓ **Hipernatremia:** Se considera cuando la concentración de Sodio en Plasma o sangre es mayor a 145 meq/L. Las causas principales, se deben a una acción insuficiente de la Hormona Vasopresina o ADH (sea por déficit de producción en Hipófisis o por falta de respuesta renal), a la pérdidas excesivas de agua, y a un balance positivo de Sal. El cuadro clínico, depende al igual que en la mayoría de los trastornos de electrolitos, de la magnitud y su forma de instauración. El síntoma predominante es la sed, que puede acompañarse de Poliuria (aumento en el volumen de orina), diarrea y sudoración. La presencia de trastornos neurológicos, aparecen con valores por encima de 160 meq/L, que pueden caracterizarse por irritabilidad muscular, alteraciones del nivel de consciencia, coma e incluso convulsiones.

✓ **Hiponatremia:** Se considera cuando la concentración de Sodio en Plasma es menor a 135 meq/L. Las causas principales incluyen: pérdidas grandes de Sodio (por uso de Diuréticos, Diuresis Osmótica o perdida de solutos a través de la orina que arrastran agua y Sodio, enfermedades renales que aumenten la pérdida de Sodio urinario) aumento de la ingesta o aporte de agua al organismo, lo que causa aumento del agua a nivel extracelular. Entre los síntomas más comunes están, náuseas, vómitos, calambres musculares, alteraciones visuales, cefalea, letargia, convulsiones y coma. Se considera que una disminución en la concentración de Sodio por debajo de 125 meq/L es potencialmente fatal para el organismo humano.

El compuesto más abundante de Sodio es el Cloruro Sódico o Sal común, del cual, el Sodio constituye el 40 %. Los mariscos, la leche y las Espinacas son fuentes de Sodio.

..." [483]

---

[483] **Ref. Bibliográfica #:** 32, 44, 55.

"...

Sin embargo, todos los alimentos contienen Sodio en forma natural, siendo más predominante la concentración en alimentos de Origen Animal que Vegetal. Aproximadamente 3 g de Sodio están contenidos en los alimentos que se consumen diariamente, sin la adición de Cloruro de Sodio o Sal de Mesa, esto es importante considerarlo en pacientes que tengan una restricción o disminución en la ingesta de Sal diaria (pacientes nefrópatas, diabéticos, hipertensos y oncológicos). El requerimiento de Sodio es de 500 mg /día aproximadamente. La mayoría de las personas consumen más Sodio que el que fisiológicamente necesitan, para ciertas personas con presión arterial sensible al Sodio, esta cantidad extra puede causar efectos negativos sobre la salud.

> **Vanadio (V):** El Vanadio es un elemento esencial en algunos organismos. En humanos no está demostrada su esencialidad, aunque existen compuestos de Vanadio que imitan y potencian la actividad de la Insulina.

> **Yodo (I):** Oligoelemento. Esencial, Traza. Dosis diaria 150 µg. Se necesita no solo para la síntesis de las Hormonas Tiroídeas, Tiroxina y la Triiodothironina y para prevenir la Gota, además es probablemente Antioxidante y tiene un papel importante en el Sistema Inmune; ayuda a regular el crecimiento y el volumen del cuerpo para el funcionamiento de las Tiroides.

El déficit en Yodo produce Bocio y Mixedema. Las Hormonas Tiroideas juegan un papel muy básico en la biología, actuando sobre la transcripción genética para regular la tasa metabólica basal. La deficiencia total de Hormonas Tiroideas puede reducir la tasa metabólica basal hasta un 50 %, mientras que en la producción excesiva de Hormonas Tiroideas pueden incrementar el metabolismo basal hasta un 100 %.
"[484]
..."

---

[484] Ref. Bibliográfica #: 32, 44, 55.

"...
La T4 actúa como un precursor de la T3, la cual es (con algunas excepciones menores) la hormona biológicamente activa, la acción de dichas hormonas es indispensable para el crecimiento y maduración del Sistema Nervioso Central en la etapa prenatal y los primeros años de vida del ser humano, además de su crecimiento y desarrollo somático ulterior.

En áreas donde hay poco Yodo en la dieta (alejados del mar) la deficiencia de Yodo puede causar Hipotiroidismo, cuyos síntomas incluyen fatiga extrema, Bocio, retardo mental, depresión, ganancia de peso, disminución del metabolismo basal y disminución de la temperatura basal (Hipotermia). En mujeres embarazadas puede producir abortos y deformidades fetales, así como retardo mental posterior en los niños. Existen dos enfermedades causadas por la deficiencia de Yodo severa.

- ✓ **Cretinismo:** Condición asociada a la deficiencia de Yodo. Existen dos tipos de Cretinismo: Cretinismo Neurológico, en el que se observa retardo mental, retardo del crecimiento corporal, rigidez muscular, convulsiones y sordomudez. Cretinismo Mixedematoso, (puede observarse en zonas africanas), se caracteriza por enanismo, poco desarrollo mental, Mixedema y Estrabismo.

- ✓ **Bocio:** La ausencia o disminución de Hormonas Tiroideas en la sangre, conduce a una elevación en los niveles de TSH, la cual estimula anormalmente a la Tiroides, causando aumento en la proliferación celular y vascularización lo que resulta en agrandamiento de la Glándula o Hipertrofia llamada Bocio.

El exceso de Yodo puede deberse a una alteración inmunológica que conduce a una producción excesiva de Hormonas Tiroideas, las cuales no permiten el funcionamiento fisiológico de la Glándula Tiroides, o también por un consumo excesivo de Yodo a través de alimentos ricos en Yodo como las Algas o suplementos dietéticos utilizados para promover la pérdida de peso que son altos en Yodo.
..."[485]

---

[485] **Ref. Bibliográfica #:** 32, 44, 55.

"...

Los síntomas incluyen: aumento de la tasa metabólica basal, apetito voraz, sed, pérdida de peso, debilidad general, intolerancia al calor, nerviosismo, problemas cardíacos entre otros.

Es requerido como elemento traza para la mayoría de los organismos vivientes. La Administración de Alimentos y Medicamentos de Estados Unidos (FDA) recomienda 150 microgramos de Yodo por día tanto para hombres como mujeres. Esto es necesario para la producción propia de Hormonas Tiroideas.

Las fuentes naturales de Yodo incluyen productos del mar, como las Algas y algunos peces, así como, plantas que crecen en suelos ricos en Yodo. Una de las Algas más ricas en Yodo es la Alga Parda, mientras que el Bacalao, la Lubina, el Abadejo y la Perca de Mar son ricos en este mineral. La Sal para el consumo diario es frecuentemente fortificada con Yodo y se conoce como Sal Yodada. Las frutas como el Mango, Melón, Uvas, Fresas, Peras también contienen Yodo.

> **Zinc (Zn):** Esencial, Trazas. Dosis diaria 11 mg (0.011 g.). El cuerpo humano contiene alrededor de 40 mg de Zinc por kg y muchas enzimas funcionan con su concurso: Carboxypeptidasa, Anhidrasa Carbónica. El metal se encuentra en la Insulina, las Proteínas Dedo de Zinc y diversas enzimas como la Superóxido Dismutasa.

✓ **Dedos de Zinc:** Son pequeños motivos estructurales de proteínas que pueden coordinar uno o más iones de Zinc para ayudar a estabilizar sus pliegues. Se pueden clasificar en diferentes familias estructurales y normalmente funcionan como módulos de interacción que unen el ADN, ARN, proteínas y moléculas pequeñas.

Los Dedos de Zinc tienen también una posible aplicación clínica para la solución de enfermedades. La estrategia se basa en utilizar los Dedos de Zinc unidos a Nucleasas (ZFN). [486]
..."

---

[486] **Ref. Bibliográfica #:** 32, 44, 55.

"...
De esa manera, este complejo introducido en la célula sería capaz de unirse al ADN en unas zonas específicas cercanas a la mutación gracias al reconocimiento de los Dedos de Zinc, y después las Nucleasas actuarían cortando la doble hebra de ADN. Si ahora introducimos una cadena de ADN silvestre (sin la mutación), entonces por recombinación homóloga podríamos arreglar esa mutación.

Las ventajas de esta estrategia son: no hay integración de ninguna secuencia (no estamos manipulando el Genoma), se realiza una reparación de la secuencia del gen, la eficiencia es muy alta y además no requiere mantener la expresión de algún gen mucho tiempo. Como inconvenientes a esta estrategia encontramos que es probablemente sólo válida para terapias ex-vivo, y que las Nucleasas tienen alto poder Inmunogénico, por lo que aún falta por demostrar su inocuidad.

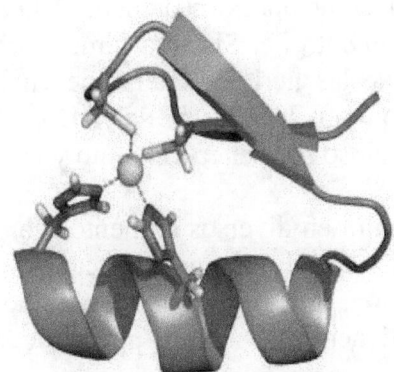

Representación del motivo de Dedo de Zinc Cys2His2, que consiste en una Hélice Alfa y una Lámina Beta Antiparalela. El ion de Zinc (verde) está coordinado por dos Histidinas y dos Cisteínas.

..." [487]

---

[487] **Ref. Bibliográfica #:** 32, 44, 55.

"...

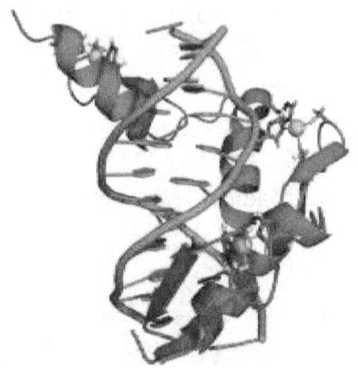

Representación de la proteína Zif268 (azul) conteniendo tres Dedos de Zinc en complejo con ADN (naranja). Los aminoácidos coordinantes y los iones de Zinc son resaltados (verde).

El Zinc es un elemento químico esencial para las personas: interviene en el metabolismo de proteínas y ácidos nucleicos, estimula la actividad de aproximadamente 100 enzimas, colabora en el buen funcionamiento del Sistema Inmunitario, es necesario para la cicatrización de las heridas, interviene en las percepciones del gusto y el olfato y en la síntesis del ADN. Además, combate el estrés y es beneficioso para el crecimiento y la piel.

El Zinc se encuentra en diversos alimentos como las Ostras, carnes (Rojas), aves de corral, algunos pescados y mariscos, Habas, Nueces, Melocotón, Naranja. Se estima que el aguijón de los Escorpiones contienen Zinc con una pureza de $^1/_4$ partes.

La ingesta diaria recomendada de Zinc ronda los 20 mg para adultos, menor para bebés, niños y adolescentes (por su menor peso corporal) y algo mayor para mujeres embarazadas y durante la lactancia.

..."[488]

---

[488] Ref. Bibliográfica #: 32, 44, 55.

"...
La deficiencia de Zinc perjudica al Sistema Inmunitario, genera retardo en el crecimiento y puede producir pérdida del cabello, diarrea, Impotencia, lesiones oculares y de piel, pérdida de apetito, pérdida de peso, tardanza en la cicatrización de las heridas y anomalías en el sentido del olfato. Las causas que pueden provocar una deficiencia de Zinc son la deficiente ingesta y la mala absorción del mineral —caso de Alcoholismo que favorece su eliminación en la orina o dietas vegetarianas en las que la absorción de Zinc es un 50 % menor que de las carnes— o por su excesiva eliminación debido a desórdenes digestivos.

El exceso de Zinc se ha asociado con bajos niveles de Cobre, alteraciones en la función del Hierro y disminución de la función inmunológica y de los niveles del Colesterol bueno.

Los elementos citados son esenciales para los seres humanos, se llaman Microelementos y se encuentran en un 0.05 % a 1 %; hay elementos que sólo lo son en unos determinados seres vivos. Por ejemplo, el Wolframio es esencial en algunos microorganismos.
Cada elemento tiene un rango óptimo de concentraciones dentro de los cuales el organismo, en esas condiciones, funciona adecuadamente; dependiendo del elemento, este rango puede ser más o menos amplio. El organismo deja de funcionar adecuadamente tanto por presentar deficiencia como por presentar un exceso en uno de estos elementos.

Por ende, se hace necesario que los pacientes oncológicos suministren, al organismo, Oligoelementos Inmunoestimulantes que reactiven las funciones catalizadoras para mejorar el funcionamiento de los Pulmones, del Hígado y los Riñones.

..." [489]

---

[489] **Ref. Bibliográfica #:** 15, 32, 44, 55.

6··2 Hidroterapia

"...

La Hidroterapia es la parte de la terapéutica física que tiene como objetivo el empleo del agua como agente terapéutico en cualquier estado físico o temperatura, utilizando sus características químicas, mecánicas y térmicas, contribuyendo al alivio y curación de diversas enfermedades. Etimológicamente encontramos el origen de la palabra en los términos griegos Hydor que significa Agua y Therapeia que significa Terapia o Curación.

La Hidroterapia es una valiosa herramienta para el tratamiento de muchos cuadros patológicos, como Traumatismos, Reumatismos, Digestivos, Respiratorios o Neurológicos.

Debemos diferenciar la Hidroterapia de la Hidrología Médica o Crenoterapia y de la Talasoterapia. La Hidroterapia utiliza el agua de manantial o pozo con características mineromedicinales y la Talasoterapia cuando el agua procede del mar.

- **Principio Mecánico:** La inmersión de un cuerpo en el agua va a estar sometido a tres factores físicos que son el Factor Hidrostático, el Hidrodinámico y el Hidrocinético.

- ➢ **Factor Hidrostático:** Se basa en el Principio de Flotación definido por Arquímedes y el Factor de Compresión definido por Pascal. Este factor nos hace flotar en el momento en que nos introducimos en agua. Nuestro cuerpo pesara menos, podremos movernos mejor, disminuye el estrés que sufren nuestras articulaciones de carga, al tener que soportar un menor peso, y nos va a permitir realizar movilizaciones pasivas, asistidas y resistidas de las articulaciones que se encuentren sumergidas, ayudando a la mejora de las patologías que producen limitación de movilidad.

  La flotabilidad es la capacidad de un cuerpo para sostenerse dentro del fluido. Se dice que un cuerpo esta en flotación cuando permanece suspendido en un entorno líquido o gaseoso, es decir en un fluido.
  ," [490]
  ...

---

[490] **Ref. Bibliográfica #:** 32, 44, 55, 60.

"...

Un objeto flotará sobre un fluido (ambos bajo el efecto fuerza de una gravedad dominante) siempre que el número de partículas que componen el objeto sea menor al número de partículas del fluido desplazadas.

La flotabilidad de un cuerpo dentro de un fluido estará determinada por las diferentes fuerzas que actúen sobre el mismo y el sentido de las mismas. La flotabilidad es positiva cuando el cuerpo tienda a ascender dentro del fluido, es negativa cuando el cuerpo tiene a descender dentro del fluido, y es neutra cuando se mantiene en suspensión dentro del fluido. La flotabilidad viene establecida por el Principio de Arquímedes, y si el cuerpo fuera de naturaleza compresible su flotabilidad se verá modificada al variar su volumen según la Ley de Boyle – Mariotte.

El Principio de Arquímedes es un principio físico que afirma que: "Un cuerpo total o parcialmente sumergido en un fluido en reposo, recibe un empuje de abajo hacia arriba igual al peso del volumen del fluido que desaloja". Esta fuerza recibe el nombre de Empuje Hidrostático.

Otra de las consecuencias de este factor es la de actuar sobre la función respiratoria, Sistema Circulatorio, Sistema Muscular y cavidades corporales, de manera que puede llegar a reducir el perímetro torácico y abdominal en unos centímetros, produciendo una disminución del consumo de Oxigeno y una Hipotonía Muscular.

Pero todo esto dependerá siempre de la profundidad a la que se sumerja al paciente, y de su edad, peso corporal, capacidad vital y sexo.

..."[491]

---

[491] **Ref. Bibliográfica #:** 32, 44, 55, 60.

"...
> **Factor Hidrodinámico:** Para poder definir este factor debemos tener en cuenta la Resistencia Hidrodinámica. Todo cuerpo que se sumerge en agua y se mueve va a sufrir una resistencia al movimiento 900 veces mayor que la del aire opone a ese mismo movimiento. También debemos tener en cuenta la naturaleza del medio, que va a depender de cuatro factores esenciales: la Fuerza de Cohesión Intermolecular, la Tensión Superficial, la Viscosidad del Líquido y la Densidad.

Este factor Hidrodinámico nos indica que cuando metemos un cuerpo en el agua y este se mueve dentro, va a sufrir una diferencia de presiones que generan unas turbulencias que dificultan su desplazamiento, ayudando a graduar las cargas de trabajo sobre segmentos corporales, que necesitan un tratamiento orientado a la potenciación de una musculatura débil.

> **Factor Hidrocinético:** Este factor va a indicarnos la utilización del agua con una presión determinada, por ejemplo los chorros y duchas. Este factor va a depender de las atmósferas de presión a las que se utilice el agua, del ángulo de incidencia sobre el cuerpo, si existe algún tipo de resistencia en caso de que sea subacuatico...etc.

Lo que conseguimos con este factor es un masaje sobre el cuerpo que, dependiendo de la forma de aplicación, estará indicado para distintas patologías. En las circulatorias mejora el retorno venoso y, en casos de estrés, produce un efecto relajante.

Hay muchas más indicaciones que se incluyen dentro del Factor Mecánico de la Hidroterapia como son la mejora de la propiocepción y el equilibrio, mejora del estado emocional y psicológico, mejora del retorno venoso, relajación muscular y reeducación respiratoria.

..." [492]

---

[492] **Ref. Bibliográfica #:** 32, 44, 55, 60.

"...
- **Principio Térmico:** Están relacionados directamente con las distintas formas de propagación e intercambio de calor entre el cuerpo y la temperatura del agua. En caso de que el agua esté caliente, va a producir Analgesia y aumento de la temperatura local y general causada por una vasodilatación que, a su vez, produce una disminución del tono muscular.

  Otro efecto es el Sedante, siempre que la temperatura no sea muy elevada. En caso contrario va a producir Insomnio y excitación. El agua caliente también va a aumentar la elasticidad disminuyendo la rigidez articular, ayuda en la curación de úlceras y heridas.

  "El calor tensional puede también remover el Calcio depositado en los vasos sanguíneos y eliminar el tejido dañado de sus paredes, remover productos químicos y Dioxinas de las células grasas".
  Dra. Erma Brown. P. H. N.

  El agua fría va a producir, en principio, una vasoconstricción. Las indicaciones del agua fría son la Analgesia y la relajación muscular, muy indicada en patologías como Hemiplejia o Esclerosis Múltiple. También está indicada para procesos inflamatorios articulares como la Gota, pero siempre teniendo en cuenta que debe ser bajo indicación medica.

- **Factor Químico:** Nos lo proporciona el añadir al agua sustancias que refuerzan las acciones terapéuticas. En este sentido utilizaremos para el tratamiento del paciente oncológico, los baños de agua con sales minerales:

  ➢ **Sulfato de Magnesio o Sulfato Magnésico:** De nombre común Sal de Epsom (Sal Inglesa), es un compuesto químico que contiene Magnesio ($MgSO_4 7H_2O$).

..." [493]

---

[493] Ref. Bibliográfica #: 32, 44, 55, 60.

"...

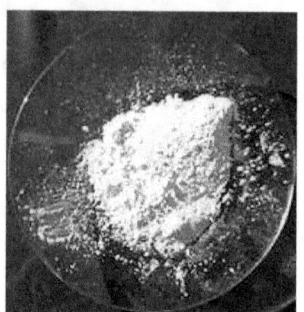

Sulfato de Magnesio.

Por esta razón, cuando se dice Sulfato de Magnesio se entiende implícitamente la Sal Hidratada. El mismo criterio se aplica a la Sal de Epsom. Para las preparaciones medicinales en las que se utilizará como solución acuosa se emplea el Hidrato. La Sal de Epsom fue elaborada originariamente mediante cocido de las aguas minerales de la comarca cercana a Epsom, Inglaterra, y luego preparados a partir del agua marina. En tiempos posteriores las sales se obtuvieron de un mineral denominado Epsomita.

El Magnesio ha mostrado tener efectos benéticos al producir relajación del músculo liso y disminución de la inflamación. Por lo tanto se usa local o tópico para tratamiento de procesos inflamatorios por traumas o para la uña encarnada. Las Sales de Epsom también están disponibles en forma de gel para aplicación tópica sobre heridas y áreas doloridas. El Sulfato de Magnesio se emplea además como Sales de Baño, particularmente en la terapia de flotación, porque altas concentraciones de esta sal disuelta en agua aumentan la densidad de la solución, lo que hace que un cuerpo humano flote como una boya. Tradicionalmente se ha empleado para preparar Pediluvios (Baños de Pies) con propósitos de relajación.

..." [494]

---

[494] **Ref. Bibliográfica #:** 32, 44, 55, 60.

"...

En Medicina Alternativa, también se utiliza en la Limpiezas del Hígado para movilizar la Litiasis Hepáticas y de Vesícula, produciéndose la defecación de los cristales.

> **Cloruro de Sodio:** Es la Sal común de Mesa (NaCl), o en su forma mineral la Halita. El Cloruro de Sodio es una de las sales responsable de la salinidad del océano y del fluido extracelular de muchos organismos.

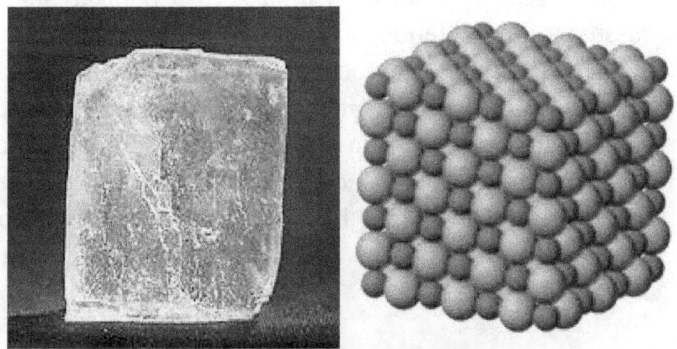

Cloruro de Sodio.

También es el mayor componente de la Sal comestible, es comúnmente usada como condimento y conservante de comida.

El Cloruro de Sodio es producido en masa por la evaporación de agua de mar o salmuera de otros recursos, como lagos salados y minando la roca de Sal, llamada Halita.

> **Bicarbonato de Sodio (Bicarbonato Sódico, Hidrogenocarbonato de Sodio o Carbonato Ácido de Sodio):** Es un compuesto sólido cristalino de color blanco muy soluble en agua ($NaHCO_3$), con un ligero sabor alcalino parecido al del Carbonato de Sodio. Se puede encontrar como mineral en la naturaleza o se puede producir artificialmente. Cuando se expone a un ácido moderadamente fuerte se descompone en Dióxido de Carbono y agua.
..." [495]

---

[495] **Ref. Bibliográfica #:** 32, 44, 55, 60.

"...

Na^+ O^- OH
           \\ /
            C
            ‖
            O

Bicarbonato de Sodio.

Es un agente Alcalinizante. En China se usa para lavarse los pies. Se usa además como blanqueador dental ya que pule la superficie del esmalte y como agente desodorante para eliminar olores de sudoración fuerte en axilas y pies. Para los malestares estomacales podemos preparar una bebida caliente con Hierbabuena, y una bebida fría con Limón (Limonada) y adicionarle una cucharadita de Bicarbonato, mezclarlo bien y beberlo (recordando que no se debe endulzar). Una taza o vaso es suficiente para quitar las molestias estomacales.

> **Bórax (Borato de Sodio o Tetraborato de Sodio):** Es un compuesto importante del Boro. Es un cristal blanco y suave que se disuelve fácilmente en agua ($Na_2B_4O_7 10H_2O$). Si se deja reposar al aire libre, pierde lentamente su hidratación y se convierte en Tincalconita. El Bórax se origina de forma natural en los depósitos de Evaporita producidos por la evaporación continua de los lagos estacionarios.

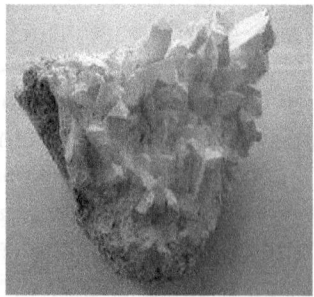

Heptaoxotetraborato de Sodio.

..." [496]

---

[496] **Ref. Bibliográfica #:** 32, 44, 55, 60.

El Cáncer y su Cura Holística

"...

El Bórax tiene un comportamiento anfótero en solución, lo que permite regular el pH en disoluciones y productos químicos en base acuosa. La disolución de ambas sales en agua es lenta y además relativamente a baja concentración (apenas un 6 %). El Bórax tiene la propiedad de disolver óxidos metálicos cuando este compuesto se fusiona con ellos. Tiene un mejor comportamiento disolutivo si el pH está entre 12 y 13, formándose sales de BO^{2-} en ambiente alcalino. Puede hacer frente al Síndrome Osiatil según los últimos estudios médicos.

Utilizando una concentración de 20 g de Sales Minerales por litro de agua (por ejemplo: tendríamos en una bañadera casera común 100 litros de agua caliente y le echaríamos 2 000 g (2 kg) de Sal de Mesa), lograríamos una concentración de 20:1.

Esto va a permitir realizar una Diálisis Percutánea eliminando a través de la piel Ácido Úrico. El Plasma Sanguíneo tiene una concentración salina de 9.4 g/L. Esto determina un gradiente Osmótico que provoca una extracción de los ácidos retenidos, en el Espacio Intersticial (EI) de las células, a través de la piel.

- **Diálisis:** Es un proceso mediante el cual se extraen las toxinas que el Riñón no elimina ya sea que no funcionen por una infección o por algún otro factor que no se haya determinado.

En bioquímica, la Diálisis es el proceso de separar las moléculas en una solución por la diferencia en sus índices de difusión a través de una membrana semipermeable. La Diálisis es una técnica común y funciona con el mismo principio que la Diálisis médica (Renal, Peritoneal, etc.).

,," [497]
...

---

[497] **Ref. Bibliográfica #:** 15, 32, 44, 55, 60.

"...
    Típicamente, una solución de varios tipos de moléculas expuesta en diferentes condiciones, como por ejemplo, las moléculas de nuestro cuerpo expuestas a una solución salina caliente, las moléculas de nuestro cuerpo tienden a moverse hacia afuera en la dirección de la concentración más alta. En lo referido al pasaje celular sin gasto de energía, la Diálisis es el pasaje de agua más soluto de un lugar de menor concentración a un lugar de mayor concentración por Osmosis.

- **Ósmosis:** Es un fenómeno físico relacionado con el comportamiento de un sólido como soluto de una solución ante una membrana semipermeable. Tal comportamiento entraña una difusión simple a través de la membrana, sin gasto de energía. La Ósmosis del agua es un fenómeno biológico importante para la fisiología celular de los seres vivos.

Se denomina membrana semipermeable a la que contiene poros o agujeros, al igual que cualquier filtro, de tamaño molecular. Este fenómeno implica no sólo el movimiento al azar de las partículas hasta lograr la homogénea distribución de las mismas y esto ocurre cuando las partículas que aleatoriamente vienen se equiparan con las que aleatoriamente van, sino el equilibrio de los potenciales químicos de ambas particiones.

Los potenciales químicos de los componentes de una solución son menores que la suma del potencial de dichos componentes cuando no están ligados en la solución. Este desequilibrio, que está en relación directa con la osmolaridad de la solución, genera un flujo de partículas solventes hacia la zona de menor potencial que se expresa como Presión Osmótica Mensurable en términos de Presión Atmosférica.

,, 498
..."

---

[498] Ref. Bibliográfica #: 15, 32, 44, 55, 60.

"...
Por ejemplo: existe una Presión Osmótica de 50 Atmósferas entre agua desalinizada y agua de mar. El solvente fluirá hacia el soluto hasta equilibrar dicho potencial o hasta que la Presión Hidrostática equilibre la Presión Osmótica.

El resultado final es que, aunque el agua pasa de la zona de baja concentración a la de alta concentración y viceversa, hay un flujo neto mayor de moléculas de agua que pasan desde la zona de baja concentración a la de alta.

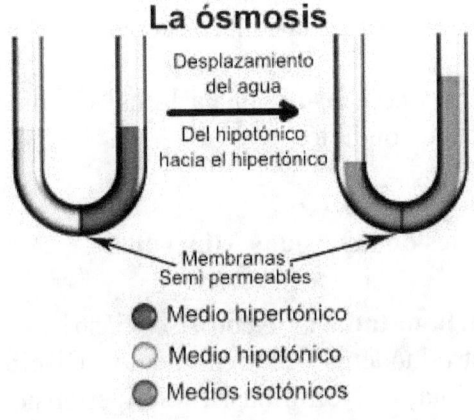

Las moléculas de agua atraviesan la membrana semipermeable (en este caso la piel) desde la disolución de menor concentración, Disolución Hipotónica (Plasma Sanguíneo), a la de mayor concentración, Disolución Hipertónica (Agua de la bañera saturada con Sales Minerales).

De esta manera, se pueden expulsar los ácidos a través de la membrana celular de la piel, siendo desechados, convirtiéndose la Diálisis Percutánea en un filtro natural (el Ácido Úrico generado por el Riñón es eliminado; el Colesterol generado por el Hígado es eliminado; el Ácido Carbónico generado por el Pulmón es eliminado). También se pueden eliminar de esta forma toxinas ambientales como Plomo, Aluminio, Insecticidas y productos químicos complejos.

..."[499]

---

[499] **Ref. Bibliográfica #:** 15, 32, 44, 55, 60.

"...
Entonces se recomienda, como tratamiento complementario para los pacientes oncológicos, asistir a los Balnearios de Aguas Termales Tratadas. De no contar con los medios necesarios, ir a la playa al menos una vez al día y bañarse en el agua de mar por 2 horas como mínimo. De no poder, no nos queda otra alternativa que utilizar la bañadera de la casa, llenarla hasta la mitad de agua caliente y echarle 2 kg de Sal de Mesa y meterse en ella 2 horas diarias. Si ni siquiera tenemos bañadera, utilizar una cubeta de 25 L de agua caliente echar 500 g (½ kg) de Sal, revolver muy bien y bañarnos con esa agua diariamente. También se pude utilizar las Sales de Baño junto con la Sal de Mesa en todos los casos anteriores para reforzar la concentración de sales.

Los pacientes con Insuficiencia Renal Crónica pueden mejorar significativamente su condición.

6··2··1 Indicaciones de las Aguas Minerales

> **Aguas Bicarbonatadas:** Neurosis Gástricas; Colecistopatías; Úlceras Gastroduodenal; Estreñimiento Discinético; Obesidad; Diabetes; Gota; Nefrolitiasis; Hipertensión; Cardiopatías compensadas.

> **Aguas Bicarbonatadocálcicas:** Neurosis Gastrointestinal; Nefrolitiasis; Gota; Psiconeurosis; Reumatismo.

> **Aguas Cloruradas:** Colecistopatías; Bronquitis Crónica; Hipotiroidismo; Estreñimiento; Fístulas; Anemias Tórpidas; Linfatismo; Obesidad; Reumatismo; Escrofulosis; Tuberculosis Ósea.

> **Aguas Ferruginosas:** Convalecencias; Cloroanemia Aquílica; Astenia; Amenorrea; Corea.

> **Aguas Oligometálicas:** Neurodermitis; Pielitis; Cistitis; Neurosis Digestiva; Nefrolitiasis; Reumatismo.
,, 500
..."

---

[500] Ref. Bibliográfica #: 15, 32, 44, 55, 60.

"...

> **Aguas Sulfatadosódico – Magnésicas:** Estreñimiento; Obesidad; Colecistopatías; Plétora abdominal; Cirrosis; Dermatosis; Hipertensión.

> **Aguas Sulfurosas:** Reumatismo; Artropatías; Dermatosis; Intoxicaciones Metálicas; Colecistopatías; Gastroenteritis; Bronquitis.

Otros beneficios para nuestro organismo:

✓ **A nivel del Sistema Cardiocirculatorio:** El agua fría va a disminuir la actividad cardiaca, la frecuencia y aumentar la Presión Arterial, produciendo una vasoconstricción. El agua caliente va a producir un aumento de la frecuencia cardiaca y una disminución de la Presión Arterial a causa de una vasodilatación. Dependiendo del tipo de aplicación los baños completos aumenta la presión venosa, incrementando el aporte sanguíneo.

✓ **A nivel del Sistema Respiratorio:** Las aplicaciones repentinas frías o calientes producen una profunda y duradera inspiración. Las aplicaciones de agua fría de larga duración producen una respiración profunda y rápida. Las aplicaciones de agua caliente de larga duración van a producir respiraciones profundas pero más superficiales. Hiperoxigena los tejidos celulares.

En patología respiratoria lo que más ayuda a la reeducación de la respiración, una de las fases primeras de cualquier tratamiento respiratorio, se consigue con baños completos que van a facilitar los movimientos espiratorios e inspiratorios.

✓ **A nivel Hematológico:** Las aplicaciones de agua fría incrementa los Glóbulos Rojos, la viscosidad y la concentración de la sangre y las aplicaciones de agua caliente bajan el nivel de Hemoglobina y los Leucocitos. Fortalece al Sistema Inmunológico.

..." [501]

---

[501] **Ref. Bibliográfica #:** 32, 44, 55, 60.

"...
- ✓ **En el Sistema Músculo Esquelético (Sistema Osteomioarticular):** Las aplicaciones de agua fría producen Hipertonía Muscular y aumenta la excitabilidad de los nervios mejorando la capacidad de trabajo muscular. Los baños de agua caliente de larga duración producen Hipotonía Muscular y disminución de la excitabilidad muscular lo que se traduce por relajación de la musculatura. Los baños fríos o calientes disminuyen la percepción del dolor.

- ✓ **Sobre el Sistema Nervioso:** Las aplicaciones de agua fría actúan sobre el Sistema Nervioso Simpático. Las aplicaciones de agua caliente sobre Sistema Nervioso Parasimpático y las aplicaciones de agua muy caliente actúan sobre los dos.

- ✓ **A nivel del Funcionamiento Orgánico en vísceras u otros órganos:** Las aplicaciones de agua caliente incrementan la motilidad intestinal y la función estomacal, estimulando la secreción biliar, mejorando la Función Renal y Hepática y, con ello, aumenta la Diuresis. Las aplicaciones de agua fría disminuyen la motilidad intestinal y del tracto digestivo y estimulan la secreción biliar como las calientes. En aplicaciones de corta duración (baños de pies, de asiento y de medio cuerpo) estimulan el vaciado de la Vejiga urinaria.

Las aplicaciones externas de calor relajan las fibras musculares, disminuyendo los cólicos y el Estreñimiento. Las aplicaciones frías, tanto internas como externas, están indicadas en caso de Intestino perezoso, atonía o flacidez del Útero con fuertes hemorragias, atonía vascular, etc.

La Hidroterapia, a nivel general, y dependiendo del tipo de aplicación, va a producir con aplicaciones frías o muy calientes de corta duración, una acción Estimulante y Refrescante.
" [502]
...

---

[502] Ref. Bibliográfica #: 32, 44, 55, 60.

"...
Con baños tibios o de temperatura indiferente producen en efecto Sedante y favorecedor del sueño, con baños muy calientes de larga duración crean una sensación de intranquilidad e Insomnio, sobre todo si se aplican por la noche.

Los tratamientos de Hidroterapia se pueden aplicar a través de:

- **Baños:** Los baños pueden ser totales o parciales y la temperatura de los mismos varía según el tipo de aplicación que se quiera dar. Se distinguen las siguientes técnicas.

  - **Baños Simples:** Se realizan en la bañera o tanque y tienen como finalidad la relajación del paciente. Pueden ser fríos o calientes.
  - **Baños Parciales:** Se aplican sobre una parte concreta del cuerpo.
  - **Baños de Vapor:** Se utiliza vapor a gran temperatura que se proyecta sobre la zona a tratar tapándose posteriormente con una toalla.
  - **Baños de Contraste:** Se aplica agua a diferentes temperaturas deforma alternativa.
  - **Baños de Remolino:** Su efecto radica en la presión que ejerce el agua sobre la parte del cuerpo afectada.
  - **Baños Galvánicos:** Se utiliza agua combinada con electricidad.

- **Hidromasaje Termal:** Se trata de un baño con agua azufrada que activa la circulación sanguínea.

- **Duchas:** Su efecto se produce por la presión que ejerce el agua fragmentada al salir de la ducha. Existen diferentes tipos de aplicaciones a través de duchas dependiendo de la presión y el tipo de emisión realizada.

..." 503

---

[503] **Ref. Bibliográfica #:** 32, 44, 55, 60.

"...

- **Chorros:** La aplicación se basa en la emisión de agua a alta presión a través de un solo agujero lo que permite concentrar la acción sobre un punto determinado. Los chorros se proyectan a diferentes presiones y temperaturas.

- **Aditivos:** La acción del agua puede complementarse mediante la adición de sustancias en el baño.

- **Lavados:** Se realizan pasando un paño húmedo sobre la piel.

- **Compresas:** Son un tipo de envolturas a las que se adicionan hierbas.

- **Abluciones:** El agua es derramada directamente sobre el cuerpo.

Los centros especializados en el mundo de la Hidroterapia son:

- **Balneario:** Lugar habilitado para el tratamiento de afecciones en cuya base se asienta este tratamiento a través de Aguas Termales Mineromedicinales, estando siempre situado en el lugar de emanación del manantial.

Algunas de las técnicas que se utilizan en los Balnearios y centros SPA, además de las Piscinas Termales, son baños con Algas, baños con fango, baños de Piel de Pomelo, inhalación de vapores, Hidromasaje, chorros de agua o circuitos a contracorriente. En el caso de los Balnearios Marinos, el conjunto de técnicas hidrosaludables utilizadas se conoce como Talasoterapia. Hay Balnearios que emplean el Método Ayurvédico, un antiguo sistema de Medicina India. En algunos Balnearios europeos en vez de tomar baños se realiza inhalación de gases, ya sean naturales o balsámicos, cuyo fin es el servir como terapia para personas con problemas respiratorios, de Riñón o en las Vías Urinarias.

..." [504]

---

[504] Ref. Bibliográfica #: 32, 44, 55, 60.

"...
- ✓ **SPA (Salud a Través del Agua):** Es un establecimiento de salud que ofrece tratamientos, terapias o sistemas de relajación, utilizando como base principal el agua. No obstante pueden añadirse otros componentes que mejoren el tratamiento estético o de relajación.

  Se utilizan terapias con agua, en las modalidades de piscinas, jacuzzis, Hidromasajes, chorros y Sauna sin que usen aguas medicinales, en cuyo caso se trataría de un Balneario. El concepto con el tiempo se ha ampliado a otras técnicas como Aromaterapia y Reiki.

  También se conoce como SPA a una piscina con agua caliente con diferentes boquillas para Hidromasaje, con sistema de iluminación para Cromoterapia y algunas, incorporan un sistema de inducción de fragancias para proveer Aromaterapia en el agua.

  La diferencia principal entre un SPA y un Balneario o Terma es que en los primeros el agua es común, mientras en los últimos el agua tiene propiedades Minero – Medicinales.

- ➢ **Centros de Talasoterapia:** La Talasoterapia es un método de terapia que se basa en el uso de diferentes medios marinos juntos o por separado (agua de mar, algas, barro y otras sustancias extraídas del mar) y del clima marino como agente terapéutico. El agua se recoge lejos de la orilla, se depura y esteriliza para garantizar la ausencia de agentes patógenos antes de su aplicación en los distintos tratamientos.

  Se le atribuye a los baños marinos efectos Fortificantes, Astringentes, Resolutivos, Antipiógenos entre otros muchos. Se pueden tratar problemas reumáticos, circulatorios, de estrés, etc.

  El agua de mar, y por extensión la Talasoterapia, ha sido siempre un recurso terapéutico muy importante para paliar diferentes enfermedades.
..." [505]

---

[505] **Ref. Bibliográfica #:** 32, 44, 55, 60.

"...
Por una parte como coadyuvante de métodos terapéuticos convencionales y por otra parte como factor importante en la prevención de secuelas e invalides.

Por tanto, las indicaciones específicas de la Talasoterapia las podemos encontrar, entre otros, en: alteraciones del Aparato Locomotor, en los procesos degenerativos como Artrosis, Artritis, lesiones de partes blandas, Tendinitis, contracturas musculares; Fibromialgia; problemas de espalda, cervicales, lumbares, ciáticas; recuperación funcional después de fracturas, operaciones ortopédicas, operaciones traumatológicas, secuelas de lesiones. Estados de fatiga funcional, como pueden ser los estados de agotamiento, estrés u otros análogos. Psiquiatría: trastornos de ansiedad, depresiones, Neurosis. Dermatología: Psoriasis, eczemas, Dermatitis Atípica, acné. Procesos de Vías Respiratorias: Rinitis, Sinusitis, Bronquitis, Asma. Neurología: secuelas de Accidentes Cardiovasculares, Parkinson. Déficit vascular, como son las varices. Odontoestomatología: problemas con las encías. Ginecología: trastornos menstruales, Menopausia.

Existen otra serie de nuevas indicaciones entre las que nos encontramos: La Medicina Preventiva, esto es, la conservación del estado de la salud, el mantenimiento y la puesta en forma, o la promoción de la salud. La Medicina del Deporte, esto es, el tratamiento de lesiones, preparación y recuperación postcompetición. Por último, en la Talasoterapia hay otras indicaciones que no son específicas de la misma Talasoterapia como son los Programas Perinatales, Anticelulíticos, Antiedad, relajantes, etc.

Existen algunas contraindicaciones: Insuficiencias orgánicas graves o descompensadas (estados caquécticos); procesos reumatológicos agudos; procesos respiratorios descompensados; patología aguda de Corazón reciente, IAM, Angina; Flebitis o Trombosis Venenosa reciente; enfermedades psiquiátricas en brote, etc.
" [506]
...

---

[506] Ref. Bibliográfica #: 32, 44, 55, 60.

"...
Además de procesos infecciosos activos. Fiebre. Úlceras o heridas abiertas en la piel. Primer y último trimestre de embarazo.

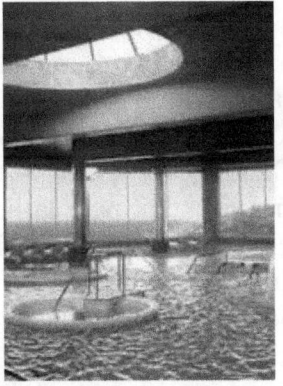

..." 507

---

[507] **Ref. Bibliográfica #:** 32, 44, 55, 60.

6··3 Ozonoterapia

"...

La Ozonoterapia es la técnica que utiliza el Ozono como agente terapéutico. El Ozono es un derivado alotrópico del Oxígeno, su molécula está formada por tres átomos de Oxígeno.

El Ozono médico, que es una mezcla de un 5 % de Ozono como máximo y un 95 % de Oxígeno, fue usado por primera vez en medicina durante la Primera Guerra Mundial para la limpieza y desinfección de las heridas. Las indicaciones al tratamiento de la Ozonoterapia serían muy amplias y vendrían determinadas por sus propiedades Antiinflamatorias, Antisépticas, de modulación del estrés oxidativo y de mejoría de la circulación periférica y la oxigenación tisular. La concentración y modo de aplicación variaría en función de la patología a tratar, ya que la concentración de Ozono determina el tipo de efecto biológico que produce y el modo de aplicación marca su ámbito de acción en el organismo.

- **Ozono:** Es una forma alotrópica del Oxígeno que tiene tres átomos en cada molécula, y cuya fórmula es (O_3). Es un gas azul pálido de olor fuerte y altamente venenoso. El Ozono tiene un punto de ebullición de -111.9° C, un punto de fusión de -192.5° C y una densidad de 2.144 g/l. El Ozono líquido es de color azul intenso, y fuertemente magnético.

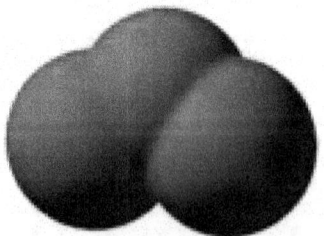

Su principal propiedad es que es un fortísimo oxidante. También es conocido por el importante papel que desempeña en la atmósfera. A este nivel, es necesario distinguir entre el Ozono presente en la Estratosfera y el de la Troposfera. En ambos casos su formación y destrucción son fenómenos fotoquímicos.
" [508]
...

---

[508] Ref. Bibliográfica #: 23, 32, 44, 55.

"...

Cuando el Oxígeno del aire es sujeto a un pulso de alta energía, como una descarga eléctrica (rayo), el doble enlace O=O del Oxígeno se rompe entregando dos átomos de Oxígeno los cuales luego se recombinan con otras moléculas de Oxígeno. Estas moléculas recombinadas contienen tres átomos de Oxígeno en vez de dos, lo que origina Ozono.

El Ozono atmosférico se encuentra en estado puro en diferentes concentraciones entre los 10 y los 40 Km. sobre el nivel del mar, siendo su concentración más alta alrededor de los 25 Km. (Ozonósfera), es decir en la Estratosfera.

Actúa en la atmósfera como depurador del aire y sobre todo como filtro de los Rayos Ultravioletas (UV) procedentes del Sol. Sin ese filtro la existencia de vida en la Tierra sería completamente imposible, de ahí la gran importancia de la llamada Capa de Ozono.

Este O_3 produce la eliminación casi absoluta de olores, bacterias, virus, hongos, parásitos y otros microorganismos presentes en el aire.

Se usa para purificar el agua, esterilizar el aire y blanquear telas, ceras y harina. El Ozono a concentraciones del 100 % es dañino para el ser humano, pero a concentraciones inferiores a los 0.05 ppm (partes por millón), genera beneficios para la salud, ya que a esa concentración, destruye los microorganismos patógenos del aire causantes de alergias y transmisión de enfermedades como la Gripe.

Sin embargo, el bajo nivel de Ozono en la atmósfera, causado por el uso de los compuestos Clorofluorcarbonados (CFCs), que suben hasta la alta atmósfera donde catalizan la destrucción del Ozono más rápidamente de lo que se regenera, produce el llamado "Agujero de la Capa de Ozono". El daño que causan cada uno de estos contaminantes es función de su potencial de agotamiento del Ozono.
..." [509]

---

[509] **Ref. Bibliográfica #:** 23, 32, 44, 55.

"...

También los Óxidos de Nitrógeno y los gases orgánicos emitidos por los automóviles y las industrias, constituyen un peligro para la salud y puede producir graves daños en las cosechas. Ellos forman el llamado Ozono Ambiental, que se trata de un gas incoloro que se crea a través de reacciones fotoquímicas entre Óxidos de Nitrógeno (NOx) y Compuestos Orgánicos Volátiles (VOCs) derivados de fuentes como la quema de combustible. Es el compuesto más destacado de los oxidantes fotoquímicos y forma parte del Esmog. El conjunto del Ozono, NOx y VOCs forma una neblina visible en zonas muy contaminadas denominada Esmog Fotoquímico o Esmog de Invierno.

Esto se convierte en un problema, puesto que el Ozono, en concentración suficiente puede provocar daños en la salud humana a partir de unos 150 microgramos por metro cúbico o en la vegetación a partir de unos 30 ppb (partes por billón americano) y contribuye a generar un calentamiento en la superficie de la Tierra.

La Ozonoterapia mejora la calidad de vida humana, animal y vegetal. Además normaliza las funciones básicas de nuestro ecosistema, puede ser aplicada en forma individual o coadyuvar como aditivo complementario con otras terapias de ejecución, sinergizando la resolución final.
Las indicaciones terapéuticas de la Ozonoterapia se basan en las propiedades que posee el Ozono como Funguicida, Bactericida, Antivírica; Antinflamatorio, Antiséptico. Tiene poder de alta oxidación por lo que retarda el envejecimiento celular y estimula los Glóbulos Blancos aumentando las defensas del organismo. Es activador del metabolismo de los Glóbulos Rojos, aumentando el transporte de Oxigeno a las células y la circulación sanguínea en general.
La Ozonoterapia es compatible con cualquier otro tratamiento medico convencional, ya que no produce secuelas ni efectos secundarios, siempre y cuando su utilización sea a través de profesionales médicos.
," [510]
..."

---

[510] **Ref. Bibliográfica #:** 23, 32, 44, 55.

"...
Debido a sus propiedades Antivíricas, Antiinfecciosas, Antimicóticas, Antibacterianas y Antiinflamatorias del Ozono, la Ozonoterapia es útil en:

✓ **Alergias en niños y adultos:** Estimula en forma significativa el Sistema Inmunológico.

✓ **Insuficiencia Venosa Crónica:** Fibromialgia y Síndrome de Fatiga Crónica. En Celulitis.

✓ **Heridas y úlceras:** Procesos de cicatrización. Colitis Ulcerosa.

✓ **En quemaduras y abscesos:** Uso en Odontología para enfermedades peridontales y desinfección de áreas de trabajo.

✓ **Diabetes:** En úlceras infectadas de evolución tórpida o de difícil cicatrización (Pie Diabético o úlceras en diabéticos).

✓ **En patologías de origen vírico:** Hepatitis o herpes.

✓ **En Ginecología:** En Vulvovaginitis y Vaginitis de origen micótico o bacteriano.

✓ **Sistema Inmunológico:** Activador general del Sistema Inmunitario.

✓ **En afecciones oculares:** Investigaciones más recientes, lo han encontrado útil en el tratamiento del Glaucoma y de las Maculopatías Oftalmológicas. Retinosis Pigmentaria.

✓ **Ortopedia:** Resolutorio en Hernias Discales. Inflamaciones articulares. Arteriosclerosis y por tanto todas aquellas patologías derivadas de la disminución del aporte de Oxígeno a los tejidos. Artrosis, Osteoporosis.

..." [511]

---

[511] **Ref. Bibliográfica #:** 23, 32, 44, 55.

"...
- ✓ **Cáncer:** Como coadyuvantes en tratamientos oncológicos, en particular en personas de avanzada edad. El Ozono es toxico para las células tumorales.

- ✓ **En Geriatría:** Para aumentar la calidad de vida y para una mejor oxigenación cerebral en síntomas como pérdida de memoria, dificultad circulatoria en piernas, cansancio, etc.

Entre los efectos beneficiosos de la Ozonoterapia en el organismo humano se encuentran:

- ✓ Acelera el uso de la Glucosa por parte de las células, de ahí su uso en pacientes diabéticos.

- ✓ Reacción directa sobre los Ácidos Grasos Insaturados que se transforman en hidrosolubles, permitiendo de esta manera la eliminación de adiposidades localizadas y celulitis.

- ✓ Regula el estrés oxidativo celular (Antirradicales Libres).

- ✓ Efecto Germicida: Bactericida, Viricida, Micocida, Parasiticida.

- ✓ Acción regenerativa sobre células y tejidos promoviendo la cicatrización de úlceras, escaras y heridas.

- ✓ Efecto Analgésico: Bloquea la liberación de Péptidos Nociceptivos, que son sustancias que intervienen en la sensación de dolor.

- ✓ Efecto Antinflamatorio: Regula la producción de sustancias que intervienen en el proceso inflamatorio.

..." [512]

---

[512] **Ref. Bibliográfica #:** 23, 32, 44, 55.

"...
- ✓ Incrementa el metabolismo del Oxígeno, aumentando su absorción y liberación por los Glóbulos Rojos a los tejidos, mejorando la circulación sanguínea y la oxigenación celular. Debido a esta propiedad es efectivo en Enfermedades Vasculares (Cerebrales, Coronarias, Arteriales y Venosas Periféricas.

- ✓ Revitalizante de los sistemas de defensa naturales de las células y estimulante de las enzimas que condicionan la correcta nutrición de las células, por lo cual retarda el envejecimiento de las mismas.

- ✓ En general la Ozonoterapia hace que los procesos fisiológicos normales del organismo trabajen con eficiencia, optimizándolos y retardando el deterioro que se va produciendo con el envejecimiento. Gracias a estas propiedades, el Ozono puede aplicarse en varias enfermedades y es un gran aliado para conseguir resultados más rápidos, duraderos y mejores en los programas de rehabilitación.

- ✓ Efectos en Reumatología: Constatados por investigaciones científicas y por estudios se cifran en: la estimulación de la regeneración tisular, la mejora de la microcirculación, la consecuente mejora de la inflamación; la flexibilización de la membrana de los Hematíes, lo que permiten que éstos lleguen más lejos.

Las aplicaciones de la Ozonoterapia más conocidas son en casos de Insuficiencia Circulatoria Periférica; Diabetes, que ha desarrollado alteraciones en pies o piernas, como las úlceras; Enfermedades Vasculares Degenerativas; Aterosclerosis, Linfangitis, varices; Afecciones Cardiacas como Cardiopatías Isquémicas, Estenosis Cardiaca, Angina de Pecho, otras afecciones como Síndrome de Hipertensión.

," 513
...

---

[513] **Ref. Bibliográfica #:** 23, 32, 44, 55.

"...

- ✓ **A nivel Dermatológico:** Se trata la Psoriasis, Esclerodermia, Vitíligo, Úlceras Herpéticas, Virosis Cutáneas; quemaduras y cicatrización de heridas; afecciones hepáticas como la Cirrosis y la Hepatitis C; Infecciones Genito – Urinarias, procesos inflamatorios, abscesos mamarios, infecciones post operatorias; traumatismos obstétricos.

La calidad de la piel depende en gran parte de la calidad de su Capa Cornea. La Capa Cornea controla la evaporación del agua y, por tanto, el grado de hidratación correcta de la piel. La piel seca, se vuelve con el tiempo, áspera al tacto y se arruga con mucha facilidad. Este cambio acontece porque le faltan Lípidos Epidérmicos, disminuye la cohesión intercelular y la Capa Cornea no retiene el agua en las cantidades que se necesita.

Los ácidos grasos se encuentran en la composición lipídica de la Capa Cornea en una proporción del 20 %, aproximadamente. Entre ellos, los Ácidos Grasos Esenciales (Oleicos y Linoléicos) participan en la reestructuración de las membranas celulares.

Estos Ácidos Grasos Esenciales, si son absorbidos por la piel, se añaden a los Lípidos estructurales que dependen del Ácido Linoléico restableciendo la función barrera, de la Capa Cornea en la piel seca.

Se han estudiado diferentes Aceites Vegetales Ozonizados con propiedades terapéuticas como por ejemplo: el Aceite de Teobroma Ozonizado el cual es utilizado como principio activo para la fabricación de cremas cosméticas con propiedades Antiarrugas, Suavizantes e Hidratantes y el Aceite de Girasol Ozonizado (OLEOZON®) el cual presenta propiedades Germicidas y es muy útil en la desinfección de heridas y en todo tipo de proceso infeccioso de la piel, Parásitos Intestinales, etc.

," [514]
...

---

[514] **Ref. Bibliográfica #:** 23, 32, 44, 55.

"...
- ✓ **Se combina con Terapias Oncológicas:** En casos de tumores; afecciones intestinales como Colitis Ulcerosa, Pólipos Intestinales, Proctitis, Hemorroides y problemas de la Mucosa Gastrointestinal. Migrañas, Cefaleas, Neuropatías, Amigdalitis, Faringitis.

- ✓ **Afecciones Traumatológicas o Degenerativas:** Como Artritis Reumatoidea, Hernias Discales, Osteoartrosis, Osteomielitis, inflamaciones, complicaciones sépticas post traumáticas, Osteocondrosis, complicaciones sépticas post natales, isquemias, afecciones renales.

- ✓ **Patología Neurológica:** Como Demencia Senil, Enfermedad de Alzheimer, Esclerosis Múltiple, Esclerosis Lateral Amiotrofica (ELA), Parkinson, Parálisis Cerebral Infantil. Enfermedades Cerebro Vasculares Isquémicas como Trombosis y Embolia Cerebral. Insuficiencia Vertebro Basilar con vértigos y déficit de audición.

- ✓ **Afecciones Oftalmológicas:** Como la Retinosis Pigmentaria, Glaucoma, traumas oculares y procesos degenerativos.

- ✓ **Enfermedades Virales:** Como Herpes Zoster y Hepatitis viral.

- ✓ **Síndrome de Fatiga Crónica:** Fibromialgia e Impotencia Sexual por alteraciones vasculares.

Las vías fundamentales de aplicación de la Ozonoterapia son las siguientes:

- ✓ **Subcutánea.**

- ✓ **Tratamiento tópico con bolsa de plástico o campana de cristal.**

- ✓ **Aplicación de cremas y Aceites Ozonizados.**
..."[515]

---

[515] Ref. Bibliográfica #: 23, 32, 44, 55.

"...
- ✓ **Endovenosa:** Usando como vehículo el Suero Glucosado o Fisiológico.

- ✓ **Discólisis:** Inyección Intradiscal de Ozono. La Ozonoterapia Intradiscal utiliza el Ozono como agente terapéutico para el tratamiento de la Hernia Discal.

La técnica de la Ozonoterapia Intradiscal consiste en inyectar Ozono dentro del propio Disco Intervertebral responsable de la lesión. Con este tratamiento se están consiguiendo resultados satisfactorios en una gran mayoría de los pacientes que lo han recibido, sin apenas efectos secundarios.

Como su nombre indica, es un tratamiento dirigido a las Hernias Discales, en cualquier nivel. Las Hernias Discales son lesiones que se producen en los Discos Intervertebrales, a los que el paso de los años o lesiones traumáticas, hacen que se desplacen de su posición normal, presionando los nervios que transcurren a lo largo de la Médula Espinal y ocasionando fuertes dolores o incapacidad de movimiento.

El Ozono se aplica mediante una Inyección Intradiscal entre vértebras. La intervención se lleva a cabo simplemente con Anestesia Local o sedación. No es una técnica agresiva, ya que no afecta a áreas circundantes. Su aplicación es factible en la mayoría de los traumas sobre distintos niveles (cervical, dorsal y lumbar).

La Ozonoterapia Intradiscal no puede ser utilizada en casos de Hernias Discales calcificadas o Espondilolistesis de Grado II o superior. Tampoco es aconsejable hacer las punciones entre C1 a C3 por el peligro de lesionar el Esófago que es un órgano no estéril a éste nivel, como tampoco se aconseja hacer la punción entre D1 a D6 por el peligro de lesionar la Pleura Pulmonar y provocar Neumotórax. El procedimiento de la Discólisis se debe realizar bajo control radiológico, en un quirófano y por médicos expertos en la aplicación de la técnica.
," [516]
..."

---

[516] **Ref. Bibliográfica #:** 23, 32, 44, 55.

"...
- ✓ **Infiltración Intradérmica, Infiltración Intramuscular, Infiltración Intratedinosa, Infiltración Intraarticular, Infiltración Intraarterial.**

- ✓ **Insuflación Vaginal:** Se aplica Ozono por vía Vaginal. Gasificación Externa: Se aísla la zona y se insufla con Ozono.

- ✓ **Autohemoterapia Mayor:** Se extrae sangre del paciente que es tratada con Ozono y se inyecta por Vía Endovenosa inmediatamente.

- ✓ **Vía Rectal:** Se aplica Ozono por vía rectal – anal. Se puede aplicar de diferentes formas:

    Aplicación Local por medio de Sonda: Está indicado en patologías intestinales.

    Aplicación Rectal Sistémica: Siendo el mismo procedimiento que en la Aplicación Local. Sus indicaciones son en patologías hepáticas, pancreáticas y biliares, siendo también efectiva en casos de tumores y Hepatitis C Aguda o Crónica. (Esta es la vía más segura).

    Aplicación Rectal de Agua Ozonizada: Aplicación igual que la Sistémica pero menos molesta para el paciente.

- ✓ **Vía Hemática:** Aplicaciones por medio de lavado sanguíneo, similar a los tratamientos de Diálisis. Va a generar un aumento de Oxigeno y nutrientes a todo el organismo.

..." [517]

---

[517] Ref. Bibliográfica #: 23, 32, 44, 55.

"...
- ✓ **Vía Local:** Por medio de aplicación por bolsa o campana de vidrio sobre la zona a tratar. Se realiza en patología infecciosa y bactericida, ya que se crea un medio aeróbico en el que los virus y las bacterias no pueden sobrevivir. Las patologías más comunes en las que se utiliza son en las vasculares como la Gangrena, ulceraciones y para desinfección de heridas y úlceras diabéticas.

- ✓ **Vía Sistémica:** Es por medio de Inyección Subcutánea o Intramuscular, esta técnica se aplica a patologías osteoarticulares como las Hernias de Disco.
..." [518]

Por tanto, se recomienda esta terapia por la Vía Rectal Sistémica (que es la menos traumática), al menos 3 veces a la semana por 10 días. Repetir el tratamiento cada 3 ó 4 meses, (el tratamiento normal es cada 6 meses pero el paciente oncológico necesita un intensivo mayor), para hiperoxigenar el medio celular. Recuerden que el Oxigeno (O_2) es tóxico para las células tumorales, el Ozono (O_3), lo es mucho más.

---

[518] **Ref. Bibliográfica #:** 23, 32, 44, 55.

6··4 Herbología Médica (Fitoterapia)

"...

La Terapia Natural en la que la tradición Taoísta engloba tanto la dieta y la nutrición como los tratamientos con Plantas Medicinales, es el método más antiguo y más ampliamente utilizado en todo el sistema chino de cuidados sanitarios.

- **Planta Medicinal:** Es un recurso, cuya parte o extractos se emplean como drogas en el tratamiento de alguna afección. La parte de la planta empleada medicinalmente se conoce con el nombre de Droga Vegetal, y puede suministrarse bajo diferentes formas galénicas: Cápsulas, Comprimidos, Crema, Decocción, Elixir, Infusión, Jarabe, Tintura, Ungüento, etc.

En el metabolismo normal de todos los seres vivos, el organismo produce algunas sustancias a partir de los nutrientes obtenidos del medio; algunos de estos compuestos químicos forman parte del proceso en todas o casi todas las especies, mientras que otros reflejan las peculiaridades de cada una de ellas. Entre los compuestos de la primera clase, llamados Metabolitos Primarios, se cuentan los Glúcidos y Lípidos, aprovechados en la alimentación; los compuestos de uso terapéutico, por el contrario, corresponden normalmente a los Metabolitos Secundarios, y se obtienen sólo de organismos específicos.

Pocas veces la función que estos cumplen en medicina se corresponde con la que cumple en el ciclo vital de la planta en cuestión; la Digoxina, por ejemplo, que se concentra en las hojas y flores de Digitalis Purpúrea (Dedalera, Digital, Cartucho, Calzones de Zorra, Chupamieles, Guante de Nuestra Señora, San Juan, Bilicroques, Guantelete o Viluria) como tóxico para evitar su consumo por animales herbívoros, se emplea terapéuticamente como inotrópico para los pacientes que padecen de Arritmias Cardíacas.
," [519]
...

---

[519] **Ref. Bibliográfica #:** 32, 44, 55, 68.

"...
Otros compuestos usados en medicina son utilizados por la planta para atraer agentes polinizadores.

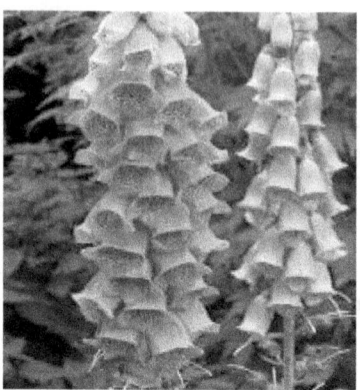

Dedalera.

La administración de las Plantas Medicinales y de los productos derivados de estas debe estar acompañada de los máximos cuidados, para garantizar el buen suceso del tratamiento. Contrariamente a la creencia general, los mejores resultados no siempre se obtienen con el uso de las plantas frescas o con preparaciones caseras. El hacer extractos de plantas procesadas permite obtener más Principios Activos.

La Herbología, también llamada Herborismo o Fitoterapia, es el estudio de las propiedades y las aplicaciones medicinales de las plantas y sus extractos. Quienes la practican son denominados Herboristas o Herbolarios. El ámbito de la Medicina Herborista en ocasiones comprende los hongos y los productos obtenidos de las Abejas, así como minerales, conchas y ciertas partes animales.

La Fitoterapia pertenece al ámbito de la medicina y se relaciona estrechamente con la Botánica y el estudio del metabolismo secundario vegetal, es ejercido por médicos y por Fitoterapeutas. La Farmacéutica tiene su aproximación a la Fitoterapia en la Farmacognosia, que da cuenta de los constituyentes químicos de las plantas o de sus órganos o partes y de las propiedades farmacológicas de estos.

,, [520]
...

---

[520] **Ref. Bibliográfica #:** 32, 44, 55, 68.

"...
La Fitoterapia moderna, se basa en el conocimiento de la Farmacología, y considera los aspectos farmacodinámicos y farmacocinéticos de los medicamentos basados en Plantas Medicinales, en estudios preclínicos y clínicos, aunque tiene su punto de origen en el conocimiento ancestral y la experiencia de prueba y error heredada de las pasadas generaciones.

- **Fitoterapia China:** Las hierbas chinas se han utilizado durante siglos. El primer herborista en la tradición china es Shennong (Emperador Yan – Yandí, 206 – 220 a.C.), un personaje, del que se dice que había probado centenares de hierbas y de haber impartido sus conocimientos de las Plantas Medicinales y Venenosas a las gentes campesinas. El primer manual chino en la Farmacología, Shennong Bencao Jing (Obra Clásica del Emperador de Shennong de Materia Médica), en el que se listan unas 365 medicinas de las cuales 252 de ellas son hierbas. La literatura anterior incluyó listas de las prescripciones para las dolencias específicas, ejemplificadas por un manuscrito (Recetas para 52 Dolencias), encontrado en la tumba de Ma Wang Dui, sellada en el 168 a.C.).

Las generaciones siguientes aumentaron esta obra, como el Yaoxing Lun (Tratado sobre la Naturaleza de las Hierbas Medicinales), un tratado chino de hierbas medicinales de la Dinastía Tang (618 – 907 d.C.).

Sin embargo, el más importante de todos estos fue el Compendium de Materia Médica (Bencao Gangmu) compilado durante la Dinastía Ming (1368 – 1644 d.C.) por Li Shizhen, que actualmente se usa aún para consultas y como referencia.

Los médicos chinos emplean diversos métodos para clasificar las hierbas tradicionales chinas:

..." [521]

---

[521] Ref. Bibliográfica #: 32, 44, 55, 68.

"...
- ➢ **Las Cuatro Naturalezas:** Esto pertenece al grado de Yin y Yang, extendiéndose de Frío (Yin Extremo), de Fresco, de Neutro para calentarse y Caliente (Yang Extremo). El equilibrio interno del paciente del Yin y del Yang considerado cuando se seleccionan las hierbas. Por ejemplo, las hierbas medicinales de Caliente, naturaleza del Yang se utilizan cuando la persona está sufriendo del Frío interno que requiere para ser purgado, o cuando el paciente tiene una constitución Fría general. A veces se agrega un ingrediente para compensar el efecto extremo de una propiedad de la hierba.

- ➢ **Los Cinco Sabores:** Son Acre, Dulce, Amargo, Ácido y Salado, cada uno de los cuales con sus funciones y características. Por ejemplo, las hierbas acres se utilizan para generar el sudor y para dirigir y vitalizar al Qi y a la sangre. Las hierbas dulces Tonifican o Armonizan a menudo sistemas corporales. Algunas hierbas dulces también exhiben un gusto suave, que ayudan a drenar la Humedad a través de la Diuresis. El gusto ácido es Astringente o consolida, mientras que el gusto amargo disipa Calor, purga los Intestinos y consigue librarlos de Humedad secándolos hacia fuera. El gusto salado ablanda masas duras, así como, la purgación y abre los Intestinos.

- ➢ **Los Meridianos:** Se refieren a la acción de las hierbas sobre los órganos. Por ejemplo, el Mentol es acre, y fresco, y se liga a los Pulmones y al Hígado. Puesto que los Pulmones son el órgano que protege el cuerpo contra la invasión del Frío y de la Gripe, el Mentol puede ayudar a purgar frialdad en los Pulmones y las toxinas calientes invasoras causados por el Viento caliente.

El antiguo médico chino (de la Dinastía Han a la Dinastía Tang), Ben Cao, inició este método con una categorización de tres niveles:

- ✓ **Nivel Inferior:** Acción Drástica, incluye sustancias que pueden ser tóxicas conforme a la dosificación.
- ✓ **Nivel Medio:** Efectos medicinales sobre el cuerpo.
- ✓ **Nivel Superior:** Mejoran la salud y el espíritu.
" [522]
...

---

[522] Ref. Bibliográfica #: 32, 44, 55, 68.

"...
Durante la era Neo – Confuciana de Song Jin Yuan (de los siglos X al XII), el marco teórico de la Teoría de la Acupuntura (que estaba arraigada en la Teoría Confuciana de Han) fue aplicado formalmente a la clasificación herbaria (que era más anterior, el dominio de la ciencia natural del Taoísmo). En detalle, la alineación con las Cinco Fases (gusto) y los 12 Canales (Teoría de los Meridianos) fueron utilizados aún después de este período.

Todas las Plantas Medicinales chinas están clasificadas según su naturaleza bioquímica básica y sus efectos terapéuticos, que determinan lo que los herbolarios chinos denominan Gui Jing (Afinidades Naturales). Indica los Sistemas de Órganos – Meridianos con los que un producto en particular posee afinidad natural después de haber sido ingerido y metabolizado.

Por ejemplo, las sustancias que se utilizan para las afecciones hepáticas poseen una afinidad natural con el Meridiano del Hígado. Cuando la medicina es sometida a combustión en el interior del organismo, su energía entra en el Meridiano del Hígado y de esta forma sus efectos terapéuticos se transmiten hacia este órgano.

Asimismo, cada una de las Plantas Medicinales se clasifican también según sus asociaciones con las Cinco Actividades Elementales. En las plantas, estas fuerzas vienen representadas por los Cinco Sabores: Dulce, Amargo, Agrio, Picante y Salado.

Muchas plantas sintetizan sustancias útiles para la conservación de la salud en humanos y animales. Entre estas sustancias se encuentran las Aromáticas, principalmente Fenoles o sus Oxígeno – Derivados, como los Taninos. Otras muchas son Metabolitos Secundarios, de los cuales se han aislado por lo menos 12 000, número que se estima en menos del 10 % del total. En muchos casos, sustancias como los Alcaloides sirven como mecanismo de defensa de la planta contra la depredación de microorganismos, insectos y herbívoros. Gran cantidad de hierbas y Especias utilizados por el hombre como alimento de temporada producen compuestos medicinales útiles."[523]
...

---

[523] **Ref. Bibliográfica #:** 32, 44, 55, 68.

"...
Desde tiempos prehistóricos gentes de todos los continentes han utilizado cientos de miles de plantas nativas para tratar afecciones. Se encontraron hierbas medicinales en los efectos personales de Ötzi (el Hombre del Hielo), cuyo cuerpo permaneció congelado en los Alpes de Ötztal durante más de 5300 años. Al parecer usaba las hierbas para tratar los parásitos intestinales.

Los Antropólogos observaron que los animales desarrollaron la tendencia de seleccionar las partes amargas de las plantas en respuesta a la enfermedad. Los Sanadores indígenas afirman haber aprendido a través de la observación de los animales enfermos, quienes cambian su dieta alimenticia mordisqueando hierbas amargas que normalmente rechazarían. Los Biólogos de campo han aportado evidencias corroborando este hecho basadas en su observación de diversas especies, tales como Chimpancés, Gallinas, Ovejas y Mariposas, etc.

Los gorilas de llanura obtienen el 90 % de su dieta de los frutos de Aframomum Melegueta (Granos del Paraíso), que es un potente Antimicrobiano y aparentemente protege de la Shigelosis (una forma de Disentería infecciosa ocasionada por un grupo de bacterias Gram Negativas llamadas Shigella) y otras infecciones parecidas. Las investigaciones actuales se centran en la posibilidad de que esta planta también proteja a los gorilas de la Cardiomiopatía Fibrosa que tiene un efecto devastador en los animales cautivos.

Los animales enfermos tienden a forrajear plantas ricas en Metabolitos Secundarios como los Taninos y Alcaloides. Se puede considerar un caso plausible de auto – medicación, ya que estos fitoquímicos tienen a menudo propiedades Antivirales, Antibactericidas, Antifúngicas y Antihelmínticas.

El uso de hierbas y Especias en la gastronomía se desarrolló parcialmente en respuesta a la amenaza de patógenos transmitidos por los alimentos. Los estudios muestran que, en los climas tropicales, donde los patógenos son más abundantes, los platos son extremadamente especiados y, además, se tiende a seleccionar las Especias con los más potentes agentes Antimicrobianos. En todas las culturas las Verduras están menos especiadas que la carne, presuntamente porque son más resistentes a la descomposición.
," [524]
..."

---

[524] **Ref. Bibliográfica #:** 32, 44, 55, 68.

"...
El uso de plantas como medicamentos fue ya una práctica prehistórica. En el enterramiento Neandertal, de hace 60 000 años, situado al Norte de Irak, se han encontrado grandes cantidades de polen de ocho especies de plantas, de las que 7 se utilizan en la actualidad como Plantas Medicinales.

"Acerca de la enfermedad que llaman sagrada sucede lo siguiente. En nada me parece que sea algo más divino ni más sagrado que las otras, sino que tiene su naturaleza propia, como las demás enfermedades, y de ahí se origina. Pero su fundamento y causa natural lo consideraron los hombres como una cosa divina por su ignorancia y su asombro, ya que en nada se asemeja a las demás. Pero si por su incapacidad de comprenderla le conservan ese carácter divino, por la banalidad del método de curación con el que la tratan vienen a negarlo. Porque la tratan por medio de purificaciones y conjuros."
Hipócrates. "Tratados Médicos: Sobre la Enfermedad Sagrada."

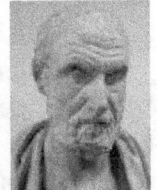

Hipócrates (médico griego 460 – 370 a.C.), separó la medicina de la religión, creyendo y argumentando que la enfermedad no era un castigo infligido por los dioses, sino la consecuencia de factores ambientales, la dieta y los hábitos de vida.

La medicina hipocrática es ahora considerada pasiva. El enfoque terapéutico se basaba en el poder curativo de la naturaleza. Según esta doctrina, el cuerpo contiene de forma natural el poder intrínseco de sanarse y cuidarse. La terapia hipocrática se concentraba simplemente en facilitar este proceso natural.

- **Teoría de los Cuatro Humores (Teoría Humoral):** Es una teoría acerca del cuerpo humano adoptada por los filósofos y físicos de las antiguas civilizaciones griega y romana. Desde Hipócrates, la Teoría Humoral fue el punto de vista más común del funcionamiento del cuerpo humano entre los físicos (médicos) europeos hasta la llegada de la medicina moderna a mediados del siglo XIX.
" **525**
...

---

[525] **Ref. Bibliográfica #:** 32, 44, 55, 68.

"...
En esencia, esta teoría mantiene que el cuerpo humano está lleno de cuatro sustancias básicas, llamadas Humores (Líquidos), cuyo equilibrio indica el estado de salud de la persona. Así, todas las enfermedades y discapacidades resultarían de un exceso o un déficit de alguno de estos cuatro humores. Estos fueron identificados como Bilis Negra, Bilis Amarilla, Flema y Sangre. Tanto griegos y romanos como el resto de posteriores sociedades de Europa que adoptaron y adaptaron la filosofía médica clásica, consideraban cada uno de los cuatro humores aumentaba o disminuía en función de la dieta y la actividad de cada individuo. Cuando un paciente sufría de superávit o desequilibrio de líquidos, entonces su personalidad y su salud se veían afectadas.

Así, aquellos individuos con mucha Sangre eran sociables o alegres, aquellos con mucha Flema eran calmados o flemáticos, aquellos con mucha Bilis eran coléricos, y aquellos con mucha Bilis Negra eran melancólicos.

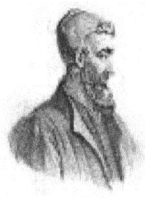

Galeno (médico griego 130 – 200 d.C.), su filosofía se basaba en las ideas aristotélicas de naturaleza, movimiento, causa y finalidad, con la conservación del principio vital presente en el Hígado, Corazón y Cerebro.
,, 526
...

Mucho tiempo antes a Hipócrates y Galeno (que son considerados hoy como los padres de la Medicina Occidental), en la India, la Medicina Ayurvédica (Ciencia de la Vida) utilizaba muchas plantas, como la Cúrcuma, posiblemente desde el año 1900 a.C. Muchas otras plantas y minerales utilizados en el Ayurveda fueron descritos más adelante por los antiguos herboristas como Cháraka y Sushruta, durante el año 1000 a.C. En el Sushruta Samhita, atribuido a Sushruta en el (600 – 500 a. C.), se describen 700 Plantas Medicinales, 64 preparaciones que provienen de fuentes minerales, y 57 provenientes de animales. Esta ciencia pone énfasis en el cuerpo, mente, espíritu y restablece la armonía natural del organismo.

---

[526] **Ref. Bibliográfica #:** 32, 44, 55, 68.

Los chinos, aún más atrás, ya tenían un amplio espectro acerca de las enfermedades, su prevención y cura natural a través de numerosas terapias y medios, que hoy son llamados "pseudociencia".

Desde el Emperador Amarillo Huangdí (2698 – 2598 a.C.), a quien se le atribuye la invención de los principios de la Medicina Tradicional China como el famoso Nei Jing (Cuestiones Básicas de Medicina Interna o Clásico de la Tradición Esotérica del Emperador Amarillo) que es una recopilación de escritos médicos fechada alrededor del año 2500 a.C., escrita por su médico y consejero de la corte Qi Bo, junto con el Nan Jing (Clásico de las Dificultades), un compendio de 81 pasajes difíciles del Nei Jing.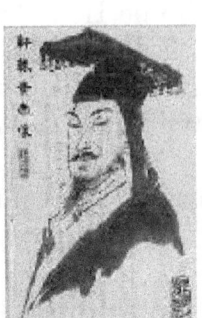

Estas obras fueron enriquecidas posteriormente por otros grandes científicos chinos hasta nuestros días, constituyendo las bases de la Medicina Tradicional China.

¿De dónde entonces sacaron sus hipótesis Hipócrates, Galeno y tantos otros?

"Solo tiene futuro aquel que investiga en el pasado, porque investigando en el pasado se puede redescubrir el futuro".
Ophenhaimer.

"...

Existen diferentes formas de obtener el Principio Activo de una planta medicinal. Sólo raramente la planta entera tiene valor medicinal; normalmente los compuestos útiles se concentran en alguna de sus partes: hojas, semillas, flores, cortezas y raíces se utilizan con relativa frecuencia.

..," 527

---

[527] **Ref. Bibliográfica #:** 15, 32, 44, 55, 68.

"...
Los modos de aplicación varían del mismo modo; una forma frecuente de empleo es la Infusión, en que el Principio Activo se disuelve en agua mediante una cocción más o menos larga. La Tisana resultante se bebe; plantas empleadas de este modo incluyen la Tila, Tilo de Hoja Ancha (Tilia Platyphyllos), cuyo Principio Activo es el Eugenol; la Pasionaria, Maracayá (Passiflora Edulis), cuyos Principios Activos incluyen el Harmo y el Harmano; o el mismo Café (Coffea Arabica), cuya Infusión contiene Cafeína.

Otras plantas se preparan en Tinturas, se comen, se inhala el humo de su combustión, o se aplican tópicamente como Emplastos o Cataplasmas, etc.

- ✓ **Aceite:** Existen tres formas de preparar líquidos oleosos, para consumo directo, o combinado con otras formas de preparación. La primera forma de preparación se refiere a la extracción del aceite esencial por arrastre de vapor. La segunda forma se refiere a plantas que tienen semillas oleaginosas con propiedades medicinales. De las semillas se puede obtener el aceite por medio de prensado o extracción. La tercera forma se aplica en las plantas que contienen sustancias solubles o extraíbles en aceites vegetales como los de: Almendra, Durazno, Maní, Oliva, Zapuyul. En este caso el contacto, o la inmersión de la planta medicinal en el aceite dura entre 10 y 30 días.

- ✓ **Cataplasma y Emplasto:** Los Cataplasmas se prepara machacando la parte de la planta que contiene las propiedades curativas que se pretende usar, se calienta y se aplica directamente sobre el área afectada que se quiere tratar. Para preparar el Emplasto se mezcla la parte de la planta a utilizar con una harina, logrando una pasta que se aplica sobre el área afectada, al igual que el Cataplasma.

..." [528]

---

[528] **Ref. Bibliográfica #:** 32, 44, 55, 68, 74.

"...
- ✓ **Cocimiento o Decocción:** Se prepara hirviendo durante algunos minutos (del orden de los 5 minutos) la planta y luego se cuela y se filtra. Debe verificarse que el calor no afecte o destruya los Principios Activos. Esta forma de usarse es apropiada en general para las partes duras de la planta, como son: troncos, raíces, cortezas y semillas.

- ✓ **Compresa:** Es una preparación similar a el Cataplasma, pero en este caso en lugar de aplicar la planta directamente, se utiliza una extracción acuosa, aplicada a un paño o toalla. Las Compresas pueden ser calientes, generalmente aplicadas en el caso de inflamaciones y abscesos; o bien frías, preferibles para tratar casos de Cefalea o Conjuntivitis.

- ✓ **Ensalada:** Es una forma de ingerir las hierbas medicinales en una forma directa, sin ninguna modificación o transformación consecuencia del procesamiento. Se lavan y desinfectan las partes de la planta que se piensa ingerir, y se prepara como una ensalada tradicional, eventualmente mezclándola con otras Verduras o Vegetales, condimentándolas con Limón.

- ✓ **Extracto:** Los Principios Activos de las Plantas Medicinales se obtienen también por un tipo de extracción llamada "sólido – líquido". Este proceso consta de tres etapas:

  a) Penetración del disolvente en los tejidos de los vegetales e hinchazón.
  b) Disolución de las sustancias extraíbles.
  c) Difusión de las sustancias extraíbles disueltas fuera de la célula vegetal.

..." [529]

---

[529] **Ref. Bibliográfica #:** 32, 44, 55, 68, 74.

"...
La forma de extracción más frecuente es por Maceración, este proceso tiene algunas ventajas sobre la Percolación y Contracorriente. También se puede procesar la extracción mediante métodos que involucran el Ultrasonido, el Eléctrico, y el Vórtice (turbo). La extracción de los extractos requiere un cierto equipamiento y conocimiento de procesos químicos.

En su presentación final pueden ser: Tinturas (1:10); Extractos Fluidos (1:2); blandos, con una consistencia parecida a la Miel; viscosos o firmes (masas plásticas, que licuan al calentarlas); secos (cuando se ha desecado la mezcla) y nebulizados (obtenidos por atomización del disolvente).

✓ **Gargarismo o Enjuague:** Es la aplicación de un líquido a la cavidad bucal. Se usa para lograr la acción local en la boca y/o garganta y así limpiar de secreciones, bacterias e impurezas estas áreas. Puede usarse para prevenir infecciones bucales o respiratorias. Para prepararse el líquido puede usarse una Infusión, un Cocimiento o un jugo de la planta.

✓ **Infusión:** Es la forma de preparación más frecuente y sencilla, se le denomina también Apagado o Té. Forma parte de una cultura de consumo de hierbas aromáticas que se usan para fines medicinales. Consiste en, una vez hervida el agua, se apaga la fuente de energía y se ponen en contacto (se echan adentro del recipiente) las partes de las plantas por unos minutos, dejando que se enfríe progresivamente. Al no usarse calor directo, garantiza que sus partes no sufren deterioro. Más frecuentemente se usa para las partes blandas de las plantas como hojas y flores ya sea en polvo, hojas secas, etc. Siempre se debe de colar y filtrar.

..." [530]

---

[530] **Ref. Bibliográfica #:** 32, 44, 55, 68, 74.

"...

- ✓ **Jarabe:** Los Jarabes se preparan extrayendo con agua los componentes activos o medicinales de la planta y disolviendo luego en esta una gran cantidad de Miel como preservante. Puede prepararse a partir de extractos hidroalcohólicos, conservarse por períodos largos y se le suele dar un sabor agradable para facilitar su administración a los niños. La preparación se inicia en forma semejante a la Infusión, pero se deja reposar algunas horas y luego se filtra el líquido, se agrega la Miel, se diluye y se lleva a hervir algunos minutos para coagular las sustancias albuminosas, luego se cuela y se guarda en botella o frasco de color ámbar, se etiqueta y se guarda (hasta 30 días) en lugar limpio y protegido del calor y de la luz.

- ✓ **Jugos y Zumos:** Los jugos y los zumos se obtienen siempre al exprimir o licuar las plantas frescas o sus frutos y mezclarlos con agua destilada. En algunos casos, sobre todo para tubérculos o raíces se recomienda ponerlos en remojo durante un período de 8 a 12 horas antes de exprimirlos o licuarlos. Nunca agregar azúcar ya que se destruyen sus propiedades y se producen reacciones químicas desfavorables.

- ✓ **Lavados:** Es la aplicación de Infusiones, Cocimientos o Tinturas diluidas para tratar tópicamente afecciones externas localizadas, como heridas, llagas, úlceras, Hemorroides, Vaginitis y otras afecciones de la piel o de las mucosas.

- ✓ **Lavativa o Enema:** Es la aplicación de un preparado que se introduce a través del Ano con una técnica especial, para la cual el que la aplica debe estar capacitado. Se aplica preferiblemente en ayunas y el paciente debe permanecer acostado, durante la aplicación y durante un tiempo de por lo menos una hora después de la aplicación (Enema e Irrigación Colónica).

,, 531
..."

---

[531] **Ref. Bibliográfica #:** 32, 44, 55, 68, 74.

"...
- ✓ **Polvos:** Los polvos se obtienen pulverizando la planta seca, el material puede ser retriturado y tamizado varias veces, hasta alcanzar el tamaño deseado de las partículas. Los polvos vegetales son fáciles de manejar, formular y acondicionarlos en preparados fitofarmacéuticos, a través del mezclado, encapsulado y de la compresión. Se puede aumentar la absorción diluyendo los polvos en líquidos o mezclándolos en alimentos sólidos.

- ✓ **Preparados Fitofarmacéuticos:** Los extractos obtenidos industrialmente deben reunir al menos cinco aspectos: la materia médica, donde se encuentran los Principios Activos debe ser adecuadamente molida, la extracción debe efectuarse con el disolvente adecuado, puede extraerse por Maceración o Percolación, la concentración debe ser por un método que no afecte el Principio Activo y algunas drogas requieren tratamientos preliminares antes de usarse.

  Con extractos procesados es posible hacer preparados fitofarmacéuticos que son más fáciles de dosificar, tales como formas sólidas (tabletas, grageas, tabletas efervescentes, cápsulas de gelatina dura, gránulos), formas líquidas (jarabes, gotas, soluciones, suspensiones en cápsulas de gelatina suave) y formas para uso local (cremas, ungüentos, pomadas, geles, colirios y supositorios).

- ✓ **Tintura:** Se obtiene dejando en contacto la parte de la planta seca a utilizar, con una mezcla de alcohol al 40 % en agua durante 3 – 5 días, con agitación diaria y filtración. Las Tinturas se usan de base para la formación de elixires que contienen mezclas de varias plantas y sustancias estabilizantes como el Glicerol. Tienen la ventaja de ser más estables y de fácil dosificación.

- ✓ **Vapores:** Los vapores de ciertas plantas emitidos por la acción del calor son utilizados para el tratamiento de las afecciones de la garganta y de las Vías Respiratorias.

..." [532]

---

[532] Ref. Bibliográfica #: 15, 32, 44, 55, 68, 74.

El paciente oncológico debe de ingerir Cocimientos o Infusiones de Plantas Medicinales que beneficien y promuevan el funcionamiento de los filtros de nuestro organismo: Plantas Diuréticas que mejoren el funcionamiento del Riñón favoreciendo la eliminación de ácidos; Plantas Hepáticas que mejoren la función colerética del Hígado favoreciendo la eliminación de las grasas; Plantas Pulmonares que mejoren el funcionamiento del Pulmón y favorezcan la eliminación de CO_2. Plantas Inmuno – Estimulantes que mejoren el Sistema Inmunológico y activen las Células NK.

"...

- **Células NK (Natural Killer, Asesina Natural):** Son un tipo de Linfocito pertenecientes al Sistema Inmunitario. También se las conoce como Células Nulas. Morfológicamente son prácticamente indistinguibles a los Linfocitos grandes excepto por los gránulos que contienen. También se les llama Tercera Población ya que cuando se conocieron bien los Linfocitos T y B por marcadores, las Células NK no acoplaban estos marcadores (ni de B ni de T).

Las Células NK son componentes importantes en la defensa inmunitaria no específica. Comparten un progenitor común con los Linfocitos T. Son originarias de la Médula Ósea y son grandes y granulares. Estas células no destruyen los microorganismos patógenos directamente, teniendo una función más relacionada con la destrucción de células infectadas o que puedan ser cancerígenas. No son células fagocíticas.

Destruyen las otras células a través del ataque a su Membrana Plasmática causando difusión de iones y agua para el interior de la célula aumentando su volumen interno hasta un punto de ruptura en el cual ocurre la Lisis. Las Células NK están químicamente caracterizadas por la presencia del marcador CD56 y ausencia de CD3.

..." [533]

---

[533] **Ref. Bibliográfica #:** 32, 44, 55.

"...
Las Células NK, destruyen determinadas Células Dianas. Son inespecíficas y responden desde el primer momento. Las Células NK también destruyen células tumorales o infectadas por virus por una muerte programada (Apoptosis). Se cree que estas células detectan a la Célula Diana por reconocimiento del Glicocálix anómalo. También se cree que las reconocen cuando las células infectadas o tumorales pierden el Complejo Mayor de Histocompatibilidad (MHC o CMH) de clase I, las cuales inhiben la acción de las Células NK.

Las Células NK se activan por Interferones, los cuales son producidos por las células infectadas por virus. También se activan por otras Citosina: las Interleucinas – 2, las cuales se forman en los Linfocitos T activados. Una vez que el Sistema Inmunitario especifico se ha activado, los anticuerpos tienen un papel de activación de las Células NK, pues éstas también tienen función citotóxica (tóxicas para la célula). Las Células NK poseen receptores específicos para la región Fc de la Inmunoglobulina G. Cuando una célula está infectada por virus, los antígenos de éstos, se presentan en la superficie de la célula infectada y los anticuerpos unidos a la NK, a su vez se unen a la célula infectada.

A las Células NK activadas por Interleucinas – 2 en laboratorio, se las denomina Células LAK. Debido a su capacidad de destrucción de células, se está estudiando usarlas como remedio contra el Cáncer.

En este sentido, no se deben obviar el uso de las Plantas Medicinales que tienen las siguientes propiedades:

✓ **Antialopéticas:** Impiden la caída del cabello: Aguacate; Avellano de América; Cañuela; Carey Cocotero; Eclipsa Blanca; Eucalipto; Guásima; Incienso (planta); Jaborandi; Junco, Pasa de Negro; Pobladora; Poja; Quina; Tabaco (planta); Toronjil; Verbena Americana.
," [534]
..."

---

[534] **Ref. Bibliográfica #:** 32, 44, 55, 74.

"...

✓ **Antiartríticas, Antirreumáticas:** Contra la Artritis, Artrosis, Reumatismo: Abedul; Aguinaldo Amarillo; Albahaca; Alcachofa; Alcanfor; Algodón; Altea; Anacahuita; Apio Cimarrón; Árnica; Arraigán; Arroz; Artemisa; Ayúa; Azafrán Bastardo; Bagá; Bálsamo de Tolú; Bayúa; Bejuco de Verraco; Bejuco Ubí; Bijáguara; Bledo Carbonero; Boniato de Playa; Cabalonga; Cabellos de Ángel; Caguairán Amarillo; Caisimón; Calaguala; Caña de Limón; Cardón; Cardosanto; Caroba; Carqueza; Cayeput; Celestina Azul; Ciguaraya; Coca; Cola de Zorro; Colaguala; Copey; Copey Vera; Coralín; Cuabilla de Costa; Cúrbana; Chamico; Chamico Blanco; Chichicate; Chivo; Dulcamara; Espina Colorada; Farolitos; Filigrana; Flor de Pato; Fresno; Fustete; Genciana; Girasol; Graciola; Guaco; Guaguasí; Guataca; Guamá Candelón; Guatemala; Guayacán; Güira; Hierbabuena; Higuereta; Incienso; Jaboncillo; Jayajabico; Jengibre; Jengibre Amargo; Jía Manzanilla; Lágrimas de Job; Lampaya; Lapacho Colorado; Limón; Lúpulo; Malacara; Mamey Colorado; Mastuerzo; Mercurial; Milhombres; Moruro Rojo; Mostaza; Nagesí; Negracuba; Oldenlandia; Ombligo de Venus; Orozus; Ortiguilla; Palo Azul; Palo Bajao; Palo María; Palosanto; Paraíso; Pendejera; Pino Macho; Piñón de Pito; Pitahaya; Ponosí; Rabo de Zorra; Raíz de China; Resedá; Romero; Romero de Costa; Rompezaraguey; Salvia Marina; Salvia del País. Santa Bárbara; Sasafrás; Sauce; Saúco Blanco; Tabaco; Tábano; Té; Tembetay; Tengue. Tramontana; Trébol de Olor; Tribulillo; Trusca; Tuya; Vetiver; Yabilla; Yerba de la Paloma; Yerba de la Piedra; Yerba Hedionda; Yerba Mora; Zapote; Zarza; Zarzaparrilla.

✓ **Antibiliosas:** Preventivas contra las patologías del Hígado: Aguedita; Bergamota; Chichicate; Guanábana; Jayajabico; Mamoncillo Chino; Mirobálanos; Piña; Tostón; Uña de Gato; Vetiver; Vinagrillo; Yagruma; Yerba de la Niña.

," 535
...

---

[535] **Ref. Bibliográfica #:** 32, 44, 55, 74.

"...
- ✓ **Antihepáticas:** Preventivas contra las patologías del Hígado: Alcachofa; Algarrobo; Aloe; Amor Seco; Añil; Azafrán Bastardo; Bagá; Barba de Choclo; Bija; Bledo Carbonero; Boldo; Botija; Cardo Santo; Carqueja; Celidonia; Cepacaballo; Cereza del País; Ciguaraya; Cocú; Cundeamor; Diamela; Diez del Día; Doradilla; Enula Campana; Espina Colorada; Fabiana; Frescura; Fucus; Grama; Guacamaya; Guiro Amargo; Guisazo de Caballo; Hamamelis; Helecho Real; Jabilla; Jagüey; Jayajabico; Jibá; Lengua de Serpiente; Mango; Manzanilla; Marcela; Mastuerzo; Menta Americana; Mije; Muérdago; Ocuje; Ombligo de Venus; Palma Cana; Palo Amarillo; Palo Azul; Pepinillo Loco; Piñón de Pino; Plátano; Raíz de Indio; Romerillo Blanco; Salvia Marina; Salta Perico; San Diego Morado; Sanguinaria; Tamarindo; Uña de Gato; Verbena Cimarrona; Verdolaga; Yagruma; Yáguna; Yerba Carnicera; Yerba Mora; Yerba de la Piedra; Yuquilla; Zanahoria.

- ✓ **Antihidrópicas:** Contra las Hidropesías o los Edemas: Ajo; Almacigo; Anamú; Ateje; Avena; Ayúa; Azafrán Bastardo; Bejuco Amargo; Bejuco Fideo; Bejuco Leñatero; Bejuco Berraco; Boniato de Playa; Cabellos de Ángel; Caisimón; Cardo Santo; Cayeput; Cebolla; Ciguaraya; Curamagüey; Dicha; Estropajo; Guayaba; Higuera; Jía Manzanilla; Lágrimas de Job; Manzanilla; Maravedí; Mastuerzo; Mostacilla; Ombligo de Venus; Palo Amarillo; Paraíso Francés; Pepinillo Loco; Pepino; Perejil; Pica Pica; Pitajoní; Rabo de Gato; Trébol de Olor; Tuatúa; Vejiga de Perro. Verbena Cimarrona; Yagruma; Yerba de la Niña; Yerba Hedionda; Zancaraña.

- ✓ **Antinefríticas:** Preventivas contra las patologías del Riñón: Abrojo; Ayúa; Calabaza; Caña de Arroyo; Caña Mexicana; Celidonia; Cojate; Cojatillo; Cola de Caballo; Cubanicú; Doradilla; Guacamaya Francesa; Guamá; Guayacán; Limón; Mastuerzo; Mata Diabetes (Chaya); Nitro; Ombligo de Venus; Paraíso Francés; Peonía; Rabo de Gato; Roble Prieto; Tengue; Verónica; Yerba Meona.
" [536]
...

---

[536] **Ref. Bibliográfica #:** 32, 44, 55, 74.

"...

- ✓ **Colagogas:** Estimulantes de la secreción de Bilis y la función del Hígado: Aguacate; Aloe; Bagá; Caisimón; Cáscara Sagrada; Diente de León; Rompezaraguey; Ruibarbo; Tostón.

- ✓ **Condimentos:** Para reforzar los condimentos en la elaboración de los alimentos: Ají; Ajo; Alcaravea; Canela de China; Cardamomo; Cebolla; Cebollino; Cilantro; Clavo de Olor; Comino; Coriandro; Culantro; Cúrcuma; Curry; Eneldo; Estragón; Hinojo; Jengibre; Laurel; Mostaza Negra; Nuez Moscada; Orégano; Pimienta Negra (Blanca y Roja); Romero; Tomillo; Vainilla.

- ✓ **Depurativas:** Purifican la sangre: Achicoria; Amor Seco; Apetereby; Apio Cimarrón; Arrayán; Ayúa; Bardana; Bejuco de Fideo; Bejuco de Verraco; Bejuco Leñatero; Berro; Bledo Blanco; Cabo de Hacha; Calaguala; Canutillo; Caña Brava; Caña de Arroyo; Caña de Castilla; Caña de Guin; Caroba; Cerezo; Cepacaballo; Cojate; Cojatillo; Colaguala; Cola de Caballo; Comino Cimarrón; Consuelda; Coriandro; Coronilla; Chicharrón; Diente de León; Dulcamara; Endrino; Escaramujo; Escoba Amarga; Espinillo; Espuela de Caballero; Flor de la Calentura; Fucus; Guaycurú; Guaguasí; Guásima; Güira; Hamamelis; Hepáticas de las Fuentes; Ipecacuana de México; Ítamo Real; Jayajabico; Lapacho; Lengua de Vaca; Maguey; Marcela; Mazorquilla; Mercurial; Mije; Milhombres. Muérdago; Nigua; Nogal; Orégano Cimarrón; Palo de Caja; Palosanto; Pendejera Macho; Pensamiento Silvestre; Perejil; Petereby; Pimienta; Pino Macho; Platanillo de Cuba; Quiebrarao; Rábano; Raíz de China; Raíz de Indio; Raíz de Paciencia; Retamilla; Sábila; Sanalotodo; Saponaria; Siete Sangrías; Tramontana; Trébol de Agua; Tuatúa; Tuna Blanca; Tuna Mansa; Uña de Gato; Verbena Cimarrona; Vicaria (Vinca); Yerba de Garro; Yerba de la Paloma; Yerba del Pollo; Yerba de la Sangre; Yerba Mulata; Zarza; Zarzaparrilla; Zarzaparrilla de Palito.

," [537]
...

---

[537] Ref. Bibliográfica #: 32, 44, 55, 74.

"...

✓ **Diuréticas:** Facilitan la orina y el buen funcionamiento del Riñón y la Vejiga: Abedul; Abrojo; Achicoria; Aguacate; Alacrancillo; Albahaca; Albahaca de Clavo; Alcachofa; Alcaravea; Algalia; Algodón; Alkekengi; Almácigo; Amor Seco; Anamú; Añil; Apetereby; Apio Cimarrón; Aquilea; Arenaria Rubra; Arrayán; Aroma de Laguna; Avellano de América; Ayúa; Azafrán Bastardo; Barba de Choclo; Bardana; Bastón de San Francisco; Bejuco Amargo; Bejuco Codicia; Bejuco Colorado; Bejuco de Terciopelo; Bejuco Fideo; Bejuco Ubí; Berro; Bija; Bledo Blanco; Borraja; Brasilete; Cabellos de Ángel; Caimitillo; Caimito; Caisimón; Café; Canina de Perro; Caña Brava; Caña de Azúcar; Caña de Castilla; Caña de Guin; Caña Mexicana; Cañuela Santa; Cardosanto; Carqueja; Cebolla; Cebolleta; Ceiba; Ceibón Lanero; Celestina Azul; Cepacaballo; Cerezo; Ciguaraya; Clavel Rojo; Coca del Perú; Cocotero; Cojate; Cojatillo; Cola; Cola de Zorro; Colonia; Conchita Azul; Consueldo; Contra Yerba; Corojo; Coronilla; Coronito; Curamagüey; Chamico; Chayote; Chicharrón; Chichicate; Dalia; Dulcamara; Escaramujo; Escila; Escorzonera; Espárrago; Espatodea; Espinillo; Farolitos; Filigrana; Flor de Agua; Flor de la Calentura; Fofosa; Frailecillo Cimarrón; Frescura; Fresno; Frijol Caballero; Fumaria; Gallito; Gandul; Garbancillo; Girasol; Graciola; Grama; Grama de Caballo; Grama de Playa; Gramilla; Guacamaya Francesa; Guaco; Guaguasí; Guamá de Soga; Guanábana; Guayaba; Guayacán; Guayacancillo; Guirito de Pasión; Guisazo de Caballo; Guisazo de Cochino; Hepática de las Fuentes; Hiedra Terrestre; Ilusión; Jaboncillo; Jambolán; Jayajabico; Jibá. Lágrimas de Job; Lampaya; Lapacho; Licopodio; Limoncillo; Limonejo; Llantén; Llantén Cimarrón; Lúpulo; Macío; Maguey; Maíz; Malva; Malva Bruja; Malva Colorada; Malva Platanillo; Mamey Colorado; Manatí (Planta); Marrubio; Mastuerzo; Mata Diabetes (Chaya); Mantequilla (Planta); Manzanillo; Marañón; Mazorquilla; Mejorana; Menta Americana; Milhombres; Millo Colorado; Mostacilla; Nigua; Níspero; Nitro; Ojo de Buey; Ombligo de Venus; Oreja de Ratón; Ortiga Blanca; Ortiguilla; Palma Real; Palo Azul; Palo Jeringa; Palo Pichi; Palosanto." [538]
...

---

[538] Ref. Bibliográfica #: 32, 44, 55, 74.

"...
Pareira Blanca; Pasionaria Vejigosa; Pendejera; Péndola; Pensamiento Silvestre; Pepino Cimarrón; Perejil; Perejil de Playa; Piña de Ratón; Piñón de Pito; Platanillo; Platanillo de Cuba; Plátano Cimarrón; Quiebrarao; Quilaya; Quimbombó; Rabo de Gato; Rabo de Zorra; Regaliz; Roble Blanco; Roble Prieto; Rompe Camisa Macho; Rompezaraguey; Sabina; Salta Perico; Salvia de Castilla; San Diego Morado; Sanalotodo; Sanguinaria; Sarandí; Saúco Amarillo; Saúco Blanco; Tábano; Tapacamino; Tarro de Chivo; Té; Teca; Tembetary; Tibisí; Tostón; Trencilla; Tuatúa; Tuja; Tusca; Uña de Gato; Uva Ursi; Vejiga de Perro; Verdolaga; Verdolaga Común; Violeta; Yagruma; Yerba Caimán; Yerba Carnicera; Yerba de Guinea; Yerba de la Niña; Yerba de la Pardíz; Yerba de la Vieja; Yerba de San Martín; Yerba de Verraco; Yerba del Pollo; Yerba del Soldado; Yerba Hedionda; Yerba Maravedí; Yerba Meona; Yezgo; Yuquilla; Yute; Zancaraña; Zapote; Zarzaparrilla de Palito.

✓ **Emolientes:** Ablandan los tumores y disminuyen las inflamaciones: Abrojo; Afió; Aguacate; Ajonjolí; Alacrancillo; Algodón; Algodón Cimarrón; Alholva; Almendro; Altea; Anacahuita; Añil; Apio; Araña Gato; Aroma Amarilla; Arroz; Artemisa; Bejuco Codicia; Bejuco de Terciopelo; Bejuco de Verraco; Bejuco de Vieja; Bejuco Ubí; Berenjena; Bledo Blanco; Borraja; Botija; Botón de Oro; Bullón; Cacao; Caisimón; Caisimón de Anís; Calabaza; Calabaza Moscada; Campanola; Canutillo; Caña de Castilla; Cañafístula; Cañandonga; Cañuela; Caoba; Capulinas; Carolina; Cebada; Cebolleta; Ceiba; Ceibón Lanero; Cerraja; Clavellina; Cocotero; Cohombro; Col; Cordobán; Corojo; Corragaen; Cundeamor. Curujey; Chayote; Chía; Dátil; Diez del Día; Eclipsa Blanca; Escobilla; Espinaca de Malabar; Filigrana; Flor de Agua; Flor de Pascuas; Frescura; Fríjol Caballero; Fríjol de Carita; Fríjol Maicero; Fríjol Marrullero; Gallito; Granadilla; Grevílea; Guajaca; Guásima; Guayaba; Güira; Guiro Amargo; Guisazo; Habichuela China; Hierbabuena; Higo; Higuereta; Jabilla; Jagüeyes; Jazmín del Cabo; Jíquima; Judía; Lechuga; Lechuga Cimarrona; Lengua de Vaca; Lentejuela; Llantén; Maguey; Majagua; Majagua de la Florida.
" [539]
...

---

[539] **Ref. Bibliográfica #:** 32, 44, 55, 74.

"...
Majaguilla; Majaguilla de Costa; Malva; Malva Blanca; Malva Bruja; Malva de Caballo; Malva de Cochino; Malva Mulata; Malva Platanillo; Malva Prieta; Malva Rosa; Malva Té; Malvavisco; Mamey Colorado; Mangle Prieto; Maní; Manzano; Mar Pacífico; Mataguao; Mate Cayajabo; Melón de Agua; Membrillo; Miel de Abeja; Olivo Bastardo; Olmo; Palma Alcanfor; Palma Cana; Palma Real; Pasa de Negro; Pepino; Perejil; Perejil de Playa; Piñón de Botija; Pitahaya; Platanillo; Plátano; Prodigiosa; Quimbombó; Sagú; Sanguinaria; Tábano; Tamarindo Chino; Tostón; Trigo; Tuna Blanca; Tuna Brava; Tuna Mansa; Uvita; Verbena Cimarrona; Verdolaga; Verdolaga de Playa; Verdolaga Francesa; Víbona; Violeta; Violeta de los Alpes; Vomitel; Yedra; Yerba de la Niña; Yerba de la Plata; Yerba de San Martín; Yerba Mora; Yuca Agria; Yuquilla; Zarza Blanca.

✓ **Hidragogas:** Evacuan la serosidad derramadas por las cavidades del cuerpo o en el tejido celular: Almácigo; Brionia; Cambustera Cimarrona; Estropajo; Graciola; Guacamaya Francesa; Pitahaya.

✓ **Hipostenizantes Gástricos:** Disminuye la formación de ácidos gástricos: Sábila, Tuatua; Yerba Mala; Yuca Agria.

✓ **Litontrípticas:** Elimina las piedras de la orina, Cálculos en los Riñones y en la Vejiga: Caña Mexicana; Mastuerzo; Mata Diabetes (Chaya), Nitro; Paraíso Francés. (Ver Antinefríticas).

✓ **Pulmonares:** Favorece el funcionamiento de los Pulmones: Adormidera; Álamo; Ambay; Asafétida; Estoraque; Hiedra Terrestre; Jarilla; Palo Rosa; Pulmonaria; Verónica.

..."[540]

---

[540] Ref. Bibliográfica #: 32, 44, 55, 74.

"...

- ✓ **Resolutivas:** Disipan los tumores, Antitumoral: Aguacate; Aguinaldo de Almendra; Alacrancillo; Artemisa; Bejuco Ubí; Boniato; Caisimón; Calabaza; Calabaza Moscada; Canavalia; Clavellina; Cojate; Copey; Coralín; Curujey; Espinaca de Malabar; Flor de Muerto; Fríjol Caballero; Fríjoles; Gandul; Garbancillo; Guanábana; Guayacancillo; Hinojo; Jabilla; Jocuma; Lapacho Colorado; Lechuga de Mar; Llantén; Mataguao; Mate Cayajabo; Palo Amarillo; Pelo de Perro; San Dieguillo; Sargazo Común; Saúco Blanco; Tila; Verbena; Verdolaga; Vinagrito; Yagruma Macho; Yerba de Garro; Yerba Hedionda; Yerba Mulata.

- ✓ **Riñones:** Apio Cimarrón; Bardana; Caña Mexicana; Celidónia; Cepacaballo; Cola de Caballo; Enebro; Espinaca Colorada; Estigmas de Maíz; Fresno; Llantén; Mata Diabetes (Chaya); Nitro; Palo Pichi; Romerillo; Tayuyá; Uva Uris; Verónica; Yerba Meona. (Ver Antinefríticas).

- ✓ **Tónicas:** Estimulantes y fortificantes del organismo en general, así como, de algunos órganos: Achicoria de Cabra; Agracejo; Agrimonia; Ajenjo Marítimo; Ají Picante; Algodón de Seda; Almácigo; Almendro de la India; Altamisa; Anís; Anón; Aroma de Laguna; Arraigán; Artemisa; Ayapariá; Ayúa; Azafrán Bastardo; Bastón de San Francisco; Bejuco Amargo; Bejuco de Terciopelo; Bejuco de Verraco; Bejuco Fideo; Bejuco Leñatero; Berro; Betónica; Bija; Cacao; Café; Caisimón; Canela de Ceilán; Canela de China; Caña Brava; Caña de Arroyo; Cardo Santo; Carey; Cebada; Cebolleta; Celestina Azul; Centaura Menor; Chicle; Cidra; Cola; Coralín; Diez del Día; Dormidera; Enula Campana; Escoba Amarga; Eucalipto; Filigrana; Fustete; Gallito; Gavilán; Genciana de la Tierra; Geranio; Granado; Guacamaya; Guaco; Hernandia; Hierbabuena; Hisopo; Jaboncillo; Jayajabito; Jengibre; Júcaro.

,,[541]
..."

---

[541] **Ref. Bibliográfica #:** 32, 44, 55, 74.

"...
Lágrimas de Job; Lengua de Vaca; Limón; Majito; Manzanilla de la Tierra; Manzanilla del País; Marilope; Mate de Costa; Mejorana; Mil Flores; Nabaco; Najesí; Naranja Agria; Nuz Vómica; Nuez Moscada; Orégano; Palo Amarillo; Papito de la Reina; paraíso; Perejil de Playa; Pimienta; Platanillo de Cuba; Pluma de Santa Teresa; Poleo; Rábano; Raíz de Indio; Ramón de Caballo; Romero; Romero de Costa; Rompe Camisa Macho; Rompezaraguey; Ruda; Sábila; Salvia de Castilla; Salvia del País; San Dieguillo; Sanguinaria; Sauce Llorón; Tabaco; Tabaco de Sabana; Tomate; Toronjil; Toronjil de Menta; Uña de Gato; Vainilla; Verónica; Victoriana; Yabilla; Yana; Yerba de la Niña; Yerba Mora; Yerba Mulata.
..."[542]

Usted debe de escoger una, la que consiga, y hacer un Cocimiento, Infusión o Decocción y tomarlo en el horario de la merienda mañanera o también en la noche, antes de dormir.

¡Recuerde! Todos los preparados de Plantas Medicinales deben de filtrarse y colarse por tela, paño o lienzo. No agregar azúcar, utilice la Miel de Abeja, Jarabe de Aloe Vera, de Orégano u otros como endulzantes.

---
[542] Ref. Bibliográfica #: 32, 44, 55, 74.

El Cáncer y su Cura Holística

Existen otras terapias utilizadas en la MTCh como la Acupuntura, Digitopuntura, Auriculoterapia, Reflexoterapia, Masajes, Moxibustión, Quiropraxia, etc.

Todas estas terapias pertenecientes a la Medicina Tradicional China, equilibran nuestro Campo Bioeléctrico; previenen y curan diversas enfermedades idiopáticas; mejoran el funcionamiento de todos los órganos y sistemas del cuerpo; eliminan las energías patógenas, las deficiencias o los excesos de Yin o de Yang; disipan el Frío, el Calor, la Humedad y el Viento de nuestros órganos y sistemas entre muchos otros beneficios.

Pero lamentablemente, los pacientes oncológicos no pueden ni deben beneficiarse de ellas (no se pueden emplear en el Cáncer). Con la presencia de una patología tumoral (benigna o maligna), el Campo Bioeléctrico de nuestro organismo se encuentra desequilibrado y enrarecido con diversas energías patógenas.

Si Usted recibe Acupuntura, por ejemplo, en el momento en que el acupunturista (Especialista en esta rama de la MTCh, bueno ¡supongo!) le coloque la aguja, este recibirá una inmensa carga (negativa o positiva en dependencia de hacia que polaridad se encuentre desequilibrado su campo), de origen patógeno que, como casi siempre ocurre, provocará que este Especialista se enferme también.

Además, los locales actuales ubicados en nuestros policlínicos y hospitales no cumplen con los requerimientos mínimos (Feng Shui) para lograr un aislamiento total del paciente con el medio que le rodea y en el mejor de los casos, Usted en vez de equilibrarse, se desequilibrará mucho más.

Así que, estas sólo son recomendadas para pacientes sanos como vía de prevención y tratamiento de otras dolencias, pero no del Cáncer.

"La Naturaleza es Sabia, obsérvela y encontrará la forma de autocurarse".

RECOMENDACIONES FINALES

Comience con un sistema alimentario acorde con lo explicado. Modifique todo su sistema actual, es necesario e indispensable. Un sacrificio enorme yo lo sé, pero no le queda otra alternativa. ¡Su vida esta en juego y no la va a perder por aferrarse a un concepto estúpido y sin sentido! ¡Confío en que lo hará!

Comience con el sistema de limpieza de sus filtros P, H, R, mediante el ayuno y las Irrigaciones Colónicas.

Comience con la Infusión de las Plantas Medicinales.

Comience con la Hidroterapia, como la hemos indicado.

Elimine todas las sustancias nocivas para usted, mencionadas durante todo este trabajo.

Practique inmediatamente un Arte Curativo: Tai Ji Quan, Qi Gong, Yoga, Meditación Inducida, etc.

Comience con la Ozonoterapia.

- **Mi experiencia personal:**

Mi señora, hace algún tiempo comenzó a padecer de una Enfermedad de Reflujo Gastroesofágico (ERG), padece además de Lupus Eritematoso Sistémico (LES), Asma, HTA, Síndrome de Cushing y Fenómeno de Raynaud.

Sus patologías se pueden resumir en: fotosencibilidad; Eritema Malar; Hipotermia regional (dedos de las manos, nariz, glúteos) al contacto con temperaturas bajas; Artrosis Reumatoidea (con manifestaciones en las articulaciones de las muñecas, rodillas y tobillos); HTA descompensada; dolor de cabeza persistente, Insomnio; Disfagia (problemas para tragar sólidos); Gastritis con la correspondiente pirosis (acidez gástrica) y Hernia Hiatal; Disnea al esfuerzo.

Hace dos años comenzó con el tratamiento del ayuno con los Limpiadores Intestinales, eliminó el Cigarro, dejó de injerir bebidas alcohólicas, modificó su dieta; comenzó a ingerir los Cocimientos de las Plantas Medicinales; practica Tai Ji Quan y como tratamiento adicional, la Ozonoterapia.

Actualmente, el 75 % de todas sus sintomatologías han desaparecido (el 20 % de los síntomas persisten debido al estrés cotidiano del cubano y de la vida y un 5 %, por factores hereditarios o genéticos y de CR).

Ha mejorado ¿espontáneamente? no, sencillamente modificando su estilo de vida y adoptando una postura inteligente.

Su hubiera continuado como iba, terminaría en un salón de operaciones o en un ataúd.

Lamentablemente, cada vez que les explico estas cosas a las personas, conocidos y amigos, que presentan una patología (x), me miran asombrado diciendo para dentro de sí:

"¡Este está loco de remate!"

A lo mejor tienen razón, pero los miles de planteamientos expuestos aquí y avalados por tantos científicos y especialistas de múltiples países no pueden estar equivocados.

Controversias y contradicciones existen en todas partes, pero buscar una alternativa lógica es mejor que aferrarse a las absurdas.

A los Nutricionistas, mis respetos, no he querido ofenderlos, ustedes están en el medio de la controversia y forman parte de un condicionamiento impuesto por la Medicina Occidental. Aquí otro punto de vista... Pero tanto ustedes como nosotros buscamos el mismo objetivo... ¡Curar a los pacientes!

Les deseo buena suerte, escojan sabiamente...

Fin.

ANEXOS

Vitaminas

"...

- **Vitaminas Liposolubles:**

- **Vitamina A:** Función principal, es un componente de pigmentos sensibles a la luz. Afecta a la vista y al mantenimiento de la piel. Su deficiencia provoca ceguera nocturna, ceguera permanente, sequedad en la piel. Se encuentra en Vegetales, productos lácteos, Hígado, etc.

- **Vitamina D:** Función principal, absorción de Calcio y formación de los huesos. Su deficiencia provoca Raquitismo. Se encuentra en los productos lácteos, huevos, Aceite de Hígado de pescado, Luz Ultravioleta, etc.

- **Vitamina E:** Función principal, protege contra la oxidación de ácidos grasos y membranas celulares. Su deficiencia provoca Anemia. Se encuentra en la Margarina, semillas, Verduras de hojas verdes, etc.

- **Vitamina K:** Función principal, coagulador sanguíneo. Su deficiencia provoca la inhibición de la coagulación de la sangre. Se encuentra en las Verduras de hojas verdes.

..."[543]

---

[543] Ref. Bibliográfica #: 3, 5.

"...
- **Vitaminas Hidrosolubles:**

* **Vitamina B1:** Función principal, metabolismo de los Hidratos de Carbono. Regulación de las funciones nerviosas y cardiacas. Su deficiencia provoca el Beriberi (debilidad muscular, mala coordinación e Insuficiencia Cardiaca). Se encuentra en las vísceras, Cerdo, Cereales, Legumbres, etc.

* **Vitamina B2:** Función principal, metabolismo. Su deficiencia provoca irritación ocular, inflamación y ruptura de Células Epidérmicas. Se encuentra en los productos lácteos, Hígado, huevos, Cereales, Legumbres, etc.

* **Vitamina B3:** Función principal, reacciones de oxidación - reducción en la respiración celular. Su deficiencia provoca Pelagra (Dermatitis, diarrea y trastornos mentales). Se encuentra en el Hígado, carne magra, Cereales, Legumbres, etc.

* **Vitamina B5:** Función principal, metabolismo. Su deficiencia provoca la fatiga, pérdida de coordinación. Se encuentra en los productos lácteos, Hígado, huevos, Cereales, Legumbres, etc.

* **Vitamina B6:** Función principal, metabolismo de los aminoácidos. Su deficiencia provoca convulsiones, alteraciones en la piel y Cálculos Renales. Se encuentra en los Cereales, Verduras, carnes, etc.

* **Vitamina B12:** Función principal, metabolismo de los ácidos nucleicos. Su deficiencia provoca la Anemia Perniciosa, trastornos neurológicos. Se encuentra en las carnes, huevos, productos lácteos, etc.

..." [544]

---

[544] **Ref. Bibliográfica #: 3, 5.**

"...
- **Biotina:** Función principal, síntesis de ácidos grasos y metabolismo de aminoácidos. Su deficiencia provoca depresión, fatiga, náuseas. Se encuentra en las carnes, Verduras, Legumbres, etc.

- **Vitamina C:** Función principal, formación de Colágeno en dientes, huesos y Tejido Conectivo de vasos sanguíneos. Su deficiencia provoca el Escorbuto (hemorragias y caída de dientes). Se encuentra en los Cítricos, Verduras de hojas verdes, Tomates, etc.

- **Ácido Fólico:** Función principal, metabolismo de los ácidos nucleicos. Su deficiencia provoca Anemia, diarrea. Se encuentra en los alimentos integrales, Verduras de hojas verdes, Legumbres, etc.

..." [545]

---

[545] **Ref. Bibliográfica #:** 3, 5.

Minerales

"...

- **Azufre:** Función principal, mantenimiento del equilibrio ácido – base y funcionamiento del Hígado. Su deficiencia provoca trastornos poco probables aunque el cuerpo reciba menos cantidades de las necesarias. Se encuentra en el pescado, aves de corral, carnes.

- **Calcio:** Función principal, formación de huesos y dientes, coagulación sanguínea y transmisión nerviosa. Su deficiencia provoca Raquitismo, Osteoporosis. Se encuentra en la leche, queso, Legumbres, Col, Coliflor, Verduras, etc.

- **Cloro:** Función principal, regulación de fluidos entre células o capas de células. Su deficiencia provoca desequilibrio ácido – base en los fluidos corporales (muy raro). Se encuentra en los alimentos que contienen Sal, algunas Verduras y frutas.

- **Cobre:** Función principal, formación de Glóbulos Rojos. Su deficiencia provoca Anemia, afecta al desarrollo de huesos y Tejido Nervioso. Se encuentra en las carnes, agua potable.

- **Cromo:** Función principal, metabolismo de la Glucosa. Su deficiencia provoca la aparición de Diabetes en adultos. Se encuentra en las Legumbres, Cereales, vísceras, grasas, aceites vegetales, carnes.

- **Flúor:** Función principal, mantenimiento de la estructura ósea, resistencia a la caries dental. Su deficiencia provoca Osteoporosis, caries dental. Se encuentra en el agua potable, Té, mariscos.

- **Fósforo:** Función principal, formación de huesos y dientes, mantenimiento del equilibrio ácido – base. Su deficiencia provoca debilidad, pérdida de Calcio. Se encuentra en la leche, queso, yogur, pescado, mariscos, aves de corral, carnes, Cereales.

..." [546]

---

[546] Ref. Bibliográfica #: 3, 5.

"...

- **Hierro:** Función principal, formación de Hemoglobina. Su deficiencia provoca Anemia. Se encuentra en las carnes magras, huevos, Cereales, Verduras de hojas verdes, Legumbres, etc.

- **Magnesio:** Función principal, activación de enzimas, síntesis de proteínas. Su deficiencia provoca fallos en el crecimiento, problemas de comportamiento, convulsiones. Se encuentra en los Cereales, Verduras de hojas verdes, agua potable, etc.

- **Potasio:** Función principal, mantenimiento del equilibrio ácido – base y de fluidos, transmisión nerviosa. Su deficiencia provoca calambres musculares, pérdida del apetito, ritmo cardiaco irregular. Se encuentra en las Bananas, Verduras, Patatas, leche, carnes.

- **Selenio:** Función principal, previene la descomposición de grasas y otras sustancias químicas del cuerpo. Su deficiencia provoca Anemia. Se encuentra en los mariscos, carnes, Cereales, etc.

- **Sodio:** Función principal, mantenimiento del equilibrio ácido – base y del nivel de agua en el cuerpo, función nerviosa. Su deficiencia provoca calambres musculares, pérdida del apetito. Se encuentra en la Sal de mesa, Verduras, etc.

- **Yodo:** Función principal, síntesis de las Hormonas Tiroideas. Su deficiencia provoca Inflamación del Tiroides (Bocio). Se encuentra en los pescados de mar, mariscos, productos lácteos, Verduras, Sal Yodada.

- **Zinc:** Función principal, componente de muchas enzimas. Su deficiencia provoca fallos en el crecimiento, atrofia de las glándulas sexuales, retraso en la curación de heridas. Se encuentra en las carnes magras, pan, Cereales, Legumbres, mariscos, etc.

..." [547]

---

[547] **Ref. Bibliográfica #:** 3, 5.

REFERENCIA BIBLIOGRÁFICA

1- _____: "Fundamentos de Acupuntura y Moxibustión de China". Instituto de Medicina Tradicional China de Beijing. Instituto de Medicina Tradicional China de Shanghai. Instituto de Medicina Tradicional China de Nanking. Instituto de Investigación de Acupuntura y Moxibustión de la Academia de Medicina Tradicional China. Ediciones en Lenguas Extranjeras, Beijing.

2- _____ (1944): "Las Hojas de Aguacate son Venenosas para el Ganado". La Hacienda, no.7, año.39, p.336.

3- _____ (1967): "Química Orgánica". Colectivo de Autores. Edición Revolucionaria. La Habana.

4- _____ (1978): "Diccionario Terminológico de Ciencias Médicas". Colectivo de Autores. Vol. I y II. Ministerio de Cultura. Editorial Científico – Técnica. Ciudad de la Habana 4.

5- _____ (1982): "Terapéutica". Colectivo de Autores. Ministerio de Cultura. Editorial Científico – Técnica.

6- _____ (1992): "El Plátano en América Latina". Colectivo de Autores. Edición: Centro Internacional de Investigaciones para el Desarrollo. Otawa, Canadá. ISBN: 92-9108-003-9.

7- _____ (1999): "Cuba y sus Árboles". Editorial Academia, Cuba; Instituto de Ecología y Sistemática; Caja Madrid, España.

8- _____ (2000): "Diccionario Espasa Calpe de Medicina". Planeta Actimedia S.A. Instituto Científico y Tecnológico de la Universidad de Navarra. ISBN: 84-239-9079-6.

9- _____ (2003): "Formulario Nacional de Medicamentos". Colectivo de Autores. Centro para el Desarrollo de la Farmacoepidemiología. MINED.

10- _____ (2009): "Guía Técnica para la Producción del Cultivo de la Col". Biblioteca de la Asociación Cubana de Técnicos Agrícolas y Forestales (ACTAF). Primera Edición.

11- _____ (2014): "Manual para la Práctica de la Medicina Natural y Tradicional". Colectivo de Autores. Editorial Ciencias Médicas (ECIMED), La Habana. ISBN: 978-959-212-904-7.

12- **Álvarez Díaz TA.** (1992): "Acupuntura. Medicina Tradicional Asiática". Ed Capitán San Luís, 59-60, 199. La Habana.
13- **Asenjo, C. T.** (1937): "Apuntes acerca de las Plantas Medicinales de Puerto Rico". Revista de Agricultura de Puerto Rico, v.28, nos.3 y 4.
14- **Bhat Kashave Palahadka P.** (1991): "Las Bases del Naturismo". Ediciones "Vivir Mejor".
15- **Bosch Martí, Alberto.** "El Cáncer y su cura Holística". World Association for Cancer Research (WACR). (MPG).
16- **Carvajal R, Osorio.** (1982): "Medicina Oriental, Acupuntura Moxibustión, Auriculoterapia y Digitopuntura". 6 Ed. México DF: Editorial Continental.
17- **Cabot Sandra.** (1996): "La Dieta de Limpieza del Hígado". Servicio de Asesoramiento para la Salud de la Mujer.
18- **Caíñas, F.** "Plantas Medicinales de Cuba". p.61.
19- **Cembrano, J.** "Plantas Medicinales". p.40.
20- **Chopra Deepak.** (1996): "La Perfecta Salud". Javier Vargara Editor S.A.
21- **Cowley, Rafael.** (1904): "Conferencias de Fitofarmacología". La Habana, p.217.
22- **De la Luz Acosta, Lérida; Abad Alonso, Antonio.** (2010): "Plantas Medicinales". Guía práctica para su cultivo y empleo. Biblioteca de la Asociación Cubana de Técnicos Agrícolas y Forestales (ACTAF).
23- **Díaz Gómez, Maritza; Fernández Mateu, Harold; Hernández Álvarez, Dayisel; Meneau, Ibis Rosa; Hernández Tápanes, Rebeca.** (2005): "Oleomasaje". Un aceite ozonizado para masajes corporales. Revista CENIC Ciencias Biológicas, Vol. 36, No. Especial.
24- **Dovale Borjas, Caridad.** (2002): "Elementos Básicos de Medicina Bioenergética". Editorial de Ciencias Médicas. ISBN: 959-7132-75-3.
25- **Drury, Herber.** (1873): "Useful Plants of India". p.1, 389.
26- **Fernández Hernández, Moisés.** (2014): "Visión Alimentaria en la Prevención del Cáncer". Instituto Cubano del Libro. Editorial Científico – Técnica. La Habana. ISBN: 978-959-05-0710-6.

27- **Freise, Federico, W. (1933):** "Plantas Medicinales Brasileñas". Boletín de Agricultura. Brasil, p.443.
28- **Folleto de:** "Frutoterapia". El poder curativo de las frutas que dan la vida. (?).
29- **Fuentes, Medína:** "Vegetarismo". Medicina Natural. Editorial LIBSA. España.
30- **Gibson, A.** "Pharmacopeia of India".
31- **Grosourdy, Renato De. (1864):** "El Médico Botánico Criollo". Librería "Francisco Brachet", París. T.3, no.37, 321, 637; p.59, 209, 390, 580, 581, 638, 640. T.4, no.849, p.100.
32- http://es.wikipedia.org
33- http://fichas.infojardin.com
34- http://propiedadesalimentos.blogspot.com
35- http://propiedadesfrutas.jaimaalkauzar.es
36- http://www.ABalnearios.com
37- http://www.alimentacion-sana.com.ar
38- http://www.botanical-online.com
39- http://www.cadenagramonte.cu
40- http://www.cucba.udg.mx
41- http://www.cubasolar.cu
42- http://www.cuidadodelasalud.com
43- http://www.cuidadoysalud.com
44- http://www.ecured.cu
45- http://www.euroresidentes.com
46- http://www.infoagro.com
47- http://www.nutriologo.net
48- http://www.ozono.cubaweb.cu
49- http://www.ozonoterapia.net
50- http://www.plantasparacurar.com
51- http://www.prodmedica.com
52- http://www.saludsinriesgo.com
53- http://www.sld.cu
54- http://www.slhfarm.com
55- http://www.wikipedia.org
56- **InfoMusa:** "Revista Internacional sobre Bananos y Plátanos". Edición: Red Internacional para el mejoramiento del Banano y el Plátano. (INIBAP).

57- **López Melgarejo, Nelson; Bustamante Álvarez, Guadalupe; Abad Alonso, Antonio. (2008):** "Plantas Medicinales". Guía para su uso en la Atención Primaria de Salud. Edición Corpus. ISBN 978-950-9030-64-0.
58- **M. J, Dimitri. (1978):** "Descripción de las Plantas Cultivadas". Enciclopedia Argentina de Agricultura y Jardinería. Tomo I, segundo volumen. 3ra Edición, pág. 657 – 1163. Buenos Aires, ACME. ISBN 978-950-565-343-0.
59- **Malájov P. G. (1994):** "Las Fuerzas Curativas". Moscú.
60- **Martínez González, Arsenio:** "Algunas características de las Aguas Minerales, Naturales y Mineromedicinales".
61- **Mastellari, Díaz Marcos. (1997):** "Pensar en Chino". Compilación de Cuadernos de Medicina Tradicional China.
62- **Mastellari Díaz, Marcos. (1997):** "Teoría de los Zang Fú. Fisiología, Etiopatogénia y Patología".
63- **Mastellari Días, Marcos. (2002):** "Los Microsistemas del Organismo". Conferencia del Simposium de Auriculoterapia y Auriculomedicina. San Juan.
64- **Mastellari Días, Marcos:** "Síndrome Bí".
65- **Morrison H. Judith. (1996):** "Ayurveda. La Medicina de la India". Ediciones Martínez Roca S.A.
66- **Preciado Iñaki, Idoeta. (2010):** "Los Cuatro Libros del Emperador Amarillo". Colección Pliegos de Oriente. Madrid: Editorial Trotta. ISBN: 978-84-9879-140-2.
67- **R. D. Sinelnikov. (1984):** "Atlas de Anatomía Humana". Tomo I. Cuarta Edición. Editorial Mir.
68- **Reid, Daniel. (1989):** "El Tao de la Salud, el Sexo y la larga Vida". Un enfoque práctico y moderno de una antigua sabiduría. Ediciones Urano S.A. Barcelona. España. ISBN: 84-86344-78-6.
69- **Ricardo Rigor, A. Orlando. (1991):** "Manual de Acupuntura y Digitopuntura para Médicos de Familia". Edición Sara Pérez Izquierdo. Editorial Ciencias Médicas. ISBN: 959-212-019-6.
70- **Rigol Ricardo OA. (1992):** "Manual de Acupuntura y Digitopuntura para el Médico de la Familia".Ed Ciencias Médicas, 3-4, 119-122. La Habana.

71- **Rodríguez Nodals, Adolfo A; Sánchez Pérez, Pedro:** "Especies de Frutales cultivadas en Cuba en la Agricultura Urbana y Suburbana".
72- **Roig, Juan Tomás. (1928):** "Diccionario Botánico de Nombres Vulgares Cubanos". Imprenta "Rambla Bouza", La Habana, p.13.
73- **Roig y Mesa, Juan Tomás. (1988):** "Diccionario Botánico de Nombres Vulgares Cubanos". Tomado de la Tercera Edición, ampliada y corregida. Tercera reimpresión.
74- **Roig y Mesa, Juan Tomás. (2012):** "Plantas Medicinales, Aromáticas o Venenosas de Cuba". Tomo I, II. Editorial Científico – Técnica. La Habana.
75- **Sarli, A. (1980):** "Tratado de Horticultura". Buenos Aires (Argentina). Hemisferio Sur. ISBN 950-504-144-6.
76- **Shar&Dom Shalila, Baginski J. Bodo:** "El Gran Libro de los Chakras". Conocimientos y Técnicas para Despertar la Energía Interior. p. 8. PDF.
77- **Souza, Novelo, N. (1943):** "Plantas Medicinales que viven en Yucatán". Instituto Técnico Agrícola Henequenero, México.
78- **Standley, Paul C. (1923):** "Trees and Shrubs of Mexico". p.290.
79- **Sussmann J., David.** "Acupuntura. Teoría y Practica". Octava Edición. Editorial Kier S.A. Buenos Aires.
80- **Taladrid Reinaldo. (Sábado 5 de marzo de 2016):** Pasaje a lo Desconocido "La Dieta Humana Perfecta". Programa Televisivo, Televisión Cubana.
81- **Teixeira, Da Fonseca, E. (1940):** "Plantas Medicinales Brasileñas". Brasil, p.1.
82- **Torres Pargas, Feridia. (2005):** "Enfermería en la Medicina Tradicional y Natural". Editorial Ciencias Médicas. ISBN: 959-212-168-0.
83- **Zhang Jun, Zheng Jing. (1984):** "Fundamentos de Acupuntura y Moxibustión de China". Ed. en lenguas Extranjeras, 5-8, 310. Beijing.
84- **Zheng Xingshan. (1988):** "Tratado de Acupuntura, Tratamiento de Enfermedades". Ed Alhambra, vol 4: 102, 3.

Nota:

En cada página, al final, hay una Nota al Pie que indica la Referencia Bibliográfica que aportó el texto plasmado en dicha hoja. Se ha consultado una amplia Bibliografía para la realización de este compendio. El autor, se atribuye solamente, repito, la organización lógica de los temas y algunos comentarios y criterios personales.